泌尿生殖疾病
中西医结合诊疗共识

主　　审　张亚强　叶章群

主　　编　王树声　韩瑞发　吕伯东

副 主 编　高文喜　高宏君　卢建新　胡卫列　牛远杰　邱明星

主编助理　甘　澍　杨世坚　赵永斌

编　　委（按姓氏笔画排序）

丁才学　丁明霞　马胜利　马洪顺　马健雄　马赞颂　王　杰　王　洋　王小龙
王为服　王永刚　王丽霞　王凯臣　王树声　王健明　王慎鸿　王毓斌　王德林
牛远杰　尹志康　孔祥军　孔祥波　甘　澍　古炽明　卢子杰　卢建新　叶章群
田　英　代晓微　吕伯东　任洪艳　向松涛　刘利维　刘晓强　齐士勇　江专新
江少波　许学文　苏新军　杜　强　李　顺　李　源　李月明　李文平　李文成
李永生　李先承　李建兴　李思逸　李彦锋　李墨农　杨　霞　杨世坚　杨永姣
肖克峰　吴　斌　吴小候　吴文起　邱明星　何云锋　邹建安　宋文辉　宋竖旗
张　卫　张　尧　张亚强　张向波　张建强　张春和　张蜀武　陈　铭　陈　斌
陈　磊　陈少峰　陈伟东　陈志强　邵晋凯　林　峰　郁　超　欧阳斌　易正金
季　晨　岳惠卿　金　珊　郑连文　郑祥奇　屈淼林　屈颖伟　孟宪锋　赵　凡
赵　锐　赵文兵　赵永斌　胡　青　胡卫列　胡海龙　钟　哓　段　跃　俞蔚文
施国伟　姜　睿　耿　强　夏雨果　翁湘涛　高　坪　高　轲　高　瞻　高文喜
高宏君　郭　凡　郭跃先　黄小朋　黄文杰　黄克江　黄晓军　章　毅　董治龙
韩从辉　韩瑞发　覃智标　程　帆　程　茹　谢平英　靳风烁　赖海标　颜汝平
魏　华

人民卫生出版社

·北　京·

图书在版编目（CIP）数据

泌尿生殖疾病中西医结合诊疗共识 / 王树声，韩瑞发，吕伯东主编. -- 北京 ：人民卫生出版社，2025. 4（2025. 7 重印）.
ISBN 978-7-117-37809-3

I. R691

中国国家版本馆 CIP 数据核字第 2025KQ7073 号

人卫智网	www.ipmph.com	医学教育、学术、考试、健康，购书智慧智能综合服务平台
人卫官网	www.pmph.com	人卫官方资讯发布平台

泌尿生殖疾病中西医结合诊疗共识
Miniao Shengzhi Jibing Zhongxiyi Jiehe Zhenliao Gongshi

主　　编：王树声　韩瑞发　吕伯东
出版发行：人民卫生出版社（中继线 010-59780011）
地　　址：北京市朝阳区潘家园南里 19 号
邮　　编：100021
E - mail：pmph @ pmph.com
购书热线：010-59787592　010-59787584　010-65264830
印　　刷：北京汇林印务有限公司
经　　销：新华书店
开　　本：889×1194　1/16　印张：24
字　　数：645 千字
版　　次：2025 年 4 月第 1 版
印　　次：2025 年 7 月第 2 次印刷
标准书号：ISBN 978-7-117-37809-3
定　　价：149.00 元

打击盗版举报电话：010-59787491　E-mail：WQ @ pmph.com
质量问题联系电话：010-59787234　E-mail：zhiliang @ pmph.com
数字融合服务电话：4001118166　E-mail：zengzhi @ pmph.com

各分篇共识编委会名单

第一篇　尿石症中西医结合诊疗共识

主　　编　王树声　陈志强

副 主 编　李建兴　岳惠卿　卢建新　向松涛

主编助理　甘　澍

编　　委（按姓氏笔画排序）

王树声　广东省中医院
尹志康　重庆医科大学附属第一医院
甘　澍　广东省中医院
古炽明　广东省中医院
卢建新　中国中医科学院广安门医院
叶章群　华中科技大学同济医学院附属同济医院
向松涛　广东省中医院
齐士勇　天津医科大学第二医院
李　源　广东省中医院
李文成　华中科技大学同济医学院附属协和医院
李先承　大连医科大学附属第二医院
李建兴　北京清华长庚医院
李思逸　广东省中医院
肖克峰　深圳市人民医院
吴文起　广州医科大学附属第二医院
陈　斌　厦门大学附属第一医院
陈志强　华中科技大学同济医学院附属同济医院
岳惠卿　沈阳市红十字会医院
胡　青　浙江中医药大学附属第二医院
钟　哓　中山市中医院
俞蔚文　浙江省人民医院

翁湘涛　广东省中医院
高　瞻　中国中医科学院西苑医院
覃智标　广西中医药大学第一附属医院
程　帆　武汉大学人民医院
颜汝平　昆明医科大学第二附属医院

第二篇　尿路感染与炎症疾病中西医结合诊疗共识

主　　编 高文喜　韩瑞发　高宏君

副 主 编 张　卫　高　瞻

主编助理 郭　凡

编　　委（按姓氏笔画排序）

丁才学　湖北中医药大学附属公安中医医院
马洪顺　天津市第一中心医院
王丽霞　辽宁中医药大学附属医院
王树声　广东省中医院
王健明　临沂市人民医院
王慎鸿　浙江省中医院
王德林　重庆医科大学附属第一医院
孔祥波　吉林大学中日联谊医院
李永生　福建医科大学附属协和医院
张　卫　天津医科大学第二医院
张亚强　中国中医科学院广安门医院
张向波　兰州大学第一医院
张建强　广西中医药大学附属瑞康医院
陈　铭　广州中医药大学第一附属医院
林　峰　深圳市中医院
郁　超　上海中医药大学附属龙华医院
郑祥奇　重庆大学附属中心医院
屈淼林　河南中医药大学第一附属医院
屈颖伟　河南中医药大学第一附属医院
赵文兵　山西省中西医结合医院
赵永斌　南方医科大学中西医结合医院
高　瞻　中国中医科学院西苑医院
高文喜　湖北省中医院
高宏君　广西中医药大学附属瑞康医院

郭　凡　湖北省中医院
郭跃先　河北医科大学第三医院
黄克江　黑龙江中医药大学附属第二医院
韩从辉　徐州市中心医院
韩瑞发　天津医科大学第二医院
程　茹　天津医科大学第二医院
赖海标　中山市中医院

第三篇　性与生殖疾病中西医结合诊疗共识

主　　编　吕伯东　胡卫列　黄晓军

副 主 编　靳风烁　胡　青　张春和　耿　强

主编助理　黄文杰

编　　委（按姓氏笔画排序）

马胜利　广州市第一人民医院
马健雄　浙江中医药大学
马赞颂　上海市第六人民医院
王　杰　浙江大学医学院附属第一医院
王　洋　复旦大学附属上海市第五人民医院
王小龙　吉林省妇幼保健院
王为服　海南省人民医院
王树声　广东省中医院
孔祥军　西南医科大学附属医院
孔祥波　吉林大学中日联谊医院
卢子杰　江苏省中医院
田　英　成都中医药大学附属医院
代晓微　吉林大学第二医院
吕伯东　浙江大学医学院附属第二医院
刘晓强　天津医科大学总医院
江专新　昆明医科大学第二附属医院
江少波　浙江省中医院
许学文　中国医科大学附属盛京医院
苏新军　武汉大学中南医院
杜　强　中国医科大学附属盛京医院
李彦锋　陆军军医大学陆军特色医学中心
李墨农　青岛市市立医院

杨世坚　广东省中医院
杨永姣　天津医科大学第二医院
吴　斌　中国医科大学附属盛京医院
宋竖旗　中国中医科学院广安门医院
张春和　云南省中医医院
陈少峰　天津中医药大学第一附属医院
欧阳斌　天津中医药大学第一附属医院
季　晨　福建省人民医院
金　珊　天津中医药大学第一附属医院
郑连文　吉林大学第二医院
赵　凡　南通大学附属医院
胡　青　浙江中医药大学附属第二医院
胡卫列　南方医科大学中西医结合医院
施国伟　复旦大学附属上海市第五人民医院
姜　睿　西南医科大学附属医院
耿　强　天津中医药大学第一附属医院
夏雨果　成都中医药大学附属医院
高　坪　成都中医药大学附属医院
高　轲　平顶山市第二人民医院
黄小朋　成都中医药大学附属医院
黄文杰　浙江大学医学院附属第二医院
黄晓军　浙江大学医学院附属第二医院
章　毅　福建省人民医院
董治龙　兰州大学第二医院
韩瑞发　天津医科大学第二医院
靳风烁　陆军军医大学大坪医院

第四篇　前列腺疾病中西医结合诊疗共识

主　　编　孔祥波　吴小候　高文喜

副 主 编　陈伟东　何云锋　古炽明　胡卫列　李文平　王凯臣

主编助理　王凯臣

编　　委（按姓氏笔画排序）

丁明霞　昆明医科大学第二附属医院
王永刚　吉林大学中日联谊医院
王凯臣　吉林大学中日联谊医院

王树声　广东省中医院
王毓斌　山西省人民医院
牛远杰　天津医科大学第二医院
孔祥军　西南医科大学附属医院
孔祥波　吉林大学中日联谊医院
古炽明　广东省中医院
任洪艳　重庆医科大学附属第一医院
刘利维　天津医科大学第二医院
李　顺　山东省千佛山医院
李月明　中国人民解放军第二五四医院
李文平　河北医科大学第三医院
杨　霞　成都中医药大学附属医院
吴小候　重庆医科大学附属第一医院
邱明星　四川省人民医院
何云锋　重庆医科大学附属第一医院
邹建安　安徽中医药大学第一附属医院
宋文辉　天津市第一中心医院
张　尧　重庆医科大学附属第一医院
张亚强　中国中医科学院广安门医院
张蜀武　成都中医药大学附属医院
陈　磊　上海中医药大学附属龙华医院
陈伟东　福建省人民医院
邵晋凯　山西省人民医院
易正金　攀钢集团总医院
孟宪锋　长春中医药大学附属医院
赵　锐　吉林大学中日联谊医院
胡卫列　南方医科大学中西医结合医院
胡海龙　天津医科大学第二医院
段　跃　浙江中医药大学附属第二医院
姜　睿　西南医科大学附属医院
高文喜　湖北省中医院
郭　凡　湖北省中医院
韩瑞发　天津医科大学第二医院
谢平英　福建省人民医院
魏　华　重庆医科大学附属第一医院

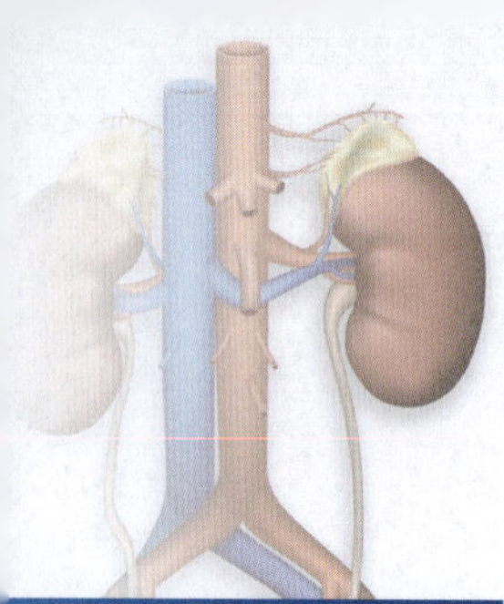

内容提要

由中国中西医结合学会泌尿外科专业委员会组织全国100多位临床经验丰富、专业造诣颇深的中西医泌尿外科和男科领域的专家学者，共同撰写并形成《泌尿生殖疾病中西医结合诊疗共识》一书。该共识包括尿石症、尿路感染与炎症疾病、性与生殖疾病和前列腺疾病中西医结合诊疗共识4个部分。本共识就每一种疾病的西医定义、中医学概念、流行病学、中西医对病因病机的认识，疾病的西医分类与中医分型、诊断方法与鉴别、辨证论治与治则治法、西医治疗药物与中医方药选择，以及疾病围手术期的中西医结合治疗方法、管理原则与预防调护等相关问题达成共识。系统反映了我国中西医结合泌尿外科在上述四个领域的临床诊疗模式与中西医结合治疗的特色与优势，为研究和开展中西医结合泌尿外科、男科提供了方法和切入点。本共识的出版，将为广大从事中西医结合泌尿外科的医护人员，特别是中医院和中西医结合医院泌尿外科的医护人员，在临床工作中提供系统、规范的中西医结合诊疗共识与建议，并具有一定的临床指导价值。同时，也是西医学习中医的泌尿外科医护人员、中医院校的临床实习生的一部重要的参考用书。

主编简介

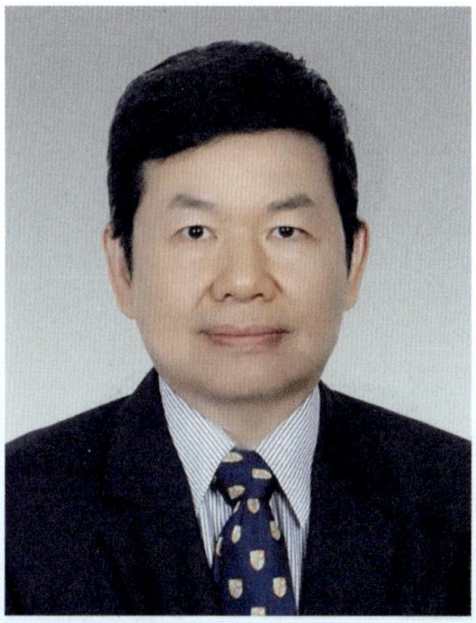

王树声

教授，主任中医师，研究生导师，广东省中医院（广州中医药大学第二附属医院）泌尿外科主任医师、学科带头人，全国第三批名老中医学术继承人。长期从事泌尿外科和中西医结合尿石症基础与临床研究，培养硕士研究生 40 余名。主持、参与完成国家和省部级研究课题 20 项，在核心期刊发表学术论文 80 余篇，SCI 收录论文 20 余篇。主编专著 3 部，副主编、参编专著 10 部。先后获得中国中西医结合学会科学技术奖二等奖 1 项，广东省中医药科技进步奖二等奖 1 项，中华医学会泌尿外科学分会钻石奖 1 项，广东省医学会泌尿外科学分会金锤奖 1 项，以及广州中医药大学第一届“杏林名医”等荣誉称号。

现任中国中西医结合学会泌尿外科专业委员会主任委员、泌尿系统结石专业学组组长，中国泌尿系结石联盟副主席，国际尿石症联盟（IAU）委员兼理事会理事，中华医学会泌尿外科学分会结石学组委员，广东省中西医结合学会常务理事、泌尿外科专业委员会名誉主任委员，广东省医学会泌尿外科学分会副主任委员兼泌尿系结石学组副组长，广东省医学会男科学分会常务委员，中意马可波罗泌尿外科学会会员，《中国中西医结合外科杂志》常务编委，《中国泌尿外科和男科疾病诊断治疗指南》2019 版、2022 版编委，《现代泌尿生殖肿瘤杂志》及《临床泌尿外科杂志》编委。

主编简介

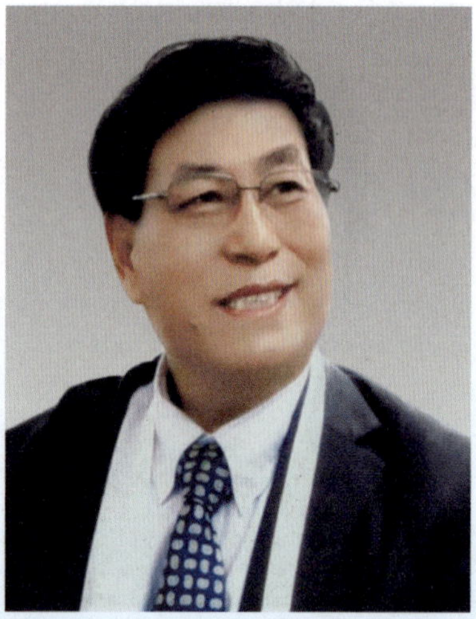

韩瑞发

二级教授，医学博士，博士研究生导师，美国哈佛大学博士后，享受国务院政府特殊津贴专家，天津市科学技术委员会授衔专家，天津市泌尿外科研究所原所长，天津市重点实验室主任，国家重点学科学术带头人。先后承担国家“863”子项目，科技部“十一五”重大创新药物专项，国家自然科学基金项目，高等学校博士学科点专项科研基金项目，国家教育委员会重大项目，天津市科技发展重大攻关项目，天津市科学技术部重大攻关项目，天津市抗癌重大专项研究，共 22 项；获国家科学技术进步奖二等奖 1 项，天津市科技进步奖二等奖、自然科学奖三等奖各 1 项，中国抗癌协会科技奖二等奖 1 项，中国中西医结合学会科学技术奖二等奖 1 项，中华医学科技奖三等奖 1 项；获国家发明专利 4 项；在国内外发表论文 200 余篇，其中 SCI 论文 30 余篇，最高影响因子为 12。主编专著 10 部，主译 2 部，参编、参译专著 8 部。培养博士研究生 28 名，硕士研究生 29 名，博士后 2 名。先后担任国家自然科学基金二审专家，国家科学技术进步奖、教育部科技进步奖、中华医学科技奖评审专家，中华医学会泌尿外科学分会委员，中国中西医结合学会理事，美国泌尿外科学会、美国泌尿外科基础研究会、欧洲泌尿外科学会注册会员。曾荣获天津市总工会“九五”“十五”立功奖章，天津市劳动模范，天津市优秀教师，中国中西医结合泌尿外科专业委员会终身成就奖。现任天津市泌尿外科研究所泌尿肿瘤研究方向主要研究者，天津医科大学第二医院泌尿肾病中心名誉主任，天津市中西医结合学会常务理事，《中国中西医结合外科杂志》常务编委，中国中西医结合学会泌尿外科专业委员会名誉主委。

主编简介

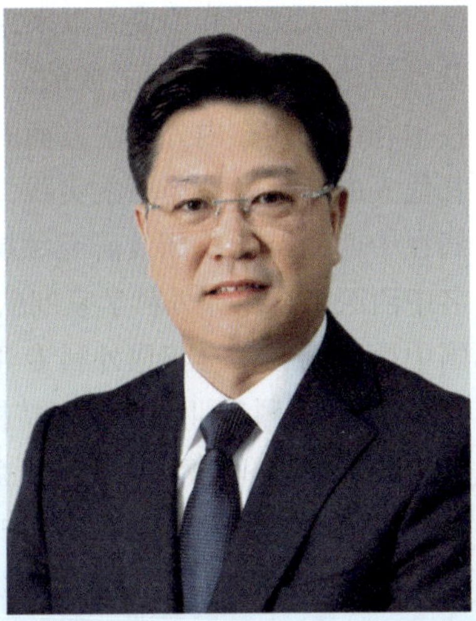

吕伯东

主任医师，教授，外科学博士，博士研究生导师，浙江大学医学院附属第二医院泌尿外科副主任、男科中心主任，瑞士伯尔尼大学泌尿外科中心访问学者，2024 年入选第八批浙江省高层次人才(医疗卫生人才)领军人才培养计划，国家临床重点专科、浙江省中西医结合重点学科(泌尿外科、男科)带头人，浙江省中西医结合防治性功能障碍重点实验室主任。专注男性生殖系统疾病、前列腺疾病、泌尿系结石及肿瘤等中西医结合规范处理。主持参与国家自然科学基金项目 6 项，浙江省自然科学基金项目 5 项，发表 SCI 论文 30 余篇，荣获 2024 年度中国中西医结合学会科学技术奖二等奖 1 项，获得浙江省科学技术进步奖 3 项。

现任中国中西医结合学会泌尿外科专业委员会候任主任委员，浙江省中西医结合学会泌尿外科专业委员会名誉主任委员，浙江省中西医结合学会男科专业委员会主任委员，浙江省医师协会泌尿外科专业委员会副主任委员，浙江省医学会泌尿外科专业委员会常务委员，浙江省医学会男科分会副主任委员，中华医学会男科学分会委员，中华中医药学会外科分会常务委员，浙江省性学会会长，中国性学会副会长。*ANDROLOGY*、《中华男科学杂志》、《中国男科学杂志》等多个杂志编委。

陈序

中华人民共和国成立以来，在党中央国务院的领导下，我国逐步开展中西医结合的临床实践和基础理论研究，并取得了成绩。从20世纪70年代开始，中国的泌尿外科专科通过现代医学的诊疗技术和中医药在内外治法方面的优势，将泌尿生殖系统常见疾病与中医外科临床诊疗相结合，历经几代人的传承发展与探索实践，对尿石症、泌尿生殖系统感染、前列腺疾病、男性性功能障碍等常见病在中西医结合临床及研究领域快速发展，从经验医疗走向科学，有了质的飞跃。1995年，我国著名中西医结合泌尿外科学家刘猷枋教授在中国中西医结合学会的大力支持与领导下，组织成立了中国中西医结合学会泌尿外科专业委员会，组织推动了我国的中西医结合泌尿外科学术活动。近30年来，泌尿外科专业委员会坚持推动中西医结合泌尿外科发展。特别是在近10年，在泌尿外科专业委员会的带领和推动下，在尿石症、尿路感染与炎症疾病、前列腺疾病和性功能障碍等方面的中西医结合基础研究与临床诊疗工作中取得了许多新共识。

鉴于此，由泌尿外科专业委员会王树声教授、韩瑞发教授、吕伯东教授组织国内100多位中西医结合专家和同道集体编写的《泌尿生殖疾病中西医结合诊疗共识》一书，对进一步开展和推广中西医结合泌尿外科的临床和研究，很有意义。览此共识，深感欣慰。该共识包括尿石症、尿路感染与炎症疾病、性与生殖疾病和前列腺疾病中西医结合诊疗共识四个部分。此共识就每一种疾病的西医定义、中医学概念、流行病学、病因病机，疾病的西医分类与中医分型、诊断方法与鉴别、辨证论治与治则治法、现代治疗方法以及疾病围手术期的中西医结合治疗方法及快速康复、预防调护等问题达成共识。系统体现了我国中西医结合泌尿外科在上述四个领域的临床诊疗模式与中西医结合诊疗特色与优势，并形成了规范。本共识的出版，将为我国中西医结合泌尿外科临床规范化诊疗工作的深入开展与推广应用，提供系统、规范的中西医结合诊疗共识与建议，并具有一定的临床指导价值。

中国科学院院士、国医大师　陈可冀

2024年1月28日

吕 序

从20世纪50年代开始，历经几代人的传承发展与探索实践，依靠现代科学技术、循证医学方法、中医整体观念和辨证论治方法，中西医结合临床及基础研究领域，从经验走向科学，从综合走向分析，宏观和微观相结合，实现了快速发展与质的飞跃。党的十八大以来，党和国家制定了多项促进中医药传承创新发展的法律文件及方针政策，坚持中西医并重和优势互补，建立符合中医药特点的服务体系、服务模式及人才培养模式，发挥中医药的独特优势。强调中西医结合要遵循中医药发展规律，传承精华，守正创新。习近平总书记还作出了“注重用现代科学解读中医药学原理，走中西医结合的道路”的重要指示。

中国中西医结合学会为贯彻落实《中共中央 国务院关于促进中医药传承创新发展的意见》，开展了中西医结合诊疗方案及标准的制定工作，并开展相关共识、临床路径制定工作。中国中西医结合学会泌尿外科专业委员会在中国中西医结合学会的大力支持与领导下，始终坚持以中西医并重、传承发展、守正创新的实践探索理念来推动中西医结合泌尿外科的学科发展。通过我国中西医结合学界几代泌尿外科专家的团结协作，在尿石症、尿路感染与炎症疾病、前列腺疾病和性功能障碍等方面的中西医结合基础研究与临床诊疗工作成绩卓著，形成了许多新的认识、新的理念、新的防治方法与规范化诊疗共识。

由中国中西医结合学会泌尿外科专业委员会组织国内中西医结合专家集体编写的《泌尿生殖疾病中西医结合诊疗共识》包括尿石症、尿路感染与炎症疾病、性与生殖疾病和前列腺疾病中西医结合诊疗共识4个部分。系统反映了我国中西医结合泌尿外科在上述领域的临床诊疗模式与中西医结合诊疗特色与优势，特别是对泌尿生殖系统疾病围手术期的中西医结合治疗方法、管理原则与预防调护等相关问题达成共识，为研究和开展中西医结合泌尿外科及男科疾病的诊疗提供了方法和切入点。本共识的出版，将为我国中西医结合泌尿外科临床规范化诊疗工作的深入开展与推广应用，提供系统、规范的中西医结合诊疗共识与建议，并具有一定的临床使用及指导价值。

中国中西医结合学会秘书长

岐黄学者　吕文良

2024年2月3日

前 言

中医药学有着几千年的悠久历史，在预防与治疗疾病的长期实践中积累了丰富的诊疗经验，大量中医药经典书籍记载着人类认识疾病、治疗疾病的发展历史与贡献。随着现代医学的快速发展，我国中西医结合事业在临床诊疗与认识疾病的探索实践中展现出多学科交叉渗透，中西医互补兼容，西医诊治与中医辨证论治相结合，整体与局部微观辨证相结合的诊疗方法，在疾病的诊疗实践中发挥着中西医结合的特色与优势。特别是1995年中国中西医结合学会泌尿外科专业委员会创建以来，我国中西医结合泌尿外科事业呈现着良好的发展态势，采用现代泌尿外科的诊治方法，结合中医外科和内科辨证论治方法，在非手术治疗和术后快速康复等方面取得成效。在过去的20多年里，中西医结合泌尿外科已发展成为一门新兴的特色与优势学科。在疾病诊疗过程中始终坚持中西医并举，其辨证论治方法注重个体化和整体化治疗方略。中西医结合泌尿外科的快速发展，使中医药学在尿石症、尿路感染与炎症疾病、性与生殖疾病、前列腺疾病的诊疗实践中，从经验医学走向科学医学，从局部走向整体，从宏观走向微观，从综合走向分析。中西医结合泌尿外科在临床诊疗实践中积累了丰富的经验，依据现代科学技术和循证医学方法，在中医药基础与临床研究领域中获得了一批应用性研究成果。但迄今为止，中西医结合泌尿外科在其诊疗实践中尚未形成较为系统、规范的中西医结合诊疗共识。鉴于此，在中国中西医结合学会的倡导下，由中国中西医结合学会泌尿外科专业委员会组织全国100多位临床经验丰富、专业造诣颇深的中西医泌尿外科和男科领域的专家学者，共同撰写并形成《泌尿生殖疾病中西医结合诊疗共识》一书。该共识包括尿石症、尿路感染与炎症疾病、性与生殖疾病和前列腺疾病中西医结合诊疗共识四个部分。本共识就每一种疾病的西医定义、中医学概念、流行病学、中西医对病因病机的认识、疾病的西医分类与中医分型、诊断方法与鉴别、辨证论治与治则治法、西医治疗药物与中医方药选择，以及疾病围手术期的中西医结合治疗方法、管理原则与预防调护等相关问题达成共识。系统反映了我国中西医结合泌尿外科在上述四个领域的临床诊疗模式与中西医结合治疗的特色与优势。本共识的出版，将为广大从事中西医结合泌尿外科的医护人员，特别是中医院和中西医结合医院泌尿外科的医护人员，在临床工作中提供系统、规范的中西医结合诊疗共识与建议，并具有一定的临床指导价值。同时，也为准备西学中的泌尿外科医护人员培训、中医院校的临床实习生，提供一部重要的参考用书。

需要说明的是，尽管负责各篇编写工作的专家们在编写过程中始终本着实事求是、严谨的科学态度，客观真实地采纳公认的定义、概念、流行病学、病因病机的认识、诊断要点、公认的中西分类与分型标准、围手术期管理原则，以及临床实践证明有效的经典中医方药的相关文献，作为本共识编写的文献依据，但由于编写时间较短，涉猎内容较多，且对某些问题的认识尚有不同观点，不足之处，尚望读者指正，以便再版时修正。最后，我们真诚地感谢人民卫生出版社张科主任在共识编写过程中给予的精心指导和支持，也对所有参加和支持共识编写的各位专家表示感谢。

王树声　韩瑞发　吕伯东

2024 年 1 月 24 日

目 录

第一篇 尿石症中西医结合诊疗共识

第二篇　尿路感染与炎症疾病中西医结合诊疗共识

第三篇　性与生殖疾病中西医结合诊疗共识

第四篇 前列腺疾病中西医结合诊疗共识

第一篇

尿石症中西医结合诊疗共识

第一章 概论

第一节 概 述

文献最早记载的尿石症手术为膀胱取石术。取石术在公元1世纪被称为Celsus手术，且这种术式沿用了1 500多年。1556年，Franco首次实施耻骨上膀胱切开取石。18世纪后，现代常用的耻骨上路径逐渐替代经会阴路径。自19世纪开始，随着麻醉药和无菌技术的推广应用，手术的安全性和有效性均得到提升；膀胱镜和碎石钳的应用，使下尿路结石的治疗由开放走向微创。1824年，Jean Civiale[法国]首次应用碎石钳实施了经尿道膀胱碎石术。Maximillian Nitze[德国]对膀胱镜做了一系列改进，被认为是现代膀胱镜的创始人。1872年，Ingall[美国]第一次进行了择期的肾切开取石术。

上尿路结石的手术治疗随着冲击波碎石、输尿管镜技术和经皮肾镜取石术的发展和成熟，逐步进入微创时代。1979年，德国研制出首台体外冲击波碎石样机；1984年，改进的HM3型冲击波碎石机得到美国食品药品监督管理局的认证，使体外冲击波碎石术获得推广。1985年，我国成功研制出第一台液电式冲击波碎石机。1976年，Fernstrom和Johanson[瑞典]首次报道经皮肾通道的建立方法，并应用套石篮成功套取肾盂内结石。1981年，Wickham和Kellett[英国]将这项技术命名为"经皮肾镜取石术(percutaneous nephrolithotomy，PCNL)"。经皮肾通道的建立是PCNL手术的关键步骤。目前，除了标准通道，小通道、微小通道、超微通道等PCNL技术也相继出现。药物排石治疗(medical expulsive therapy，MET)主要适用于输尿管结石，其原理是舒张输尿管平滑肌，从而促进输尿管结石自发性排出。2017年，叶章群等人发表的研究和多家泌尿外科学会表示坦索罗辛可以显著促进输尿管远端结石的排出，减轻肾绞痛。

尿石症多属于中医学"石淋""砂淋"范畴。中医治疗本病具有悠久的历史。汉代华佗就在《中藏经》中记载了"砂淋"，并强调对于症状明显者宜急而攻邪。然而隋代之前的治疗多限于使用含有利水通淋类药物的单方。隋唐时期出现了以利水通淋治其标、滋阴清热治其本为特点的复方。此外，一些外用及针灸的方法亦开始用于"石淋"的治疗。在宋至金元时期，诸医家逐渐认识到尿石症发病的病因病机。在明清时期，尿石症的形成被更全面地归纳为外因(蒸热的气候)和内因(饮食不节)共同作用的结果，并指出内因更重要。治法除沿用原有的排石方法之外，更引入了补肾以化石、消石的方法。这一时期，除了内治法更为完备，外治法的方式亦更为丰富。

中华人民共和国成立后，现代医学关于尿石症临床与基础研究的引入促进了中西医结合在尿石症方面的发展与创新。刘猷枋教授及张亚强教授在国内率先开展了中西医结合基础与治疗尿石症的研究。1970年代初期，遵义医学院在采用分型论治的基础上配合总攻疗法。韩瑞发教授采用化瘀通淋法配合体外冲击波碎石(extracorporeal shock wave lithotripsy，ESWL)治疗上尿路结石，该方法的碎石效果显著高于单纯ESWL组。王树声教授团队基于中医体质辨识及针对肾虚膀胱热的病因病机采用通淋固本的方法，建立了中西医结合防治上尿路结石的综合治疗策略。此外，随着尿石症微创手术器械及手术技术的发展，内腔镜下手术已经成为尿石症的主要治疗手段。而中医药联合腔镜下微创手术具有促进术后残石排除，提高净石率，减轻围手术期患者不适症状，保护肾功能，减少结石复发等优势。

一、西医学定义

尿石症即尿路结石，可分为上尿路结石和下尿路结石。上尿路结石指发生在膀胱以上的尿石症，包括肾结石和输尿管结石。下尿路结石指发生在膀胱及以下泌尿系的结石，包括膀胱结石和尿道结石。

二、中医学概念

中医学将之归为“石淋”“砂淋”范畴。

三、流行病学

尿石症是泌尿外科最常见的疾病之一，在泌尿外科收治患者中占比最高。结石的发病率因地域、种族、饮食和遗传的不同而呈现出明显的差异。来自国外的流行病学资料显示，尿石症的患病率为1%~20%。在很多平均寿命较长的发达国家，人群中尿石症的患病率超过10%，年发病率有逐年递增的趋势，欧洲泌尿外科学会报道称德国尿石症的发病率从1979年到2000年增长高达73%。我国是世界上尿石症的高发地区之一，年新发病率为(150~200)/10万人，南方高于北方，男性高于女性，有逐年增加趋势，约25%的患者初诊时需要住院治疗。

第二节 发病机制

结石的形成受多种因素的影响，包括种族、年龄、性别、代谢综合征、家族史、气候、环境和饮食(饮食习惯和营养结构)等，尿路梗阻、感染、身体代谢异常和药物的使用是结石形成的常见病因。

1. 局部解剖因素 尿路狭窄、梗阻或异物的存在可作为结石形成的诱因；长期尿路感染可导致感染性尿石症的形成。因此，原有的尿路感染和梗阻可以促成尿石症的发生，而新发结石可加重已有的感染和梗阻。

2. 代谢因素 高血压、糖尿病及肥胖均与尿酸结石形成相关。常见的引发尿石症的代谢异常包括高草酸尿症、高钙尿症、高钙血症、低枸橼酸尿症、胱氨酸尿症。

3. 感染相关因素 脲酶阳性细菌可通过分解尿素产生铵离子、二氧化碳，使尿液呈碱性。铵离子、二氧化碳可分别与尿液中的阳离子结合，最终产生磷酸铵镁、碳酸磷灰石。产脲酶微生物包括细菌、真菌、支原体，又以变形杆菌属(细菌)致病最常见。

4. 药物因素 药物引起的尿石症根据其作用机制分为两类：一类是在尿液中具有低溶解度和高浓度的药物，包括头孢曲松钠、磺胺类药、氨苯蝶啶等，尤其是引发急性肾衰竭者需及早识别并去除病因；另一类是能作为代谢组分参与并诱导结石形成的药物，包括维生素C、维生素D和皮质激素等，已有大鼠模型研究显示联合给予钙剂和维生素D对于肾小管钙化和肾结石形成具有协同作用。

第三节 病因病机

中医认为尿石症与气滞血瘀、湿热下注、肾虚等因素有关。因情志内伤，忧思郁结，致气滞血瘀，郁久化热，燔灼尿液而成砂石；因感受外界湿热之邪或秽浊之气，或嗜食肥甘厚味，使湿热之邪蓄积下焦，尿液受其煎熬，结为砂石；因房事不节，损伤肾之精血，阴虚内热，煎熬水液，尿液凝结，日积月累，结为砂石；因先天肾阳不足，或其他疾病伤肾致肾气不足，膀胱气化不利，泌尿功能失常，复感湿热之邪，尿中杂质结为砂石。结石内阻，湿热蕴结，致气滞血瘀，不通则痛，故见腰腹疼痛；湿热蕴结于膀胱，则见尿频、尿急、尿痛；热伤血络，迫血妄行，血溢脉外，可见血尿；结石滞留日久，或者过用通利，使肾气亏虚，加之湿热内侵，移热于肾，肾阴更伤，故呈现肾阴、肾阳受损的症状。本病发病早期多以实证表现为主，后期多为虚实夹杂；其主要病机为“肾虚膀胱热”。

第四节 分 类

尿石症类型繁多，可依据病因、发生部位、晶体成分、X线透性分别分类。如根据结石晶体成分，可将尿石症分为含钙结石（草酸钙结石、磷酸钙结石、碳酸钙结石、碳酸磷灰石结石）和非含钙结石（尿酸结石、黄嘌呤结石、胱氨酸结石、磷酸镁铵结石）；根据X线透性可将结石分为X线阳性结石（即结石不能透过X线，肾、输尿管及膀胱平片显影）和X线阴性结石（即结石能透过X线，肾、输尿管及膀胱平片不显影）；病因分类，详见表1-1；结石成分分类，见表1-2。

表1-1 尿石症病因分类

结石病因	分类
非感染性结石	草酸钙结石
	磷酸钙结石
	尿酸结石
感染性结石	磷酸镁铵结石
	碳酸磷灰石结石
	尿酸铵结石
遗传相关结石	胱氨酸结石
	黄嘌呤结石
	2,8-二羟腺嘌呤结石
药物相关结石	在尿液中具有低溶解度和高浓度的药物，包括头孢曲松钠、磺胺类药、氨苯蝶啶等
	能作为代谢组分参与并诱导结石形成的药物，包括维生素C、维生素D和皮质激素等

表 1-2 尿石症的结石成分

化学名称	化学式
一水草酸钙	$CaC_2O_4 \cdot H_2O$
二水草酸钙	$CaC_2O_4 \cdot 2H_2O$
羟基磷灰石	$Ca_{10}(PO_4)_6(OH)_2$
β-磷酸三钙	$Ca_3(PO_4)_2$
碳酸磷灰石	$Ca_5(PO_4)_3(CO_3)$
二水磷酸氢钙	$CaHPO_4 \cdot 2H_2O$
碳酸钙	$CaCO_3$
磷酸八钙	$Ca_8H_2(PO_4)_6 \cdot 5H_2O$
尿酸	$C_5H_4N_4O_3$
尿酸铵	$C_5H_7N_5O_3$
一水尿酸钠	$C_5H_3N_4NaO_3 \cdot H_2O$
六水磷酸镁铵	$NH_4MgPO_4 \cdot 6H_2O$
三水磷酸镁	$MgHPO_4 \cdot 3H_2O$
一水磷酸镁铵	$MgNH_4PO_4 \cdot H_2O$
胱氨酸	$C_6H_{12}N_2O_4S_2$
黄嘌呤	$C_5H_4N_4O_2$
2,8-二羟腺嘌呤	$C_5H_5N_5O_2$
蛋白质	$R(H_2N\text{-}C\text{-}COOH)H$
胆固醇	$C_{27}H_{46}O$
尿酸钾	$C_5H_3KN_4O_3$
磷酸三镁	$Mg_3(PO_4)_2$
三聚氰胺	$C_3H_6N_6$
软结石	视具体成分而定
药物结石(头孢曲松钠、磺胺类药、氨苯蝶啶、乙酰唑胺等)	视具体成分而定
异物结石	视具体成分而定

第五节 诊断与方法

一、超声与影像学检查

1. 泌尿系超声 泌尿系超声检查是结石筛查的主要影像学手段,其优点是安全性高(无射线辐射风险)、经济实惠,且可多次应用。超声检查不仅可以发现肾盂、肾盏、肾盂输尿管连接处的结石,也可在患者膀胱充盈状态下发现输尿管膀胱连接处的结石,并明确上尿路积水情况。对于输尿管结石,超声检查的灵敏度和特异度分别为 45% 和 94%;对于肾结石,超声检查的灵敏度和特异度分别为 45% 和 88%。

2. 肾、输尿管及膀胱平片　肾、输尿管及膀胱平片(kidney ureter bladder position,KUB position)可辅助鉴别透光性和不可透光性结石。在术后短期及随访过程中复查KUB可用于判断结石去除情况。如果根据患者的病情已考虑应用泌尿系CT平扫检查时,可不再应用KUB检查。

3. 静脉尿路造影　静脉尿路造影(intravenous urography,IVU)是在肾、输尿管及膀胱平片的基础上进行的,可以评估结石所致的肾结构和功能改变,及有无引起集合系统结构异常等。明确肾盂、肾盏及肾盂输尿管连接处的解剖结构是否异常有助于确定治疗方案,如有充盈缺损则提示有X线阴性结石,或合并息肉、肾盂癌等可能。此外,IVU还能鉴别X线平片上可疑的钙化灶,了解分肾功能,确定肾积水程度。碘过敏、严重肝肾功能不全及患有心血管疾病者禁做此项检查。

4. CT平扫　CT平扫,即非增强CT扫描(non-contrast computed tomography,NCCT),可明确结石密度及大小。尤其是在疑诊患者有急性尿石症疼痛发作时,CT平扫较之静脉尿路造影或超声检查更准确。CT平扫可发现尿酸结石、黄嘌呤结石(此两种结石均为X线阴性结石,肾、输尿管及膀胱平片难以发现)。更重要的是,CT平扫可明确结石内部结构、皮肤-结石距离(skin-to-stone distance,SSD)及周围解剖结构。因此,该检查的结果影响临床医生选择何种术式。但CT平扫不能直接衡量肾功能,且辐射剂量相对X线更高。

5. 其他检查　CT增强+三维重建,即CT尿路成像(computed tomography urography,CTU),可以准确判断结石的有无、大小、多少、部位及积水程度,也可反映肾功能改变状况;磁共振尿路造影(magnetic resonance urography,MRU),可应用于IVU检查有禁忌者;放射性核素显像检查,确定分肾功能。

二、实验室检查

1. 实验室检查　包括血常规(各种血细胞计数)、尿常规(红细胞、白细胞、亚硝酸盐、尿液pH、尿液培养)、血电解质(钙离子、钠离子、钾离子)、肾功能(尿酸、血肌酐)、凝血功能检测等。

2. 结石成分分析　射线或结石的质谱分析。

3. 尿液特殊成分分析　草酸、尿酸、枸橼酸、镁离子、无机磷酸盐、铵、胱氨酸等。

三、特殊检查

肾结石的成因及结石成分分析与其诊断、处理及预防复发密切相关。结石成分分析包括定性分析和定量分析,通常定性分析即可满足临床需要。定性分析包括物理分析法和化学分析法,物理分析法更为精确,首选红外光谱分析或X射线衍射分析。

第六节　辨 证 论 治

尿石症归属于中医学“石淋”“砂淋”等范畴。病因病机多以肾虚为本,湿热久蕴下焦为标。

1. 肾虚湿热证　证候:腰腹胀痛或酸痛,时发时止,遇劳加重,或无症状,舌淡红,苔薄白,脉细滑或弦细。治法:补肾固本,利湿通淋。选方:通淋固本方(经验方)加减。中药:金钱草、海金沙、鸡内金、杜仲、牛膝、威灵仙、黄芪、甘草。中成药可选择广金钱草总黄酮胶囊、宁泌泰胶囊、五淋化石丸等,配合黄芪煮水喝。

2. 湿热下注证　证候:腰痛或少腹急满,小便频数短赤,涩痛难忍,淋漓不爽,伴恶寒发热,舌苔黄腻,脉弦滑或滑数。治法:清热利湿通淋。选方:八正散加减。中药:车前子、瞿麦、萹蓄、滑石、栀子、甘草、木通、大黄。中成药可选择广金钱草总黄酮胶囊、五淋化石丸、宁泌泰胶囊等。

3. **气滞血瘀证** 证候:腰部隐痛,或腰腹部绞痛,痛引少腹,或伴血尿、呕吐,小便涩痛不畅,舌质暗红或有瘀斑,脉弦紧。治法:化瘀散结排石。选方:石韦散加减,或化瘀尿石汤加减。中药:石韦散组成为通草、石韦、王不留行、滑石、甘草、当归、白术、瞿麦、芍药、冬葵子。化瘀尿石汤组成为三棱、莪术、皂角刺、乳香、没药、赤芍、牛膝、白芷、青皮、薏苡仁、枳壳、厚朴、车前子、金钱草。中成药可选择五淋化石丸、广金钱草总黄酮胶囊、尿石通丸等。

4. **肾阴虚证** 证候:腰部隐痛,小便淋漓或涩痛,伴头昏耳鸣,腰酸腿痛等,舌质红或少苔,脉细数。治法:滋阴补肾,通淋排石。选方:六味地黄丸加减。中药:熟地黄、山药、山茱萸、牡丹皮、白茯苓、泽泻、金钱草、海金沙、石韦等。中成药可选择六味地黄丸、五淋化石丸等配合使用。

5. **肾阳虚证(脾肾气虚)** 证候:尿频涩痛或小便不利,夜尿多,伴腰腿酸痛,精神不振,四肢欠温或下半身常有冷感,舌质淡,苔白,脉沉细弱。治法:补肾健脾,通淋排石。选方:济生肾气丸加减。中药:熟地黄、山药、山茱萸、牡丹皮、茯苓、泽泻、桂枝、附子、车前子、金钱草、海金沙、鸡内金等。中成药可选择金匮肾气丸加广金钱草总黄酮胶囊等配合使用。

第七节 肾绞痛的中西医结合治疗方案

一、西医治疗

1. **非甾体镇痛抗炎药** 常用药物有双氯芬酸钠和吲哚美辛等。双氯芬酸钠会增加心脑血管疾病风险,具有心脑血管疾病危险因素者,应慎用或短期内仅给予最低有效剂量即可。

2. **阿片类镇痛药** 常用药物有氢吗啡酮、喷他佐辛等。哌替啶会引起较高的胃肠道不良反应发生率,目前已不再推荐使用哌替啶。

3. **解痉药** 包括:①M胆碱受体阻滞剂,如阿托品和山莨菪碱(654-2);②黄体酮;③钙通道阻滞剂,如硝苯地平;④α受体阻滞剂,如坦索罗辛;⑤4型磷酸二酯酶抑制剂(PDE4i),如屈他维林等。

尿石症引起急性腰腹部疼痛的治疗,建议首先从非甾体镇痛抗炎药开始。如疼痛持续,可换用其他药物,临床研究示屈他维林解痉效果好。镇痛药应与解痉药联合使用。

二、针灸与外治

1. **体针治疗** 针刺同侧肾俞穴为主,配穴同侧委中。

2. **电针** 郄穴(水泉、金门)及相关募穴(京门、中极)。

3. **耳针** 双耳神门、皮质下、输尿管、肾穴。

第八节 专家共识与建议

1. 尿石症的发病率因地域、种族、饮食和遗传的不同而呈现出明显的差异。从西医角度来看,结石的形成是由晶体过饱和、盐类析出所致。按照病因可将其分为感染性结石、非感染性结石、遗传相关结石及药物相关结石。从中医角度来看,尿石症归属于中医学“石淋”或“砂淋”等范畴,与气滞血瘀、湿热下注、肾虚等因素有关,其核心病机为肾虚膀胱热。因此,中西医均强调了自身(内)与环境(外)两方面因素对尿石症形成的影响。

2. 对于尿石症的诊断,西医认为,在影像学检查中,超声检查是结石筛查的主要影像学手段,具有安全性高、经济实惠且可反复应用等优势;CT平扫可明确结石内部结构、皮肤-结石距离及周围解剖结构,肾绞痛患者首选该项检查;其他可选择的检查包括CT增强+三维重建、MRU(可应用于IVU检查有禁忌者,如造影剂过敏、严重肾功能损害、儿童和孕妇等)、放射性核素显像(确定分肾功能)等。在实验室检查中,应重视结石成分分析及尿液中特殊成分分析(草酸、尿酸、枸橼酸等)的结果。中医强调系统性地对患者舌象、脉象、腰腹痛及小便频数等证候的辨证诊断,以指导采用不同组方进行治疗。

3. 对于尿石症的治疗,西医认为,对临床上直径<6mm的结石可采取药物排石、物理振动排石等治疗,可选药物包括解痉、止痛及溶石相关药物;体外冲击波碎石一般适用于直径<20mm的肾盂、肾上中盏结石,或直径<10mm的肾下盏结石;手术治疗包括PCNL(主要用于直径>20mm的肾结石、嵌顿性或较大的输尿管上段结石)、经输尿管(软)镜碎石取石术(主要用于直径<20mm的肾结石及输尿管结石),其他可供选择的术式包括开放及腹腔镜切开取石术,依患者具体情况及医师手术技巧而定。中医强调辨证论治,即根据不同证候选择不同方剂,在临床辨证上,对于无症状的,多按肾虚湿热型用药;以下尿路症状为主的,多按湿热下注型用药;以疼痛为主的,多按气滞血瘀型用药;久病患者,多按脾肾气虚型用药。同时,采取针灸治疗对于缓解肾绞痛也有较好的疗效。

4. 对于结石患者术后的随访,西医认为,术后常规进行结石成分分析,术后数日及术后1个月复查KUB,了解手术效果及双J管位置;术后3个月复查泌尿系B超、血尿常规、肾功能等,了解术后恢复情况;此后每半年到1年复查泌尿系B超,了解病情变化,必要时复查泌尿系CT平扫。此外,对复发性结石应进行结石病因诊断及个体化预防。特发性草酸钙结石因具有明显的遗传特征,如何预防其复发一直是临床上比较棘手且具有争议的问题,应权衡长期用药对患者的利弊,综合分析而采取不同的方案。中医中药采用的是天然植物制剂,具有副作用小、部分中药材可长期服用的优势,中药颗粒剂及中成药服用更简便。针对特发性草酸钙结石可否开发出一种组方简单、副作用小且能长期服用的制剂用于预防该类结石复发,值得深入探讨。从这一点来讲,中医药较西医更大有可为。

参考文献

1. DIMOPOULOS C, GIALAS A, LIKOURINAS M, et al. Hippocrates: founder and pioneer of urology[J]. Br J Urol, 1980, 52(2): 73-74.
2. RICHES E. The history of lithotomy and lithotrity[J]. Ann R Coll Surg Engl, 1968, 43(4): 185-199.
3. URQUHART-HAY D. The knife and the stone[J]. Aust N Z J Surg, 1999, 69(4): 267-275.
4. BUSH R B, LEONHARDT H, BUSH I V, et al. Dr. Bozzini's lichtleiter. a translation of his original article (1806) [J]. Urology, 1974, 3(1): 119-123.
5. KIEFER J H. Jean civiale (1792-1867) [J]. Invest Urol, 1968, 6(1): 114-117.
6. ELLIS H. A history of bladder stone[J]. J R Soc Med, 1979, 72(4): 248-251.
7. YE Z, ZENG G, CHEN Z, et al. Efficacy and safety of mamsulosin in medical expulsive therapy for distal ureteral stones with renal colic: a multicenter, randomized, double-blind, placebo-controlled trial[J]. Eur Urol, 2018, 73: 385-391.
8. 杨勇,李虹. 泌尿外科学[M]. 北京:人民卫生出版社,2008.
9. PAIK M L, RESNICK M I. Is there a role for open stone surgery? [J]. Urol Clin North Am, 2000, 27(2): 323-331.
10. SCHULTHEISS D, ENGEL R M, CROSBY R W, et al. Max brodel (1870-1941) and medical illustration in urology[J]. J Urol, 2000, 164(4): 1137-1142.

11. MCMAHON J. Pyelo-Lithotomy[J]. Cal State J Med, 1908, 6(12): 425.
12. 孙西钊. 冲击波碎石术的发展历程(上)[J]. 医疗卫生装备, 2006(11): 24-26.
13. 孙西钊. 冲击波碎石术的发展历程(下)[J]. 医疗卫生装备, 2006(12): 31-33.
14. 孙西钊, 叶章群. 体外冲击波碎石机及其发展与现况[J]. 临床泌尿外科杂志, 1998(11): 473-474.
15. 钟婉媚. 液电、压电和电磁式体外冲击波碎石机治疗肾盂结石的效果比较[J]. 中国保健营养(中旬刊), 2013(4): 587-588.
16. PU Y R, MANOUSAKAS I, LIANG S M, et al. Design of the dual stone locating system on an extracorporeal shock wave lithotriptor[J]. Sensors (Basel), 2013, 13(1): 1319-1328.
17. MELDRUM K K, MATHEWS R, GEARHART J P. Hugh hampton young: a pioneer in pediatric urology[J]. J Urol, 2001, 166(4): 1415-1417.
18. HETT J H, CURTIS L E. Fiber optics duodenoscope and ureterscope[J]. J Opt Soc Am, 1961, 51: 581-582.
19. GOODMAN T M. Ureteroscopy with pediatric cystoscope in adults[J]. Urology, 1977, 9(4): 394.
20. LYON E S, KYKER J S, SCHOENBERG H W. Transurethral ureteroscopy in women: a ready addition to the urological armamentarium[J]. J Urol, 1978, 119(1): 35-36.

第二章 肾结石

第一节 概 述

肾结石主要是由尿液中的晶体物质沉积于肾脏形成，多发生于肾盏、肾盂，根据结石大小及位置不同可引起肾区疼痛、血尿等相应的临床症状。

第二节 诊断与方法

依据患者病史、症状、体征、辅助检查诊断肾结石并不困难，尤其影像学检查在确诊肾结石及指导后续治疗中意义重大，而代谢相关检查对评估患者结石形成原因、拟定结石的治疗及预防方案很重要。

一、影像学检查

影像学检查在尿石症的诊治中具有重要作用，影像学检查类型的决定应结合患者不同的临床症状和治疗目的，需要根据每位患者的实际情况灵活选择。

1. 超声检查 超声检查可作为尿石症的常规检查方法，儿童和孕妇在怀疑尿石症时首选超声检查。其优点是简便、经济、无创伤，可以发现直径 2mm 以上 X 线阳性及阴性结石。超声检查可了解结石以上尿路的扩张程度，反映肾实质和集合系统的情况；可观察膀胱和前列腺，寻找结石形成的诱因和并发症。但是，受肠道内容物的影响，超声检查诊断输尿管中下段结石的灵敏度较低。有报道称，超声检查诊断输尿管结石的灵敏度可达 45%，特异度可达 94%，而诊断肾结石的灵敏度可达 45%，特异度可达 88%。

2. 肾、输尿管及膀胱平片（KUB） KUB 可发现大部分的 X 线阳性结石，且能够大致确定结石的位置、形态、大小和数量，因此，可以作为结石检查的常规方法。需注意，妊娠期及哺乳期的患者不宜进行该项检查。

3. 静脉尿路造影（IVU） IVU 应在肾、输尿管及膀胱平片的基础上进行，其价值在于了解尿路的解剖，确定结石的位置，发现肾、输尿管及膀胱平片不能显示的 X 线阴性结石，鉴别平片上可疑的钙化灶。此外，还可以了解分肾功能，确定肾积水程度。碘过敏、严重肝肾功能不全及甲状腺功能亢进症者禁做此项检查。

4. 非增强 CT 扫描（NCCT） CT 检查分辨率较 KUB 高，可发现直径 >1mm 的结石，解决了 KUB 成像的组织重叠问题，而且螺旋 CT 能够同时对所获得的图像进行二维或三维重建，将横切面图像转换成类似 IVU 图像，可以清楚地显示包括 X 线阴性结石在内的结石的形态、大小、密度、内在结构及皮肤-结石距离、结石周围解剖结构等。对肾绞痛患者,可首选 NCCT。NCCT 在尿石症患者的诊疗中有着极为重要的意义。

5. 其他类型影像学检查 包括 CT 增强+三维重建(CTU)、逆行或经皮肾穿刺造影、磁共振尿路造影(MRU)、放射性核素显像等,应根据实际情况决定是否选用这些影像学检查。

二、实验室检查

1. 常规实验室检查 结石患者的常规实验室检查包括血液分析、尿液分析和结石分析 3 个主要部分,见表 2-1。

表 2-1 结石患者的常规实验室检查

结石分析	血液分析	尿液分析
每个患者至少分析 1 颗结石	钙	尿液 pH
	白蛋白①	白细胞、细菌、亚硝酸盐、尿液培养③
	肌酐	胱氨酸检查④
	尿酸②	

注:①检测白蛋白+钙以矫正白蛋白结合钙对血钙浓度的影响,或者直接检测离子钙浓度;②可供选择的分析,考虑尿酸/尿酸盐结石时选择;③存在泌尿系感染则行尿液培养;④如果通过其他手段不能排除胱氨酸尿症则行尿胱氨酸检查

2. 尿液分析 复杂性肾结石患者(指结石反复复发、有或无肾内残石和有危险因素的患者)可选择进一步的尿液分析,主要为 24 小时尿液分析。尿液分析的项目包括:钙、草酸、尿酸、胱氨酸、枸橼酸、镁、磷酸、磷酸盐、尿素、钠、钾、肌酐、尿量。主要意义:①测定镁和磷酸以评估计算草酸钙(CaOx)和磷酸钙(CaP)离子活度积,如 AP(CaOx)指数和 AP(CaP)指数。②尿素、磷酸盐、钠、钾的测定用于评估患者的饮食习惯。

3. 检查结果评价 测定血清/血浆钙有助于甲状旁腺功能亢进症(hyperparathyroidism,HPT)或其他与高钙血症有关疾病的诊断。若血钙浓度高(>2.60mmol/L),则应测定甲状旁腺激素水平,以确诊或排除 HPT。CT 可显示 X 线阴性的结石患者,若伴有高尿酸血症,应考虑尿酸结石。禁食晨尿 pH>5.8 可考虑为完全性或不完全性肾小管性酸中毒,应同时做氯化铵负荷试验及血液 pH、钾、碳酸氢盐和氯化物测定。

4. 结石成分分析 结石成分分析是明确结石性质的方法,也是制订结石预防措施和选用溶石疗法的重要依据。此外,它还有助于缩小结石代谢评估的范围。结石标本可经手术、体外冲击波碎石和自然排石取得。结石成分分析包括定性分析和定量分析,通常定性分析即可满足临床需要。结石成分分析首选红外光谱分析或 X 射线衍射分析,也可用偏光显微镜分析结石成分。任何首次患结石者均应进行结石成分分析。临床上,如出现以下情况之一,均需重复进行结石成分分析:结石药物治疗以后的复发性结石;经有创治疗完全清除结石后的早期复发结石;较长的无结石期后复发结石。已知的结石成分,参见前文表 1-2。

第三节 非手术治疗

一、适应证

肾结石的排石治疗,适用于直径<6mm 的结石。但对于直径 6~10mm 的可移动肾结石,或者某

些特殊成分的肾结石（如尿酸结石），患者有排石溶石治疗需求的，适应证可以在密切观察下放宽。中西医结合药物排石溶石治疗的适应证如下：

1. 结石直径<6mm 及部分直径 6~10mm 的可移动结石；
2. 结石表面光滑；
3. 结石以下尿路无梗阻；
4. 结石未引起尿路完全梗阻；
5. 特殊成分的结石，对纯尿酸结石（不含尿酸钠和尿酸铵结石）和胱氨酸结石推荐采用排石疗法；
6. 经皮肾镜术后、输尿管镜（软镜、硬镜、硕通镜）术后微小结石；
7. ESWL 术后结石辅助治疗。

二、药物治疗

（一）常用西药与治疗选择

1. 解痉止痛类药物

（1）非甾体镇痛抗炎药：以双氯芬酸钠较为常见。但由于该药可增加心脑血管疾病的风险，因此对具有心脑血管疾病危险因素者，应慎用或最低剂量短期应用。

（2）阿片类镇痛药：常用药物包括氢吗啡酮、喷他佐辛等。

（3）解痉药：α 受体阻滞剂，如坦索罗辛；钙通道阻滞剂，如硝苯地平；M 胆碱受体阻滞剂，如山莨菪碱、阿托品；4 型磷酸二酯酶抑制剂，如屈他维林等；非阿托品非罂粟碱类纯平滑肌解痉药，如间苯三酚、黄体酮。

2. 溶石及调节尿中结石形成相关成分的药物　该部分内容，详见第十章“尿石症预防与调护”。

（二）中医药治疗与选择

肾结石归属于中医学“石淋”或“砂淋”等范畴。病因病机多为肾虚为本，湿热久蕴下焦为标。中医药辨证论治内容，详见第一章“概论”。

三、物理振动排石治疗

尿石症是泌尿外科最常见疾病之一，可引起疼痛、血尿及感染等，严重者可导致肾功能不全，甚至危及生命。虽然随着微创技术的不断发展，结石手术的安全性及有效性不断提高，但残留结石仍是泌尿外科医生面临的重要临床问题。残留结石的存在是结石复发的重要危险因素，且残留结石可能隐藏细菌，进而导致持续性尿路感染。无症状原发小结石在随访监测过程中常常出现结石相关并发症，甚至需要手术干预，也应早期处理。因此，安全有效地促进残留结石以及原发小结石排出具有重要的临床意义。

促进各种治疗后残留结石以及原发小结石排出的主要方法包括增强运动、增加饮水、药物排石及物理排石等。物理排石的主要方法有聚焦超声排石技术，磁性氧化铁颗粒排石技术，物理振动、利尿和倒立（mechanical percussion，diuresis，and inversion；PDI）联合排石技术。PDI 联合排石技术已被证实可作为 ESWL 术后肾下盏残留结石安全有效的辅助排石方法。物理振动排石机是在 PDI 的理念基础上研发的一种新型无创主动排石设备，可用于促进直径<6mm 的残留结石/原发小结石排出。许长宝等人首先报道其临床疗效，随后在全国范围内被广泛应用。目前物理振动排石技术已被多项随机对照试验及荟萃分析证实是一项安全有效的排石方法。

（一）物理振动排石原理

1. 排石的动力与阻力　尿液在尿路中不断沿肾盏、肾盂、输尿管、膀胱顺流而下，可形成尿液在尿路的下行冲刷，肾盂肾盏近侧部起搏平滑肌细胞产生的电活动经肌细胞传送可产生输尿管壁蠕动，尿液的下行冲刷推动及输尿管壁蠕动的肌性推动是结石下行直至排出的基础动力。在肾盂肾盏的位置，结石进入输尿管需要克服自身重力，而进入输尿管后结石需要克服其与输尿管之间的摩擦力。当结石被推动下行的动力大于结石所受的阻力时结石可逐渐顺尿路被排出。

2. 物理振动排石的简明原理　体外物理振动排石机由主振子、副振子及可调节上下倾斜角度的床体组成，其采用多方位物理简谐振动惯性引导技术，通过主动的振动和改变患者体位促进结石游离及移动，最终排出体外。其主要技术原理：①副振子提供水平简谐波产生横向加速度，引导结石和腔体的分离，使结石与组织分离成游离状态，并悬浮于液性空间之中；②主振子提供轴向简谐波产生纵向加速度，轴向推动结石前进，促使分离的结石在自身惯性作用下沿腔体移动；③超声影像可实时监测结石位置，从而调整主振子触压部位；④治疗床倾斜角度可以调节，从而改变患者体位。

3. 物理振动排石的效应　物理振动排石机的效应主要有四个方面：①悬浮效应，副振子产生水平简谐波，引导结石和腔体分离，使结石悬浮于液体中；②推动效应，主振子产生轴向简谐波，推动结石前进，使结石产生前向运动；③流体的涡流效应，主副振子协同作用可以产生共振及流体的涡流效应；④重力导向效应，根据结石的位置及腔体褶皱，适时调整床体至有利于结石排出的体位。

（二）适应证与禁忌证

1. 适应证

（1）直径<6mm 的肾结石及输尿管结石。

（2）体外冲击波碎石术后、经皮肾镜取石术后、输尿管软镜碎石术后、输尿管硬镜碎石术后，残石直径<6mm。

2. 禁忌证

（1）肾结石的同时伴有输尿管结石嵌顿。

（2）上下尿路解剖变异、畸形、粘连、梗阻，严重影响结石排出者。

（3）合并急性尿路感染。

（4）严重肾功能不全、重度肾积水。

（5）严重的高血压、冠心病及脑血管疾病史。

（6）重要器官（如心、肺、脑、肝、肾等）功能障碍等。

（7）凝血功能障碍（包括规律口服抗凝药物的患者）。

（8）病态肥胖，体质量指数（body mass index，BMI）>35kg/m^2。

（9）妊娠期、哺乳期和月经期患者。

（三）术前准备与评估

1. 利尿　物理振动排石前 30 分钟口服呋塞米 2 片，共 40mg，或排石前 10 分钟肌内注射呋塞米 20mg，同时嘱患者多饮水（>1 000ml），膀胱适度充盈，通过超声了解上尿路积水程度及结石在上尿路的位置。

2. 体位　物理振动排石体位大致可分为三种：仰卧位、俯卧位、侧卧位。根据肾内不同部位的结石，在体外物理振动排石机上可随时调整到有利于排石的体位。

（1）仰卧位：包括平仰卧位、头高脚低仰卧位、头低脚高仰卧位。患者平卧于排石床上，两腿并齐，两手上举。头高脚低仰卧位可用于肾上极结石，头低脚高仰卧位可用于肾下极结石。

（2）俯卧位：包括平俯卧位、头高脚低俯卧位、头低脚高俯卧位。患者俯卧于排石床上，两腿并齐，两手上举。头高脚低俯卧位可用于肾上极结石，头低脚高俯卧位可用于肾下极结石。

(3) 侧卧位：包括平侧卧位、头高脚低侧卧位、头低脚高侧卧位。右肾结石的排石体位采取左侧卧位：左下肢体伸直，右下肢体屈曲，此时肾门向下，漏斗与肾门呈上下垂直状态，利于结石进入漏斗及输尿管。左肾结石的排石体位采取右侧卧位。头高脚低侧卧位可用于肾上极结石，头低脚高侧卧位可用于肾下极结石。

(四) 操作要点与注意事项

1. 排石操作方法 启动物理振动排石机，打开主副振动器，使其处于工作状态。根据超声影像学提示结石所在不同位置，嘱患者取不同卧位。固定足部及胸部，调整治疗床位置。根据超声监测结石位置，将主振子置于结石的肾脏体表投影区，并根据结石大小、位置，按需调整主副振子的振动强度。治疗过程中根据结石位置的变化，调整患者体位及治疗床倾斜角度，通过主振子与副振子协同作用，驱使结石排出体外。每次体外物理振动排石时间为6~12分钟，患者达到憋尿极限时，嘱患者排尿，同时使用滤网对碎石进行收集。

2. 排石常用手法 目前对主振子的操作常用的手法主要有摆动法、摩擦法、推压法、叩击法、按压法、抖动法等。这些手法可以单独使用，也可多种操作结合起来组成复合手法。手法要有节律，速度均匀，移动缓慢。手法要刚中兼柔，既有力又柔和。

(五) 术后中西医结合治疗原则

物理振动排石后，嘱患者多饮水，可促进结石排出，每日饮水量>3 000ml。此外药物排石可有一定效果，常见的药物排石疗法：①α 受体阻滞剂，坦索罗辛促进结石排出的有效性及安全性已被广泛证实；②钙通道阻滞剂，硝苯地平在临床应用中被证实可促进结石排出；③金钱草等中药在临床应用中被证实可促进结石排出。

四、体外冲击波碎石术

(一) 概述

体外冲击波碎石术(ESWL)是利用体外产生的冲击波聚焦于体内的结石使之粉碎，继而将其排出体外达到治疗目的的治疗方法。

(二) 适应证与禁忌证

1. 适应证

(1) 直径<20mm 的肾盂内结石或肾上、中盏结石。

(2) 对于直径<10mm 的肾下盏结石可以首选 ESWL。

(3) 直径 10~20mm 的肾下盏结石，排除 ESWL 的不利因素，如小角度的漏斗型肾盂角、狭长的低位肾盏颈、狭小的漏斗型肾盂、皮肤-结石距离过长等后，可首选 ESWL。

(4) 直径>20mm 但<30mm、或表面积<500mm^2 的部分鹿角形结石，ESWL 作为可选择的治疗方法(部分胱氨酸鹿角形肾结石及结石主体大部位于肾下盏的除外)。

(5) 对于其他的复杂性鹿角形结石，不推荐单用 ESWL，可与 PCNL 结合进行联合治疗。

2. 禁忌证

(1) 妊娠。

(2) 凝血功能障碍未纠正。

(3) 尿路感染未控制。

(4) 结石远端解剖性梗阻。

(5) 结石附近存在动脉瘤。

(6) 严重的心肺疾病或糖尿病。

(7) 传染病活动期,如结核、肝炎等。

(8) 严重的骨骼畸形或重度肥胖,影响结石定位。

(9) 肾功能不全。

因结石梗阻导致的肾后性肾功能不全,应先行肾脏穿刺引流,待肾功能改善后再行治疗。非梗阻性肾功能不全,原则上不行 ESWL,以免加重肾功能的损害。目前认为只有妊娠为绝对禁忌证,因其会对胎儿产生潜在影响。

(三) 术前准备与评估方法

尽管 ESWL 是比较安全的治疗手段,但必要的术前检查及准备不可缺少,应根据患者的具体情况及医疗条件,制订相应的治疗计划。

1. 术前检查 血尿常规、凝血功能、肝肾功能等一般性检查。尿路感染者应行尿液培养。超声、KUB 和/或 IVU 是常规性检查,CT 扫描、逆行性尿路造影等是可选择性检查。同时,应对影响 ESWL 治疗的相关疾病进行检查和评估,如心脏病、糖尿病、高血压、慢性阻塞性肺疾病等。

2. ESWL 治疗肾结石疗效的影响因素 影响 ESWL 疗效的因素众多,既包括结石因素,又包括患者因素。

(1) 结石因素

1) 结石成分:尿酸结石及磷酸镁铵结石相对易于被击碎,而羟基磷灰石、胱氨酸和一水草酸钙结石则很难被击碎。随着影像学技术的发展,NCCT 测得的结石 CT 值可预测结石成分,进而判断结石易碎性,骨窗下 CT 值>1 000HU 的结石行 ESWL 效果不佳。

2) 结石大小:结石越大,需要再次治疗的可能性就越大,再次治疗输尿管梗阻发生的风险增加。直径<20mm 的肾盂内结石或肾上、中盏结石推荐首选 ESWL 治疗。

3) 结石位置:ESWL 结石清除率主要与结石位置相关。ESWL 崩解结石的效率不受结石位置限制,但位于肾下盏的结石碎片不易排除,使无石率(stone-free rate,SFR)降低和结石复发率增加。肾盂内结石或肾上、中盏结石 ESWL 的效果好于肾下盏结石。对直径 10~20mm 的肾下盏结石,则根据是否存在 ESWL 的不利因素,如小角度的漏斗型肾盂角、狭长的低位肾盏颈、狭小的漏斗型肾盂、皮肤-结石距离过长等决定首选 ESWL 或腔内碎石。最近的临床经验表明,与 ESWL 相比,逆行肾内手术(Retrograde Intrarenal Surgery,RIRS)的 SFR 更高,但代价是更大的侵入性。一些报道支持优先使用内窥镜手术,即使是直径<10mm 的结石也是如此。

4) 结石数量:因需多次治疗及定位受干扰等因素影响,多发结石 ESWL 疗效不佳。

5) 结石的透光性:对于尿酸结石等 X 线阴性结石密度低,较疏松,易粉碎,可行超声定位,或使用静脉肾盂造影(intravenous pyelography,IVP)或逆行肾盂造影等方法使结石显影,以便行 ESWL。

(2) 患者因素

1) 肥胖:肥胖是影响 ESWL 疗效的重要因素。BMI 及臀围越大,ESWL 疗效越差。目前,可使用 NCCT 下测量的 SSD 来评估结石的易碎性。SSD>10cm 情况下 ESWL 成功率明显降低,对于该类患者,输尿管镜手术(Ureterorenoscopy,URS)和 PCNL 是较理想的治疗选择。

2) 解剖异常:马蹄肾、异位肾、移植肾、重度肾积水等肾集合系统解剖异常以及脊柱畸形会影响结石的定位和结石碎片的排出,可采取辅助的排石治疗措施。对正常肾脏而言,肾盏颈与肾盂的夹角、下盏颈过长(>10mm)、盏颈狭小(<5mm)等因素均会影响肾盏结石 ESWL 治疗后碎石的排出。

3) 配合治疗的能力:患者如因精神疾病、智力障碍或对治疗的不理解等因素难以配合治疗,会极大地影响 ESWL 的疗效。临床医师应在 ESWL 治疗前与患者及其家属充分交流,以获取患者的最大程度的配合。

（四）操作要点与注意事项

1. ESWL 操作要点

（1）冲击波释放频率：ESWL 碎石效率与脉冲频率成反比。冲击频率越快，碎石效果越差，组织损伤越重。冲击波的释放频率控制在 60~90 次/min 能使 ESWL 获得较好的无石率（SFR）。最佳冲击波释放频率为 1.0~1.5Hz。

（2）能量设定与冲击波次数：对每次 ESWL 治疗时冲击波所用的极量目前还没有一致的意见，这取决于所用碎石机的类型和冲击波的能量。能量设定方法是从最低的冲击剂量开始，逐渐增加能量，观察到结石粉碎后逐渐递减能量和减少冲击次数达到碎石效果，以减少肾脏的损伤。动物实验和临床研究的证据均表明这一方法能提高 ESWL 无石率。在临床上，最恰当的能量和冲击次数的选择需要不断的经验积累。

（3）治疗次数及间隔时间

1）治疗次数：推荐 ESWL 的治疗次数不超过 3~5 次（具体情况依据所使用的碎石机而定），否则可选择其他腔内碎石方式。

2）治疗间隔时间：对于 ESWL 治疗的间隔时间目前无确定的标准。多数学者通过研究肾损伤后的修复时间，认为连续两次运用 ESWL 治疗肾结石的间隔时间应在 10~14 天。但是，应用液电碎石术和电磁碎石术的间隔时间应长于压电碎石术。难治性结石常需多期 ESWL 治疗，两期 ESWL 之间的最佳间隔时间，应根据肾损伤的恢复时间、排石时间与梗阻性肾功能损害这三者之间的关系进行权衡后确定，间隔时间以 2~3 周为宜。

（4）体位：取仰卧位，治疗头置于腰背部。患者仰卧位时，肾脏随呼吸纵向移动范围大，可采用棉垫固定患者腹部，一方面可减少肾脏随呼吸的移动幅度，进而增加冲击波击中次数；另一方面可减少肠腔气体干扰，便于定位。

（5）实施方法：在 ESWL 前不推荐常规留置输尿管支架管，因为其并不能提高肾结石碎石后的 SFR。ESWL 实施过程中，需及时调整碎石部位，争取一次完全粉碎结石，尽量防止残留较大碎石块，以免进入输尿管引起梗阻，进而损害肾功能。肾盂结石引起肾积水时，为利于结石的粉碎，需先冲击靠近积水侧的结石，并逐步向远侧粉碎。碎石后需定期复查腹部平片和超声，及时发现较大碎石块或石街堵塞输尿管，以便及时处理。对位置较高、有肋骨阻挡的肾结石，建议深吸气后屏气，超声实时跟踪，手动触发碎石。

2. 术前注意事项

（1）与患者充分沟通，做好宣教工作：一般应于治疗前一天做肠道准备。治疗当日清晨应禁食，但为防止术中低血糖，允许饮用少量含糖饮料。治疗当日复查影像学检查，以确定结石是否移位。使用抗凝剂者，治疗前需停用至少 2 周，并检查凝血功能至正常后方可碎石。ESWL 术前不推荐常规使用抗菌药物。建议术前使用抗菌药物的指征是：①尿液中存在感染或者炎症，术前 1~3 天应予以抗菌药物治疗至基本正常。②对于感染性结石，治疗前应常规做尿液分析及尿液培养+药敏试验，阳性者禁行 ESWL，经抗感染治疗转阴后方可碎石；阴性者碎石前也应使用广谱抗菌药物 1~3 天。③已有输尿管支架植入、肾造瘘管和/或有潜在感染可能使细菌负荷增加者，术前使用抗菌药物 1~3 天。

（2）术前双 J 管的放置：肾结石 ESWL 术前不推荐常规放置双 J 管。仅在下列情况下，考虑留置双 J 管：①有败血症的风险；②有难以忍受的疼痛；③肾功能不全；④孤立肾。

（3）ESWL 期间的镇痛：行 ESWL 期间使用适当的镇痛是必要的，通过限制疼痛引起的运动和过度的呼吸偏移来改善治疗效果。常用镇痛药物包括非甾体镇痛抗炎药、阿片类镇痛药和 α 受体阻滞剂或钙通道阻滞剂。

（五）术后并发症与中西医结合治疗

ESWL术后辨证应用中药排石是确切有效的方法，可于ESWL术后即使用中药或中成药，有助于加快碎石的排出，减少并发症的发生。临床宜辨证论治，如无特殊不适，可按肾虚湿热证用药。ESWL常见的并发症主要有：与碎石相关的并发症，包括石街、残石再生长及肾绞痛等；感染，包括菌尿和败血症等；冲击波损伤相关组织造成的并发症，包括肾脏组织并发症、心血管并发症、消化系统并发症等。而ESWL是否会导致高血压及糖尿病，目前仍然存在争议。

1. 石街　石街因大量碎石在输尿管堆积没有及时排出而成。石街形成与结石大小、位置以及能量的设置有关，但最主要的因素是结石的大小。石街主要引起输尿管梗阻，约23%形成石街的患者无明显症状。石街的处理，重在预防，关键在于严格掌握ESWL适应证。但是当出现梗阻、感染、肾功能受损或发热时，必须立即行相应处理，再次行ESWL或经皮肾穿刺造瘘术通常是最有效的，对于复杂的病例也可行URS甚至开放手术治疗。

2. 残石　直径>4mm的为残余结石。残石碎片的形成与结石成分、大小、位置、数量以及肾脏形态、碎石冲击波的频率和能量有关。由于碎石后大部分残留碎片会通过输尿管排出，因此，推荐ESWL后4周再行影像学检查判断残留结石。对有症状的残余结石患者，应积极解除梗阻，合理处理可能出现的并发症。对于无症状残余结石不能自行排出的患者，处理原则及手段与同类型原发结石相同。

3. 肾绞痛　常用镇痛药物包括非甾体镇痛抗炎药、阿片类镇痛药、α受体阻滞剂及钙通道阻滞剂。

4. 泌尿系感染、败血症、感染性休克　合理使用抗菌药物是治疗ESWL后泌尿系感染的有效手段；合并梗阻时，治疗原则可参见石街的处理。当感染性休克发生时，应立即按照感染性休克处理原则处理，同时行有效尿液引流（如放置双J管或经皮肾穿刺造瘘）。

5. 肾脏损伤　大多数的肾包膜下、肾周血肿患者都可以采取保守治疗。对于严重肾裂伤伴肾包膜下血肿，保守治疗效果欠佳时，可考虑行选择性动脉栓塞或急诊手术清除血肿，同时缝合肾破裂口。肾破裂严重的患者，必要时行肾部分切除或肾切除术。ESWL后尿外渗患者，积极解除梗阻、充分引流尿液是治疗的关键。对于尿外渗较重的患者，必要时行肾周积液或尿囊肿穿刺引流，同时行抗感染治疗。

6. 心律失常及不良心血管事件　建议对存在明显心律失常的患者行ESWL治疗时慎重，必要时在治疗期间及治疗后进行ECG监测。

7. 消化系统损伤　少见，保守观察治疗为主，必要时需行手术探查。

8. 高血压、糖尿病　ESWL是否增加高血压、糖尿病发病风险目前还存在争论。

（六）术后随访

1. ESWL治疗尿石症的疗效评估及随访　ESWL后2~3周进行常规随访，末次ESWL后3个月内结石排净即可完成近期随访。若结石未排尽，国际上一般以3个月为限对患者进行疗效评定。6个月应进行远期随访。随访的主要内容包括排石情况、影像学检查、结石标本成分分析及尿液检查，而对于复杂性结石应行结石相关的代谢性监测。

无石率、残石率及结石复发是尿石症ESWL临床疗效评价的主要指标，远期并发症及肾功能恢复情况也是ESWL随访的重要内容。ESWL疗效判定标准：①结石排净，KUB和超声显示体内无碎石颗粒；②完全粉碎，KUB和/或超声显示残石长径<4mm；③部分粉碎，KUB和/或超声显示残石长径≥4mm；④未粉碎，KUB和/或超声显示结石主体变化不大。

2. ESWL 治疗尿石症后的健康教育 ESWL 后行为医学干预包括改变生活习惯、调整膳食结构、保持合适的 BMI、坚持适度的体育锻炼等。维持营养平衡和增加富含枸橼酸的水果摄入是 ESWL 后促进结石排出及预防结石复发的重要措施。

(1) 增加液体的摄入:增加液体的摄入能增加尿量,能降低结石成分的过饱和状态,有助于尿石症的防治及 ESWL 后碎石的排出。推荐每天的液体摄入量在 2.5~3.0L,使每天的尿量保持在 2.0~2.5L。

(2) 饮食指导:维持饮食营养的综合平衡,不同成分的结石患者饮食调节治疗方法各异。对于含钙结石,需限制饮食中草酸、钠盐及蛋白质的过量摄入,限制高嘌呤饮食,增加水果和蔬菜的摄入,增加粗粮及纤维素饮食,减少维生素 C 的摄入,推荐吸收性高钙尿症患者摄入低钙饮食;尿酸结石,关键在于增加尿量,提高尿液的 pH 和减少尿酸的形成和排泄;胱氨酸结石,应注意大量饮水以增加胱氨酸的溶解度,碱化尿液,限制钠盐的摄入,宜多摄入以蔬菜及谷物为主的低蛋白饮食,避免过多食用富含蛋氨酸的食物(小麦、鱼、肉、豆类和蘑菇等)。

(3) 体位与运动:根据结石位置及结石大小,采取因人而异的体位引流和运动方式。

(4) 控制合适的体重:建议结石患者适度运动,保持合适的 BMI,减少结石的危险因素。

第四节 手 术 治 疗

一、经皮肾镜取石术

(一) 概述

经皮肾镜取石术(PCNL)在肾结石尤其是复杂上尿路结石中居一线治疗地位,同时 PCNL 也是一项技术要求比较高、有一定风险的微创手术。更好地应用此项技术需要在术前准备、术中操作、术后管理等多个方面规范操作和流程。本章节对 PCNL 技术的每一环节进行了归纳和总结。

(二) 适应证与禁忌证

1. 适应证 包括:①所有需手术干预的肾结石,包括直径≥2cm 的肾结石、有症状的肾盏或憩室结石、ESWL 及软镜治疗失败的肾结石等;②特殊类型肾结石,包括小儿肾结石,孤立肾、马蹄肾、移植肾合并结石等。

2. 禁忌证 一般禁忌证包括未纠正的全身出血性疾病、未控制的糖尿病或高血压、严重心脏疾病或肺功能不全而无法耐受手术者、未接受治疗的肾结核等。相对禁忌证包括盆腔肾、重度肾下垂、肾后结肠、肝脾大等经皮肾穿刺困难者,以及同侧肾脏合并肿瘤者。服用阿司匹林等抗凝药物者,需评估血栓事件风险,停药或桥接后择期手术。

(三) 术前准备与评估方法

主要包括一般情况评估、医患沟通、感染控制、手术规划、并发症防控及替代治疗等。术前应评估患者的一般状况及合并症的严重程度,严格把控禁忌证并予以纠治。术前充分告知患者手术流程及可能发生的并发症,应着重强调术中术后可能发生的出血、感染、周围脏器损伤,紧急情况下需终止或转开放手术甚至肾切除等问题。需充分认识到手术的目的是解除梗阻,减少结石对肾功能的损害。残留结石在某些情况下无法避免,可分期手术或术后联合其他治疗方式处理。术前需充分评估尿路感染情况,对于结石严重梗阻肾积水或肾积脓的患者先行置管或造瘘引流再二期手术,有典型的临床感染症状或尿液培养阳性的患者需选择敏感抗生素治疗,感染控制后方可手术。术前需全面进行影像学检查，充分了解结石负荷及分布特点、肾脏解剖结构、周围脏器毗邻关系等，对于多发结石或鹿角形结石可能需要多通道或多期手术，需做好术前规划并与患者交代。

（四）操作要点与注意事项

1. 麻醉与体位选择 根据患者的身体条件及预估手术情况选择全身麻醉、硬膜外麻醉、区域阻滞或者局部麻醉。俯卧位是目前国内外应用最广泛的体位，可选穿刺范围较大，根据患者的个人身体情况可选择性采用侧卧位、斜仰卧位等体位。

2. 逆行插管 截石位通过膀胱镜或输尿管镜在患侧逆行插入输尿管导管，留置的导管需固定于导尿管。术中可以持续滴入或注入生理盐水造成人工肾积水以便于穿刺。输尿管导管还有指示肾盂输尿管连接部及防止术中结石滑落至输尿管的作用。

3. 经皮肾镜穿刺引导工具的选择 X 线和 B 超是目前最常用的穿刺定位辅助工具。B 超引导具有简洁、方便、安全、有效、无射线辐射等特点，是目前我国应用最广泛的引导工具。X 线在观察小的残余结石方面更有优势，但其具有辐射性，对于肾外的脏器及 X 线阴性结石观察不佳是其缺点。对于特殊的患者可以进行 X 线及 B 超联合应用，以更好地提高结石清除率。

4. 穿刺路径及通道大小的选择 根据结石分布情况，首选有积水或者结石所在的背侧盏穿刺。原则是采用最少的通道数目清除最多的结石。选择腋后线与肩胛下角线之间区域第 12 肋下或第 11 肋间作为穿刺点，经肾脏背侧乏血管区肾盏穹窿部穿刺进入目标肾盏内，避免经肾窦穿刺，减少出血、并发症的发生。穿刺成功后留置导丝进行扩张。建立不同大小的操作通道，其扩张技术略有差别。建立微小通道，可利用筋膜扩张器或其他扩张器逐级扩张至工作通道，通过细肾镜或输尿管镜联合激光或弹道碎石。小通道出血风险相对较小，但取石效率较低，手术时间延长，也会增加肾盂内压力，术后感染的风险上升。较大的通道可以配合更加高效的碎石清石设备，快速地清除结石，降低肾盂内压力，但也增加了出血风险。一般认为，严重出血并发症的发生率与穿刺的精准性及操作的准确性有关，与通道大小无绝对关系。

5. 通道的建立技术 可采用筋膜扩张器和/或金属套叠式扩张器逐级扩张或一步法球囊扩张等办法建立手术通道，扩张时“宁浅勿深”，避免通道建立过深导致的严重的术中出血，影响手术的进行。

6. 腔内碎石技术 根据通道的大小、结石的硬度及负荷、合并感染的情况选择合适的碎石工具。一般常用的碎石工具包括：负压超声碎石系统、气压弹道碎石器、钬激光等。负压超声碎石系统可以快速地粉碎结石并清除结石，需要配合较大的手术通道，但对于坚硬的结石效率较低。气压弹道碎石器可以粉碎质地坚硬的结石，需注意碎石过程中结石对黏膜的损伤。钬激光对于任何质地的结石都可以粉碎，但需注意操作过程中导致黏膜热损伤可能及碎石效率较低的弊端。碎石过程中应按照先易后难的方法，并根据肾盏情况，详细检查各肾盏，尽可能避免遗漏。碎石后残余结石更易沉积在腹侧盏、下盏及连接部，故术后应再次探查这些部位。碎石过程中也应注意保护肾盏颈部以避免严重出血，其主要措施为在肾脏本身顺应性的基础上决定肾镜的倾斜角度，在非目标盏进行操作时需注意穿刺盏盏颈的受压情况，并注意在碎石过程中确保肾镜的相对固定。如出现无法探及结石的情况，可按照上述步骤再次建立通道以确保更高的净石率。手术结束后采用 X 线或 B 超观察残余结石情况。

7. 术后引流管的留置 建议常规留置输尿管支架管作为内引流管。如无异常，术后 1~2 周可拔除支架管。PCNL 术后下列情况宜留置肾造瘘管：①结石残留需二期碎石；②术中出血较多；③术中液体外渗较多；④输尿管梗阻或集合系统引流不畅；⑤感染性结石或术前存在感染因素；⑥孤立肾；⑦拟经皮穿刺行介入溶石治疗。可根据术中及术后恢复情况适当提前或延长拔管时间。建议 PCNL 术后留置导尿管，确保尿流通畅，若无发热、腰部不适等情况，可在拔出肾造瘘管后拔出导尿管。

（五）术后并发症与处理

1. 术后早期出血　术后最常见的出血部位来源于通道本身。穿刺部位不准确、扩张手法不正确或者肾脏解剖结构变异均可导致肾实质的出血。出血来源分为静脉出血及动脉出血。静脉性出血更为常见，表现为在灌注流量低的时候视野模糊，可见血性液体溢出，加大灌注流量可以明显改善视野。动脉性出血多为操作通道边缘小动脉出血，表现为在保持较高灌注流量的时候可见通道边缘持续性出血。对于此类出血，可将工作外鞘末端插入集合系统内通过压迫进行止血以保持视野清晰，使得手术得以继续进行。对于静脉性出血，可以通过堵塞流出通道造成肾盂内血块产生足够压力以压迫止血。动脉性出血可导致患者出现生命循环不稳定、血红蛋白进行性下降、膀胱填塞等情况，需尽早行介入栓塞治疗。

2. 术后迟发出血　术后尿液清亮，但肾造瘘管或者导尿管引流液轻微带血，此多为肾造瘘管或者输尿管支架管刺激所致。嘱患者多卧床休息、多饮水，给予止血药物治疗往往能缓解。如出血不缓解，肾造瘘管引流液呈鲜红色且颜色较深，需考虑有活动性出血的可能。需严密观察血红蛋白变化，可夹闭肾造瘘管增加肾盂内压力以压迫止血，如血红蛋白下降明显，应给予输血治疗。术后迟发性出血多发生在术后 5~7 天，有的甚至可出现在术后 1 个月，多为动静脉瘘或者假性动脉瘤形成。假性动脉瘤的形成是因为在最初穿刺或扩张过程中损伤了部分血管壁，血管壁在之后过程中逐渐变得薄弱，最后破裂，血液汇入集合系统，表现为严重出血和出血情况好转交替发生。动静脉瘘的形成是近端的动脉和静脉损伤后，因缺乏周围组织压迫，血液从压力高的动脉直接汇入压力低的静脉。这种出血多为持续性，可能术后立刻出现，也可能表现为迟发出血。上述两种情况保守治疗效果不佳，应及早行高选择性肾动脉栓塞术。栓塞成功后可保留大部分患肾功能，检查提示出血部位肾皮质显影暗淡。对栓塞术后仍有出血的患者需进行开放手术探查止血。

3. 术后感染　尿源性脓毒症及脓毒症休克是 PCNL 最凶险的感染并发症，如不能及时发现治疗，病死率较高。当泌尿系感染患者出现发热（T>38℃）或者低体温（T<36℃），心率>90 次/min，呼吸急促，神智改变，无糖尿病患者出现高血糖，就应该怀疑尿源性脓毒症的可能。结合快速序贯器官衰竭评分（qSOFA）>2 分，血白细胞下降（术后 2 小时<4×10^9/L），血小板进行性下降，降钙素原上升等情况，需考虑尿源性脓毒症的可能。脓毒症一旦确诊，应及时去除感染灶并提高器官组织的灌注水平，联合抗感染治疗及充分的生命支持治疗，包括复苏、支持治疗（稳定血压，维持呼吸通畅）、抗菌药物治疗（早期及时、经验性用药）、控制或去除合并症，以及其他辅助治疗（激素等药物）。强调联合多学科（尤其是重症医学科）共同治疗，提高患者的治疗成功率。在预防方面，术前完善血尿常规检查及尿液培养，明确有无泌尿系感染的存在，并根据尿液培养及药敏试验结果术前给予预防性抗感染治疗，直至泌尿系感染明显好转或消失。对于有上尿路梗阻的患者保证尿路通畅，必要时给予留置双 J 管或者肾造瘘管。对于术中发现的泌尿系感染，保持肾盂内低压是非常重要的，建议采用较大的手术通道，配合负压吸引装置，在尽量小的水流灌注下尽快清除导致梗阻的结石。

4. 周围脏器损伤

（1）胸腔损伤：胸腔并发症主要出现在穿刺及通道建立的过程中，对胸膜及肺脏的损伤随着穿刺点的升高而增加，经第 10 肋间或第 11 肋间的穿刺危险性最大，而肋下穿刺的风险较低。同等穿刺情况下，右侧胸腔及肺部出现损伤的概率要高于左侧。由于灌注液体漏出是逐渐增加的，许多患者直到手术最后检查通道时或者术后才发现。术中出现下述情况可能提示胸膜的损伤：术中冲洗液灌注较多而流出明显较少（或者只入不出），最高吸气压力升高（主要通过麻醉师监测，但有时候直到患者恢复平卧位自主呼吸时才会发现,因为机械通气可抑制胸腔积液产生所带来的相关反应)。如果术中未能及时发现胸膜损伤,术后患者可能出现患侧胸痛,伴有呼吸困难。胸片提示患侧肺体积减小,肋膈角变钝或消失,监测提示血氧饱和度下降等。通过保守治疗、胸腔闭式引流、胸腔镜,必要时开放手术进行治疗。

(2) 肠道损伤:经皮肾镜手术出现肠道损伤的概率较低,文献报道<1%,多为结肠损伤。肾后结肠出现损伤的概率较高,常见于瘦小女性患者。另外,马蹄肾患者及既往有肠道手术史的患者,由于肠道位置变化及粘连等原因,术中穿刺损伤的概率增加。肾穿刺部位偏腹侧或者仰卧位患者出现结肠损伤的概率也较高。有文献报道,左侧肾穿刺,马蹄肾,结肠冗长、扩张,移植肾,高龄患者出现结肠损伤的概率明显增加。尽管发生结肠损伤的概率很低,但结肠损伤是一种严重的并发症,并可能会导致脓肿、瘘、腹膜炎、脓毒症的发生,因此早期发现及诊断是非常重要的,绝大多数患者可以通过保守治疗恢复。主要临床表现为术后穿刺部位的疼痛发热、气体或者粪便从肾造瘘管流出,以及腹膜炎。顺行经肾造瘘管造影可以大致诊断,最佳的诊断方式是腹部 CT 看到肾造瘘管位于结肠内。当肾造瘘管拔除后,如果怀疑存在肾盂-结肠瘘形成,可以通过逆行肾盂造影明确。如无腹膜刺激症状,可通过保守治疗,密切观察,加强抗感染治疗,保留肾造瘘管 2~4 周后拔除。存在腹膜炎症状多需行开腹探查结肠造瘘。

(3) 肝脾损伤:脾脏损伤主要发生在脾大、在第 12 肋下穿刺的患者。如前所述,在 B 超定位下进行穿刺可以避免脾损伤的发生。脾脏损伤属于外科急症,大部分患者伴有大出血,需进行急诊开腹探查及脾切除术,在少数情况下保守治疗可能有效。肝脏损伤较少见,通常发生在右肾穿刺及扩张过程中,偏腹侧及上极的穿刺更容易导致肝脏的损伤。围手术期出现腹腔出血首先需要考虑肝脾损伤的可能。腹部 CT 往往可以明确。通过延长肾造瘘管留置时间往往可以保守治愈,保守治疗无效时需要手术治疗。

(4) 液体外渗:最常见的液体吸收及外渗原因是集合系统的穿孔,主要发生于儿童及体型瘦小者,最佳的观测时间是手术结束后及术后恢复期间。术中肾周液体外渗往往很难避免,主要与手术时间长短及灌注压力有关。B 超上表现为肾被膜外弧形低密度影,严重的液体外渗典型的表现是腹胀、恶心、疼痛及呕吐。腹部 B 超检查可能会发现腹腔游离积液。处理措施主要根据患者的一般情况来定,如果患者仅有轻度的腹胀,可以嘱患者禁食并给予利尿剂;其他情况可在局麻下留置腹腔引流管。典型的引流液颜色是淡血性的。由于灌注液吸收综合征的发生与灌注液的速度、压力及流量有关,在术中一方面要控制灌注速度和灌注时间,另一方面要关注麻醉监护,控制液体入量,密切监测血气及血流动力学情况。

(六) 术后随访

尿石症的微创治疗目的是最大限度地去除结石、控制尿路感染和保护肾功能,因此肾结石经过外科微创手术治疗后,要关注以下问题。一方面是对肾脏本身情况进行评估和随访,主要包括结石清除效果、结石复发情况、肾功能变化及恢复情况等;另一方面还要关注局部及全身的状况,主要是近期及远期并发症等。术后 1 个月、3 个月及半年根据不同情况建议复查随访相关实验室指标及影像学检查。对于结石复发高危患者、有残石患者等,应建议此后每 3~6 个月定期复查。建议检查项目包括但不限于血常规、血生化、尿常规、尿细菌培养、腹部平片、泌尿系超声、腹部 NCCT、CTU、肾动态显像等。

1. 结石清除率 经皮肾镜取石术中用超声负压吸引可提高结石清除率,小通道取石主要依靠取石网篮或取石钳。某些情况下需患者自行排石以达到结石清除的目的。特殊类型或特殊情况下(如髓质海绵肾肾结石、肾小管性酸中毒合并肾结石等)无法完全净石,需与患者做好术前沟通。术后1周、1个月、3个月等复查KUB、泌尿系超声或者NCCT，并与术前对比，以确认术后结石清除情况。

2. 结石复发　几乎所有成分类型的结石均可复发，其中以胱氨酸结石、感染性结石复发率最高。根据不同结石类型采用不同的检查方法，透光（半透光）结石如尿酸或胱氨酸结石等则主要以泌尿系超声或CT检查为主，不透光结石可通过KUB、泌尿系超声或CT检查发现。

3. 肾功能检测　术后1个月、3个月或半年可通过监测血肌酐及尿素氮水平，或肾动态显像检查评估肾功能水平及恢复情况，静脉尿路造影以及CT检查则可从形态学角度了解肾脏功能恢复情况。

4. 并发症　PCNL术后的短期并发症包括肾脏出血、肾周积液、肾被膜下血肿、集合系统或输尿管穿孔、复发性尿路感染、血气胸、肝脾肠管及周围脏器损伤等，大部分可通过药物及保守治疗积极观察。长期并发症包括肾功能减退或丧失、肾萎缩、肾积水、肾盏或肾盂狭窄闭锁、输尿管狭窄、输尿管闭锁等，超声及CT检查可予以发现。对于尿路梗阻性并发症可行CTU或静脉尿路造影明确部位及严重程度。尿路狭窄或闭锁则需尽早行手术治疗。

（七）术式评价

经皮肾镜取石术通过超声或者X线定位引导穿刺建立皮肾通道，联合气压弹道、超声或者钬激光等能量平台碎石清石，结石清除率高、手术时间短，尤其适合大负荷结石、多发结石、嵌顿梗阻结石等复杂性肾结石的治疗。此外，对于具有解剖变异或畸形而采用RIRS或ESWL无法达到治疗目的的小体积上尿路结石同样具有显著优势。针对结石位置及体积的差异可以选择不同通道大小的PCNL进行治疗，标准通道、微通道、超微通道、针状肾镜等多种方式可单一或联合使用，不仅可以提高一期清石率，同样可以降低损伤和出血风险，保护肾脏功能。

22~24F标准通道PCNL配合超声或气压弹道联合负压吸引进行腔内碎石，对于提高一期清石率并控制肾盂内低压有显著优势。14~18F微通道PCNL或更小的超微通道SMP、超细通道UMP配合较细肾镜或输尿管镜并联合激光（推荐高能低频碎块化模式）或气压弹道碎石，可处理平行盏结石或小负荷结石并降低通道损伤及出血风险。针状肾镜Needle-Perc是目前临床最细的肾镜，兼具可视穿刺功能，可配合其他不同通道大小PCNL行辅助治疗，亦可单一使用（粉末化碎石模式），对于减少通道数目、保护肾脏功能有良好作用。通道的大小与净石率、肾脏损伤、出血等并发症的发生有显著关联。应根据结石情况、肾功能状况及开展单位硬件配备水平合理选择PCNL手术方式。

二、经腹腔镜肾盂切开取石术

（一）概述

肾结石的治疗手段有体外冲击波治疗、经皮肾镜微创手术、输尿管软镜手术、经腹腔镜肾盂切开取石术，以及传统的开放手术。在微创手术盛行的时代，传统的开放手术已经逐渐淡出主流术式，因为经皮肾镜和输尿管软镜可以解决大部分的肾结石，比较复杂的肾结石也可以经过肾镜-输尿管软镜的双镜联合的方式解决。所以经腹腔镜肾盂切开取石术没有优势，仅仅对于一些特殊病例可作为治疗方式以供选择。

（二）适应证与禁忌证

1. 适应证

（1）肾盂结石且合并肾盂输尿管连接部（ureteropelvic junction，UPJ）狭窄，需要同期行腹腔镜的成形重建治疗。

（2）存在肾积脓，术前难以充分引流，腔道内镜手术可能导致感染。

（3）异位血管或迷走神经压迫输尿管梗阻产生的肾结石，需要取石的同时解除压迫。

(4) 输尿管畸形，严重狭窄，不宜行腔内手术的患者。

2. 禁忌证

(1) 未经控制的严重出血性疾病。

(2) 严重心肺功能不全，无法耐受手术。

(3) 过度肥胖，不适合腹腔镜手术。

(三) 术前准备与评估方法

1. 了解每个患者的病史和体格检查，以及实验室和影像学检查。

2. 应纠正凝血功能障碍，减少围手术期出血的机会。随着心脏支架植入术的增加，抗血小板治疗的患者增多，应确定是继续抗血小板治疗还是桥接。

3. 肾功能不全或者尿毒症的患者，术前透析一次，确保手术安全。

4. 隐匿性心绞痛患者，血管造影不是常规检查，需要心内科评估。

5. 慢性阻塞性肺气肿患者，可能无法代偿气腹引起的高碳酸血症，可用氦气替代。

(四) 操作要点与注意事项

1. 膀胱内注入亚甲蓝以方便证实输尿管支架管放置是否到位。

2. 先在腰大肌表面寻找输尿管，再沿输尿管向上寻找肾盂比较方便。

3. 对于肥胖和肾周脂肪粘连的患者，应先将脂肪清理干净，否则影响缝合。

4. 放置双 J 管是难点，助手配合非常重要。

(五) 术后尿瘘处理

保持导尿管、双 J 管和肾脏周围引流管的通畅，保守治疗大多能治愈。

(六) 术后随访

术后定期随诊。在双 J 管拔出前，定期复查尿常规和泌尿系超声，以防止反复尿路感染导致吻合口狭窄的产生。在双 J 管拔出后的 3~6 个月，行 B 超或者 CTU 检查以明确肾积水恢复情况或结石复发情况。

(七) 术式评价

腹腔镜肾盂切开取石术基本被摒弃，仅在特殊病例中作为选择。

三、肾结石开放性手术

(一) 概述

开放手术在过去一度被认为是治疗复杂性肾结石特别是鹿角形结石的“金标准”，但近些年随着微创手术的快速发展，ESWL、URS 及 PCNL 已逐渐成为肾结石的首选治疗方式，开放手术已逐渐减少。国外有文献报道，目前发达国家肾结石开放手术占比已低于 5%。但因其一期清石率较高(80%~100%)，开放手术仍适用于部分特殊患者。在选择开放手术的同时，也需考虑到部分肾结石患者的高复发率，开放手术可能会给往后的治疗带来困难。

目前肾结石推荐的开放手术方式：①单纯性肾盂或肾窦内肾盂切开取石术；②无萎缩性肾实质切开取石术；③放射状肾实质切开取石术；④扩大的肾盂切开取石术；⑤离体肾切开取石术；⑥肾部分切除术和肾切除术。

(二) 适应证与禁忌证

1. 适应证

(1) 内镜手术治疗失败，或治疗后出现并发症而需要开放手术处理。

(2) 肾无功能区结石、肾结石合并大量输尿管结石，或存在泌尿系统解剖畸形，如肾盂输尿管连接部梗阻狭窄、漏斗部狭窄、肾严重旋转不良、肾盏憩室结石需同时行肾盂成形、异位肾等。

(3) 病态肥胖、骨骼畸形,或存在其他不适宜行内镜手术治疗的疾病。

(4) 鹿角形结石伴患肾无功能。

(5) 结石体量较大,估计内镜手术需多次处理,患者自愿选择行开放手术。

2. 禁忌证

(1) 未有效控制的泌尿系感染。

(2) 心肺功能不全,难以耐受手术。

(3) 未有效控制的出血性疾病。

(三) 术前准备与评估方法

1. 详细进行病史采集和体格检查,完善泌尿系统的影像学和功能检查,明确手术指征,尤其在术前要充分了解对侧肾脏情况。

2. 进行心、肝、脾、肺、肾功能评价以及血生化检查,排除手术禁忌证。

3. 全面的凝血功能评价。

4. 合并有严重心肺功能不全、凝血功能异常或泌尿系感染者,应在术前积极纠正后择期手术。

(四) 操作要点与注意事项

1. 麻醉　肾结石开放手术多选用全身麻醉和硬膜外麻醉,全身麻醉患者就医体验更好。

2. 入路　可选择经腰和经腹手术入路。经腰入路多是外侧胁腹切口,术野在腹膜外,能直接接近肾脏,不影响腹内脏器,没有肠粘连并发症,当需要扩大手术时,可通过胸腹联合切口来延长,是临床上应用最多的肾结石手术入路。

3. 体位　经腰入路采用健侧卧位,垫高腰部;经腹入路采用平卧位。

4. 肾蒂的游离和肾血供的控制　肾盂切开取石术无须控制肾蒂。肾实质切开取石术需要在切开肾脏之前游离肾蒂并控制血供,为了减少缺血-再灌注损伤,保护肾脏功能,术中需运用冰袋、冰水等降低肾脏温度。

5. 输尿管支架管和肾周引流管　常规留置。

(五) 术后并发症与处理

1. 出血　术后出血表现为尿中带血、引流管血性渗出、伤口渗血、血红蛋白下降、生命体征不稳等。少量出血可给以密切观察、绝对卧床、保持大便通畅、输注血液制品等保守措施,必要时可行选择性肾动脉栓塞术;大量出血常常系缝合线断裂、血管结扎线滑脱,可致患者休克,病情紧急,应尽快再次手术止血,必要时切除患肾,挽救生命。

2. 漏尿　肾周引流管长时间有较多清淡液体引出,应考虑术后漏尿。有术后漏尿者需排除输尿管支架管不在位、残留结石移位梗阻等原因。多数漏尿通过延长引流管放置时间可停止,最长有放置 2 个月后自行停止者。

3. 感染　术中严格无菌操作,根据药敏试验选择敏感抗生素。

4. 肾萎缩　为结石术后远期并发症,应定期随访复查以评估。

(六) 术后随访

清石率、远期并发症、肾功能为主要随访指标。推荐术后定期(1 个月、3 个月、6 个月)复查,了解术后残石、有无漏尿、尿路感染、肾萎缩、肾功能受损等情况。

肾实质切开取石术后 3 个月内避免剧烈活动。各种开放性肾结石手术后需进行肾脏形态学和功能学复查,可选择 B 超、肾图、KUB、IVU、CT、尿常规、肾功能检查等。由于肾结石的高复发率和开放手术后解剖结构的变化及瘢痕纤维形成,结石患者的后续治疗会变得困难,预防和早发现肾结石具有重要意义。建议患者长期每半年进行一次泌尿系统常规随访。

（七）术式评价

各种肾结石开放手术方式的主要区别在于是否进行了术中肾血供的阻断和肾单位的损伤情况。肾盂切开取石术无须阻断肾血供，对术后肾功能的影响较小，但难以处理巨大、复杂结石，也不能解决肾内型肾盂结石；肾实质切开取石术主要用于鹿角形结石以及复杂巨大结石，但需要阻断肾血供，肾实质损失巨大，术后肾功能受损严重。

1. 单纯性肾盂或肾窦内肾盂切开取石术 适用于肾盂或肾盏内单个结石。优点是手术较简单，出血及并发症较少，即使是高危或梗阻性尿毒症患者亦可接受此种手术。

2. 无萎缩性肾实质切开取石术 适用于某些较为复杂的鹿角形肾结石、肾内型肾盂结石，或因结石分支嵌顿于肾盏内，无法经肾窦内肾盂肾盏切口取出，或肾盂内多发性结石，难以经肾盂切口取出，又不适宜行肾部分切除术者。在无血管区行肾切开不会引起肾萎缩，能够最大限度地保护肾功能，比传统的肾切开取石术更佳。目前国内外文献报道中有团队采用改良无萎缩性肾实质切开取石术，其改良之处主要在于术中低温精确控制、精确判断肾无血管平面和分层错位缝合肾包膜，在做到提高清石效果的同时尽可能保护肾功能。

3. 放射状肾实质切开取石术 适用于肾内型肾盂铸形结石、鹿角形结石等复杂肾结石患者。该术式为非血流阻断手术，切口符合肾动脉及其分支的解剖学特点，对肾血供影响小。与传统肾切开取石术相比，其优点是术野暴露清晰、无须阻断肾蒂血流、对肾功能影响小等。

4. 扩大的肾盂切开取石术 适用于肾盂较小、肾窦狭窄的结石病例，或结石位于肾盏内而肾盏颈部狭窄的病例。对于一些鹿角形结石、较大的肾盂结石亦可用此法取出，不必做肾切开取石，以减少损伤，并缩短手术时间。随着技术的发展，目前已有不少团队采用机器人辅助下扩大的肾盂切开取石术，操作精确度更高，手术效果更佳，且手术出血及并发症更少。

5. 肾脏部分切除术 适用于集中在上、下极肾盏的结石，或存在肾盏狭小、宜切除肾的一极，以及肾先天性异常合并结石者。优点是易取净结石，手术并发症少，能去除结石复发的局部因素。

6. 肾脏全切除术 仅适用于肾大量结石伴有严重感染、积脓，或患肾功能丧失、癌变而对侧肾功能正常的患者。

四、经输尿管镜碎石取石术

（一）经输尿管软镜碎石取石术

1. 概述 输尿管软镜（flexible ureteroscopy，FURS）手术具有创伤小、并发症少、术后恢复快的特点，近年来得到广泛应用，是目前治疗上尿路结石的重要手段。随着光学显像技术，碎石器械、激光等辅助设备的不断改进，FURS 碎石效率不断提高，取得了令人满意的治疗效果，其适应证也在逐步增宽。尽管输尿管软镜安全性较高、并发症发生率较低，但是仍存在手术失败及发生严重并发症的情况。同时，尽管输尿管软镜操作相对简单、学习曲线较短，但软镜价格昂贵，操作不当极易损坏镜体。因此，有必要制定统一的规范，以提高清石率、降低并发症的发生率及减少软镜设备的损耗。

2. 适应证与禁忌证 FURS 目前公认的适应证为直径<2cm 的肾结石及输尿管上段结石。对于直径>2cm 的肾结石，输尿管软镜可作为替代治疗方案，但手术医生要有熟练的手术技巧、大功率激光、娴熟的套石技巧，要充分告知患者和其家属分期手术的可能性。

（1）适应证

1）ESWL 或 PCNL 术后残余肾结石位于输尿管上段的患者；

2）严重脊柱畸形的肾结石或输尿管上段结石患者；

3）肾结石或输尿管上段结石的小儿患者；

4）凝血功能障碍等不适合行 PCNL 的肾结石或输尿管上段结石患者；

5）有症状的肾盏憩室结石患者；

6）肾囊肿和肾盂旁囊肿合并肾结石的患者；

7）马蹄肾、异位肾合并肾结石的患者；

8）多囊肾合并肾结石的患者；

9）孤立肾合并肾结石的患者；

10）尿流改道术后输尿管结石的患者；

11）需完全无石的特殊职业人群（如飞行员）；

12）联合 PCNL 治疗复杂性肾结石的患者；

13）上尿路肿瘤的诊断和治疗。

（2）禁忌证

1）严重心肺等脏器功能不全，无法耐受手术；

2）不能控制的全身出血性疾病；

3）未有效控制的泌尿系感染或脓毒症；

4）严重尿道狭窄，腔内手术无法解决；

5）术前影像学诊断显示输尿管有严重扭曲或者狭窄者。

3. 术前准备与评估方法

（1）详尽询问病史及体格检查，了解有无糖尿病、冠心病、使用抗凝或抗血小板药物等，有无既往泌尿系感染或泌尿系手术史。

（2）评估患者麻醉及手术风险，充分与患者及家属沟通病情及治疗方案，充分告知患者及家属可选择的手术方案和相关手术风险及可能的并发症。

（3）实验室检查，包括尿液分析、尿液培养+药敏试验、肾功能、电解质、血常规、凝血功能等。

（4）影像学检查，包括泌尿系 B 超、泌尿系 CT 平扫及静脉泌尿系造影等，评估结石的位置、大小、数量、CT 值等，以及明确输尿管条件、是否合并泌尿系梗阻及积水、肾集合系统结构是否存在异常等情况。对位于肾下盏的结石，要了解肾盂肾下盏漏斗夹角（infundibulopelvic angle，IPA）和肾盏颈的长度，评估手术成功的可能性。

（5）若术前存在泌尿系感染，需根据尿液培养+药敏试验结果，选择敏感抗生素治疗，待尿液培养转阴、泌尿系感染控制后方可手术。若存在结石梗阻合并感染导致发热的情况，需留置输尿管支架管或肾造瘘管引流，同时抗感染治疗，待感染控制后再行二期手术治疗。

对于术前是否留置输尿管支架管，目前仍有争议。放置支架管的优点是被动扩张输尿管，使得输尿管镜操作及放置输尿管软镜鞘更容易，有利于提高结石清除率和减少输尿管损伤，缺点是可能增加支架管相关并发症和增加患者的经济负担。对于术前有泌尿系感染，影像学检查有输尿管狭窄和扭曲的患者，术前推荐放置输尿管支架管。

4. 操作要点与注意事项

（1）麻醉和体位：可以使用硬膜外麻醉和全麻，全麻可以在术中控制患者的呼吸频率，提高碎石的准确性和效率。一般采用截石位，对于特殊患者，平卧位也可以操作。

（2）输尿管硬镜探查：输尿管软镜手术前推荐先行输尿管硬镜检查，拔除术前预留的双 J 管，全面探查以了解尿道、膀胱、输尿管和肾盂的情况，评估输尿管是否有扭曲和狭窄，是否存在输尿管结石等。如果存在输尿管结石，可先在输尿管硬镜下处理输尿管结石，也可将上段输尿管结石推入肾内，使用输尿管软镜来处理。如果合并输尿管狭窄或者输尿管口较紧，推荐置入双J管，二期再行输尿管软镜手术，也可以用球囊等扩张后即时手术。检查完毕后，留置导丝，注意在退出输尿管硬镜时，一定要保证导丝位于肾脏集合系统内，导丝如果退入输尿管内，在放置软镜鞘时会损伤输尿管，严重时会出现输尿管的穿孔，甚至断裂。退出输尿管硬镜前，可以通过测量输尿管硬镜的置入长度来估算输尿管通道鞘的置入长度。输尿管硬镜操作时间过长或者灌注压力过大，可以造成输尿管损伤，也可以造成肾内出血，形成血块，影响下一步的软镜操作。

(3) 放置输尿管通道鞘：进行输尿管软镜操作前推荐使用输尿管通道鞘。输尿管通道鞘可以降低术中的肾盂压力，便于输尿管软镜进出、保护输尿管软镜，也便于术中进行套石和取活检。输尿管通道鞘的理想放置位置是将其远端置于肾盂输尿管连接处。置入输尿管通道鞘可以在X射线或B超监测下进行，或直接置入，在X射线和B超监测下置入更加安全。置入输尿管通道鞘有损伤输尿管和肾脏的可能，如输尿管穿孔甚至断裂、肾损伤等。输尿管通道鞘可以影响术中输尿管的血供，但对输尿管的远期损伤情况不明。放置输尿管通道鞘时，一定要保证导丝位于肾脏集合系统内，置入输尿管通道鞘时遇到阻力和其他情况时应停止进鞘，使用输尿管软镜观察输尿管情况后，决定是否继续置鞘，应遵从宁浅勿深的原则，避免暴力置入输尿管通道鞘。如果无法置入输尿管软镜鞘应放弃手术，置入双J管，两周以后再进行手术治疗。也可以在置入一部分鞘后，直接进镜，进行粉末化碎石。男性常用输尿管通道鞘长度为45/46cm，女性为35/36cm。输尿管通道鞘有以下规格：10/12Fr，12/14Fr，13/15Fr，14/16Fr。较常用的是12/14Fr、13/15Fr。输尿管通道鞘的选择取决于患者输尿管解剖和所用器械。周径大的输尿管通道鞘更有利于维持肾内低压和提高套石效率。不推荐使用输尿管软镜沿着工作导丝直接置入肾内而不应用输尿管通道鞘。

置入输尿管通道鞘过程中应当时刻警惕假道的风险。如果导丝过软，在置入输尿管通道鞘时，导丝可能会退到膀胱内，置入的输尿管通道鞘将会在膀胱内弯曲，无法进入输尿管内，此时更换较硬的导丝即可将输尿管通道鞘置入肾内。如输尿管通道鞘放置过深造成集合系统出血，可将鞘芯放入输尿管通道鞘内以发挥止血作用，不推荐继续手术。

(4) 输尿管软镜探查、碎石及取石：可选用可重复使用软镜或一次性软镜，两者的治疗效果相同。一旦输尿管软镜进入肾内，首先应在非弯曲状态下使镜体前端进入肾脏集合系统，全面观察肾脏的上中下盏，了解肾脏有无异常的结构，以及了解结石的具体部位和形态。灌注压力应不超过40mmHg，压力过大可导致感染风险增加。对于肾下盏结石尽量使用套石篮将结石挪移到理想位置，即软镜伸直的位置，进行碎石。如果肾盏颈太窄或者结石太大导致无法挪移时，可使用碎块法将结石打成较大碎块后，再将结石移到理想位置继续碎石。这种挪移后再碎石的方法可避免长时间弯曲镜体导致镜体损坏，也可提高工作效率。激光光纤应在软镜非弯曲状态下置入工作通道以避免损伤软镜。为了避免激光激发时产生的空泡汽化对软镜的损伤和结石反弹时造成的镜体损坏，推荐将激光光纤伸出至视野的1/4。激光的指示光一定要保持显示状态，如果手术操作中指示光消失，则可能是光纤出现断裂，此时不能激发激光，否则激光可能会击穿镜体。

激光碎石时，可选用200μm、230μm、365μm激光光纤，插入光纤对软镜的弯曲度会造成一定的影响。光纤越细对冲洗液灌注速度和软镜的弯曲程度影响越小，但也会影响碎石效率。

钬激光有3个参数可调节：脉冲能量(J)、脉冲频率(Hz)和脉冲宽度(pulse duration)。第一代的钬激光无法调节脉冲宽度，发出的光呈红色。第二代钬激光可以调节脉冲宽度，发出的光呈绿色。参数可根据结石硬度、体积、粉末化和碎块化等具体情况进行调节。进行粉末化碎石时，可选择低能(0.8~1.0J)、高频(20~30Hz)模式，或选择长脉冲宽度；进行碎块化碎石时，可选择高能(1.0~2.0J)、低频(10~20Hz)模式，或选用短脉冲宽度。钬激光未来有可能成为粉末化碎石的利器。

钬激光有热损伤的风险，推荐每次激发激光的时间不能过长。如果软镜鞘的位置放置不到位，冲洗液流出不畅，更容易造成肾集合系统内的高温。碎石过程中如果出现血块影响操作，可使用套石篮将血块套出后再进行手术。如出血明显，可置入通道鞘内芯，等待出血停止后再进行手术，或者停止手术，改二期手术。

选择合适的套石篮等手术器械，可提高手术效率及结石清除率。推荐碎石后用套石篮取出结石碎块，可提高结石清除率，同时可进行结石成分分析。推荐使用非对称性的套石篮，可以方便地套石和释放结石。打开网篮时，一定要保证网篮位于软镜的尖端之外，套取和取出结石时，注意结石和网篮应当均在直视下进行，避免组织损伤。选择合适的网篮，主刀和助手的熟练配合，可以大大提高取石效率。

术中注意手术时间及肾盂内压，制订合理的手术方案，完成最高效率的碎石取石，避免手术时间过长导致术后感染等并发症的发生。推荐手术时间控制在 90 分钟以内。术中时刻注意肾盂内压，尤其是输尿管通道鞘的引流情况，避免因结石碎块或血块堵塞造成引流不畅而引起肾盂内压增高，使术后发生感染，甚至尿源性脓毒症等并发症的发生率增高。

(5) 退出输尿管软镜和通道鞘：碎石取石完毕，应该将输尿管软镜和输尿管通道鞘一起退出，检查整个输尿管，观察有无输尿管损伤，有无输尿管内的残余结石。如果出现输尿管的损伤，应该根据损伤的程度，决定放置双 J 管的数量和放置时间；如果输尿管内有残余结石，应使用套石篮将残余结石取出。

(6) 留置输尿管支架管：软镜操作后，常规要放置输尿管支架管。满足以下情况可以考虑不放置输尿管支架管：术前已经放置输尿管支架管，结石套取干净，无泌尿系感染，无明显出血。

(7) 对于一般情况较好且无感染的患者，可以日间手术。

5. 术后随访 一般建议术后 1 天及术后 1 个月复查 KUB 以了解手术效果及双 J 管位置等情况，术后 3 个月复查泌尿系 B 超、血尿常规、肝肾功能、电解质等了解术后恢复情况。此后可每半年到一年复查泌尿系 B 超了解病情变化，必要时复查泌尿系 CT 平扫。

6. 术式评价 输尿管软镜的最佳适应证是直径 1~2cm 的肾及输尿管上段结石，或者 ESWL 或 PCNL 术后残余的肾结石及输尿管上段结石。电子输尿管软镜清晰度优于纤维输尿管软镜，一次性使用电子输尿管软镜在清晰度与操控性上与可重复使用电子输尿管软镜无明显差别。

（二）经输尿管硕通镜碎石取石术

1. 概述 硕通输尿管镜是带有负压吸引外鞘的输尿管硬镜，由标准镜、碎石镜、镜鞘及负压固定器组成。硕通输尿管镜的负压吸引硬性外鞘还可以配合各种软性输尿管镜进行碎石及其他操作。负压系统可以有效控制肾盂内压力，从而保证手术的安全性，并能快速吸出冲洗液，保持手术视野清晰，达到碎石清石一体化。

2. 适应证与禁忌证

(1) 适应证

1) 不同位置的输尿管结石；

2) 直径≤2cm 的肾盂、肾上盏、肾中盏结石；

3) PCNL 术后残余结石；

4) 联合经皮肾镜进行双镜治疗复杂性肾结石；

5) 对于直径>2cm 的肾盂、肾上盏、肾中盏结石，建议由经验丰富的术者操作。

(2) 禁忌证

1) 不能控制的全身出血性疾病；

2）严重心肺功能不全，无法耐受手术；

3）未控制的泌尿系感染；

4）严重尿道或输尿管狭窄，无法建立工作通道；

5）严重髋关节畸形，截石位摆放困难。

3. 术前准备与评估方法

（1）术前常规检查：术前必要的实验室检查包括血常规、尿常规、肝肾功能、血电解质、尿细菌培养、降钙素原等，影像学检查包括泌尿系超声、KUB 和 IVU、腹部 NCCT 等。

（2）术前患者的评估

1）尿路感染：结石并尿路感染者应选择敏感的抗生素治疗，直到尿液培养为阴性；即使尿液培养阴性，手术当天也应选用广谱抗生素预防感染；尿液培养阴性、尿常规中白细胞异常者，可进行硕通镜碎石术；术前感染发热者应将体温降至正常 2 周后再手术。

2）术前服用抗凝剂者：建议术前停用抗凝药。

3）结石 CT 值：当结石 CT 值>1 000HU 时，手术时间会明显延长。

（3）术前双 J 管置入：术前无须预先留置双 J 管，硕通镜的负压吸引外鞘放置失败率约 6.4%。

4. 麻醉与体位 一般采用截石位，如采用双镜联合则根据实际情况可选择侧卧截石位；推荐采用全身麻醉，便于控制呼吸深度及腹肌紧张度。

操作要点与注意事项包括：①使用前将标准镜置入镜鞘中，锁紧后直视下将标准镜及镜鞘经尿道直达目标结石部位；若遇到输尿管狭窄导致进镜困难，可先使用普通输尿管镜镜检、扩张后再进硕通输尿管镜。②解开锁紧装置退出标准镜，留置镜鞘建立硬性通道；将负压固定器锁紧固定在镜鞘上，并连接负压装置建立负压系统。③经负压固定器接头置入碎石镜，然后通过碎石镜的工作通道置入钬激光光纤（375μm 以下）并进行碎石清石。④对于碎石镜无法达到的肾盏结石，可配合输尿管软镜进行一体化的碎石清石。

5. 术后随访 术后 1 个月复查 KUB，根据残余结石情况决定是否拔管或进行其他治疗。

6. 术式评价 本术式对于肾盂结石及合并肾中、上盏结石时有一定的优势。对于合并下盏结石时，同样可以配合输尿管软镜碎石，缩短软镜的使用时间。

（三）术后处理与并发症防治

对结石已完全清除的患者，可不留置支架管；对存在输尿管狭窄、术中输尿管损伤、感染等情况的患者，术后必须留置支架管；术后辅助药物排石可提高结石清除率，减少肾绞痛发作。服用 α 受体阻滞剂可减轻支架管引起的不适感。

肾绞痛及其防治：一般用镇痛药物治疗均可缓解，包括非甾体镇痛抗炎药、阿片类镇痛药、α 受体阻滞剂或钙通道阻滞剂；必要时可再行 ESWL 治疗或腔内治疗。肾绞痛保守治疗无效、梗阻合并感染较重者，应及时通过外科手术解决梗阻。

感染相关并发症及其防治：合理使用抗菌药物是治疗泌尿系感染的有效手段；合并梗阻时，应予以积极引流。当感染性休克发生时，应立即按照感染性休克处理原则处理，同时行有效尿液引流，放置双 J 管或经皮肾穿刺造瘘。

肾损伤及其防治：大多数的肾包膜下、肾周血肿患者都可以采取保守治疗；若严重肾裂伤伴肾包膜下血肿，保守治疗效果欠佳时，可考虑行选择性动脉栓塞或外科手术治疗。

输尿管损伤及其防治：手术时间越长，并发症发生率也越高，建议将时间控制在 90 分钟以内；输尿管损伤主要由留置输尿管输送鞘时所致；一旦出现输尿管损伤，术后应及时留置输尿管支架管并密切随访。

第五节　专家共识与建议

肾结石的诊治是尿石症的重点，临床诊疗应包括详细的医疗和饮食史、血清化学检查及尿液分析。了解患者任何易患结石病的疾病、饮食习惯和药物。尿液分析应包括试纸和显微镜评估，以评估尿液 pH 和感染指标，并识别结石类型的晶体特征性。当结石可用时，临床医生应至少进行一次结石成分分析。

临床医生应选用合适的影像学检查如 CT 检查以量化结石负荷。普通腹部影像学检查具有易于获得的优点，腹部平片为大多数不透射线结石患者的结石活性提供了一种可接受的评估方法。但普通影像学检查不能充分描绘结石，非增强 CT 扫描仍然是最敏感的成像方式，如果需要，可以使用低剂量方案。对于病情稳定的患者，建议间隔 1 年复查。

对于初次就诊的肾结石，如果结石大小合适，可选择药物保守治疗。中医药的优势侧重于药物排石和药物预防结石复发。中医药治疗过程中可参考患者的体质，选用中药来排石治疗及预防复发。现代临床和试验研究已证实金钱草、海金沙、鸡内金、石韦等中药均具有明显排石和预防效果。但长期服用该类清热通淋中药需慎重考虑，因其过于清利，易损阳气而致虚证，故长期排石治疗宜攻补兼施，不可一味地清热通淋，否则会给患者身体带来不可逆的影响。根据石淋"肾虚膀胱热"这一病机，应用清热通淋、补肾益气之法，选用"通淋固本"方则可起标本兼治之功。药物排石时间不宜过长，对于无效者联合应用 ESWL、物理振动排石多能取得成效；对积极排石结石未能排出并且引起积水以及有明确手术适应证的患者，应及时进行手术治疗。中医中药可以治疗术后残石、并发症及促进术后快速康复（详见第九章"围手术期"）。

肾结石的手术治疗方式各有千秋，应根据患者的结石负荷和位置做个体化治疗。在结合临床医生自身经验及手术器械，综合评估患者手术风险和手术获益的基础上，尽可能一次性清除结石。目前具有优势的手术方式应包括两方面：一是充分利用输尿管镜及负压系统相结合的技术特点处理结石负荷较大的肾结石，包括负压组合镜碎石，负压鞘联合输尿管镜碎石、软镜联合负压鞘碎石；二是采用多通道 PCNL 技术清除之前不能清除的鹿角形肾结石。可选用一个标准通道配合几个微通道，也可一个标准通道配合软镜技术。总之，手术技术的提升会带来清石效率的提高，但一定要注意手术风险，避免尿源性脓毒症及肾大出血等并发症的发生。

参考文献

1. 黄健. 中国泌尿外科和男科疾病诊断治疗指南（2019 版）[M]. 北京：科学出版社，2020.
2. RAY A A, GHICULETE D, PACE K T, et al. Limitations to ultrasound in the detection and measurement of urinary tract calculi[J]. Urology, 2010, 76(2): 295-300.
3. SMITH-BINDMAN R, AUBIN C, BAILITZ J, et al. Ultrasonography versus computed tomography for suspected nephrolithiasis[J]. N Engl J Med, 2014, 371(12): 1100-1110.
4. HEIDENREICH A, DESGRANDSCHAMPS F, TERRIER F. Modern approach of diagnosis and management of acute flank pain: review of all imaging modalities[J]. Eur Urol, 2002, 41(4): 351-362.
5. 那彦群，叶章群，孙光，等. 中国泌尿外科疾病诊断治疗指南手册：2011 版[M]. 北京：人民卫生出版社，2011.
6. 叶章群，邓耀良，董诚，等. 泌尿系结石[M]. 2 版. 北京：人民卫生出版社，2010.
7. 陈志强，蔡炳勤，招韦贤. 中西医结合外科学[M]. 2 版. 北京：科学出版社，2008.

8. YE Z,ZENG G,YANG H,et al. Efficacy and safety of tamsulosin in medical expulsive therapy for distal ureteral stones with renal colic:a multicenter,randomized,double-blind,placebo-controlled trial[J]. Eur Urol,2018,73(3):385-391.
9. 翁湘涛,张秀琼,蔡源媛,等. 通淋固本汤联合坦索罗辛在体外冲击波术后的作用[J]. 中国中西医结合外科杂志,2018,24(04):399-402.
10. 琚保军,牛琳琳. 针刺内关与足三里治疗急性肾绞痛疗效分析[J]. 中国针灸,2012,32(11):975-978.
11. 黎华,文安怡. 耳穴压豆对肾结石疼痛期的止痛效果[J]. 国际医药卫生导报,2014,20(21):3320-3322.
12. ZHENG C,YANG H,LUO J,et al. Extracorporeal shock wave lithotripsy versus retrograde intrarenal surgery for treatment for renal stones 1-2cm:a meta-analysis[J]. Urolithiasis,2015,43(6):549-556.
13. 陈军,陈兴发,谷现恩,等. 体外冲击波碎石治疗上尿路结石安全共识[J]. 现代泌尿外科杂志,2018,23(08):574-579.
14. TORRICELLI F C,MARCHINI G S,YAMAUCHI F I,et al. Impact of renal anatomy on shock wave lithotripsy outcomes for lower pole kidney stones:results of a prospective multifactorial analysis controlled by computerized tomography[J]. J Urol,2015,193(6):2002-2007.
15. ABDELHAMID M,MOSHARAFA A A,IBRAHIM H,et al. A prospective evaluation of high-resolution CT parameters in predicting extracorporeal shockwave lithotripsy success for upper urinary tract calculi[J]. J Endourol,2016,30(11):1227-1232.
16. ALBALA D M,ASSIMOS D G,CLAYMAN R V,et al. Lower pole i:a prospective randomized trial of extracorporeal shock wave lithotripsy and percutaneous nephrostolithotomy for lower pole nephrolithiasis-initial results[J]. J Urol,2001,166(6):2072-2080.
17. PEARLE M S,LINGEMAN J E,LEVEILLEE R,et al. Prospective,randomized trial comparing shock wave lithotripsy and ureteroscopy for lower pole caliceal calculi 1cm or less[J]. J Urol,2005,173(6):2005-2009.
18. GONZALO RODRIGUEZ V,TRUEBA ARGUINARENA F J,RIVERA FERRO J,et al. Our experience in the treatment of staghorn calculi(1987-2004). review of our results[J]. Arch Esp Urol,2008,61(7):799-807.
19. 吴阶平. 吴阶平泌尿外科学[M]. 济南:山东科学技术出版社,2004.
20. VIJAYAKUMAR M,GANPULE A,SINGH A,et al. Review of techniques for ultrasonic determination of kidney stone size[J]. Res Rep Urol. 2018Aug 10(10):57-61.

第三章
输尿管结石

第一节　概　　述

据统计我国尿石症的发病率约为 5%，其中输尿管结石（ureteral calculus，UC）占 65%。输尿管结石多数是由肾结石排入输尿管所致，是导致肾绞痛的主要原因，也是上尿路梗阻的重要原因。由于输尿管存在三处生理性狭窄（肾盂输尿管连接处、输尿管和髂血管交叉处、输尿管膀胱壁间段），很容易导致结石停留或者嵌顿。根据结石停留的位置不同，将其分为输尿管上段结石、输尿管中段结石和输尿管下段结石。输尿管结石最常见于输尿管下段，15% 位于输尿管中段。输尿管上段结石是位于肾盂输尿管连接处至输尿管和髂血管交叉处的结石，结石一般直径较大，不易自行排出。结石嵌顿将导致输尿管梗阻及肾积水。另外，结石长时间压迫输尿管和结石部位继发感染也可能引起局部慢性炎症反应，导致输尿管息肉和狭窄等病理损害。

第二节　诊断与方法

一、诊断标准

输尿管结石是泌尿外科常见的急症之一，其诊断标准主要依据患者的症状、体征以及实验室和影像学检查。

1. 症状

（1）急性腰腹部疼痛：结石在输尿管活动时可有突发的腰腹部绞痛，疼痛呈阵发性、剧烈难忍，辗转不安、大汗，伴恶心、呕吐等；输尿管下段结石可有耻骨上区的不适，阴囊（阴唇）或阴茎头部的放射痛；结石位于输尿管壁间段时可伴有尿频、尿急及便意感。

（2）上尿路梗阻症状：慢性梗阻时患者有患侧腰腹部隐痛或胀痛，双侧梗阻严重时可出现少尿、无尿；继发感染时伴发热、脓尿。

2. 体征

（1）肾区叩击痛。

（2）重度肾积水，患侧腰腹部隆起或扪及囊性包块。

3. 实验室和影像学检查

（1）尿常规检查红细胞为阳性。

（2）超声、KUB、CT 检查发现输尿管走行区致密影。

(3) IVP、逆行上尿路造影、经皮肾穿刺顺行造影发现上尿路充盈缺损。

二、评估

诊断过程中应及时判断结石情况、尿路梗阻程度、是否继发肾功能不全及尿路感染。其全面评估包括:结石评估(位置、大小、数量、软硬度、结石成分等)、尿路梗阻程度评估(肾积水)和继发症状评估(少尿或无尿、发热、疼痛等)。

第三节 非手术治疗

一、适应证

输尿管结石的排石治疗,适用于直径<6mm的结石。但对于直径6~10mm表面光滑的结石、结石以下尿路无梗阻的可移动结石适应证可以放宽。

二、药物治疗

(一) 常用西药与治疗选择

1. 解痉止痛

(1) 非甾体镇痛抗炎药:常用药物有双氯芬酸钠和吲哚美辛等。

(2) 阿片类镇痛药:常用药物有氢吗啡酮、喷他佐辛等。哌替啶会引起较高的胃肠道不良反应发生率,目前已不再推荐使用哌替啶。

(3) 解痉药:①M胆碱受体阻滞剂,如阿托品和山莨菪碱;②黄体酮;③钙通道阻滞剂,如硝苯地平;④α受体阻滞剂,如坦索罗辛;⑤4型磷酸二酯酶抑制剂,如屈他维林等。

2. 控制感染 根据有无发热、尿频、尿急、尿痛等临床症状及尿常规、尿液培养结果合理选择抗生素。抗生素选择需结合细菌谱及耐药状况,选择尿中能达到有效浓度的抗生素,如左氧氟沙星、磷霉素氨丁三醇等。

(二) 中医药治疗与选择

输尿管结石属中医学"石淋""血淋""腰痛"范畴,肾虚和气滞血瘀是其两大病机。治疗上祛石在先,审其病因,辨其病机,兼辨体质,确立保护肾功能、恢复肾气、畅通水道的方法及标本兼顾的诊疗方案,中医药辨证论治内容,详见第一章"概论"。

(三) 中西医结合治疗方案

1. 解痉止痛 此处与肾结石完全相同。

2. 控制尿路感染 中医应用辨证施治方法,如清热利湿、活血化瘀、益气补肾等方法治疗。

3. 针灸与外治

(1) 针灸疗法:肾俞、膀胱俞、阿是穴、关元、三阴交、照海,配穴同侧委中。

(2) 电针:郄穴(水泉、金门)及相关募穴(京门、中极)。

(3) 磁疗法:磁疗法是利用磁场和生物效应以经络、穴位为对象,以动磁、静磁为手段磁化尿液,调整经络、脏腑功能,达到防治尿石的目的。磁疗每日1次,体穴为双肾区及肾俞、膀胱俞。磁珠贴压耳穴隔日1次,耳穴为尿石排石三角(肾、输尿管、膀胱)。

(4) 推按运经排石法:推按运经排石法是利用特制的仪器所产生的程控脉冲信号刺激穴位,增加肾血流速，输尿管蠕动增强，使尿量增加，从而达到排石目的。根据病情设定两组程序：①控制感染、改善肾功用Ⅰ组程序。患侧阿是穴、膀胱俞、三阴交。公共电极：肾俞。②排石治疗用Ⅱ组程序。患侧结石相应的体表位置。公共电极：肾俞。

三、体外冲击波碎石术

（一）适应证与禁忌证

1. 适应证

（1）在排除禁忌证情况下全段输尿管结石均可行 ESWL。

（2）对直径<10mm 的上段输尿管结石首选 ESWL，直径>10mm 的结石可选择 URS、PCNL 或 ESWL。

（3）对直径<10mm 的下段输尿管结石首选 ESWL 或 URS，直径>10mm 的结石可首选 URS。

（4）对中段输尿管结石可选择 ESWL 或 URS。

2. 禁忌证

（1）妊娠。

（2）凝血功能障碍未纠正。

（3）尿路感染未控制。

（4）结石远端解剖性梗阻。

（5）结石附近存在动脉瘤。

（6）严重的心肺疾病或糖尿病。

（7）传染病活动期，如结核、肝炎等。

（8）严重的骨骼畸形，或重度肥胖，影响结石定位。

（9）肾功能不全。因结石梗阻导致的肾后性肾功能不全，应先行肾脏穿刺引流，待肾功能改善后再行治疗。非梗阻性肾功能不全，原则上不行 ESWL，以免加重肾功能的损害。

目前认为只有妊娠为绝对禁忌证，因其会对胎儿产生潜在影响。

（二）术前准备与评估方法

输尿管结石检查方法同肾结石。

术前检查 血常规、尿常规、凝血功能、肝肾功能等一般性检查。尿路感染者应行尿液培养、超声、KUB 和/或 IVU 等常规性检查，CT 扫描、逆行性尿路造影等是可选择性检查。同时，应对影响 ESWL 治疗的相关疾病进行检查和评估，如心脏病、糖尿病、高血压、慢性阻塞性肺疾病等。

ESWL 治疗输尿管结石疗效的影响因素，既包括结石因素，又包括患者因素。

（1）结石因素

1）结石成分：尿酸结石及磷酸镁铵结石相对易于被击碎，而羟基磷灰石、胱氨酸和一水草酸钙结石则很难被击碎。随着影像学技术的发展，NCCT 测得的结石 CT 值可预测结石成分，进而判断结石易碎性，骨窗下 CT 值>1 000HU 的结石行 ESWL 效果不佳。

2）结石大小：直径<10mm 的输尿管上段结石应首选 ESWL 治疗，直径>10mm 的输尿管上段结石 ESWL 疗效显著降低。对直径>15mm、停留时间长（>2 个月）的结石，由于该类输尿管结石嵌顿时间长、肾积水严重或合并输尿管狭窄及其他病变，ESWL 治疗效果差，应视不同位置采用 URS 或 PCNL。

3）结石位置：ESWL 结石清除率主要与结石位置相关。输尿管上段结石的 ESWL 疗效优于中下段结石，输尿管中下段结石 ESWL 无石率低于 URS。

4）结石的透光性：对于尿酸结石等X线阴性结石，因其密度低，较疏松，易粉碎，可行超声定位，或使用静脉肾盂造影或逆行肾盂造影等方法使结石显影，以便行ESWL。

（2）患者因素

1）肥胖：肥胖是影响ESWL疗效的重要因素。BMI及臀围越大，ESWL疗效越差。

2）配合治疗的能力：患者如因精神疾病、智力障碍或对治疗的不理解等因素难以配合治疗，会极大地影响ESWL的疗效。

（三）操作要点与注意事项

输尿管结石体外冲击波碎石，冲击波的释放频率、能量及冲击波次数等和肾结石体外冲击波碎石大致相同。由于输尿管结石在尿路管腔内往往处于相对嵌顿的状态，周围缺少一个有利于结石粉碎的水环境，与同等大小的肾结石相比，其粉碎难度更大。输尿管上段结石多采用标准的仰卧位；中下段结石多采用俯卧位，以避开骨骼对冲击波的遮挡；部分下段结石如用仰卧位或半坐卧位可避开骨盆的骨骼的遮挡，避免了肠道干扰而可达到疗效的最大化。

（四）术后并发症与结合治疗

输尿管结石体外冲击波碎石常见并发症与肾结石体外冲击波碎石类似：与碎石相关的并发症，包括石街、残石再生长及肾绞痛等；感染，包括菌尿和败血症等；冲击波损伤相关组织造成的并发症，包括心血管并发症、消化系统并发症等。而ESWL是否会导致高血压及糖尿病，目前仍存在争议。

第四节　手术治疗

在20世纪80年代以前，大部分输尿管上段结石需要开放手术治疗。随着腔内技术的发展和手术器械的改进，各种微创治疗方法（如新型小口径硬性、半硬性和软性输尿管镜的应用）与新型碎石设备（如超声碎石、液电碎石、气压弹道碎石和激光碎石）的广泛结合，以及输尿管镜直视下套石篮取石等方法的应用，极大地提高了输尿管结石微创治疗的成功率。输尿管上段结石的最佳治疗须考虑多种因素：主要包括结石成分、位置、大小、CT值，患者手术耐受性，自身基础疾病，医师的临床经验，以及手术器械的可用性。对于直径<10mm的输尿管上段结石首选ESWL，直径>10mm的结石可选择ESWL、经输尿管镜碎石术（ureteroscopic lithotripsy，URL）和PCNL。对于较大的结石或者嵌顿性输尿管上段结石，ESWL的疗效欠佳。因此对于输尿管上段结石ESWL治疗失败，或者不适用ESWL的患者，如结石直径较大（>10mm）、妊娠、严重骨骼畸形或重度肥胖，URL可能是其最佳的手术治疗方式。与ESWL相比，URL更能精确碎石，迅速清除结石、解除梗阻、保护肾功能。输尿管结石内镜手术治疗方式包括输尿管硬镜、输尿管软镜、硕通镜经输尿管碎石取石术和经皮肾镜输尿管结石碎石取石术。

一、经输尿管硬镜碎石取石术

（一）概述

自1980年世界上第一条输尿管硬镜问世，并成功地完成经腔内治疗输尿管结石后，经输尿管硬镜碎石取石术治疗输尿管结石得到了广泛开展和应用，已经成为治疗输尿管结石的主要方法。

（二）适应证与禁忌证

1. 适应证

（1）中、下段输尿管结石。

(2) ESWL 失败的输尿管上段结石。

(3) X 线阴性的输尿管结石。

(4) 停留时间长且行 ESWL 困难的嵌顿性结石。

(5) ESWL 治疗所致的石街。

(6) 结石并发可疑的尿路上皮肿瘤。

2. 禁忌证

(1) 输尿管严重狭窄或扭曲，腔内手术无法解决。

(2) 未纠正的全身出血性疾病。

(3) 严重心肺等脏器功能不全，无法耐受手术。

(4) 髋关节畸形、截石位困难。

(5) 未控制的糖尿病和高血压。

(6) 未控制的急性尿路感染或伴有肾结核。

(7) 服用阿司匹林、华法林等抗凝药物者，需停药 1~2 周复查凝血功能正常后才可以进行手术。

(三) 术前准备与评估方法

一般准备与开放手术大致相同，包括心、脑、肺等重要脏器的检查及评估，血压及血糖的控制等。术前应评估患者接受麻醉与操作的风险，并予以纠治。术前充分告知患者手术流程及可能发生的并发症等。术前还需中段尿培养充分评估尿路感染情况，感染控制后方可手术；术前不建议常规留置输尿管支架管，但对于有明确感染、输尿管狭窄等因素的患者，可预留输尿管支架管。术前需行影像学检查，确认结石位置，手术室需配备 X 线和超声。术前应停用抗凝药 2 周（如华法林、阿司匹林），原则上择期手术需在凝血功能障碍得到纠正后再行手术。如有明显输尿管梗阻或结石引起的尿源性脓毒症，需急诊引流，优先选择放置输尿管支架管；如需肾造瘘引流，应评估出血的风险，充分告知患者及其家属相关利弊。

(四) 操作要点与注意事项

患者取截石位，先利用膀胱镜或输尿管镜找到输尿管开口，将安全导丝插入输尿管，然后在导丝的引导下导入输尿管镜，输尿管镜沿导丝进入输尿管腔并缓慢上行。若输尿管扭曲明显，进镜困难，可先予以留置安全导丝，依靠安全导丝降低输尿管扭曲程度。

对于输尿管中、上段结石或者 UPJ 处结石或较大的结石碎片，为防止或减少结石滑落回肾盂或者肾盏，可采取以下方法：①应尽量减小灌洗液体的压力。②调整体位，如头高脚低位。③减少碎石的能量和频率。④采用套石篮固定结石后，再行碎石。⑤碎石从结石一侧边缘开始，尽量将结石击碎成碎末，结石输尿管粘连的一面留至最后碎石。⑥留置安全导丝，可缩小输尿管实际口径，减少结石上移的机会。⑦经输尿管镜窥见结石后，利用碎石设备（激光、气压弹道、超声、液电等）将结石粉碎成直径 3mm 以下的碎片。而对于那些小结石以及直径<5mm 的碎片，也可用套石篮或取石钳取出。⑧术后放置双 J 管。输尿管镜下碎石术后是否放置双 J 管，目前尚存在争议。遇有下列情况之一者，建议放置双 J 管：较大的嵌顿性结石（>1cm）；输尿管黏膜明显水肿或有出血；输尿管损伤或穿孔；伴有息肉形成；伴有输尿管狭窄，有（无）同时行输尿管狭窄内切开术；较大结石碎石后碎块负荷较大，需待术后排石；碎石不完全或碎石失败，术后需要行 ESWL 治疗；伴有明显的上尿路感染。一般放置双 J 管 1~2 周，如同时行输尿管狭窄内切开术，则需放置 4~6 周。

(五) 术式评价

经输尿管硬镜碎石取石术是目前治疗输尿管结石首选的微创外科治疗手段之一，尤其是输尿管中、下段结石的治疗，具有手术时间短、创伤小、碎石成功率高、术后恢复快等优点，深受患者及泌尿外科医生推崇。

二、经输尿管软镜碎石取石术

输尿管软镜碎石取石术（FURS 手术）具有创伤小、并发症少、术后恢复快的特点，并在近年来得到广泛应用，是目前治疗上尿路结石的重要手段。

FURS 目前公认的适应证为直径<2cm 的肾结石及输尿管上段结石，对于输尿管上段结石，可推回肾内后行输尿管软镜碎石，以减少输尿管黏膜损伤（详见第二章第四节）。

三、经输尿管硕通镜碎石取石术

硕通输尿管镜具有负压吸引硬性外鞘的碎石清石系统，还可以配合各种软性输尿管镜进行碎石及其他操作，并且负压系统可以有效控制肾盂内压力，在处理输尿管中上段结石、嵌顿性结石时结石移动更少、清石率更高（详见第二章第四节）。

四、经皮肾镜输尿管结石碎石取石术

（一）概述

经皮肾镜取石术（PCNL）在肾结石尤其是复杂上尿路结石中居一线治疗地位，同时 PCNL 也是一项技术要求比较高、有一定风险的微创手术。更好地应用此项技术需要在术前准备、术中操作、术后管理等多个方面规范操作和流程。本章节对 PCNL 技术在输尿管结石应用中的每一环节进行了归纳和总结。

（二）适应证与禁忌证

1. 适应证

（1）所有需手术干预的输尿管结石，包括直径≥2cm 的输尿管结石、有症状的肾盏或憩室结石、ESWL 及 RIRS 治疗失败的输尿管结石等。

（2）输尿管上段梗阻嵌顿结石或直径≥1.0cm 的结石。

（3）特殊类型肾输尿管结石，包括小儿肾结石，孤立肾、马蹄肾、移植肾合并结石，肾盂输尿管连接部梗阻或狭窄合并肾结石等。

2. 禁忌证

（1）一般禁忌证包括：①未纠正的全身出血性疾病；②未控制的糖尿病或高血压；③严重心脏疾病或肺功能不全而无法耐受手术者；④未接受治疗的肾结核等。

（2）其他相对禁忌证包括：①盆腔肾、重度肾下垂、肾后结肠、肝脾大、严重脊柱畸形或侧弯等经皮肾穿刺困难者；②同侧肾脏合并肿瘤；③服用阿司匹林等抗凝药物者，需评估血栓事件风险，停药或桥接后择期手术。

（三）术前准备与评估

详见第二章第四节。

（四）操作要点与注意事项

详见第二章第四节。

（五）术式评价

经皮肾镜取石术治疗输尿管结石，主要是对于采用其他手术方式治疗失败或不适宜采用其他腔内操作的患者，此类患者往往合并有肾积水，结石嵌顿并息肉形成，因此，在去除结石的同时需要综合考虑患者肾功能情况及局部输尿管的情况，必要时需要进行输尿管狭窄及息肉的治疗。在碎石工具选择上，我们推荐使用气压弹道或者超声进行碎石清石，尽量避免钬激光碎石，因其可能会导致黏膜热损伤；对于输尿管中下段结石，可能会合并输尿管迂曲及硬镜探查受限的情况，可以配合膀胱软镜或者输尿管软镜顺利进行操作。

五、输尿管结石腹腔镜手术及开放性手术

（一）概述

随着 ESWL 和腔镜泌尿外科（URS 和 PCNL）的不断进步，开放性手术取石的适应证已逐渐缩小。目前的共识认为，大多数复杂的结石，包括部分和完全性的鹿角形结石，应该首选 PCNL。此外，PCNL 和 RIRS 结合应用也是一种合适的替代方法。然而，如果经皮穿刺途径失败，或者多个内窥镜途径都无法成功，开放或腹腔镜手术可能是一个有效的治疗选择。

（二）适应证与禁忌证

1. 适应证

（1）ESWL、输尿管镜、PCNL 和腹腔镜取石失败的输尿管结石。

（2）ESWL、输尿管镜、PCNL 和腹腔镜发生并发症需要外科干预者。

（3）合并输尿管狭窄、畸形、息肉或邻近组织病变需要同时处理，行腔内镜或腹腔镜手术困难者。

（4）结石体积较大的输尿管下段结石。

（5）基础疾病较多，不能耐受长时间的微创手术者。

（6）要求一次性取尽结石者。

2. 禁忌证

（1）未纠正的全身出血性疾病。

（2）严重心脏疾病或肺功能不全，无法耐受手术。

（3）未控制的糖尿病和高血压。

（4）合并严重感染和/或肾功能不全者，需先引流、抗感染、血液透析等，待病情稳定后再行手术。

（三）术前准备与评估方法

术前常规检查包括血常规、尿常规、肝肾功能、电解质、血糖、凝血功能、心电图、泌尿系彩超、胸片、KUB、IVU、CTU 等。合并泌尿系感染者，完善 CRP、PCT 等炎症指标检查，术前行尿液细菌培养和药敏试验，使用针对性抗生素控制感染。对于高龄、基础疾病复杂的患者必要时行心肺功能测定等进一步检查，评估手术风险。患者于术前行 KUB 检查，再次明确结石的位置，必要时行术中 C 臂 X 线定位。

（四）操作要点与注意事项

1. 经腰部斜切口输尿管切开取石术

（1）采用气管插管全身静脉复合麻醉，麻醉成功后留置气囊导尿管并完全夹闭，取健侧卧位，腰部垫枕，升高腰桥，充分延伸肋弓与髂嵴之间的距离。

（2）皮肤切口从第 12 肋骨末端下缘向前下达髂嵴中点上 3cm 处，切口的具体位置及长度可由术者根据结石的情况决定。逐层切开皮肤、皮下组织、腹外斜肌、腹内斜肌、腹横肌，进入后腹腔后可见到腹膜外脂肪。沿肾后筋膜与腰方肌之间的无血管平面钝性分离，同时将肾周筋膜连同肾周脂肪推向腹侧，可以迅速到达腰大肌表面，在此处打开肾周筋膜及肾周脂肪即可见到输尿管。输尿管切开术的重点在于快速高效地找到输尿管，由于输尿管位置深，管径细，在疏松的腹膜后间隙左右移动范围大，也有少数患者局部有瘢痕粘连，分离组织寻找输尿管有一定困难，而腰大肌是寻找输尿管的有效标志。

(3) 沿输尿管找到结石，输尿管结石较大者，手指向内侧推开腹膜时常可触及结石。结石以上的输尿管扩张时，在操作过程中结石有上移至肾内的风险，应先使用输尿管钳钳夹于结石上方的输尿管，防止结石移位。

(4) 游离结石处输尿管周围组织，在切口周围铺以纱垫以防止术野被尿液及结石碎屑污染。将输尿管轻轻提起，由结石上方扩张的输尿管向下纵行切开至结石中部最宽大处，切口长度须适宜，不要为了减小切口而勉强取石造成输尿管损伤。切口不应向下越过结石下缘，此处常为一个相对狭窄处，缝合切口后，可使此处管腔更为狭窄。切口长度以能取出结石为标准，使结石上端露出于切口之外，取石钳或血管钳夹住结石并取出。结石嵌顿时间长及表面不光滑者，或者合并息肉形成时，结石与输尿管黏膜粘连，取石前可使用剥离子分离粘连，取石钳取出结石，尽量避免夹碎结石，较大的带蒂息肉可用剪刀剪断。

(5) 取出结石后可用弯钳从输尿管切口探查近侧和远侧输尿管管腔，注意有无残留结石、息肉或其他病变存在。探查输尿管全程是否通畅，上到肾盂，下到膀胱。术中证实有输尿管狭窄或输尿管闭锁时，可行病损段切除；如两侧断端对合后无明显张力，可行输尿管端-端吻合术；输尿管上段，可行输尿管肾盂吻合术；输尿管下段，可行输尿管膀胱再植术，或膀胱瓣输尿管下段成形术；输尿管中段缺损明显，或输尿管缺损较长难以实施上述手术时，可视具体情况分别行输尿管皮肤造口术、自体肾移植术或回肠代输尿管术。

2. 经腹部斜切口输尿管切开取石术　患者取平卧位，常规消毒铺巾，皮肤切口由髂前上棘内上方 3cm 处斜向内下方，长约 10cm。顺皮肤纹理切开腹外斜肌腱膜、腹内斜肌、腹横肌及腹横筋膜，向内侧推开腹膜，于腹膜后向内侧游离至椎体边缘，即可显露输尿管。输尿管中段附着于腹膜后方，位于腰大肌前。右侧输尿管位于回盲部后方，而左侧输尿管则靠近乙状结肠系膜外缘向下行，跨过髂外血管前方进入骨盆内。游离输尿管后按前述方法切开取石。

3. 经下腹部斜切口输尿管切开取石术　患者取平卧位，常规消毒铺巾，皮肤切口由髂前上棘内下方 3cm 处斜向内下方，与腹股沟韧带平行，到达耻骨联合上缘。顺皮肤纹理切开腹外斜肌腱膜、腹内斜肌、腹横肌、联合腱膜。切开腹横筋膜，于腹膜后向骨盆方向做钝性分离，将腹膜向前内方牵开，显露输尿管。输尿管下段贴于盆腹膜后方，由骶髂关节向内下方呈弧形走向。女性输尿管离膀胱 2cm 处有子宫血管在其前方跨过，男性则有输精管跨过。输尿管下段位置较深，且隐藏在盆腔内的脂肪组织内，显露有困难时，可于输尿管跨过髂血管的部位将其游离，然后再顺输尿管游离至结石位置，按前述方法切开取石。

(五) 术式评价

腹腔镜取石通常适用于特殊的病例。腹腔镜下输尿管取石术可以作为 URS 或 ESWL 的替代方法。当其他所有方法都无法成功取石时，开放性手术应被视为最后的治疗选择。文献报道，开放或腹腔镜手术具有较高的结石清除率和较低的再次手术率。

六、术后处理与并发症防治

(一) 术后处理

输尿管硬镜、软镜及硕通镜本质上均为经自然腔道尿石症手术，因此其术后处理原则基本相同。

1. 术后 6 小时或全麻清醒后导尿管即可拔除，特殊情况第 2 天拔除导尿管。
2. 术后第 1 或第 2 天行腹部 X 线平片检查，确定双 J 管位置及碎石清石情况。
3. 术后 2~4 周拔除双 J 管，术后至拔除双 J 管期间，酌情口服抗生素及进行中医药治疗。
4. 输尿管损伤患者规范中、长期随访。

（二）并发症防治

1. 术中并发症

（1）输尿管口、管腔黏膜损伤：经自然腔道输尿管镜手术时，由于输尿管口成角，导丝或逆行输尿管导管无法置入输尿管，输尿管口、管腔先天细小，输尿管镜在尝试进镜过程中损伤输尿管口、管腔黏膜。

并发症防治：顺利逆行置入输尿管支架管或导丝，然后沿支架管或导丝置入输尿管镜或外鞘是成功防止手术损伤的根本，掌握输尿管各段生理角度、动作轻柔、熟练操作是防止损伤的关键。充分利用冲水压力、超滑导丝、头端柔软导丝及更细口径输尿管镜是针对特殊患者有益的经验技巧。输尿管口、管腔先天细小患者可以采用一期球囊扩张手术或留置双 J 管预扩张二期手术。

（2）输尿管黏膜损伤形成假道：①输尿管壁内段。由于输尿管口和输尿管行程成角，在逆行置入导管或导丝时，导管或导丝未能顺利进入输尿管腔，而是插入黏膜下造成损伤；甚至逆行导管或导丝可能沿着黏膜下潜行一段，又从黏膜下穿出回到输尿管腔内，造成黏膜下一段损伤或假道。②输尿管扭曲成角的位置。输尿管正常解剖行程上有几处转角，如输尿管膀胱连接部、输尿管跨髂动脉处，以及结石嵌顿和肾积水导致的输尿管上段扭曲成角。这些部位导丝容易偏离输尿管腔，导丝头端受阻于输尿管转角处黏膜，甚至导丝刺穿输尿管黏膜进入黏膜下，如果视野不清，术者强行沿导丝进镜，可能出现输尿管黏膜损伤或假道。

并发症防治：①逆行插管时动作要轻巧，要让导管或导丝能顺滑地进入输尿管，切勿暴力，一旦遇到阻力，要及时停止，可利用超滑导丝、头端柔软导丝和细的输尿管镜直视下观察到正确的通道后调整好导管或导丝的位置；②术中沿导丝进镜时，要保证视野清晰，密切注意导丝是否在输尿管腔内，如发现导丝不在腔内而在黏膜下，及时退出，并放回输尿管腔内；③复杂疑难患者利用术中 X 线判断。

术中出现轻中度黏膜损伤或假道者，输尿管条件受限，应酌情判断，不推荐强求手术。严重黏膜损伤或假道者，应留置双 J 管，立即停止手术。

（3）输尿管穿孔：输尿管镜入镜及碎石取石过程中都可能发生输尿管穿孔，除导丝穿透输尿管全层误导入镜穿孔外，最常见的是在处理嵌顿的结石时，盲目使用取石钳造成管壁损伤，或者长时间局部使用碎石器械导致输尿管管壁损伤。

并发症防治：输尿管全程腔内安全导丝是预防入镜穿孔的关键，一旦发现输尿管穿孔征象，应立即沿导丝置入双 J 管。如事前未留置安全导丝，在发现穿孔后，应立即尝试寻找正常输尿管腔，留置安全导丝，置入双 J 管。失败者可尝试经皮肾穿刺造瘘顺行放置导丝，置入双 J 管。对于输尿管结构混乱、穿孔较大，逆行、顺行都不能置入导丝的患者，应放置导丝于穿孔部位，一期开放或腔镜手术处理穿孔、狭窄。如穿孔在结石清除后发现，则行经皮肾造瘘，二期处理修复穿孔。

（4）输尿管撕裂或黏膜撕脱：输尿管撕裂是输尿管镜取石术中最严重的并发症之一，多发生在过大的结石用网篮套石而强行拉出时，或发生穿孔后未加注意，再盲目进镜操作而造成更严重的损伤，甚至引起输尿管完全断裂、撕脱。多发生在输尿管腔狭窄，输尿管镜或外鞘强力进入或退出时将输尿管黏膜整段脱套式向上或向下撕脱。

并发症防治：输尿管镜取石时要注意结石大小，一般认为 4mm 以上结石不适合套石篮套石。如遇到套石篮嵌顿，可用激光将套石篮内结石继续粉碎，必要时可用激光将套石篮损坏后取出，切忌暴力拉扯套石篮。如输尿管进镜、退镜过程中遇较大阻力，可更换较细的输尿管镜尝试，或预置双 J 管扩张，二期手术，以避免输尿管黏膜撕脱。如发现黏膜撕脱，建议留置支架管，1 个月后待输尿管黏膜修复，输尿管扩张后再行手术治疗。

(5) 输尿管离断或全长脱出：输尿管离断或全长脱出是输尿管镜取石术中最严重的并发症之一，发生率很低。常见于输尿管腔细小而用较粗的输尿管硬镜强行操作，在入镜或退镜时，造成输尿管远端或近端离断或全长脱出。镜下见撕脱的输尿管随镜拉出，脱垂于膀胱内，在灌洗液的冲击下，晃来晃去。一旦发现输尿管撕脱断裂，应立即改开放或腹腔镜手术探查。

并发症防治：①术中如发觉输尿管镜被输尿管包裹明显，进退阻力明显增大，需警惕可能发生输尿管离断，此时可加深麻醉效果，加强肌松效果，缓慢旋转退镜。如仍无法退镜，可在保留输尿管镜的情况下行手术探查，切开松解输尿管，取出输尿管镜。②输尿管离断后，如仍保留有血运，可考虑手术修补，行输尿管再吻合术，留置双J管做内支架引流，术中根据需要确定是否行肾造瘘。若为下段输尿管撕脱，可行输尿管膀胱吻合术；如缺损长，不能直接吻合，可行输尿管膀胱角吻合。③对于中段输尿管撕脱，可行输尿管膀胱瓣吻合，或患侧输尿管与对侧输尿管吻合。④如输尿管离断位置高，如上段近肾盂部位的输尿管损伤或肾盂输尿管连接部撕脱损伤，可行输尿管肾盂吻合术。输尿管离断远端血运较差，单纯做输尿管吻合术后输尿管坏死可能性较大者，可考虑采用肠代输尿管术。⑤如长段输尿管损伤，一般修补方法困难时，可考虑肠代输尿管术或自体肾移植术。如损伤严重，不能修补、替代、肾移植手术者，可选择肾切除术。如患者条件较差，不能承受大的手术操，或技术条件有限，不能进行其他手术者，可采用永久性肾造瘘。

(6) 输尿管支架管放置错误：输尿管支架管放置错误非常少见。有以下几种形式：导管部分留置至肾外；导管部分留置到腹腔，甚至导管部分留置到胸腔；导管置入输尿管外膜下。

并发症防治：输尿管支架管留置时，最好采用头端柔软圆滑的导丝，导丝不容易受阻及刺穿输尿管壁或肾盂肾盏黏膜。而头端较硬的导丝尖端刚送出输尿管镜时，如离输尿管壁或肾盂肾盏壁过近，可能出现刺破黏膜或管壁的情况。术中只要视野清晰，当导丝露出输尿管镜时，将输尿管镜退出2~3cm，然后推进导丝，基本可以避免输尿管支架管留置错误的情况。如果推双J管时阻力较大或艰涩，要注意导丝打圈或刺穿输尿管壁或肾盂、肾盏可能，应重新判断、调整导丝。

(7) 肾脏破裂或肾周血肿：多为肾脏自身存在病变或脆性增加，再加上手术时短时间内灌注大量液体，肾盂静水压增加及激光爆破损伤导致肾脏裂伤、破裂或肾周血肿。

并发症防治：一般损伤留置内支架管后，保守治疗大部分有效。预防关键在于术中时刻警惕灌注速度、压力、时间，保持回流排水平衡，控制肾盂内压力及激光碎石能量等。

2. 术后并发症及防治

(1) 出血：术后留置内支架管，多数患者尿色淡红，活动后加重。一般卧床休息，避免过度活动，多饮水可改善。支架管取出后1~3天可恢复正常。如有严重的肾绞痛或大量出血、血凝块等，经保守治疗无效，可提前拔除支架管。

(2) 发热：如患者术前无泌尿系感染，发热多为损伤外渗吸收的中低热。合并泌尿系感染的患者，术中因灌注液体外渗或反流，导致感染扩散，可引起肾周或全身感染发热，严重者脓毒症休克，多为中高热。因此术前积极抗感染治疗，术中注意控制肾盂内压力，维持回流平衡，术后保证引流通畅都是预防发热的重要措施。

(3) 尿外渗：常见于术中输尿管管壁、肾盂肾盏损伤，术中灌注液体量大、灌注压力大，术后引流不畅等情况。术中注意避免操作损伤，注意控制激光能量及肾盂内压力，维持回流平衡，术后保证引流通畅都是预防尿外渗的关键。一般轻微尿外渗，留置内支架管，引流通畅，都可自行吸收。严重尿外渗形成尿囊者，需穿刺抽吸，或手术清除。

(4) 输尿管狭窄和闭塞：多由较大结石嵌顿，激光碎石过程中输尿管管壁深层损伤、术后留置支架管时间过短，术后瘢痕挛缩导致。术中碎石过程中采用低功率粉碎结石，远离黏膜碎石；术中根据输尿管损伤程度，选择不同类型导管及留置时间，可具有一定预防作用。术后严格随访，及时发现术后出现输尿管狭窄的患者，根据狭窄部位、程度分层处理，轻微狭窄采用输尿管球囊扩张术，保守治疗失败或严重狭窄者建议采用输尿管狭窄段切除再吻合的方法解决。

(5) 输尿管支架管内缩、断裂或存留：输尿管支架管内缩或断裂多可经输尿管镜再次取出。支架管存留多为支架管未按时取出，被遗忘在体内，多数存留支架管表面均形成结石。此时需采用输尿管镜沿内支架管将结石粉碎，必要时需输尿管镜联合经皮肾镜将结石粉碎后取出输尿管支架管。如支架管表面结石不严重，可考虑内科溶石治疗或体外冲击波将支架管表面结石去除后拔除支架管。

3. 软性输尿管镜及硕通镜的特殊并发症及预防

(1) 软镜损伤：软镜价格昂贵，隔水层损坏导致漏水漏气，使用时需注意插入激光光纤时必须将输尿管软镜保持在无弯曲状态，碎石时光纤顶端需超出软镜 2~3mm。

(2) 软镜及硕通镜外鞘置入失败：输尿管腔狭窄，外鞘置入困难，不宜盲目使用暴力，可行输尿管球囊扩张或者留置内支架管，1 个月后再行软镜或硕通镜碎石。

第五节　专家共识与建议

输尿管结石的治疗原则是最大限度地去除结石，恢复输尿管的通畅，缓解肾绞痛，控制尿路感染，保护肾功能。输尿管结石治疗方案的制订要根据患侧肾功能，结石的位置、大小、成分、硬度，及患者本人的意愿等因素进行综合考虑，制订出最适合患者的治疗方案，以达到最大的治疗效果和最小的治疗损伤。

1. 排石　依据结石的大小可分为手术治疗及非手术治疗。

(1) 非手术治疗：如结石直径<1.0cm，推荐采用排石治疗。中医治疗以“祛石在先，辨识体质，标本兼顾，扶正善后”为总则，排石疗效确切。准确辨证是提高排石率、有效率的要点。在中医临床辨证上，对于以下尿路症状为主的，多按湿热下注型应用；以腰痛为主，或结石梗阻明显者，多按气滞血瘀型应用；对于久病的患者，多按脾肾气虚型应用；对于无症状者，多按肾虚湿热型用药。在使用中药内服及外治法治疗的基础上，可早期联合 α 受体阻滞剂等药物，必要时联合物理排石，以期达到最佳疗效。临床上要注意几种证型夹杂，如症状严重者多为湿热下注夹气滞血瘀证，对于这类夹证也有学者称之为湿热瘀滞证或湿热蕴阻证，临床选方应综合应用。

(2) 手术治疗：微创内镜技术的进步优化了输尿管结石的治疗方案，但对于碎石方案的选择仍应引起重视。输尿管结石治疗的方法各种各样，影响结石治疗方法选择的因素很多，包括临床医师的临床经验、对微创技术的熟练程度、医疗机构各种腔镜及碎石设备情况、患者情况及结石情况等，在临床工作中应根据患者具体情况具体分析，选择更合适的方法，给予针对性的治疗方案，提高治疗效果。常用的针对输尿管结石的手术包含 3 种不同手术方式(硬镜、软镜和硕通镜)，各有其适应证及优缺点。

随着碎石技术的不断发展及结石治疗研究的不断深入，结石治疗手段将更加丰富，结石的清除率将不断提高，创伤将越来越小，寻求更加理想的微创化或者无创的治疗方法还需不断探索、创新。

2. 缓解肾绞痛　推荐采用中西医结合治疗。

(1) 建议首先从非甾体镇痛抗炎药开始，如疼痛持续，可换用其他药物；镇痛药应与解痉药联合使用。

(2) 中药治疗：临床上可将急性肾绞痛较剧烈的患者归为石阻气闭之证，治以消石导滞通淋之法，药可用大黄、延胡索、莱菔子、厚朴、枳壳。

（3）中医外治法有效。

3. 控制感染

（1）西医治疗：根据有无发热、尿频、尿急、尿痛等临床症状及尿常规、尿液培养结果合理选择抗生素。

（2）中医治疗：中医需根据具体情况辨证施治，多采用清热利湿、活血化瘀等方法治疗。

参考文献

1. PATHAN S A，MITRA B，STRANEY L D，et al. Delivering safe and effective analgesia for management of renal colic in the emergency department：a double-blind，multigroup，randomised controlled trial[J]. Lancet，2016，387：1999-2007.
2. EL-GAMAL O，EL-BENDARY M，RAGAB M，et al. Role of combined use of potassium citrate and tamsulosin in the management of uric acid distal ureteral calculi[J]. Urol Res，2012，40：219-224.
3. YE Z，ZENG G，YANG H，et al. Efficacy and safety of mamsulosin in medical expulsive therapy for distal ureteral stones with renal colic：a multicenter，randomized，double-blind，placebo-controlled trial[J]. Eur Urol，2018，73：385-391.
4. 尿路感染诊断与治疗中国专家共识编写组. 尿路感染诊断与治疗中国专家共识（2015 版）：复杂性尿路感染[J]. 中华泌尿外科杂志，2015，36（4）：241-244.
5. BAG S，KUMAR S，TANEJA N，et al. One week of nitrofurantoin before pereutaneous nephrolithotomy significantly reduces upper tract infection and urosepsis：a prospective controlled study[J]. Urology，2011，77（1）：45-49.
6. 侯中伟. 结石为患肾绞痛行气活血取委中[N]. 中国中医药报，2014.
7. 陈敏，李赛美. 电针郄募穴缓解肾绞痛及其伴随症状 26 例临床观察[J]. 中医杂志，2012，53（15）：1308-1311.
8. 黄乐春，李俊雄. 针刺配合耳针治疗肾绞痛疗效观察[J]. 上海针灸杂志，2009，28（05）：276-277.
9. 梅骅，陈凌武，高新. 泌尿外科手术学[M]． 北京：人民卫生出版社，2008.
10. 黄健. 中国泌尿外科和男科疾病诊断治疗指南（2019 版）[M]. 北京：科学出版社，2020.
11. 吴阶平. 吴阶平泌尿外科学[M]. 济南：山东科学技术出版社，2004.
12. 史密斯. Smith 腔内泌尿外科学[M]. 郭应禄，李学松，译. 北京：人民卫生出版社，2011.
13. HOSNY K，CLARK J，SRIRANGAM S J. Handling and protecting your flexible ureteroscope：how to maximise scope usage[J]. Transl Androl Urol，2019，8（Suppl 4）：S426-S435.
14. 李天，李逊，何永忠，等. 双通道输尿管软镜与电子输尿管软镜行碎石手术的比较研究[J]. 中国内镜杂志，2017，23（03）：34-37.
15. 袁勇，鞠文. 输尿管软镜与微通道经皮肾镜碎石术治疗输尿管上段结石的疗效对比[J]. 临床外科杂志，2020，28（10）：974-976.
16. 孙方浩，王尚，魏晋，等. 输尿管软镜治疗输尿管上段嵌顿性结石的临床疗效[J]. 中国校医，2020，34（11）：858-860.
17. ZHANG Z，WANG X，CHEN D，et al. Minimally invasive management of acute ureteral obstruction and severe infection caused by upper urinary tract calculi[J]. Journal of X-ray science and technology，28（18）：125-135.
18. 王树声，翁湘涛，周均洪，等. 硕通镜治疗上尿路结石的有效性与安全性[J]. 中华泌尿外科杂志，2017，38（09）：671-674.
19. 罗生军，袁野，胡豪，等. 硕通镜与输尿管软镜治疗单侧上尿路结石的效果分析[J]. 第三军医大学学报. 2019. 41（21）：2101-2106.
20. EL-GAMAL O，EL-BENDARY M，RAGAB M，et al. Role of combined use of potassium citrate and tamsulosin in the management of uric acid distal ureteral calculi[J]. Urol Res，2012，40（3）：219-224.

第四章

膀胱结石

第一节 概 述

膀胱结石是指结石存在于膀胱中的尿石症，约占整个尿石症的5%，其发病率有明显的地区、种族和年龄差异。多发生于男性，男女比例约为10∶1。在经济落后的地区，膀胱结石多见于婴幼儿，主要与营养不良有关。随着国民生活条件的逐步改善，目前膀胱结石多继发于下尿路梗阻性疾病、感染、异物和神经源性膀胱等。此外，由肾或输尿管结石排入膀胱形成的膀胱结石也比较常见。

第二节 诊断与方法

一、临床表现

1. **疼痛** 排尿时疼痛明显，疼痛可放射至远端尿道及阴茎头部。小儿患者，常疼痛难忍，大汗淋漓，大声哭叫，用手搓拉阴茎或抓会阴部，并试图改变各种体位以减轻痛苦。

2. **排尿中断** 排尿突然中断是典型的膀胱结石症状，原因是结石突然嵌顿在尿道内口。排尿中断后，患者须变换体位，移开堵塞的结石，才能继续排尿，并可缓解疼痛。

3. **排尿刺激症状及血尿** 由于结石对黏膜的刺激和损伤，常有尿频、尿急、尿痛及终末血尿。

4. **肾功能损害** 当结石造成梗阻，可同时导致双肾积水、肾盂肾炎，以致肾功能逐渐减退。

5. **癌变** 结石长期刺激膀胱黏膜，可以引起膀胱黏膜鳞状化生，严重者可引起膀胱上皮鳞状细胞癌。

二、诊断

1. **病史** 排尿困难、排尿中断是膀胱结石的典型表现，可以伴有血尿和尿路刺激症状。既往可能有排尿困难的病史，小儿可能伴有营养不良、蛋白饮食摄入过少等原因。

2. **双合诊检查** 排空膀胱后，行直肠和耻骨上双合诊检查，较大的膀胱结石可以触及。

三、辅助检查

（一）实验室检查

1. **血常规** 结石伴有感染时，血常规中白细胞会上升。

2. **尿常规** 可见有红细胞增高，合并感染时，可见脓细胞。

3. 尿液培养　合并感染时需行尿液培养明确致病菌，同时应做药敏试验，以指导治疗；同时，需要明确是感染导致结石还是结石继发感染。

4. 肾功能测定　当结石下移至尿道造成梗阻，导致肾功能损害时，患者会伴有血肌酐、尿素氮升高。

（二）影像学检查

1. B超检查　其优点是简便、经济、无创伤，可以发现直径2mm以上X线阳性及阴性结石，同时能够观察膀胱和前列腺，及时发现结石的诱因。当患者转动身体时，可发现结石向重力方向移动，但膀胱憩室结石则位置变动不大。

2. 肾、输尿管及膀胱平片（KUB）　其能显示绝大多数X线阳性结石并初步提示结石的化学性质，表现为膀胱区有大小不等的致密影。由于肾和输尿管的结石会排至膀胱形成膀胱结石，因此，KUB应包含肾、输尿管和膀胱。但处于妊娠期、哺乳期的患者及部分患儿不宜进行X线检查。

3. 膀胱造影和静脉尿路造影（IVU）　可鉴别平片上可疑的钙化灶，了解有无X线阴性结石，确定结石的部位，以及观察膀胱和尿道情况。但使用造影剂所显示的阴影，需与淋巴结钙化、静脉石和有钙盐沉淀的膀胱肿瘤阴影相鉴别。

4. CT检查　对所获取的图像进行三维重建，而且对结石的灵敏度高于X线和B超，因此能发现X线及B超检查中容易遗漏及较小的结石。

（三）内镜检查

膀胱镜检查能直接观察膀胱内有无结石，结石的大小、数目、形状，以及是否合并其他病变，如膀胱憩室、良性前列腺增生、炎症及癌变等，是诊断膀胱结石最可靠的方法。

第三节　非手术治疗

一、适应证

1. 成人原发性膀胱结石直径≤10mm。
2. 存在手术治疗的禁忌证，或存在手术高风险因素，无法耐受麻醉及手术的患者。
3. 拒绝腔内及开放手术且无明确下尿路梗阻的患者。

二、药物治疗

1. α受体阻滞剂　常用药物包括特拉唑嗪、多沙唑嗪、坦索罗辛等，通过作用于膀胱颈、后尿道的α受体，降低膀胱出口阻力，有利于小结石排出。

2. 溶石药物　对于尿酸成分的膀胱结石，可以通过调节尿液pH达到溶解结石的目的。口服枸橼酸钾、碳酸氢钠调节尿液pH，使尿液pH为6.5~7，6个月的溶石率约为40.7%。

3. 中医药治疗　膀胱结石临床常辅以清热利湿通淋为法的中药治疗，在控制感染的同时增加尿量，促进小结石排出。同时，对于尿酸成分的膀胱结石，在采用溶石治疗的同时，可配合车前子辅助治疗，因为该药不仅有增加尿量的作用，还可以增加肾曲小管对尿酸的排泄。

三、体外冲击波碎石术

1. 治疗方法　膀胱结石采取体外冲击波碎石术（ESWL）进行治疗，体位多采用俯卧位或蛙式坐位，选用电磁式体外冲击波碎石机对患者实施治疗，探头频率设置为 3.5MHz，工作电压为 4~9kV，每次治疗不超过 400~500 次。嘱咐患者膀胱保持充盈状态，同时考虑对阴囊部位做好防护措施；进行体外冲击波碎石时，根据患者的 B 超检查结果，适当调整碎石机的探头，由于膀胱空间大，结石易移动，碎石时应注意精准定位，保证冲击波的聚焦点位于结石上，对结石实施持续性冲击；较大的结石碎石前，膀胱需放置气囊导尿管，如需再次碎石，间断时间应>7 天。治疗后，应嘱患者多喝水、加强运动，并对患者实施抗感染治疗。

2. 并发症及处理　①血尿：血尿较上尿路结石稍重，可持续 2~3 天；血尿严重患者需进行膀胱持续冲洗。②尿道疼痛：排石过程中可出现尿道疼痛，嘱患者多饮水增加尿量。③发热：膀胱结石多与感染有关，碎石后可出现低热，需应用抗生素控制感染。

3. 评价　ESWL 是一种非侵入性的治疗方法，在一定程度上减轻了患者的痛苦，具有随治随走、治疗效果好等特点。对于良性前列腺增生伴有膀胱结石的患者，ESWL 具有治疗效果明显、术后康复快等特点，ESWL 后良性前列腺增生对膀胱碎石的排出无明显影响，可有效地清除膀胱腔内的碎石，偶伴轻微的血尿。ESWL 应根据患者个人情况进行相应体位的选择，对结石精确定位，进行连续的冲击波震击结石，使其细小化、粉末化，利于排出，提高患者的生活质量，一定程度上降低了临床并发症出现的概率，提高了治疗总有效率，具有良好的临床应用前景。

第四节　手 术 治 疗

膀胱结石的外科手术治疗包括腔镜微创手术和开放手术，前者主要采用经尿道膀胱镜下治疗，具体方法包括碎石钳碎石、液电碎石、超声碎石、激光碎石、气压弹道碎石。其中，因碎石钳碎石的操作器械前端弯度太大，不易置入膀胱，强行置入容易引起尿道损伤，导致出血而造成手术视野的清晰度下降，影响治疗效果，现临床上已经很少使用。目前经尿道膀胱腔内碎石术是膀胱结石的主要治疗方法，碎石工具包括液电、钬激光、超声、气压弹道等。对于尿道细小、狭窄，或经尿道途径困难，如小儿、膀胱重建术后，以及负荷大的膀胱结石等患者，可选择经皮膀胱结石碎石术，亦可采用膀胱切开取石的开放手术方式。

一、腔镜微创手术

手术体位主要采用膀胱截石位或平卧位(经皮膀胱结石碎石术)，根据患者身体状况、性别、年龄及结石的部位、大小、数目等情况，手术可在尿道黏膜表面麻醉、骶管麻醉、腰麻、硬膜外麻醉或全身麻醉下进行。经尿道置入膀胱镜后，观察膀胱内结石的大小、形态、部位、数目等情况，黏膜有无炎症、肿瘤，男性观察有无良性前列腺增生，女性观察有无膀胱出口梗阻。准备就绪后，经操作腔置入相应碎石器械，如液电电极、超声探头、激光光纤、气压弹道撞针。器械尖端超出膀胱镜观察镜 0.5~1.0mm，对准结石中心部位或薄弱部位进行碎石，当把结石击成 5mm 以下时停止碎石，应用膀胱灌注冲洗液，用 Ellik 冲洗器将结石碎块冲洗出体外或用异物钳取出。结石取净后，将水放空，取出膀胱尿道镜，如无膀胱损伤、出血，一般不需留置导尿管。

二、开放手术

手术体位主要采用平卧位，并垫高臀部，使腹腔肠管上移。多采用下腹部正中切口，亦可采用弧形或横切口，切开皮肤、皮下浅筋膜、腹直肌前鞘，分开腹直肌及锥状肌，推开腹膜，适当游离膀胱壁后，切开膀胱，探查结石大小及数量后，取出结石，留置导尿管和造瘘管后，缝合膀胱切口，经导尿管注入生理盐水150~300ml，检查膀胱缝合口有无漏液，留置耻骨后引流，依次缝合切口。

三、术后并发症与处理

1. 术后出血 一般患者术后3天内会存在轻度的肉眼血尿，主要与碎石及取石过程中对膀胱黏膜的摩擦损伤及术后留置导尿管或造瘘管的机械刺激有关。轻度血尿常无需处理，如出血严重则多与手术损伤膀胱黏膜或肌层血管有关，常需二次手术止血。

2. 膀胱痉挛 主要与膀胱内血块或结石碎片阻塞尿管，以及导尿管刺激膀胱三角区有关，可使用M胆碱受体阻滞剂或β_3受体激动剂治疗。

第五节 专家共识与建议

1. 膀胱结石多继发于其他疾病，医生和患者都应该提高认识，在清除膀胱结石的同时，要积极寻找结石形成的原因并加以纠正，否则膀胱结石容易反复发作，严重影响患者的生存质量。对于合并膀胱出口梗阻者，建议手术解除梗阻；合并神经源性膀胱者，建议在积极治疗原发病的前提下尝试神经调控治疗；合并感染者，需积极抗感染治疗。

2. 不应忽视残余结石的治疗，专家推荐术后积极采用中西医结合手段进行主动排石治疗。

3. 医生应根据患者结石成分，为患者制订相应的预防措施，帮助患者调整饮食及生活方式，并可采用中医药治疗以预防结石。

参考文献

1. 黄健. 中国泌尿外科和男科疾病诊断治疗指南（2019版）[M]. 北京：科学出版社，2020.
2. 黄健，张旭. 中国泌尿外科和男科疾病诊断治疗指南[M]. 北京：科学出版社，2022.
3. 刘猷枋，张亚强. 中西医结合泌尿外科学[M]. 北京：人民军医出版社，2007.
4. MOORE J，NEVO A，SALIH S，et al. Outcomes and rates of dissolution therapy for uric acid stones[J]. J Nephrol，2022，35(2)：665-669.
5. 刘猷枋. 尿石症的预防[J]. 浙江中西医结合杂志，1995，5(4)：18-19.
6. 叶章群，邓耀良，董诚，等. 泌尿系结石[M]. 北京：人民卫生出版社，2003.

第五章 尿道结石

第一节 概　　述

尿道结石可归属于中医学“石淋”“尿血”等范畴，多因湿热蕴结下焦，煎熬津液，久则熬液成石。相对上尿路结石而言，尿道结石的发病率不高，仅占流行地区所有尿石症疾病的0.3%。尿道结石呈双峰年龄分布，幼儿和40岁时发病率最高。因为女性膀胱结石发生率低，而且女性尿道宽短，结石容易排出，所以女性尿道结石只有在有尿道憩室、尿道异物和尿道阴道瘘等特殊情况下才出现。

第二节 诊断与方法

一、临床表现

尿道结石常见的临床表现如下。

1. 排尿困难　结石嵌顿于尿道可引起排尿困难、尿线变细或滴沥状，有时出现尿流中断及尿潴留。完全梗阻则发生急性尿潴留。

2. 疼痛　排尿时有明显的疼痛，男性可放射至阴茎头部。后尿道结石有会阴和阴囊部疼痛。结石部位有明显疼痛和压痛，若合并感染则局部疼痛加剧，尿道口有脓性分泌物，膀胱刺激症状加剧。

3. 肿物　前尿道结石可于阴茎体部触及结节状肿物，尿道外口偶可见露出的部分结石。

原发性尿道结石因为形成和生长缓慢，一般不会引起急性症状。患者可能表现为在阴茎下面或阴道前壁有一个逐渐增大而且质地坚硬的肿物，还可以出现尿道分泌物、性交困难、排尿刺激症状和血尿。继发性结石常引起急性梗阻及疼痛症状。

查体时男性前尿道结石可沿着阴茎腹侧触及，后尿道结石经直肠指检（digital rectal examination，DRE）可触及。女性尿道结石及憩室结石可经阴道指诊触及。

二、影像学检查

1. 超声检查　简便、安全、经济、无创伤，能明显发现前尿道结石，但对后尿道结石易误诊，条件许可的情况下，可对怀疑后尿道结石的患者行盆腔CT平扫。

2. X线检查　盆腔摄片能显示绝大多数的X线阳性结石，必要时行逆行尿道造影。怀疑有尿石症可能时，还需加做肾、输尿管及膀胱平片及静脉尿路造影。

3. MRI 检查 同样可以发现结石，优点在于能更大程度地发现尿道管腔及尿道周围组织病变。然而费用较高，且检查时间较长，故一般不作为首选方法。

三、实验室检查

1. 血液分析 检测血钙、白蛋白、尿酸、肌酐等，代谢异常患者应做相关检查。

2. 尿液分析 镜检可见较多红细胞和少量白细胞，合并感染时，还可发现尿中有脓细胞，完善尿液培养及药敏试验。尿沉渣晶体性状亦值得注意，常见的有草酸钙、磷酸钙、尿酸晶体。

四、特殊检查

膀胱尿道镜检查：能直接见到结石，还可发现膀胱和尿道病变。此法诊断最准确，但是属于侵入性检查，一般不作为常规检查，而是作为内镜治疗的手段之一。

第三节 治 疗 方 法

一、术前准备与评估

对于尿道结石患者，术前明确结石的大小和位置是制订治疗方案的基础，通过影像学检查明确尿道及其周围组织是否存在解剖异常及病变有助于实施精准治疗。此外，术前存在尿路感染者规范抗感染治疗有助于降低术后感染及尿道热的发生率。

二、外科治疗方法与选择

尿道结石的治疗应遵循选择最易于取出结石且对尿道损伤最小的原则。

前尿道结石，若结石较小、光滑，可以行保守排石治疗；或采用阴茎根部阻滞麻醉下，压迫结石近端尿道，阻止结石后退，注入润滑剂(如无菌液体石蜡、奥布卡因凝胶、利多卡因凝胶等)，再轻轻向尿道远端推挤，勾取或钳出。若结石较大或形状不规则取出有困难时，可选内镜下碎石后取出。传统尿道切开取石术，因远期会合并尿道狭窄，临床上并不推荐。

尿道舟状窝结石，可向尿道内注入无菌液体石蜡或丁卡因胶浆，然后将结石轻轻推挤出尿道口，或用血管钳经尿道口伸入将结石取出。如合并有尿道外口狭窄，则需要行外口切开取石术。

尿道球部及后尿道结石，可以直接腔内原位碎石或将结石轻柔地推入膀胱，再按膀胱结石处理。临床上回推尿道结石的方法可采用：①探条盲推术。需要注意的是，此操作对医生的临床经验有一定的要求，初学者有损伤尿道及形成尿道假道的可能。②加压注水导管回推技术。阴茎根部和结石之间形成密闭腔，可通过导管向密闭腔内注水，使密闭腔内压力增大并作用于结石，推动结石向膀胱移动。同时水压作用于尿道使尿道扩张，尿道扩张使得嵌顿在尿道内的结石压力减小。③内镜下碎石。可采用尿道镜或输尿管镜，进镜至结石所在部位，应用气压弹道、激光进行直视下碎石。

开放手术治疗尿道结石越来越少，仅适用于伴有尿道憩室需同时切除的尿道结石患者。临床也有少数报道采用 ESWL 治疗尿道结石。

三、术后并发症与处理

尿道狭窄是尿道结石最常见的手术并发症，狭窄较轻者可定期行尿道扩张术，对于中重度狭窄者可行经尿道狭窄段内切开术。

第四节　专家共识与建议

1. 尿道结石归属于中医学“石淋”“尿血”等范畴，该疾病绝大部分为男性患者，大多数是膀胱结石或上尿路结石排出过程中经过尿道时受阻的继发性结石。其中医学病机主要包括湿热下注、气滞血瘀、脾肾亏虚。

2. 尿道结石临床典型症状为排尿困难、疼痛、血尿及尿道分泌物等，结石长期嵌顿在尿道，可引起尿道炎、尿道脓肿、尿道溃疡，形成尿道瘘。诊断上主要根据病史、体检触诊及B超和X线即可确诊，复杂的病例可以采用CT、MRI平扫检查帮助诊断，必要时行膀胱尿道镜检查。

3. 尿道结石的治疗以手术治疗为主，应遵循选择最易于取出结石且对尿道损伤最小的原则。治疗前尿道结石，可采用钳夹法、钩出法或挤压法取石，取石困难时可选内镜下碎石。后尿道结石主张用探杆将结石推回到膀胱，再按膀胱结石处理，也可在直视下尿道镜碎石。有尿道狭窄或憩室并发结石者，在取石的同时应予处理。此外，骑跨半坐位体外冲击波碎石也可作为尿道结石的处理方法之一。中医药在尿道结石围手术期可以辅助治疗，术前治疗以活血化瘀止痛为主，可选用少腹逐瘀汤加减，根据舌脉酌情调整药物。围手术期可配合清热利湿为主的中药辅助治疗，可选用八正散或者石韦汤加减。术后患者多以虚证为主，临床以脾肾亏虚多见，辅以健脾益肾中药辅助治疗，可选用补中益气汤加减，预防结石复发。

参考文献

1. 叶章群，邓耀良，董诚，等. 泌尿系结石[M]. 北京：人民卫生出版社，2003.
2. 刘猷枋，张亚强. 中西医结合泌尿外科学[M]. 北京：人民军医出版社，2007.
3. 陈伯崇，赵军. 输入液体石蜡扩张及手指挤压法治疗前尿道结石(附9例报告)[J]. 华西医学，1995(03):357-358.
4. 朱志勇，李秀云，乔顺，等. 液压治疗尿道结石术104例体会[J]. 中华小儿外科杂志，1995(04):247.
5. 张贵福. 输尿管镜气压弹道碎石治疗尿道结石[J]. 中国内镜杂志，2006(09):1004-1005.
6. 邱建忠，李春，李晓铭，等. 输尿管镜下气压弹道碎石术治疗尿道结石[J]. 中国内镜杂志，2005(04):420-421.
7. 陈宏刚. 后尿道结石ESWL 27例报告[J]. 中华泌尿外科杂志，1997(03):44.

第六章

妊娠期尿路结石

第一节　概　　述

妊娠期尿路结石归属于中医学“石淋”“腰痛”“腹痛”“尿血”等范畴，多因湿热蕴结下焦，煎熬津液，久则熬液成石。临床相对少见，发病率为0.03%~0.8%，其中症状性结石的发生率为(1∶2 500)~(1∶200)。妊娠期尿路结石的定义包含两个方面：妊娠前发生的尿石症持续存在至妊娠期间，以及妊娠期内的新发结石。在妊娠期间发生输尿管结石与肾结石的比例为2∶1，而左右两侧输尿管结石发生率并无显著区别。80%~90%有症状的结石发生在妊娠中期(12~28周)及晚期(>28周)，很少发生于妊娠早期。有症状者的平均发病年龄为27岁，经产妇比初产妇发病率高，比例约为3∶1。妊娠期尿路结石的处理有其特殊性，若诊治不当对孕妇和胎儿都会带来一定危险性，临床上值得重视。

第二节　诊断与方法

一、病史采集

对妊娠期尿路结石的患者采集病史与普通尿石症患者相似，应了解受检者的职业、饮食饮水习惯、服药史，以往有无排尿中断现象，有无肾绞痛发作史、排石史，有无痛风、甲状旁腺功能亢进症等病史。同时需注意其受孕后是否改变了饮食习惯，如过量补钙等。

二、临床表现

妊娠期尿路结石的常见临床表现与普通尿石症患者相似。①疼痛：腰胁痛及腹痛，可发生于85%~100%的患者。②镜下/肉眼血尿：可发生于(75%~95%)/(15%~30%)的患者。③尿路刺激征：尿频、尿急、尿痛，通常见于输尿管下段结石或合并尿路感染者。④消化道症状：恶心、呕吐。⑤全身表现：发热、寒战。⑥尿量改变：少尿或无尿，见于双侧输尿管结石同时造成梗阻的患者。

患者发作期体征亦与尿石症患者肾绞痛发作期体征相似，表现为肋脊点压痛、肋腰点压痛、肾区叩击痛及输尿管点压痛等。

虽然肾绞痛是住院孕妇腹痛最常见的非产科原因，但妊娠患者尿石症的诊断非常具有挑战性。许多常见的症状和体征可能会被患者的妊娠状态所掩盖，而其他急腹症也会出现类似症状。妊娠期内发生的解剖和生理变化本身就可能引起腹/腰痛、恶心呕吐和下尿路症状，偶尔会出现血尿。在妊娠过程中，疼痛的感知和定位会发生变化。高达28.0%~30.0%有症状的妊娠期尿路结石患者最初被误诊为阑尾炎、憩室炎或胎盘早剥，为了对尿石症进行及时和正确的诊断，泌尿科医师在检查这些妊娠患者时需保持警惕。

三、影像学检查

超声检查是妊娠期尿路结石的首选影像学诊断方法。普通超声诊断结石的灵敏度为34%~86%，特异度为86%。其优点在于对局部组织没有升温作用，能很好地显示肾实质与扩张的输尿管，且对胎儿没有辐射。但超声检查仍有不足：结石未检出时超声无法区分妊娠期生理性肾积水和结石梗阻引起的肾积水；超声检查的灵敏度波动较大，存在假阴性可能。故临床推荐几种方法来提高超声的诊断能力。彩色多普勒成像使超声医师能够区分髂动静脉与扩张的输尿管，还可以显示尿液呈弹射状从输尿管口排出来，辨别有无上尿路梗阻。彩色多普勒超声还能测定肾动脉阻力指数(resistive index，RI)，可提高诊断的准确率。肾动脉RI在妊娠前后没有显著变化，肾积水明确的前提下同时伴有单侧肾动脉RI升高提示尿路梗阻可能，因而可以比较双侧肾动脉RI来区别生理性肾积水和梗阻性肾积水。研究发现，当一侧肾动脉RI超过0.7时可能有诊断意义；当单侧存在梗阻时，ΔRI(梗阻侧RI—健侧RI)超过0.6时可诊断为梗阻。如果经腹超声检查不能显示梗阻性结石，经阴道超声检查可能显示远端输尿管的影像。腔内超声显像技术可以通过膀胱镜进入，有效定位梗阻。这些都增加了超声诊断的价值。此外，妊娠患者需慎用放射线检查，低剂量CT仅作为复杂病例的最后备选方案。

四、实验室检查

1. **尿常规**　75%以上有症状的患者有镜下血尿；有脓尿者提示合并尿路感染(urinary tract infection，UTI)；尿液pH则可能提示结石成分(如pH<5提示尿酸结石，pH>7则提示感染性结石)。

2. **中段尿培养和药敏试验**　合并尿路感染且经验性抗感染治疗无效时可检测出致病菌。

3. **血常规**　可检测患者有无贫血及血行感染。

4. **肾功能、电解质**　在存在严重梗阻时为全面评估病情及对症支持治疗提供依据。

5. **结石成分分析**　自行排出或外科手术取出的结石可进行结石成分分析。

6. **24小时尿量及尿电解质分析**　推荐妊娠前用于易患结石的妇女。

第三节　非手术治疗

一、适应证

保守治疗是非复杂病例的一线治疗，并有较高的结石排出率，适用于没有复杂因素的情况，如梗阻时间短，疼痛程度较轻，结石6mm以下等。但孤立肾、双侧梗阻和继发严重感染等为保守治疗的禁忌证。

二、药物治疗

1. **常用西药与治疗选择**　药物治疗的目的在于缓解症状，预防及控制感染。常用药物包括止痛类药物、解痉类药物和抗生素三类。

(1) 止痛类药物：①吗啡和哌替啶对胎儿呼吸有抑制作用，短期应用对胎儿无不良影响，但长期使用会引起药物成瘾、胎儿宫内生长受限和早产；可待因等止痛药物在妊娠早期（前 3 个月）有致畸作用，3 个月后则风险大大降低，在妊娠中期和晚期可以短时间使用，几乎没有胎儿风险。硬膜外阻滞被认为是降低输尿管远端平滑肌张力的替代方法，除了提供良好的疼痛缓解，还可以减轻输尿管痉挛，促进结石通过，通常经 T_{11} 和 L_2 两点进针，只要避免孕妇低血压，其对母亲和胎儿的安全性是可以接受的。②非甾体抗炎药（NSAIDs，如吲哚美辛、阿司匹林、布洛芬等）阻碍前列腺素的合成，可导致胎儿动脉导管早闭，所以应禁用于孕妇，特别是在孕期最后 3 个月；阿司匹林会降低子宫收缩力，引起产程延长或难产，而且由于其减弱血小板凝集的作用，增加了产前、产后孕妇和新生儿出血的风险。

(2) 解痉类药物：黄体酮注射液可缓解输尿管平滑肌的痉挛，扩大输尿管径，拮抗醛固酮而利尿，促进结石排出，同时具有安胎之功效，但具有潜在的心血管影响，妊娠合并高血压者应慎用。间苯三酚是一种高度选择性松解异常痉挛平滑肌的药物，对平滑肌正常收缩节律及幅度无影响，可有效缓解子宫异常收缩及输尿管痉挛，对心血管系统影响小，无抗胆碱能不良反应，对胎儿无致畸性、致突变及致癌作用，目前广泛用于妊娠急腹症。硫酸镁注射液可抑制中枢神经系统，减少神经末梢乙酰胆碱的释放，阻断外周神经肌肉连接点，松弛输尿管平滑肌，同时可防止早产，但有镁中毒可能，因此要严格把握血药浓度。α 受体阻滞剂，如赛洛多辛、坦索罗辛等，以及钙通道阻滞剂硝苯地平，目前其安全性和有效性还有待更多临床研究证实，目前不作为常规药物使用。

(3) 抗生素：头孢类、青霉素类抗生素在妊娠期应用是相对安全的，必要时可选择这些药物作为经验性抗生素治疗用药，并根据中段尿培养及药敏试验结果及时调整用药。其他抗生素包括红霉素类、氨基糖苷类、四环素类、氯霉素类、磺胺类和喹诺酮类药物均应禁用。其中，红霉素类可能导致母体胆汁淤积；氨基糖苷类会增加胎儿耳毒性、中枢神经系统毒性或肾毒性的风险；四环素类可能导致胎儿骨骼和牙齿发育缺陷；氯霉素类会增加“灰婴综合征”的风险；磺胺类药物因其抗叶酸代谢的作用，理论上增加了胎儿神经管缺陷的风险；喹诺酮类药物可能会导致胎儿异常的骨骼发育。

2. 经典中药治疗与选择　在妊娠早期，应避免使用中药，尽量通过多饮水、解痉保守治疗方式排石。在妊娠中后期，治疗当遵“观其脉证，知犯何逆，随证治之”为原则，湿热偏盛者当治以清热利湿、排石通淋，如石韦散、八正散、三金汤之类；脾虚者，可合补中益气汤；肾气虚者，加杜仲、续断、狗脊、菟丝子等；肾阴虚者，配生熟地、女贞子、鳖甲等；尿中带血者，加小蓟、生地榆等。值得注意的是，在整个妊娠过程中，应禁用有毒性的药物，如大戟、巴豆、皂荚、踯躅、鬼箭羽、附子、天雄、乌头等；禁用寒热偏性强烈、大寒大热的药物，如冰片、黄连、白头翁、大青叶、板蓝根、天山雪莲、胡椒、肉桂等，因其寒热偏性可能影响胎儿发育或引起堕胎。同时应避免使用破气、活血、芳香走窜类中药，因为该类药物可能影响胚胎着床、导致流产、影响胎儿发育。同时，在使用清热利湿药物进行排石时，应遵循“中病即止”的原则，以免过用寒凉，伤及孕妇及胎儿。使用中药过程中可咨询中医妇科专家或者请中医妇科会诊，保证用药的精准性以及更好地把握禁忌药物的使用。除了药物治疗，还可以结合中医非药物治疗，如针灸、耳穴压豆、穴位按摩等。

3. 中西医结合治疗方案　对于伴有疼痛症状的患者，应本着“急则治其标”的原则，采用解痉、止痛类药物尽可能快速缓解患者症状，避免疼痛刺激对胎儿产生不利影响。当结石继发感染时，若感染程度较轻，可暂不使用抗生素，通过中药清热利湿解毒控制感染，可选用通淋化浊汤加减。当感染较重时，需积极使用抗生素控制感染。同时，可配合健脾益肾的中药以扶助患者正气，可选用补中益气汤加减。对于疼痛缓解期或不伴有疼痛的患者，在精准辨证的基础上，可采用利尿通淋排石的中药促进结石排出，可选用三金排石汤加减。

第四节 手术治疗

一、概述

有症状的妊娠期尿路结石患者绝大多数为上尿路结石，在保守治疗收效甚微且合并以下情况时应考虑外科手段干预。

二、治疗方法与选择

当症状难以控制或出现合并症时，可在局部麻醉下放置双J管或经皮肾穿刺造瘘解除梗阻；无法耐受双J管或肾造瘘者，可行经输尿管镜碎石术（URL）。有少数文献报道妊娠期尿路结石行PCNL，但全身麻醉、术中侧卧/俯卧位、可能需X线透视、术后出血、感染等因素均增加胎儿及母体的危险，选择PCNL仍需慎重。开放手术仅用于结石合并肾积脓、双J管放置或经皮肾穿刺引流失败的患者，鉴于需要全身麻醉以及手术后的各类并发症，亦不推荐。虽然有报道称，妊娠患者无意中接受ESWL治疗，对胎儿并没有不良后遗症，但目前各个指南均指出在妊娠的任何阶段，ESWL都是绝对禁忌证。

第五节 专家共识与建议

1. 妊娠期尿路结石归属于中医学“石淋”“腰痛”“腹痛”“尿血”等范畴，是临床少见的妊娠期并发症，而症状性妊娠期尿路结石是孕妇非产科因素入院的最常见原因。中医古籍记载其病因多为湿热蕴结下焦，煎熬津液，久则熬液成石。其病机特点主要包括肾虚为本、膀胱湿热为标、气滞血瘀为主要病理改变。

2. 妊娠期尿路结石的诊断具有一定挑战性，常见的症状和体征可能会被患者的妊娠状态所掩盖，此外还需排除其他急腹症可能。诊断上超声可作为一线影像学检查方式。

3. 妊娠期尿路结石的治疗在临床上有一定争议，处理不当会对孕妇及胎儿造成危害，因此需重视并谨慎对待。对于非复杂性尿石症的孕妇，保守治疗可作为一线治疗。应尽量避免在妊娠早期使用中药。在妊娠中后期，建议辨证施治、药量从轻。根据证型，治疗上主要以补中益气汤加减来补脾益肾、通淋排石；石韦散、八正散等加减来清热利湿、排石通淋。在整个妊娠过程中，应尽量避免使用有毒性、寒热偏性强烈、破气、活血、芳香走窜的中药，以免造成流产、堕胎、早产的发生。同时，在使用清热利湿药物进行排石时，应遵循“中病即止”的原则，以免过用寒凉，伤及孕妇及胎儿。此外，方中所有药物应确保在古籍文献中未有记载妊娠期间慎用或者禁用，目前为止现代药理学研究也没有文献明确表明妊娠期间禁用。部分药物，古籍文献记载有安胎作用，比如杜仲、续断、狗脊、菟丝子。

4. 放置双J管可作为保守治疗失败孕妇的首选治疗方法。如放置双J管失败，可选用经皮肾穿刺造瘘，必要时可行URL。

5. 预防和调护方面，妊娠期间建议采用常规饮食，即混合均衡的饮食搭配，不应过量摄入。鼓励水果和蔬菜摄入，限制富含草酸盐、维生素C和动物蛋白的食品，限制过量钙摄入。

参考文献

1. BJAZEVIC J, RAZVI H. Stones in pregnancy and pediatrics[J]. Asian J Urol, 2018, 5(4): 223-234.
2. PEDRO R N, DAS K, BUCHHOLZ N. Urolithiasis in pregnancy[J]. Int J Surg, 2016, 36(Pt D): 688-692.
3. 王建峰,肇恒飞. 妊娠期合并输尿管结石 279 例诊治分析[J]. 浙江医学, 2017, 39(7): 565-566.
4. 孙阳,郭剑明. 妊娠期尿石症诊治进展[J]. 中华临床医师杂志(电子版), 2012, 6(13): 3495-3498.
5. 孙西钊,周水根. 如何正确处理妊娠期尿石症(一):病理生理与诊断[J]. 现代泌尿外科杂志, 2003(04): 187-189.
6. 梁启军,曾茹,周琳. 妊娠禁忌与安胎中药[J]. 中医杂志, 2018, 59(23): 2068-2070.
7. CHOI C I, YU Y D, PARK D S. Ureteral stent insertion in the management of renal colic during pregnancy[J]. Chonnam Med J, 2016, 52(2): 123-127.
8. ABEDI A R, ALLAMEH F, RAZZAGHI M R, et al. The efficacy and safety of laser lithotripsy in pregnancy[J]. J Lasers Med Sci, 2017, 8(2): 84-87.
9. 张际青,张军晖. 妊娠期泌尿系结石的治疗[J]. 中国内镜杂志, 2020, 26(1): 74-80.
10. 温晖,宾开云,黄炳福,等. 妊娠中晚期合并输尿管结石的急诊腔内技术处理[J]. 中华泌尿外科杂志, 2006, 27(7): 465-467.
11. 陈晓东,徐乐,王志峰,等. 输尿管镜弹道碎石术治疗妊娠合并输尿管结石(附 52 例报告)[J]. 国际泌尿系统杂志, 2014, 34(6): 810-813.
12. HOSSEINI M M, HASSANPOUR A, ESLAHI A, et al. Percutaneous nephrolithotomy during early pregnancy in urgent situations: is it feasible and safe[J]. Urol J, 2017, 14(6): 5034-5037.
13. SOMANI B K, DELLIS A, LIATSIKOS E. Review on diagnosis and management of urolithiasis in pregnancy: an ESUT practical guide for urologists[J]. World J Urol. 2017, 35(11): 1637-1649.

第七章

小儿肾结石

第一节　概　　述

小儿肾结石的发病率较低，但近年来呈上升趋势。小儿尚处于生长发育阶段，其解剖、生理不同于成人，因此尚不能完全按照成人结石的诊疗经验去处理小儿结石。本共识借鉴成人肾结石已有的诊疗指南，结合小儿肾结石自身特点，对其诊疗要点进行归纳，以供参考。

第二节　非手术治疗

一、适应证

1. 密切观测　对结石成分不是感染性结石及胱氨酸结石，且结石直径<6mm 的单一、无症状肾下盏结石可以考虑随访观察。

2. 排石治疗　对直径<6mm 的肾结石，在能够控制疼痛，没有明显的梗阻、感染以及肾功能损伤的情况下亦可以考虑药物治疗。

二、药物治疗

1. 常用西药与治疗选择　主要措施包括应用 α 受体阻滞剂，根据结石成分不同对应口服酸化或者碱化尿液药物，需要时予 NSAIDs 止痛治疗。在药物治疗过程中，需要大量饮水，增加尿量，同时降低结石成分浓度，减少结石形成；另外还应每 2 周左右复查 1 次，监测结石位置和评估肾积水的变化情况，总的观察时间一般建议不超过 6 周。

2. 经典中药治疗与选择　3 周岁以上患儿可采用中药汤剂口服。

（1）湿热下注证

证候：腰腹胀痛或绞痛，患儿哭闹不安，口干欲饮，小便频数，短赤疼痛，或尿流中断，大便秘结，舌红，苔腻，脉弦滑，指纹淡红。治法：清热利湿，通淋排石。选方：三金排石汤加减。金钱草、海金沙、鸡内金、石韦、车前子、枳壳、牛膝、白茅根、冬葵子、甘草等。

（2）气滞血瘀证

证候：发病急，腰腹胀痛或绞痛，疼痛放射至腹股沟，患儿哭闹不安，呕吐，面色苍白，出冷汗，小便频数，尿赤甚或尿血，舌质正常或暗红或有瘀斑，脉弦或弦数，指纹紫滞。治法：行气化瘀排石。选方：金铃子散加减。金铃子（川楝子）、延胡索、金钱草、海金沙、车前子、白茅根、芍药、丹参、黄芪、当归、石韦、王不留行、甘草等。

(3) 脾肾两虚证

证候：腰腹隐痛，时作时止，或无明显腰痛症状，尿频或少，形体消瘦，颜面虚浮，精神及食欲不振，易外感，大便溏薄，舌淡，苔白腻，脉沉细，指纹淡红。治法：补益脾肾，通淋排石。选方：护肾排石丸加减。石韦、莲子肉、黄芪、熟地黄、桂枝、连翘、海金沙、白术、茯苓、泽泻、山药、山茱萸、牡丹皮、甘草等。

3. 中西药结合治疗方案

(1) 治疗期药物治疗方案：NSAIDs 可以阻断前列腺素合成，减轻水肿和炎症反应，减少输尿管平滑肌收缩，从而达到止痛的效果。使用 α 受体阻滞剂可促进结石排出。合理使用抗生素，避免感染性结石引起的严重感染性休克。

(2) 预防期药物治疗方案

1) 高钙尿症：氢氯噻嗪是治疗儿童高钙尿症的首选药物。

2) 高草酸尿症：①继发性高草酸尿症，口服钙片，可促进草酸在肠道内与钙结合，形成草酸钙沉积而减少草酸的吸收。②原发性高草酸尿症，给予大剂量维生素 B_6。

3) 低枸橼酸尿症、高尿酸尿症：可给予枸橼酸钾治疗。

4) 感染性结石：应予足疗程抗生素治疗。

5) 胱氨酸结石：给予枸橼酸钾或碳酸氢钠、硫普罗宁治疗。

(3) 中医药物治疗方案：汤剂口服无论是治疗期还是预防期均需辨证后再予；中成药远期预防效果大于治疗期效果。

三、体外冲击波碎石术

小儿肾结石 ESWL 的结石清除率要比成人高，为 79%~98%。这是因为儿童输尿管比成人短、顺应性较好，自发性排石以及 ESWL 后的排石能力也比成人强，引起梗阻及石街的可能性较低；在儿童身上，冲击波易于传递且能量衰减少；相较于成人，儿童结石形成时间较短、结构疏松及脆性较高，更易于粉碎。

1. 适应证 ①直径<1cm 的肾下盏结石，无不利解剖因素；②直径<2cm(结石表面积<300mm^2)的肾盂及上盏、中盏结石(非胱氨酸结石)；③直径 2~3cm(结石表面积 300~500mm^2)的肾脏大结石、部分鹿角形结石且不伴集合系统积水(下盏结石及结石主体位于下盏除外)的患者，但不作为首选；④直径>3cm 的结石及鹿角形结石只用 ESWL 治疗虽然能取得满意的疗效，但不建议首选单纯 ESWL 治疗。

2. 禁忌证 结石远端梗阻严重；未能控制的出凝血疾病及泌尿系感染；严重的心脑血管疾病；太过肥胖或者骨关节过度畸形等原因导致结石定位不清者。

3. 并发症 与成人类似，常见的并发症有：①肾绞痛，常在结石碎片排出的过程中发生，发生率约 6.29%；②石街，常因碎石过多积聚在输尿管内，若出现感染、肾功能受损时应首选经皮肾穿刺造瘘术，若条件允许也可放置输尿管支架管或者输尿管镜碎石；③肾脏损伤，对于一过性肉眼血尿通常无需特殊处理，而肾周血肿大都可以采取保守治疗；④尿源性脓毒症或感染性休克，需在通畅引流的同时进行抗感染、补液等对症支持治疗。

第三节 手 术 治 疗

一、概述

外科手术是小儿肾结石的主要治疗手段，随着医疗技术的快速发展，输尿管软镜技术、各种改良微创经皮肾镜取石术、腹腔镜肾盂/输尿管切开取石术以及外科机器人辅助切开取石术等新兴技术逐步运用于小儿肾结石的治疗中。虽然治疗手段多样，但每种技术都有其优缺点，了解每种技术的特点，有助于为尿路结石患儿做出更合适的治疗选择。

二、术前准备与评估方法

小儿肾结石治疗不仅需要考虑患儿本身生理、心理等综合因素，还需谨慎对待患儿家属及其社会背景等综合因素。患儿术前维持良好的生理状态，以安全度过手术和手术后的过程。术前需要密切关注患儿的生命体征，出、凝血时间及生化等各种实验室指标，手术部位，特殊药物使用情况，术前根据尿常规决定是否抗感染治疗。术中备好 X 线片、CT 片影像学资料等。同时，积极做好与患儿及其家属的交流，对患儿肾结石的诊断、手术方法、手术的必要性、手术的效果以及可能发生的并发症及预防措施、手术的危险性、手术后的恢复过程及预后，向其家属交代清楚，以取得家属信任和配合，使患儿愉快地接受手术。充分尊重患儿家属自主权，告知结石清除率，积极做好手术创伤及术后留置双 J 管的宣教。

三、手术方法与选择

1. 经输尿管(软)镜碎石术(URL)

(1) 适应证：①非下盏肾结石直径<2cm、肾下盏结石直径<1cm；②嵌顿性肾下盏结石，ESWL 治疗效果不佳的患者；③极度肥胖、严重脊柱畸形，无法准确建立经皮肾镜通道的患者；④结石过硬(如胱氨酸结石等)，ESWL 碎石困难的患者；⑤肾盏憩室结石而肾盏颈狭窄的患者。

(2) 禁忌证：未能控制的出凝血疾病及泌尿系感染；严重的心脑血管疾病；严重的尿道狭窄或输尿管狭窄及扭曲；骨关节畸形过于严重导致无法摆出合适手术体位。

(3) 并发症：①输尿管损伤，其中输尿管的撕脱或断裂是最严重的并发症，可提前置入输尿管支架管 1~2 周；②尿源性脓毒症或感染性休克，同样需在通畅引流的同时进行抗感染、补液等对症支持治疗。

2. 经皮肾镜取石术(PCNL)

(1) 适应证：①完全性和不完全性鹿角形肾结石；②直径<2cm 的非下盏肾结石及>1cm 的肾下盏结石；③有症状的肾盏或憩室结石；④体外冲击波难以粉碎及治疗失败的结石。

(2) 禁忌证：①未纠正的全身出血性疾病；②严重的心肺疾病和其他基础疾病，无法耐受麻醉及手术；③尚未得到控制的泌尿系感染；④肾脏解剖结构异常、盆腔游走肾或重度肾下垂；⑤服用阿司匹林、氯吡格雷等药物者，需停药 2 周，复查凝血功能正常后方可进行手术；⑥肾脏潜在恶性肿瘤等。

(3) 并发症：主要包括损伤、出血及感染。其治疗同成人 PCNL。

3. 开放手术治疗和经腹腔镜肾盂切开取石术 随着 ESWL 及内镜技术的快速发展，当前很少使用开放手术和腹腔镜切开取石术，这些方式的创伤较大但结石的清除率也较高，一般不作为首选方案；当结石合并肾盂输尿管连接部狭窄、肾盏憩室、巨输尿管、异位结肠等情况时，可选用经腹腔镜肾盂切开取石术或联合经输尿管镜碎石术。

第四节 预防与调护

一、饮食建议

多饮水增加尿量，低盐饮食，避免高蛋白饮食，保持正常的钙摄入量，避免肥胖，适当运动。

二、药物预防

1. **高钙尿症** 氢氯噻嗪是治疗小儿高钙尿症的首选药物，通常口服 1~2mg/(kg·d)氢氯噻嗪可以降低约 50% 的尿钙。

2. **高草酸尿症** 继发性高草酸尿症患者应限草酸饮食，避免服用大剂量维生素 C，对于肠源性高草酸尿症，餐前 30 分钟口服钙片；原发性高草酸尿症患者可给予大剂量维生素 B_6，其可以稳定该酶并增强其活性。

3. **低枸橼酸尿症** 可给予枸橼酸氢钾钠补充治疗。

4. **高尿酸尿症及胱氨酸尿症** 调节尿液的 pH 及控制饮食是关键。可口服枸橼酸制剂治疗。

5. **感染性结石** 彻底去除结石是治疗的关键，其次应予足疗程抗生素治疗，通常采取 3 个月的抗生素治疗，如果尿液培养阴性可以停止使用抗生素。

三、随访

调整饮食或药物治疗后 6 个月内需再次评估，进行 24 小时尿液分析，评估治疗效果。第一次随访后，需每年进行一次 24 小时尿液分析。

对于某些药物治疗，需定期检查评估药物副作用。

可酌情使用药物预防结石，如五苓散、加味八正散（八正散加金钱草、海金沙、鸡内金、石韦）等中成药。

第五节 专家共识与建议

本章重点阐述 14 周岁以下小儿肾结石的诊断及治疗方法，14 周岁以上患儿建议参照成人肾结石诊断及治疗。小儿肾结石的发病率呈上升趋势，其发病具有地域特点；主要原因是代谢异常，多数由体检发现，典型的临床表现为腰痛和血尿；检查方法应尽量选用辐射量小的手段，超声检查是首选的方法；尿液分析（尤其是 24 小时尿液分析）和结石分析为小儿肾结石病因的诊断提供了必要的线索；治疗应根据结石大小、位置及成分等选择合理的、创伤小的手段；小儿脏腑娇嫩，形气未充，用药需谨慎，避免应用大辛、大热、大苦、大寒之品，以免伤津、伤气、伤脾。3 周岁以上可口服中药汤剂，3 周岁以下选择中医适宜外治法治疗。结石长径<0.6cm 且表面光滑，无肾功能异常，无发育畸形的患儿，可采用中医中药排石。排石治疗中通过辨证，我们将小儿肾结石分为三个证型，如湿热下注证、气滞血瘀证、脾肾两虚证；治疗中针对不同证型制订对应的治则，组方用药达到排石的目的，如可用三金排石汤以清热利湿排石，用金铃子散行气化瘀排石，或用护肾排石丸以达到补益脾肾排石的

目的。对于较大结石可先行体外冲击波碎石术或微创手术治疗，再配合中医中药治疗。结石的预防至关重要，重视饮食调整并针对性地选择预防药物。

参考文献

1. 贺雷. 儿童肾结石诊疗的临床专家共识[J]. 临床小儿外科杂志，2021，20(2)：107-113.
2. SAS D J，HULSEY T C，SHATAT I F，et al. Increasing incidence of kidney stones in children evaluated in the emergency department[J]. J Pediatr，2010，157(1)：132-137.
3. ZIEMBA J B，MATLAGA B R. Guideline of guidelines：kidneystones[J]. BJU Int，2015，116(2)：184-189.
4. LEPPERT A，NADALIN S，SCHIRG E，et al. Impact of magnetic resonance urography on preoperative diagnostic workup in children affected by hydronephrosis：should IVU be replaced? [J]. J Pediatr Surg，2002，37(10)：1441-1445.
5. 刁龙，吴恭瑾，岳中瑾，等. 儿童结石研究进展[J]. 中华小儿外科杂志. 2018，39(7)：548-553.
6. SKOLARIKOS A，STRAUB M，KNOLL T，et al. Metabolic evaluation and recurrence prevention for urinary stone patients：EAU guidelines[J]. Eur Urol，2015，67(4)：750-763.
7. DAGA S，PALIT V，FORSTER J A，et al. An update on evaluationand management in cystinuria[J]. Urology，2021，149：70-75.
8. SALEM H K，FATHY H，ELFAYOUMY H，et al. Slow vs rapid delivery rate shock wave lithotripsy for pediatric renal urolithiasis：a prospective randomized study[J]. J Urol，2014，191(5)：1370-1374.
9. YUAN D，LIU Y，RAO H，et al. Supine versus prone position in percutaneous nephrolithotomy for kidney calculi：a meta-analysis[J]. J Endourol，2016，30(7)：754-763.
10. YANG C，ZHOU J，LU Z X，et al. Simultaneous treatment of ureteropelvic junction obstruction complicated by renal calculi with robotic laparoscopic surgery and flexible cystoscope[J]. World J Urol，2019，37(10)：2217-2223.
11. YIN Z，WEI Y B，LIANG B L，et al. Initial experiences with laparoscopy and flexible ureteroscopy combination pyeloplasty in management of ectopic pelvic kidney with stone and ureterpelvic junction obstruction[J]. Urolithiasis，2015，43(3)：255-260.
12. 刘昭荣，李玉根，邹军荣，等. 经皮肾镜取石术在儿童肾结石治疗中的应用及进展[J]. 临床小儿外科杂志，2020，19(8)：699-704.
13. 秦泽，吴恭瑾，孙允冀，等. 代谢异常与儿童肾结石的相关性研究进展[J]. 中华小儿外科杂志，2018，39(7)：558-561.
14. 李曰庆. 中医外科学[M]. 北京：人民卫生出版社，2006.
15. 刘振华. 排石颗粒联合 MPCNL 治疗小儿肾结石的效果观察[J]. 药品评价，2019，16(19)：53-54.
16. 陈红风. 中医外科学[M]. 北京：中国中医药出版社，2016.

第八章

上尿路结石并脓毒症

第一节 概 述

一、西医学定义

泌尿系感染出现临床感染症状且伴有全身炎症反应综合征（systemic inflammatory response syndrome，SIRS）即可诊断为尿源性脓毒症。但最新的脓毒症诊断标准（Sepsis-3）中，定义为宿主对感染的反应失调而致的危及生命的器官功能障碍，而 SIRS 概念已不再使用。

二、中医学概念

中医学没有上尿路结石并脓毒症具体的病名及定义记载，但因其以"发热、小便刺痛、患侧腰痛，甚至神志不清、四肢厥冷"等为主要临床表现，可将其归属于"热病""淋证""腰痛""厥证""脱证""谵妄""肾热病"等范畴。

三、流行病学

根据欧美的流行病学调查数据，脓毒症的发病率逐年上升，每年升高 8.7%，其中 8.6%~30.6% 的脓毒症为尿源性。尿源性脓毒症是指泌尿系感染后出现的临床感染症状并引发的全身炎症反应，起病急骤且进展迅速，一旦发展为严重脓毒症及脓毒症休克，其病死率高达 28.3%~41.1%，因此越来越被人们所重视。研究发现 78% 的尿源性脓毒症患者为泌尿系结石梗阻引起。

第二节 发病机制

尽管由真菌引起的脓毒症比率逐渐上升，尿源性脓毒症的主要致病菌仍然是革兰氏阴性菌。目前研究显示，与革兰氏阳性菌感染相比较，革兰氏阴性菌感染的临床表现更加严重，更容易出现严重脓毒症或脓毒症休克。其中，大肠埃希菌是最主要的致病菌，并且超广谱 β-内酰胺酶（extended spectrum β lactamases，ESBLs）阳性大肠埃希菌的比例不断升高，这对临床实践中抗菌药物的使用提出了新的挑战。尿源性脓毒症的严重程度主要取决于机体对感染源的反应程度。老年患者、糖尿病患者、免疫抑制患者（如接受器官移植的患者，接受化疗或激素治疗的患者），这些患者更容易发生尿源性脓毒症。尿源性脓毒症的发展也与结石局部因素、医源性操作密切相关，如感染性结石、梗阻部位及程度、合并先天性泌尿系统病变或腔内手术操作等。

泌尿系梗阻导致肾盂内压力增高，肾盏穹窿部破裂，细菌及毒素通过肾盏穹窿部静脉、肾小管、淋巴管及间质逆流等途径重吸收从而逆行进入循环系统，短时间内消耗大量的非特异性抗菌物质（如白细胞、巨噬细胞、免疫球蛋白等），进而引起全身炎症介质瀑布样释放，导致血管内皮细胞损伤，血管内抗凝/凝血功能失调，进而导致微循环障碍，最后导致全身多器官功能障碍并衰竭。

第三节　病 因 病 机

历代医家在诊治疾病的实践过程中不断地继承和发扬，尤其是近代中医学者们对其病因病机进行不断地归纳和总结。其病因主要可归纳为内因和外因，内因是正气不足，机体难以抗衡邪毒，邪毒易内陷传变，损及阴阳；外因是邪毒侵入，且尿石梗阻于尿路，邪毒上行，逆入血流，周身而行以致病。基本病机是机体本身正气虚弱，而毒邪内侵，损伤阴阳，导致络脉瘀滞，机体失衡、阴阳耗伤。疾病发展过程有三个关键点：①正气不足是发病之本；②尿路不通、毒邪内蕴是重要的发病基础；③络脉瘀滞，气血失运，阴阳失调，机体失于濡养，是病机变化特点。因此，上尿路结石合并脓毒症的发病特点可以归纳如下。

1. 正气不足是发病之根本　《素问·离合真邪论》曰："夺人正气""释邪攻正，绝人长命。"《灵枢·口问》曰："故邪之所在，皆为不足。"《素问·评热病论》曰："邪之所凑，其气必虚。"《素问·刺法论》曰："正气存内，邪不可干。"《灵枢·百病始生》曰："风雨寒热不得虚，邪不能独伤人。"《冯氏锦囊秘录》曰："正气旺者，虽有强邪，亦不能感，感亦必轻，故多无病，病亦易愈；正气弱者，虽即微邪，亦得易袭，袭则必重，故最多病，病亦难痊。"

结合历代医家的论述，正气不足是发病之根本，正气的强弱是决定发病与否的关键因素以及内在根本原因。正气强，则体质强，可以抵御邪气于外。临床上以女性患者、年老体虚，尤其合并消渴等，由于其正气不足，抵御邪气能力差，更易发生脓毒症。而且，疾病后期，本已正气耗伤，若疾病无法有效控制，则正气虚耗，脏气受损，逐渐出现阴阳互损，最终能导致阴阳离决。这与脓毒症的感染性休克、全身多器官功能衰竭病程进展相一致。

2. 毒邪蕴结是发病之基础　《医宗必读》曰："石淋者，有如沙石，膀胱蓄热而成。"《丹溪心法·淋》曰："淋有五，皆属乎热。"《诸病源候论·淋病诸候》曰："诸淋者，由肾虚而膀胱热故也。"《素问·至真要大论》曰："诸转反戾，水液浑浊，皆属于热。"

结合历代医家的论述，疾病的发生必有邪气之所在，结合上尿路结石合并脓毒症的发病特点，"毒"主要为热、湿、瘀。此类患者以热、湿、瘀为发病之基础，加之砂石阻塞尿路，气血瘀滞，邪气逆行而上，逆入血液周身而行，可迅速传入营/血分而致机体气机逆乱。这与现代医学结石梗阻于尿路，尿路感染未控制致逆行而上，或手术致肾盂内压力升高，细菌及内毒素通过受损的黏膜及肾盂反流系统进入循环系统，导致机体出现炎症反应，脏器功能损伤的发病机制相一致。

3. 络脉瘀滞，气血失运，机体失养是发病过程中的病机变化特点　《医宗必读》云："气血者，人之所赖以生者也。"《妇人大全良方·调经门》曰："夫人之生，以气血为本；人之病，未有不先伤其气血者。"《寿世保元》曰："盖气者，血之帅也，气行则血行，气止则血止，气温则血滑，气寒则血凝，气有一息之不运，则血有一息之不行。"

从历代医家的论述中可以看出，气血乃人体赖以生存的精微物质，而络脉是经脉气血调节和营养作用的场所。《素问·气穴论》谓孙络有"溢奇邪""通荣卫"的作用，气血是随着疾病发展变化而变化的。上尿路结石合并脓毒症在疾病的中后期，脉络瘀滞，气血失运，不能濡养脏腑，导致组织器官灌注不足，出现低血压、少尿等症状，甚至出现严重休克、多器官功能衰竭。

第四节　诊断与方法

一、病史采集

精神疲倦，恶寒发热，腰腹疼痛，恶心呕吐，尿频、尿急、尿痛等下尿路症状，严重者可出现意识淡漠、呼吸气促等症状。

二、临床表现

1. **泌尿系统症状**　腰腹疼痛，恶心呕吐，尿频、尿急、尿痛等下尿路症状。

2. **全身炎症反应症状**　体温>38℃或者<36℃；心率>90次/min；呼吸频率>20次/min，或动脉血二氧化碳分压<32mmHg（4.3kPa）。

3. **体征**　肾区叩击痛。

三、影像学检查

1. **泌尿系彩超**　作为首选项目，可以发现尿路梗阻、积脓、结石等病变。

2. **非增强CT扫描（NCCT）**　可发现直径>1mm的结石，图像三维重建转换成类似IVU图像，可以清楚显示包括X线阴性结石在内的结石的形态及大小，了解肾积水、梗阻程度等。

四、实验室检查

1. **尿常规**　包括：①亚硝酸盐。正常值为阴性。阳性见于大肠埃希菌等革兰氏阴性菌引起的尿路感染，阳性反应程度与尿液中细菌数成正比。②白细胞酯酶。正常值为阴性，泌尿系感染时为阳性。③尿沉渣显微镜检。离心尿沉渣中白细胞计数配合细菌革兰染色可作为尿路感染的诊断依据。应注意，尿检没有白细胞，不能除外上尿路感染，同时尿白细胞也可见于非感染性肾疾病。

2. **尿液培养**　尿液培养细菌菌落计数≥10^5CFU/ml被认为是尿路感染的诊断指标，此数值对尿路感染诊断的特异度较高。

3. **外周血白细胞计数**　>12×10^9/L或<4×10^9/L，或不成熟白细胞≥10%。有研究表明，腔内碎石术后2小时血白细胞计数降至2.85×10^9/L时，可作为预测感染性休克的指标。

4. **感染生化指标**

（1）C反应蛋白（CRP）：是一种急性时相反应蛋白，大多数感染可引发其浓度迅速上升，通常于感染后2h开始升高，24~48h达高峰。细菌感染时CRP升高显著，而病毒感染时大多正常或轻微升高。因此，CRP通常作为鉴别细菌或病毒感染的参考指标之一。但CRP的细菌感染界值尚不明确，有临床研究者建议，可采用CRP 40mg/L作为细菌感染的界值，但也有人认为CRP>20mg/L即可考虑为细菌感染。

（2）降钙素原（PCT）：大部分学者认为降钙素原（procalcitonin，PCT）在诊断严重脓毒症及脓毒症休克的灵敏度和特异度上要明显高于CRP，而且在评估其病情严重程度及预后方面也同样优于CRP。血中PCT水平与细菌感染导致脓毒症的严重程度成正比，对细菌感染具有重要的诊断意义。拯救脓毒症运动（Surviving Sepsis Campaign，SSC）指南也推荐将PCT作为脓毒症治疗中的辅助检测指标。

(3) 白细胞介素-6(IL-6):白细胞介素-6(interleukin-6,IL-6)是一种细胞因子,属于白细胞介素的一种,当其作为急性期炎症因子时,主要刺激参与免疫反应的细胞增殖、分化并提高其功能,参与炎症反应和发热反应。炎症反应发生后,IL-6 率先生成,是炎症、脓毒症的早期敏感性“警示”标志物。随着疾病的进展,IL-6 水平逐渐升高。但 IL-6 的特异度欠佳,许多非感染因素如手术、移植排斥及多发伤等均可引起血浆 IL-6 水平升高。因此,将 IL-6 用于脓毒症的判断效果仍欠佳。

(4) 血培养:作为脓毒症诊断的金标准。尽量保证在抗感染治疗前获得首份血培养标本或在血药浓度最低时。但在多情况下血培养结果的灵敏度和特异度都比较低。

五、诊断指标与评估

有研究证明年龄≥65 岁,血肌酐≥248μmol/L、合并慢性肾脏病是上尿路结石并脓毒症患者进展为严重脓毒症或脓毒症休克的独立危险因素。

根据最新的 Sepsis-3 诊断标准,脓毒症的诊断主要根据序贯性器官衰竭评估(SOFA)量表或 qSOFA(Quick SOFA)评分进行识别,具体见表 8-1、表 8-2。

表 8-1 Sepsis-3 诊断标准

疾病名称	定义
脓毒症	宿主对感染的反应失调而致的危及生命的器官功能障碍,SOFA 评分快速增加≥2 qSOFA 由意识状态改变、收缩压≤100mmHg 和呼吸频率≥22 次/min 共 3 项组成,符合 2 项或 2 项以上,即 qSOFA 评分≥2 则为疑似脓毒症
感染性休克	脓毒症患者经充分容量复苏后仍存在持续性低血压,需缩血管药物维持平均动脉压(MAP)≥65mmHg 且血清乳酸水平 >2mmol/L

表 8-2 全身性感染相关性器官功能衰竭评分(SOFA 评分)

器官/系统	检测项目	评分				
		0	1	2	3	4
循环系统	平均动脉压/mmHg	≥70	<70(未使用血管活性药)			
	多巴胺/(μg·kg⁻¹·min⁻¹)			≤5	>5	>15
	肾上腺素/(μg·kg⁻¹·min⁻¹)				≤0.1	>0.1
	去甲肾上腺素/(μg·kg⁻¹·min⁻¹)				≤0.1	>0.1
	使用多巴酚丁胺(是/否)			是		
呼吸系统	(PaO_2/FiO_2)/mmHg	≥400	300~399	200~299	100~199	<100
	呼吸支持(是/否)				是	是
肾脏	肌酐/$(\mu mol \cdot L^{-1})$	<110	110~170	171~299	300~440	>440
	24 小时尿量/$(ml \cdot 24h^{-1})$				<500	<200
肝脏	胆红素/$(\mu mol \cdot L^{-1})$	<20	20~32	33~101	102~204	>204
凝血	血小板/$(\times 10^9 \cdot L^{-1})$	>149	100~149	50~99	20~49	<20
神经系统	GCS 评分	15	13~14	10~12	6~9	0~5

第五节　中西医结合治疗方法与选择

一、治疗原则

急诊肾脏减压及有效抗感染治疗。

中西医结合治疗脓毒症能显著降低病死率，减少多器官功能障碍综合征与脓毒症休克的发生是降低病死率的关键。毒热证向血瘀证及急性虚证的转化，是脓毒症病势进展的标志，截断脓毒症向严重脓毒症方向发展是防治脓毒症的首要策略。中医药治疗脓毒症本着"以通为用，祛邪扶正"的原则。上尿路结石并脓毒症以尿路通畅、邪气有出路为前提；对于实证，以祛邪解毒、通腑泄热、活血化瘀为法；对于虚证，则以回阳救急、大补元气、滋阴温阳为法；对于虚实夹杂者，祛邪与扶正兼顾。但因脓毒症病情变化快、风险大、病死率高，故危重期需在重症监护室（ICU）多学科抢救治疗，切忌单纯中药治疗。在疾病转归过程中，若生命体征平稳，可联合中药予以扶正祛邪治疗。

二、中西医结合治疗方案

1. 支持治疗　包括对症治疗、液体复苏等。

2. 早期抗感染治疗　抗感染治疗前进行常规微生物培养（血培养，包括需氧及厌氧菌培养；尿液培养）。有回顾性分析表明，在抗感染治疗之前获得培养物有利于预后的改善。尽快应用广谱且覆盖产 ESBLs 病原菌的抗生素（推荐 1 小时内），对可疑脓毒症患者采取抗生素降级使用方案，待微生物培养结果回复后再更换敏感抗生素继续抗感染治疗。抗菌药物可以选择一种或多种药物，这些药物的抗菌谱应涵盖所有的可能病原体，并且要有足够的药物浓度以渗透到可能导致脓毒症的病灶中。尿源性脓毒症的病原体多为革兰氏阴性菌，经验性用药时建议使用碳青霉烯类药物如亚胺培南、美罗培南和帕尼培南等。

3. 解除尿路梗阻　结石感染合并明显梗阻者，引流减压十分重要。这是尿源性脓毒症治疗策略的关键所在。现阶段主要的外科引流手段包括经皮肾造瘘引流、输尿管内支架管引流及外科手术治疗。对于感染性肾积水的初始治疗，几乎没有证据表明经皮肾造瘘术优于逆行支架管置入术。没有高质量的证据表明输尿管支架管置入术比经皮肾造瘘术具有更多的并发症。只有一项 RCT 比较了急性感染性肾积水减压时的不同术式。经皮肾造瘘术的并发症报道是一致的，而输尿管支架管置入术的并发症报道较少。

中医认为脓毒症初期以毒为主，以热毒内蕴证和瘀毒阻滞证多见；后期毒邪入里，正气无力抗邪，发展为气阴耗伤证、阳气暴脱证、内闭外脱证之极期，此期多为虚实夹杂，以虚为主；脓毒症恢复期，正虚邪恋，气血阴阳俱损，表现为气虚阴伤与气虚阳伤两大证候。初期以泄热解毒化瘀为主；极期及恢复期以益气养阴、温阳固脱为主，并兼以清热、利湿、祛痰、活血，以驱邪外出；其中高热患者以柴胡类方加减治疗。

第六节　预防与调护

一、预防

梗阻性尿源性脓毒症急性期后，病情会因各种因素反复波动，预防原则为营养支持、维持水电解质酸碱平衡、积极治疗基础病、局部引流管道管理、促进快速康复。

1. 营养支持　首选胃肠内营养，清淡营养饮食，少食多餐。忌暴饮暴食、辛辣刺激、肥甘厚腻。适量活动，促进气血运行、胃肠蠕动。

2. 维持水电解质酸碱平衡　按公斤体重计算每日热卡摄入，保证三大营养物质均衡摄入，维持水电解质酸碱平衡。必要时可选择静脉胃肠外营养补充，特别是老年、低蛋白血症、贫血、糖尿病酮症酸中毒等基础状态差、基础病较多的患者，促进快速康复。

3. 积极治疗基础病　脓毒症合并糖尿病酮症酸中毒患者的血糖调控、酸中毒纠正均影响脓毒症康复，静脉泵可以快速精准调控血糖。高血压、冠心病、心力衰竭、慢性阻塞性肺气肿、慢性肾功能不全等均需同步高度关注，积极治疗。必要时运用多学科诊疗模式（multi-disciplinary team，MDT）制订综合治疗方案，防止病情波动反复。

4. 局部引流管道管理　确保外科内、外引流管道通畅、固定牢靠，预防管道堵塞、脱落、污染。

二、饮食调护

1. 健脾益气食疗汤

（1）淮山党参鹌鹑汤：党参 15g、淮山药 15g、鹌鹑 2 只、瘦肉 250g、生姜 3 片。功效：健脾益胃。对脾胃虚弱所致的食欲不振、消化不良者有食疗补益作用。

（2）无花果茶树菇山鸡汤：茶树菇 150g、无花果 5 个、红枣 3 个、山鸡 1 只、生姜 3 片。功效：益胃健脾，养阴益气。无花果健胃益气，茶树菇助消化、健肠胃。

2. 清余热毒食疗汤

（1）石斛麦冬瘦肉汤：瘦肉 250g、石斛 15g、麦冬 20g、红枣 4 个。功效：生津止渴，清热养胃。对胃阴不足，烦渴多饮，口干舌燥，小便多，大便结等，有缓解作用。

（2）猪笼草赤小豆横利汤：猪笼草 20g（鲜品 45g）、赤小豆 50g、猪横脷 3 条、生姜 3 片。功效：清热利湿通淋。

（3）白菜干豆腐腊鸭头汤：白菜干 75g、豆腐 2 块、芡实 25g、薏苡仁 25g、蜜枣 4 个、陈皮适量、腊鸭头连颈 2 个、鸭肉 300g、生姜 3 片。功效：滋阴降火，利水消肿，清热养阴，去火下气。

3. 滋补营养食疗汤

（1）浮小麦参淮牛展汤：浮小麦 25g、党参 25g、淮山药 25g、龙眼肉 25g、牛展 600g、生姜 3 片。功效：补益精血，健脾养胃，补脾安神，滋阴补气，润血和脉。

（2）苹果雪耳瘦肉汤：雪耳 20g、苹果 2 个、麻黄 8g、瘦肉 200g、蜜枣 3 个。功效：滋阴润燥，补益气血，健脾祛湿，补脾固精。

第七节 专家共识与建议

1. 血白细胞计数、CRP 和 PCT 等指标为上尿路结石并脓毒症患者早期预警及预后提供参考。

2. 上尿路结石梗阻患者一旦出现脓毒症，采用充分有效引流，及时肾脏减压。

3. 尽早经验性使用广谱抗生素抗感染治疗，再根据药敏试验结果重新评估抗感染治疗方案。

4. 第一时间血培养、尿液培养及减压引流后，尿液再次病原学培养及药敏试验对后续治疗是重要的。

5. 多学科诊疗模式（MDT）被强烈推荐，特别是对疗效不佳、病情反复的患者。

6. 中医药在脓毒症各期均有减毒增效、扶正祛邪、促进快速康复的作用。

参考文献

1. 王庆，赖国祥，吴文燕. 中西医对脓毒症发病机制的研究进展[J]. 现代中西医结合杂志，2007(20)：2940-2942.
2. 李曰庆. 实用中西医结合泌尿男科学[M]. 北京：人民卫生出版社，1995.
3. WAGENLEHNER F M E，PILATZ A，WEIDNER W，et al. Urosepsis：overview of the diagnostic and treatment challenges [J]. Microbiol Spectr，2015，3(5)：1-18.
4. LEVY M M，ARTIGAS A，PHILLIPS G S，et al. Outcomes of the surviving sepsis campaign in intensive care units in the USA and Europe：a prospective cohort study[J]. Lancet Infect Dis，2012，12(12)：919-924.
5. HOFMANN W. Urosepsis and uroseptic shock[J]. Z Urol Nephrol，1990，83(6)：317-324.
6. LIU H L，LIU G H，MA Q B. Value of procalcitonin in the early diagnosis of sepsis in department of emergency[J]. Chin Crit Care Med，2012，24(5)：204-207.
7. 黄健. 中国泌尿外科和男科疾病诊断治疗指南(2019 版)[M]. 北京：科学出版社，2020.
8. 谭乐明，杨旭凯，王养民，等. 泌尿系结石相关性脓毒血症的危险因素及治疗进展[J]. 中国医药，2018，13(8)：1271-1275.
9. 普勇斌，叶勇，张振宇，等. 赵淳教授中西医结合救治多器官功能障碍综合征的学术经验[C]. 著名中医药学家学术传承研讨会，2013：127-131.
10. 刘清泉. 对脓毒症中医病机特点及治法的认识[J]. 北京中医，2007，26(4)：198-200.
11. WANG W，MA F，PENG R，et al. Temporal alteration of stone composition and onset age in the upper urinary tract：a cross-sectional study of 1878cases[J]. Chin J Urol，2015，36(8)：620-623.
12. 徐顺娟，芮庆林，奚肇庆. 脓毒症中医辨证分型的研究进展[J]. 中国中医急症，2016，25(2)：286-288.
13. 王今达，李志军，李银平. 从"三证三法"辨证论治脓毒症[J]. 中国危重病急救医学，2006，18(11)：643-644.
14. ZHAO R，DONG S. Clinical value of serum endocan and procalcitonin in early diagnosis and prognosis evaluation of sepsis [J]. Chin Crit Care Med，2017，29(4)：321-326.
15. LIU Y，HOU S，ZHU M，et al. The guidance of procalcitonin for antibiotic's application in treatment of SIRS caused MODS [J]. Chin J Pract Med，2016，43(16)：48-50.
16. DE BONT E S，MARTENS A，VAN RAAN J，et al. Diagnostic value of plasma levels of tumor necrosis factor alpha (TNF alpha) and interleukin-6 (IL-6) in newborns with sepsis[J]. Acta Paediatr，1994，83(7)：696-699.
17. CAO J D，WANG Z C，WANG Y L，et al. Risk factors for progression of urolith associated with obstructive urosepsis to severe sepsis or septic shock[J]. BMC Urol，2022，22(1)：46.
18. CARDOSO T，CARNEIRO A H，RIBEIRO O，et al. Reducing mortality insevere sepsis with the implementation of a core 6-hour bundle：resultsfrom the portuguese community-acquired sepsis study (SACiUCI study)[J]. Crit Care，2010，14(3)：R83.
19. 吴阶平. 吴阶平泌尿外科学[M]. 济南：山东科学技术出版社，2004.
20. RAMSEY S，ROBERTSON A，ABLETT M J，et al. Evidence-based drainage of infected hydronephrosis secondary to ureteric calculi[J]. J Endourol，2010，24(2)：185-189.

第九章
围手术期

第一节　概　　述

手术能治疗疾病，但也可能导致并发症和后遗症，尿石症手术也不例外。患者接受尿石症手术，要经历麻醉和手术创伤的刺激，使机体处于应激状态。尿石症手术特点是微创、手术时间短，因此并发症相对少见，但任何手术都会使患者产生心理和生理负担。因此，尿石症围手术期中西医结合治疗旨在为手术患者提供合理的治疗方案，增加患者的手术耐受性，使患者以最佳状态度过围手术期，预防或减少术后并发症，促进患者早日康复。尿石症围手术期的常见症状包括腰痛、血尿、尿频、呕吐、腹胀、发热等症状。

第二节　术前准备及评估

尿石症围手术期的一般准备主要包括患者的生理准备及心理准备。

患者维持良好的生理状态，以安全度过手术和手术后的过程。了解患者的健康问题：包括生命体征，凝血时间及生化等各种实验室指标，手术部位，抗凝药物使用情况，女性患者是否处于月经期，患者的情绪等。预防感染：术前根据尿常规抗感染治疗。准备术中用物：X 线片、CT 片等。心理方面的准备：包括增进与患者及家属的交流，有关患者尿石症的诊断、手术方法、手术的必要性、手术的效果以及可能发生的并发症及预防措施、手术的危险性、手术后的恢复过程及预后，向患者及家属交代清楚，以取得其信任和配合，使患者愉快地接受手术。充分尊重患者的自主权，告知患者结石的清除率，积极做好手术创伤及术后留置双 J 管的宣教。

第三节　围手术期体质辨证与常见症状

一、体质辨证与方法

尿石症患者术前体质以湿热质、痰湿质两者最多，其中男性患者以湿热质为主，女性患者则以痰湿质、湿热质为主；二水磷酸氢钙、一水草酸钙结石患者偏向痰湿质，含感染性结石成分的结石患者偏向湿热质。研究表明，阳虚质、阴虚质、痰湿质是易成石体质且易出现肾功能损害，平和质成石及肾功能损害机会最少。

二、腰痛症状与辨证分型

（一）概述

腰痛以腰部一侧或两侧疼痛为主，常可放射到腿部。腰痛的原因很多，包括运动系统疾病、外伤、泌尿系炎症或结石、肾小球肾炎、某些妇科疾病、妊娠、腰部神经根炎和某些腹部疾病。腰痛是泌尿外科围手术期常见症状及常见急症，需要分别处理。术前发生腰痛，特别是严重腰痛，考虑为肾绞痛，治疗同肾结石章节肾绞痛处理。本章节一般指术后发生腰痛，特别是留置双J管导致腰部隐痛不适感。

（二）症状与分析

术后发生腰痛，一般症状轻微，与体内支架管有关，对症处理即可。如发生严重腰痛，则需要鉴别腹膜后出血等疾病。

（三）西医治疗方法

目前临床上治疗肾绞痛的药物主要有NSAIDs、麻醉性镇痛药和M胆碱受体阻滞剂。NSAIDs包括双氯芬酸钠、吲哚美辛等；麻醉性镇痛药包括吗啡、哌替啶、布桂嗪、曲马多等；M胆碱受体阻滞剂如阿托品、山莨菪碱(654-2)，目前比较少用。

（四）辨证论治

临床上以肾虚湿热型夹血瘀多见。证候：腰痛或小腹痛，排尿时明显加重，伴尿频、尿急、尿痛，可见血尿，舌红，苔黄，脉弦数。治法：行气化瘀，清热利湿。选方：石韦散或通淋固本方加减。中药：黄芪、金钱草、杜仲、牛膝、海金沙、鸡内金、威灵仙、甘草。中成药可选择宁泌泰胶囊或者广金钱草总黄酮胶囊，改善腰痛不适症状。

（五）针灸与外治

针刺可采用的方法包括体针、平衡针、腕踝针，其他治法有耳穴压豆。穴位可选肾俞、膀胱俞、委中、阿是穴等。耳穴压豆可选肾、交感、神门穴。

三、血尿症状

（一）概述

血尿是指离心沉淀尿中每高倍镜视野≥3个红细胞，提示尿液中红细胞异常增多，是常见的泌尿系统症状。

（二）症状与分析

正常的尿液含有极少量的红细胞。尿石症术前血尿症状不严重，以镜下血尿为主；术后多伴有肉眼血尿，同时伴有尿频、尿急、尿痛及腰痛等不适，病因考虑与手术创伤及术后留置双J管有关。尿石症引起的血尿情况相对少见，如尿石症出现反复血尿及血尿加重的情况，要特别警惕泌尿系肿瘤可能。

（三）西医治疗方法

西医治疗方法包括卧床休息，尽量减少剧烈的活动。尿石症术后轻度血尿，通过大量饮水可自行好转；如出血量多，可留置导尿管行持续膀胱冲洗。经皮肾镜取石术(PCNL)后可能出现持续大量的血尿，伴血块形成，同时伴随肾绞痛，导尿管引流颜色鲜红，应考虑动静脉瘘及假性动脉瘤风险，需及时行肾动脉栓塞术。PCNL术后血尿持续不能缓解，阵发性绞痛明显，血红蛋白下降超过4个单位，建议行肾动脉栓塞术。

（四）辨证论治

中医急则治其标，如血尿严重，双J管暂时不能拔出的情况下，可辨证运用中药，改善临床症状。

临床所见血尿，辨证以虚实分类。

1. **热结膀胱证**　证候：小便带血，血色鲜红，恶寒发热，小便频数短涩、滴沥不爽，少腹作胀，腰部隐痛，舌红，苔黄，脉数。治法：清热利尿，凉血止血。选方：八正散加减。中药：萹蓄、瞿麦、木通、车前子、滑石、甘草、生栀子、灯心草、地榆炭、蒲黄、藕节、琥珀。中成药可选择尿石通丸、血尿安胶囊、裸花紫珠片。

2. **肾虚火旺证**　证候：尿血屡发，色鲜红或淡红，头晕目眩，耳鸣心悸，颧红潮热，咽干盗汗，虚烦不寐，腰膝酸软，遗精，舌质红，苔少，脉细数。治法：补肾滋阴，凉血止血。选方：知柏地黄丸加减。中药：熟地黄、山茱萸、淮山药、茯苓、泽泻、牡丹皮、知母、黄柏、墨旱莲、大蓟、小蓟、藕节、蒲黄。中成药可选择尿血合剂、云南白药、血尿安胶囊治疗。

（五）针灸与外治

针刺：实证选大陵、小肠俞、关元、大敦。虚证可选择脾俞、肾俞、气海、三阴交。

艾灸：关元、气海。

四、尿频尿急

尿频尿急是一种症状，并非疾病名称。尿频的西医的原因较多，术前以泌尿系感染多见，术后多由双J管刺激导致。

西医治疗方法包括选择敏感抗生素，选用减少膀胱刺激的药物，如坦索罗辛、米拉贝隆缓释片、托特罗定等。

中医辨证有虚实之分。实证为湿热下注所致，虚证多与脾肾有关。治法当遵张介宾“凡热者宜清，虚者宜补”的原则。实证以清热利湿为法，选方八正散加减。中药：萹蓄、瞿麦、木通、车前子、滑石、甘草、生栀子、灯心草、地榆炭、蒲黄、藕节、琥珀。虚证以益气升阳为法，选方补中益气汤加减。中药：黄芪、柴胡、党参、白术、甘草、当归、升麻、益智、台乌。

第四节　术中并发症与处理原则

尿石症术中常见的并发症为出血和感染。尿石症手术术中大出血的发生率较低，比较常见的是PCNL术中穿刺损伤。PCNL的穿刺通道过浅，导致肾脏的出血；或者穿刺通道过深，穿刺针进入肾静脉、下腔静脉，引起大出血。发生严重大出血时应及时中止手术，改行二期手术治疗。尿石症术前应严格按照抗感染方案控制感染，如病情需要，需急诊手术时，术中发现肾积脓，应行输尿管置管术内引流或者肾造瘘术解除梗阻，暂缓行碎石取石术。

第五节　术后注意事项与处理要点

一、概述

尿石症通常选择微创手术治疗，但术后出现的严重并发症会影响术后恢复效果，其中尿路感染是最常见的并发症，且具有病情凶险、进展快、致死率高的特点。

二、警惕脓毒症的发生

临床研究发现，术后并发症以尿源性脓毒症、液体吸收综合征、感染性休克为主，而目前针对严重并发症予以控制的最佳措施便是尽早预防，尽早发现，及时规范处理，多学科合作，以降低致死率，挽救上尿路结石患者的生命。

三、术后大出血的早期识别

结石术后发生失血性休克、导管误入静脉系统的概率不高，特别随着精准穿刺技术的进步，一般不会发生严重血尿。如出现持续大量血尿，伴血块形成，同时伴有尿潴留，肾绞痛明显，血红蛋白下降超过 4g/L，要及时识别和行肾动脉栓塞术。

第六节　中西医结合方法促进快速康复

一、术后恶心呕吐治疗与快速康复

（一）概述

术后恶心呕吐（postoperative nausea and vomiting，PONV）是最为常见的麻醉并发症之一。尽管有关防治研究取得了进展，但是其平均发生率为 20%~30%，具有高危因素的患者其发生率最高可达 70%。

（二）症状与分析

PONV 发生的风险等级，与患者、麻醉、手术有关的危险因素已被确认，见表 9-1。

表 9-1　PONV 的影响因素

麻醉因素	患者因素	手术因素
挥发性麻醉药	女性	手术时间过长
氧化亚氮	既往有 PONV 和运动障碍病史	特定的手术类型，如经腹手术尤其是腹腔镜、妇科手术等
阿片类药物的使用	不吸烟者	
使用大剂量新斯的明		

Apfel 依据与 PONV 相关性最大的 4 个因素制定了危险度简化评分表，见表 9-2。该评分表与其他复杂的评估方法相比，更为可信而且简便。

表 9-2　PONV 危险度简化评分表

影响因素	评分
女性	1
不吸烟	1
有 PONV 史或运动眩晕史	1
术后应用阿片类药物	1

（三）西医治疗方法

PONV 的发病机制至少涉及 4 种主要的受体系统，现行有效的药物防治方法主要通过止吐药作用相应的受体发挥作用。药物包括格拉司琼、托烷司琼等。

（四）辨证论治

呕吐的病位主要在胃，但与肝、脾有密切的关系。基本病机为胃失和降，胃气上逆。术后呕吐多为虚证或虚实夹杂。

脾胃气虚证

证候：食欲不振，食入难化，恶心呕吐，脘部痞闷，大便不畅，舌苔白滑，脉虚弦。治法：健脾益气，和胃降逆。选方：香砂六君子汤加减。中药：党参、茯苓、白术、甘草、半夏、陈皮、木香、砂仁。

（五）针灸与外治

经皮穴位电刺激。

针刺：内关穴。

药物穴位注射：内关穴，特别适用于小儿。

芳香疗法：柠檬皮、生姜、薄荷。

二、术后腹胀治疗与快速康复

（一）概述

腹胀是一种常见的消化系统症状，而非一种疾病。可以是主观上感觉腹部的一部分或全腹部胀满，通常伴有相关的症状，如呕吐、腹泻、嗳气等；也可以是一种客观上的检查所见，如发现腹部一部分或全腹部膨隆。

（二）症状与分析

引起腹胀的原因主要包括胃肠道胀气、各种原因所致的腹水、腹腔肿瘤等。围手术期患者腹胀，多数是麻醉影响或者手术打击导致的肠蠕动功能减弱，不能及时排气排便，引起肠腔气体、液体增多。西医根据腹胀的程度分为完全性肠梗阻和不完全性肠梗阻。鉴别诊断需要排除结石手术引起肠穿孔可能，特别是 PCNL 术中穿刺引起的结肠穿孔。

（三）西医治疗方法

考虑到尿石症手术以微创外科手术为主，因此，术后腹胀常以轻症为主，处理原则为对症处理。术后 1~2 天内轻度腹胀可采用对症处理和早期下床活动，通常都能缓解症状。

（四）辨证论治

中医认为术后腹胀与围手术期麻醉打击、术中出血及损伤、感受外邪、素体脾胃虚弱有关。基本病机分为虚实，虚者多为气虚、阳虚致脏腑失养；实者多为气滞、湿热阻滞或食积致气机不畅。临床亦有虚实夹杂、寒热错杂者，致脾胃失和，运化失司，气机升降失常。

1. 脾胃湿热证 证候：脘腹胀闷，口苦口臭，大便黏腻不爽，口干不欲多饮，肢体困重，舌质红，苔黄腻，脉滑或数。治法：清热祛湿，理气消滞。选方：枳实导滞丸加减。中药：大黄（后下）、厚朴、枳实、黄连、黄芩、六神曲、白术、茯苓、泽泻。中成药可选择四磨汤口服液。

2. 脾虚湿阻证 证候：脘腹胀满，食少纳呆，大便溏而黏滞不爽，肢体困倦，舌淡，苔白腻，脉弱。治法：健脾和中，燥湿理气。选方：香砂六君子汤合枳术丸加减。中药：党参、木香（后下）、砂仁（后下）、陈皮、法半夏、炒白术、茯苓、枳实、炙甘草。中成药可选择藿香正气散（丸）等。

（五）针灸与外治

体针疗法：取穴分为两组，第一组取中脘、下脘、天枢、气海、关元等；第二组取足三里、上巨虚、公孙等。

穴位按摩治疗：足三里、下脘和内庭相配。

中药灌肠：大承气汤[大黄（后下）、厚朴、枳实、芒硝（冲）]或通腑行气汤（厚朴、枳实、大黄、木香、白术、党参、陈皮、砂仁、甘草），水煎至200ml，灌肠。

贴敷疗法：吴茱萸或四子散热熨。

三、术后失眠

（一）概述

失眠是指频繁而持续的入睡困难和/或睡眠维持困难并导致睡眠感不满意为特征的睡眠障碍。失眠症可孤立存在，或者与精神障碍、躯体疾病或药物滥用共存，可伴随多种觉醒时功能损害。

失眠症分为慢性失眠症、短期失眠症及其他类型的失眠症。与慢性失眠症相比，围手术期失眠多表现为短期失眠症。短期失眠症的诊断不要求病程≥3个月以及频度≥3次。

（二）症状与分析

短期失眠症主要是睡眠过程的障碍：入睡困难、睡眠质量下降和睡眠时间减少。

（三）西医治疗方法

主要分为心理治疗、药物治疗、物理治疗等。

心理治疗的形式：最常见的是失眠认知行为治疗（cognitive behavioral therapy for insomnia，CBTI）。长期来看，CBTI的疗效优于药物疗法。

药物治疗原则：在病因治疗、CBTI和睡眠健康教育的基础上，酌情给予催眠药物。用药剂量应遵循个体化原则，小剂量开始给药，一旦达到有效剂量后不轻易调整药物剂量。坚持按需、间断、足量。每周服药3~5天，而不是连续每晚用药。

物理治疗：作为一种失眠治疗的补充技术，包括光照疗法、重复经颅磁刺激、生物反馈疗法、电疗法。

（四）辨证论治

失眠症在中医学中称“不寐”。

1. 肝火扰心证 证候：突发失眠，性情急躁易怒，不易入睡，或入睡后多梦惊醒，胸胁胀闷，善太息，口苦咽干，头晕头胀，目赤耳鸣，便秘溲赤。治法：清肝泻火，养心安神。选方：龙胆泻肝汤加减。中药：龙胆草、栀子、黄芩、木通、泽泻、车前子、柴胡、甘草、当归、生地黄。中成药：龙胆泻肝丸。

2. 心脾两虚证 证候：不易入睡，睡而不实，多眠易醒，醒后难以复寐，心悸健忘，神疲乏力，四肢倦怠，纳谷不香，面色萎黄，口淡无味，腹胀便溏。选方：归脾汤加减。中药：白术、茯神、黄芪、龙眼肉、酸枣仁、人参、木香、甘草、当归、远志。中成药：归脾丸、柏子养心丸（片）。

（五）针灸与外治

1. 针灸 包括普通针刺和电针治疗。

（1）肝火扰心证：肝俞、行间、大陵、合谷、太冲、中脘、丰隆、内关，以泻为主；神庭、四神聪、本神、百会、神门、三阴交，平补平泻法。

（2）心脾两虚证：心俞、厥阴俞、脾俞、太冲、太白、中脘、足三里、神门、神庭、四神聪、本神、三阴交，平补平泻法。

2. 外治 包括耳穴压豆、导引术、穴位按摩、开天门、中药沐足、穴位敷贴等。

四、术后疼痛治疗与快速康复

术后疼痛，除腰部疼痛外，还可能出现伤口疼痛。腰部疼痛可参考围手术期中医辨证腰痛章节。考虑泌尿外科以微创手术为主，伤口疼痛对症处理即可，这里可选择药物主要有 NSAIDs、麻醉性镇痛药。针灸治疗疼痛症状效果迅速而持久，可采用腕踝针。

五、术后残石与治疗

尿石症手术多伤肾气，肾气不足，鼓动无力，则可继发血行瘀滞，故结石术后患者多见肾气亏虚兼血瘀证；湿热下注，动力不足，加之水道瘀阻，则影响术后残石排出。临床上肾虚血瘀证及肾虚湿热证多见。

（一）辨证论治

1. 肾虚血瘀证　证候：腰腹隐痛，排尿无力，少腹坠胀，神疲乏力，尿中夹有血块或尿色暗红，解时不畅，甚则颜面虚浮，畏寒肢冷，舌体淡胖，舌质正常或有瘀斑，脉沉细或沉弦。治法：温肾补气，化瘀通淋。选方：济生肾气丸加减。中药：熟地黄、山茱萸、牡丹皮、山药、茯苓、泽泻、肉桂、制附子、牛膝、车前子、黄芪、丹参、蒺藜、金钱草。中成药可选择金匮肾气丸加五淋化石丸、广金钱草总黄酮胶囊、尿石通丸等。

2. 肾虚湿热证　证候：腰痛或小腹痛，排尿时明显加重，伴尿频、尿急、尿痛，可见血尿，口干欲饮，舌红，苔黄，脉弦数。治法：行气化瘀，清热利湿。选方：通淋固本方加减。中药：黄芪、金钱草、杜仲、牛膝、海金沙、鸡内金、威灵仙、甘草。中成药可选择广金钱草总黄酮胶囊、宁泌泰胶囊、五淋化石丸等，配合黄芪煮水喝，肾虚明显时可加金匮肾气丸。

（二）针灸与外治

1. 针刺治疗　肾俞、膀胱俞、关元、中极、阳陵泉、阴陵泉、足三里、三阴交、水道、大横。

2. 耳穴压豆　肾、输尿管、膀胱。

3. 穴位敷贴排石　药物组成：王不留行、生蒲黄、川楝子、黄芪、金钱草等。穴位选择：章门、大横、水道、双肾俞、双复溜、双三焦俞。

六、术后康复调养

对于尿石症术后的患者，一方面因手术耗伤气血及肾气，术后常存在脾肾亏虚、正气不足的情况；另一方面，因手术易致气血瘀滞，而一些患者术后运动减少或盲目进补，也易致气血瘀滞或湿热内生。故早期不宜盲目进补，早期用药宜清热行气、益气固本，可选用通淋固本方。局部症状消失后可用参苓白术散加味。后期肾气亏虚兼血瘀为主，症见腰腹隐痛，排尿无力，少腹坠胀，神疲乏力，尿中夹有血块或尿色暗红，解时不畅，甚则颜面虚浮，畏寒肢冷。可选用济生肾气丸加减。中成药可选用五淋化石丸或尿石通丸、补中益气丸、参苓白术丸、知柏地黄丸、六味地黄丸等。

第七节　围手术期的护理

一、尿石症围手术期中西医结合护理原则

尿石症围手术期中西医结合护理原则，应体现中医的整体护理和辨证施护的原则。

1. 整体护理 尿石症围手术期应以患者为中心，针对患者的症状，开展中西医护理，快速恢复健康。

2. 辨证施护 围手术期护理应该充分考虑手术后证候的改变，以及手术外力导致的泌尿道损伤，分期辨证施护。手术损伤经络、气血，故致病特点是邪毒易直中。所以术后早期针对气滞血瘀、湿热蕴结而行气活血、清热利湿，中、后期针对气血不足、阴阳失衡进行调补。

二、尿石症围手术期护理

（一）围手术期整体护理

1. 生活起居

(1) 环境适宜：病室安静整洁，空气流通，光线适度，温湿度适宜，温度 20~22℃为宜，湿度 50%~60% 为宜。

(2) 起居有常：顺应四时，生活规律，睡眠充足，慎避外邪，形神共养。

(3) 劳逸适度：不偏不过，动静结合，适当锻炼，形劳而不倦。

2. 饮食调护

(1) 合理蛋白质饮食，避免进食含草酸过多的食物，如菠菜、豆腐、竹笋、苋菜之类，有助于上尿路结石的预防；合并痛风的患者应少食动物内脏、肥甘厚腻之品。

(2) 平日需大量饮水，宜每日 2 000~3 000ml，饮水宜分多次进行，并及时排尿，防止尿液浓缩。

(3) 辨证施膳。①湿热蕴结证：饮食宜清热利湿之品，平时可多吃冬瓜汤和核桃仁粥、内金赤豆粥，或金钱草 60g 水煎代茶饮等。②气滞血瘀证：饮食宜行气活血、通络之品，避免呆滞滋腻，忌食过多辛辣、油腻、甜食和生冷之物。胸闷胁胀者，饮食可加青皮、乌药、小茴香以疏通肝气；日久气滞血瘀者，可加红花、赤芍、川牛膝以活血行瘀。③肾阳虚证：饮食宜温补肾阳、健脾、活血化瘀之品，宜选用芝麻、黑豆、核桃肉、山药、大枣、莲子、龙眼肉、禽蛋、羊肉，以及芡实茯苓粥、当归羊肉汤等温补肾阳健脾之药膳，忌寒凉、生冷食物。④肾阴虚证：饮食宜补益肾阴、通淋排石、健脾之品，宜选用杜仲苁蓉煲猪腰、黄芪煲瘦肉、芝麻、黑豆、核桃仁、山药、大枣、莲子、龙眼肉、禽蛋、羊肉、芡实茯苓粥、当归羊肉汤等，忌生冷、油腻、硬固之品。

3. 情志护理 肾为先天之本，藏真阴而寓真阳，只宜固藏，不宜泄露，所以肾病多虚。肾与其他脏腑的关系非常密切，如肾阴亏虚，可导致水不涵木，肝阳上亢等。肾病患者膀胱气化失司，可致排尿形态的改变、社交能力的下降、身体各项功能的降低。由于疾病本身以及各种医疗手段带来的心理和生活等各个方面的影响，患者会变得急躁易怒，不能很好地控制自己的情绪。这些情志上的改变，又可直接影响其他脏腑，导致脏腑功能失调，以致病情加重。可选取说理开导、劝说疏导、移情相制、五行音乐疗法等对患者进行情志护理。

4. 运动调护 快速康复理念中提倡患者术后宜早期下床活动，可以加速患者胃肠功能恢复，减少因长期卧床带来的相关并发症，如肺部感染、泌尿系感染、静脉血栓等，同时也可增加患者战胜病痛的信心。

手术治疗的患者可指导进行床上活动及下床活动。麻醉复苏后患者应早期下床活动，从而促进血液循环；而因病情需要限制活动的患者可在床上行深呼吸、拍背排痰、有效咳嗽、吹气球、术后康复操、踝泵运动等，循序渐进，以不疲劳为宜。经过护理评估后下床活动，建议行八段锦、太极拳、五禽戏等，通过自身形体活动，对肢体关节进行拉伸延展，结合呼吸吐纳、心理调节，可以达到强身健体、提高免疫力的作用。宜根据病情好转程度适当增加活动量，改善全身血液循环，增强机体免疫力。

5. 中药用药护理

(1) 服用方法：指导患者宜饭后1小时温服，每日1剂，分早晚2次服用。避免空腹服用中药，服用时需与西药错开时间。凉服后需忌烟、酒，忌辛、辣及其他热性食物。服用后注意观察腹胀、腹痛、排石等情况。

(2) 煎煮方法：特殊药物如海金沙需要装入纱布袋后，再与其他药物一同煎煮。加水至超过药面2~3cm(不计漂浮药物)，搅拌，浸泡15~30分钟，先进武火(大火)煮沸，再文火(小火)煎30~40分钟，煎成约200ml药汁。

(二) 分期辨证施护

1. 手术前期　注意观察患者腰腹部症状和体征，若患者疼痛加重，应及时评估疼痛发生时间、持续时间、疼痛发生的原因；若突然出现寒战高热、面色苍白、脉搏细速、血压下降等症状，应立即开放两条以上静脉通路，立即静脉滴注抗生素，给予监测及吸氧治疗，记录24小时尿量及出入量，并同时报告医生，严密观察生命体征及尿量变化，提前做好急诊手术前准备工作。

2. 手术后期

(1) 术后病情观察：密切观察并记录患者意识、生命体征、尿色、排尿情况。观察患者腰腹部症状、体征变化。应注意观察患者体温，准确记录24小时尿量。动态监测血常规、肝肾功能、电解质、尿常规等的变化，同时关注引流情况。

(2) 术后疼痛护理：患者术后疼痛以切口或内脏器官损伤所致疼痛、胃肠功能未恢复导致腹部胀痛、引流管口牵拉痛及双J管留置引起疼痛多见。切口或内脏器官损伤导致疼痛时宜指导患者卧床休息，根据患者的文化水平、兴趣、爱好选择适当的音乐、报刊，使其分散注意力，心理上得到放松；胃肠功能未恢复导致腹部胀痛时宜鼓励患者早期下床活动，用吴茱萸热熨腹部、艾箱灸、穴位敷贴等中医护理措施，尽早恢复患者肠蠕动，减轻腹胀；引流管口牵拉痛应妥善固定引流管，保持有效引流，减轻患者因引流管口牵拉导致的疼痛；双J管留置引起疼痛可用四黄水蜜热敷以减轻疼痛。以上措施无效时，可采用三阶梯药物止痛加中医止痛护理干预。

(3) 引流管(肾造瘘管)护理

1) 注意伤口敷料有无渗血渗液，保持切口周围皮肤清洁干燥，若有潮湿应及时通知医生换药，避免伤口渗液腐蚀皮肤。保持管道的有效固定，减轻因变换体位引起的牵拉痛。记录引流液的颜色、性质和量，若有异常需及时报告医生进行处理。密切观察管道周围渗液情况，必要时使用造口袋收集渗液，底板粘贴要得当，以防排泄物刺激皮肤。每周更换1~2次引流袋，更换时应注意无菌操作，以免引起逆行感染。衣着宜宽松舒适。

2) 带管并发症的应急处理：①管滑脱(导管完全从肾造瘘口内脱离)。注意观察，及时发现引流管有无脱出，怀疑脱出等异常情况立即报告医生，及时处理。配合重新固定或拔管，必要时重新置管。②管堵塞(无引流液引出)。定时挤捏各引流管，保持通畅，勿折叠、扭曲、压迫管道。发现没有液体引出，先检查管道是否脱出，或先挤压引流管，无效应及时报告医生进行处理。③围手术期皮肤感染(红肿、皮疹、疼痛、瘙痒、继发感染等)。观察伤口敷料有无渗出，当渗液较多时应及时更换敷料，保持局部清洁干燥。伤口引流液外渗会腐蚀引流管口周围皮肤，引流管口周围予清洗消毒后喷洒皮肤保护剂，外贴造口袋收集管口周围渗出液，注意及时倾倒。④肾周感染(引流液性质改变，可有恶臭，细菌培养阳性)。密切留意引流液的性质、气味、量的改变，必要时行肾造瘘管冲洗，但要保持缓慢、低压，每次量不超过20ml。观察体温变化，如发现异常，及时报告医生。⑤肾脏出血。引流液引出血性液体或伴有腰腹部疼痛不适，需平卧休息，避免活动，观察患者神志、生命体征、出入量、中心静脉压、补液量、尿量等变化，及时开通静脉通路，联系医生急诊处理。

（4）术后并发症的观察护理

1）出血：①病情观察。肾造瘘管或导尿管引流液颜色深且引流量大、色红或伴有血块；出血量大时会出现低血容量表现。②护理措施。a. 监测生命体征，当患者出现脉搏增快、血压下降、皮肤苍白、四肢厥冷等低血容量表现时，应立即给予持续监测及吸氧治疗，抽取交叉备血，开通两条及以上静脉通路，必要时留置中心静脉导管，给予测量中心静脉压，根据中心静脉压情况随时调整补液速度，按医嘱给予止血治疗。b. 管道护理，立即夹闭肾造瘘管，可起到压迫止血效果，肾造瘘管要妥善固定，防止牵拉移动加重出血。留置导尿管，并保持导尿管引流通畅，密切观察和记录尿液的颜色及量的变化，观察有无血块堵塞，如血块较多，可给予生理盐水膀胱注洗或者给予持续膀胱冲洗，避免堵塞。c. 制动，嘱患者绝对卧床休息，暂停肾区所有的物理治疗，如红外线、激光照射等，避免局部血管扩张加重出血。保持大便通畅，避免腹压增高，中医外治方面给予吴茱萸热熨腹部以润肠通便，给予通腑醒神类外用药敷贴双侧足三里以行气通腑。d. 对于反复出血或保守止血无效时要做好介入手术准备，以便及时进行超选择性肾动脉栓塞术；协助医生通知患者家属，做好患者心理安抚。

2）感染：①病情观察。尿液浑浊，体温升高或者白细胞升高，血压下降。②护理措施。a. 做好引流管的护理，保持引流管通畅，防止堵管，严格无菌操作。b. 做好生命体征观察及记录，如有发热，适当给予降温措施。c. 规范合理使用抗生素静脉滴注。d. 记录 24 小时尿量。

（5）出院指导

1）多饮水，每日饮水量约 3 000ml，每天排尿 2 000~2 500ml，以防止逆行感染；多食水果和新鲜蔬菜。中医方面可根据体质辨识的结果进行辨证施膳。

2）注意休息，劳逸结合，带管期间避免剧烈活动和负重，避免弯腰、扭腰等腰部运动。中医养生上，可适当进行经络拍打、打太极拳等缓和运动。

3）用药按医嘱服药，不要自行停药，根据专科检查情况，例如尿常规检查等决定服药治疗周期。中医防石上，根据中医辨证情况，给予中药内服。

4）复诊轻微血尿为正常情况，如出现大量血尿，尿中夹有血块，伴随发热、寒战合并腰痛，要及时复诊。如管道脱出，应携带管道回院复查。

5）按时返回医院门诊复查，根据医嘱拔双 J 管。

6）定期检查，防止复发结石。

三、尿石症围手术期中医外治护理技术的应用

1. 艾灸气海、关元　它适用于病程日久，并发重度肾积水或原有慢性肾脏疾病并发尿石症者。艾灸疗法借助其温热肌肤的作用，通过经络的传导，以温通经络、调和气血，温暖肌肤经脉，达到止痛行气、利尿通淋的功效。每次艾灸 20 分钟，每日 1~2 次。

2. 艾灸八髎穴　它适用于排尿期症状明显者，通过艾灸八髎穴，借艾火的纯阳热力和药力给人体以温热性刺激，通过经络的传导，来调节脏腑的阴阳平衡，改善结石患者的排尿期症状。每次艾灸 20 分钟，每日 1~2 次。

3. 雷火灸治疗　雷火灸膀胱经，尤其是肾俞，雷火灸药力峻、火力猛、渗透力强、疗效面广，可促进输尿管结石的排出和缓解结石引起的腰痛。每次灸 30 分钟，每日 1 次。

4. 腕踝针　对于急性肾绞痛患者止痛效果较好，对于其他结石引起的疼痛也有一定的止痛效果。每次留针 20 分钟，每日 1 次。

5. 敷贴疗法　对于睡眠不佳的患者采用坎离砂外敷涌泉穴改善睡眠，以增强体质；对于大便不通的患者，可用通腑醒神类外用药敷贴足三里和神阙穴，以促进排气排便，促进结石的排出。每次敷

贴 20 分钟，每日 1~2 次。对于肾绞痛患者，痛处的热敷有助于改善局部的微循环，消除水肿，从而缓解疼痛。临床上多用四黄散、四黄水蜜外敷，或是联合艾灸，效果更佳。每次外敷 4~6 小时，每日 2~3 次。

6. 体针及点穴　适用于治疗腰部疼痛。如三阴交或阿是穴的点压治疗；委中穴位注射治疗；天枢、足三里、京门的电针强刺激；肾俞、关元、阴陵泉的针刺治疗；肾、输尿管、三焦、膀胱的耳穴治疗；平衡针腰痛穴的留针。或者几种针刺疗法的综合治疗均有一定的疗效。每次留针 20 分钟，每日 1~2 次。

7. 耳穴压豆　对于辨证治疗腰部疼痛、排石止痛有一定疗效。每次单耳执行操作，每 3 日 1 次。

8. 中药熏药治疗　适用于尿痛及小腹拘急、腰部酸痛的患者。按医嘱予吴茱萸、栀子、生盐各适量，炒热布包，行小腹热敷，消胀利尿。每次热熨 30 分钟，每日 2~3 次。

9. 中医体质辨识和健康调养咨询　对于尿石症患者进行中医体质辨识，根据体质进行相应的健康教育，以达到增强体质，减少或者预防结石复发的目的。

第八节　专家共识与建议

促进尿石症手术后快速康复是中西医结合泌尿外科的优势，中医药所建立起来的整体调节与辨证论治的独特疗法，可以广泛地应用于外科患者的术前准备和术后康复。中医中药针对术后不适症状，采用内外治结合，促进快速康复。因此，规范中西医结合方法在尿石症围手术期的应用，形成相对可行的诊疗方案和共识，可发挥中西医结合优势，推动中西医结合在术科的应用和发展。

参考文献

1. 鄢俊安. 麻醉方式对结石微创手术围手术期的影响[J]. 现代医药卫生，2018，34(05)：663-664.
2. 顾伯华. 实用中医外科学[M]. 上海：上海科学技术出版社，1985.
3. KALLIDONIS P，PANAGOPOULOS V，KYRIAZIS I，et al. Complications of percutaneous nephrolithotomy：classification，management，and prevention[J]. Curr Opin Urol，2016，26(1)：88-94.
4. DE CONINCK V，KELLER E X，SOMANI B，et al. Complications of ureteroscopy：a complete overview[J]. World J Urol，2020，38(9)：2147-2166.
5. TURK C，PETRIK A，SARICA K，et al. EAU guidelines on interventional treatment for urolithiasis[J]. Eur Urol，2016，69(3)：475-482.
6. 甘澍，黄钦展，王树声，等. 泌尿系结石成分与中医体质相关性研究[J]. 新中医，2015，47(08)：101-103.
7. 穆鑫，王加良，张建育，等. 双 J 管留置术后患者不耐受的原因分析[J]. 中国卫生标准管理，2019，10(22)：37-40.
8. 陈志强，谭志健. 中西医结合外科学[M]. 3 版. 北京：科学出版社，2018.
9. 何君伟，甘澍，黄钦展，等. 通淋固本方防治输尿管支架管综合征的临床观察[J]. 广州中医药大学学报，2020，37(6)：1045-1051.
10. 向威，郭永连，张景宇，等. 宁泌泰胶囊治疗上尿路结石术后残余结石及并发症的临床疗效观察[J]. 中华外科杂志，2018，56(10)：776-780.
11. 刘祺，陈静，廖正明，等. 广金钱草总黄酮胶囊治疗输尿管结石(湿热蕴结证)的随机、双盲、安慰剂平行对照临床试验报告[J]. 临床泌尿外科杂志，2023，38(4)：241-245.
12. 黄奕宇，翁湘涛，李思逸，等. 针灸对比药物治疗肾绞痛临床疗效的 Meta 分析[J]. 中国中西医结合外科杂志，2020，26(2)：359-365.

13. 李源，邓飞雁，王树声，等. 平衡针治疗肾绞痛临床观察[J]. 中国中医急症，2013，22(2)：321.
14. 张彩凤，章莉，张栋. 腕踝针治疗泌尿系结石性肾绞痛的临床研究[J]. 当代护士(中旬刊)，2021，28(12)：89-92.
15. 周卸来，毕玉竑，蒋小红，等. 耳穴压豆辅助止痛药物治疗肾绞痛的疗效研究[J]. 健康研究，2017，37(5)：514-516.
16. 王晶. 奥马哈系统在泌尿系结石术后留置双J管患者延续护理中的应用[J]. 国际护理学杂志，2021，40(18)：3441-3444.
17. 张慕淳，朱继红，朴奇彦，等. 微创经皮肾镜取石术后迟发大出血的原因及防治策略[J]. 中华泌尿外科杂志，2010，31(12)：822-824.
18. 马靖远，邹厦，邓佩林，等. 经皮肾镜取石术并发出血的原因分析及处理[J]. 中外医学研究，2015，13(28)：127-128.
19. HONG Y，XIONG L，YE H，et al. Outcome of selective renal artery embolization in managing severe bleeding after percutaneous nephrolithotomy[J]. Urol Int，2020，104(9/10)：797-802.
20. 王树声，周均洪，向松涛，等. 上尿路结石中西医结合综合诊疗的技术研发与应用推广[J]. 中国科技成果杂志，2021(1)：60-62.

第十章 尿石症预防与调护

第一节 尿石症高危人群概念

尿石症高危人群是指具有结石复发危险因素的群体。此类人群常反复发生尿石症，造成巨大的身心负担，需对该类人群进行全面评估，并制订个性化干预措施。结石形成风险分组，见图 10-1。

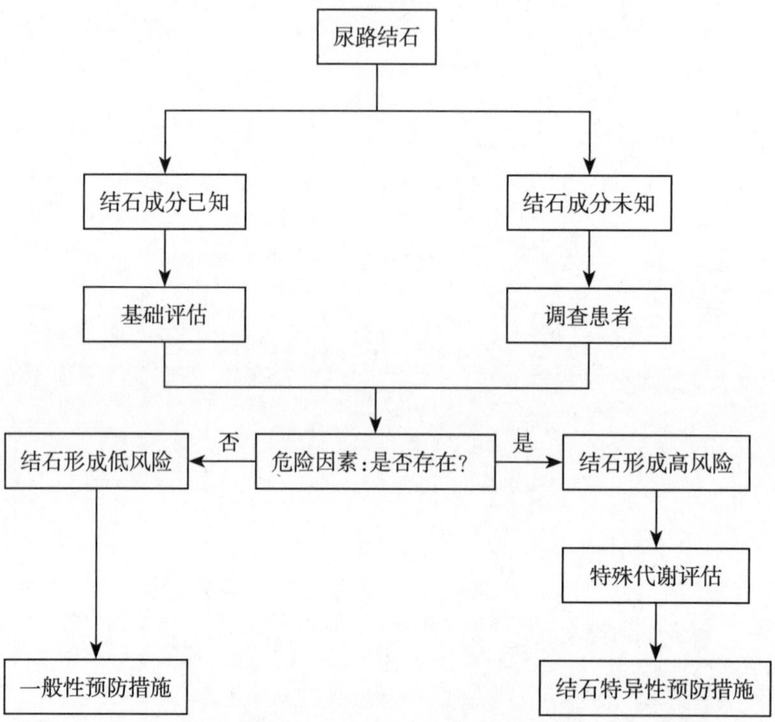

图 10-1 结石形成的风险分组

第二节 尿石症高危人群筛查方法

尿石症高危人群首先应接受基本评估，包括职业特点（长期接触的环境，如高温、铅、镉等）、详细的病史、血清化学、尿液分析、尿液培养及影像学检查。病史应包括结石史（包括肾结石家族史）、饮食、药物、代谢综合征以及其他与肾结石风险增加相关的情况。此外，全面的代谢检测（24 小时尿液收集总量、pH、草酸钙、尿酸、尿钙、枸橼酸、钠、钾和肌酐水平等）也是必需的。

第三节 尿石症高危人群的判定指标

根据结石形成的危险因素，国际上制定了尿石症高危人群的常用指标，主要有一般因素、疾病因素、遗传因素、药物相关性因素、解剖因素、环境和职业因素等。见表10-1。

表10-1 尿石症高危人群的常用指标

一般因素	疾病因素	遗传因素	药物相关性因素	解剖因素	环境和职业因素
早期尿石症(尤其是儿童和青少年)	甲状旁腺功能亢进症	胱氨酸尿症(A、B和AB型)	别嘌呤醇/羟嘌呤醇、阿莫西林/氨苄西林、头孢曲松钠、喹诺酮类	髓质海绵肾(肾小管扩张)	高温环境
结石家族史	代谢综合征	原发性高草酸尿症	麻黄素、茚地那韦和其他HIV-蛋白酶抑制剂、三硅酸镁、磺胺类药物	肾盂输尿管连接部梗阻(UPJO)	长期暴露于铅和镉的环境
结石复发者	肾钙质沉着症	Ⅰ型肾小管性酸中毒	氨苯蝶啶、乙酰唑胺、氢氧化铝镁、抗坏血酸、钙剂、呋塞米、通便药物	肾盏憩室、肾盂旁囊肿	
与上一次结石间隔时间短	多囊肾	2,8-二羟腺嘌呤尿	氯沙坦、甲氧氟烷、奥利司他、维生素D、托吡酯、唑尼沙胺	输尿管狭窄	
二水磷酸氢钙结石	胃肠疾病(空肠-回肠分流术，肠切除术，克罗恩病，营养吸收障碍，尿流改道后肠内高尿酸症，胰腺外分泌机制功能不全等)和减肥手术	黄嘌呤尿		膀胱输尿管反流	
尿酸结石	维生素D水平升高	Lesch-Nyhan综合征		马蹄肾	
孤立肾(肾脏本身并不会特别增加结石形成的风险，但在预防结石复发时更重要)	结节病	囊性纤维化		输尿管膨出	
	脊髓损伤、神经源性膀胱				

第四节 尿石症复发的危险因素

结石排出后，仍应对尿石症患者进行相应的基础评估，并将其分为低风险成石组和高风险成石组。仅对高风险成石组人群进行特异性代谢评估，且需针对不同结石类型实施个体化评估方案。

尿石症复发的危险因素相对复杂，一般在针对结石复发的总体预防措施中须控制液体摄入量(2.5~3L/d)、平衡膳食[富含蔬菜和纤维，正常钙含量(1~1.2g/d)、限制氯化钠摄入(4~5g/d)、限制动物蛋白摄入($0.8\sim1.0g \cdot kg^{-1} \cdot d^{-1}$)]及培育良好的生活方式(成年人 BMI $18\sim25kg/m^2$;减少精神压力;充分的体育锻炼;及时补充缺失的水分)。总之,超出上述基本要求的因素一般均为尿石症复发的危险因素,需引起格外重视。

此外,引起尿石症复发的危险因素也包括相关疾病或功能障碍。相关疾病包括多囊肾、胃肠疾病、脊髓损伤、神经源性膀胱等;代谢因素包括甲状旁腺功能亢进症、原发性高草酸尿症、胱氨酸尿症、代谢综合征等。

不同结石类型群体的危险因素也不完全一致,针对各结石分型具体的危险因素及预防措施详见本章第五节“尿石症预防与调护措施”。

第五节 尿石症预防与调护措施

一、尿石症随访方法

(一)随访方式

尿石症的随访包括药物治疗过程中的随访及结石手术后的随访。一般可采用电话、手机 APP(如微信)等方式进行,以便及时地明确病情、促进患者康复。

(二)随访的主要项目

尿石症的治疗目的即最大限度去除结石、控制尿路感染症状和保护肾脏功能。因此,相应的随访项目应纳入无石率、并发症和肾功能的检测。

1. 无石率(SFR) 通过 B 超、KUB 或 CT 平扫的方式对泌尿系统的结石进行定期复查(一般以1~6 个月作为一个随访周期);建议与手术前后的同种影像学检查的结果进行对比;对于已经明确结石去除的患者,仍要继续随访监测,尤其是对于结石形成或再发风险高的患者,需要长期随访。

2. 并发症 结石治疗后的并发症主要包括输尿管狭窄、结石复发及残石生长、尿路感染、肾周积液、肾萎缩等。因此,需定期进行泌尿系 B 超(必要时进行 CT 检查)、尿常规、肾功能等检查。

3. 肾功能 肾功能的随访检查对于结石术后的患者是必备项目。包括尿常规、静脉尿路造影(IVU)等,必要时可以考虑行肾放射性核素显像以明确分肾功能。

4. 代谢性检测 首先,将尿石症大致分为普通结石和相对复杂结石。前者包括初发结石且已排出者和轻度复杂性结石;后者包括治疗后仍有残石者、病情复杂者、结石频繁复发者和具有结石复发的危险因素者。

监测项目包括结石、血液、尿液。其中,结石监测项目需要至少一次结石成分分析的结果;血液监测项目包括血清钙、尿酸、肌酐;尿液监测项目包括 pH、白细胞及细菌性检测(选取空腹晨尿标本)、尿胱氨酸检测(必要时)。此外,在尿液监测项目中,必须测定钙、草酸盐、尿酸盐、枸橼酸盐和肌酐,选择性测定磷酸盐、尿素、钠、镁、氯、钾。

二、饮食调护

针对肾结石不同的成分,临床上根据结石的化学成分(如草酸钙结石、磷酸钙结石、磷酸镁铵结石、尿酸结石、胱氨酸结石等)进行饮食调护。

(一)草酸钙结石

草酸钙结石是最常见的类型,根据晶体成分分为一水草酸钙(COM)和二水草酸钙(COD)。COM

的特点：较坚硬、内部结构致密，呈咖啡色或褐色，可在任何 pH 环境中形成。COD 特点：结石表面是闪光晶莹的刺状突起，内部结构疏松，体积虽然较大但易粉碎。虽然 COM 与 COD 的化学结构相同，但在物理性质，特别是力学性质上却大不相同。草酸钙结石诊断与治疗流程图，见图 10-2。

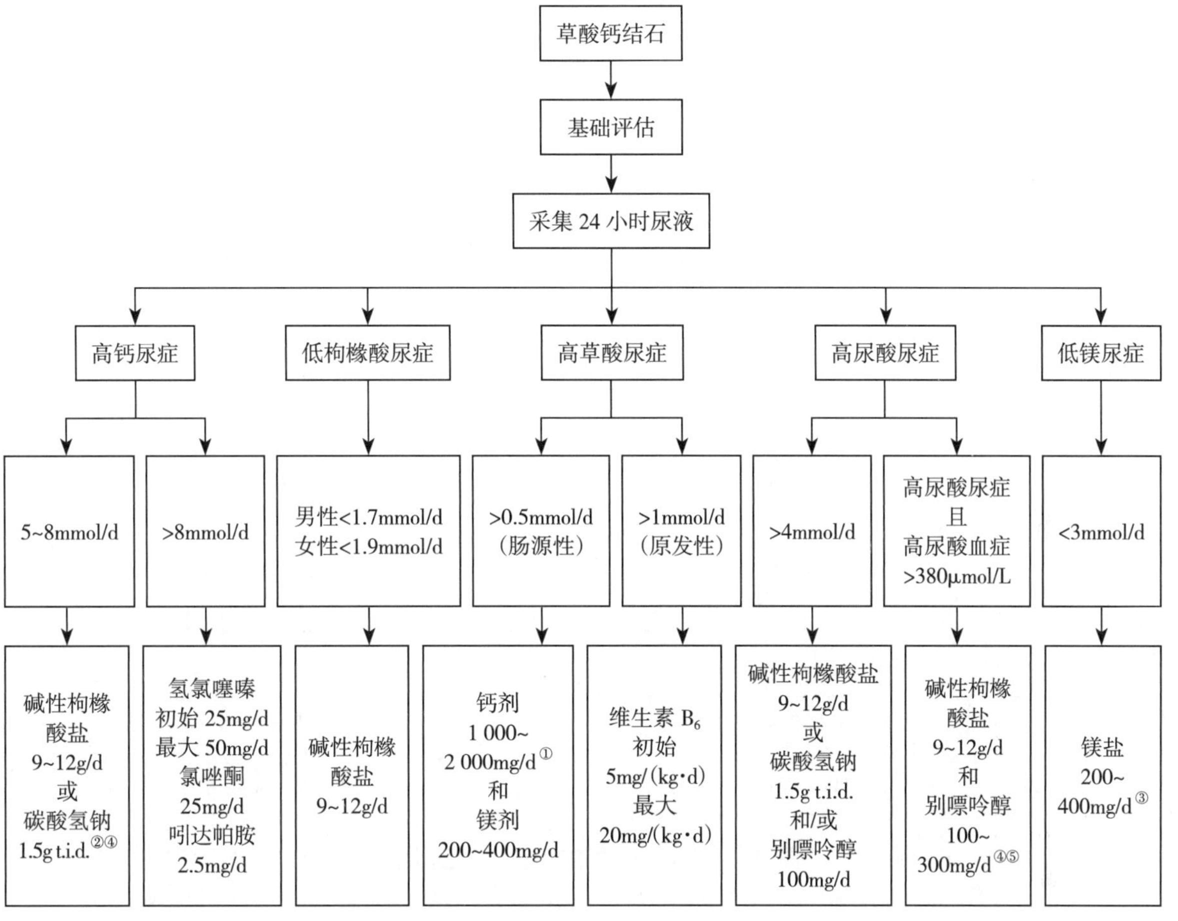

图 10-2 草酸钙结石的诊断与治疗流程图

注：①注意过量钙排泄；②t.i.d.，即 3 次/d（24 小时）；③肾功能不全者禁用镁剂治疗；④无证据表明（噻嗪类+枸橼酸盐）或（噻嗪类+别嘌呤醇）的联合治疗优于噻嗪类单药治疗；⑤非布司他 80mg/d。

1. 治疗 纠正低枸橼酸尿症及控制高钙尿症，常用治疗药物如下。

（1）枸橼酸盐：为成石抑制因子，可抑制结晶的聚集，同时可碱化尿液，造成轻度碱血症来抑制骨骼中钙的流失。

（2）双氢克尿噻（氢氯噻嗪片，利尿药）：增加远端肾小管对钙的重吸收，主要用于高钙尿症的治疗。

2. 预防 限制草酸来源（表 10-2 为草酸含量高的食物列表）；平衡钙的摄入。

表 10-2 草酸含量高的食物列表

忌食	每 100g 含草酸量（mg）	限食	每 100g 含草酸量（mg）
大黄（药物）	1 235	可可	567
芒果	874	茶叶	375~1 450
菠菜	364	坚果	200~600
芝麻	3 800		

（二）磷酸钙结石

磷酸钙结石以碳酸磷灰石最常见，外观呈灰白色，平片上常表现为多发结石、鹿角形结石或肾乳头钙化。其形成机制主要有尿液碱化和骨质脱钙脱磷。纯碳酸磷灰石少见，但大多数草酸钙结石中含有磷酸盐成分。当检出纯磷酸盐结石时，应注意排除肾小管性酸中毒及甲状旁腺功能亢进症。磷酸钙结石诊断与治疗流程图，见图10-3。

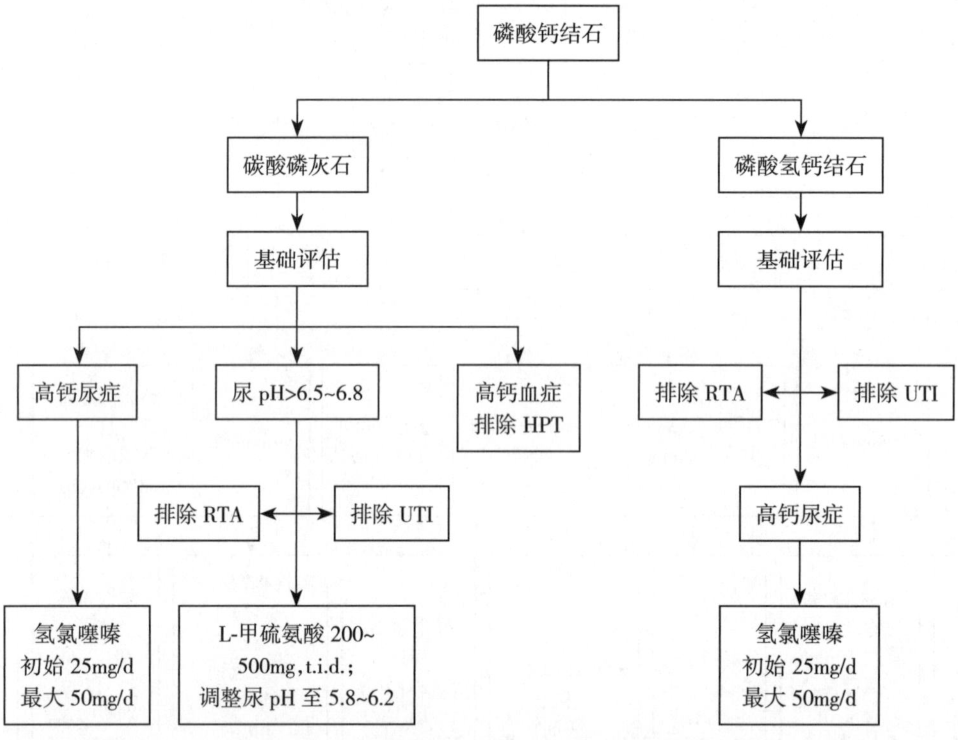

图10-3　磷酸钙结石的诊断与治疗流程图

注：高钙尿症，>8mmol/d；RTA，肾小管性酸中毒；HPT，甲状旁腺功能亢进症；UTI，尿路感染。

1. 治疗

（1）控制高钙尿症：双氢克尿噻（氢氯噻嗪片，利尿药）。

（2）酸化尿液：①L-蛋氨酸，在肾脏内代谢产生大量铵离子，从而酸化尿液，且不会引起全身酸碱平衡紊乱；②氯化铵，原理同L-蛋氨酸。

2. 预防

（1）限制草酸：避免坚果、深绿色的蔬菜（如菠菜等）、巧克力、茶叶和维生素C的摄入。

（2）限钠，避免食物过咸（如腌制性食品，腊肉、咸鱼等）。

（3）限制高钙、高磷和高蛋白食品，包括鱼、肉、奶酪、坚果等。

（4）增加枸橼酸钾的摄入，如橙汁（酸橙汁除外）。

（5）高液体摄入，每天饮水2 000ml以上。

（三）磷酸镁铵结石

磷酸镁铵结石呈灰白色，质地软。由于结石生长较快，容易被肾内集合系统塑形，易形成鹿角形结石。其发生几乎均由感染所致（感染性结石）。尿常规检查显示尿液呈碱性；尿液培养可发现产脲酶细菌，其中最常见的为奇异变形杆菌；腹部平片显示结石为半透光阴影。感染性结石诊断与治疗流程图，见图10-4。

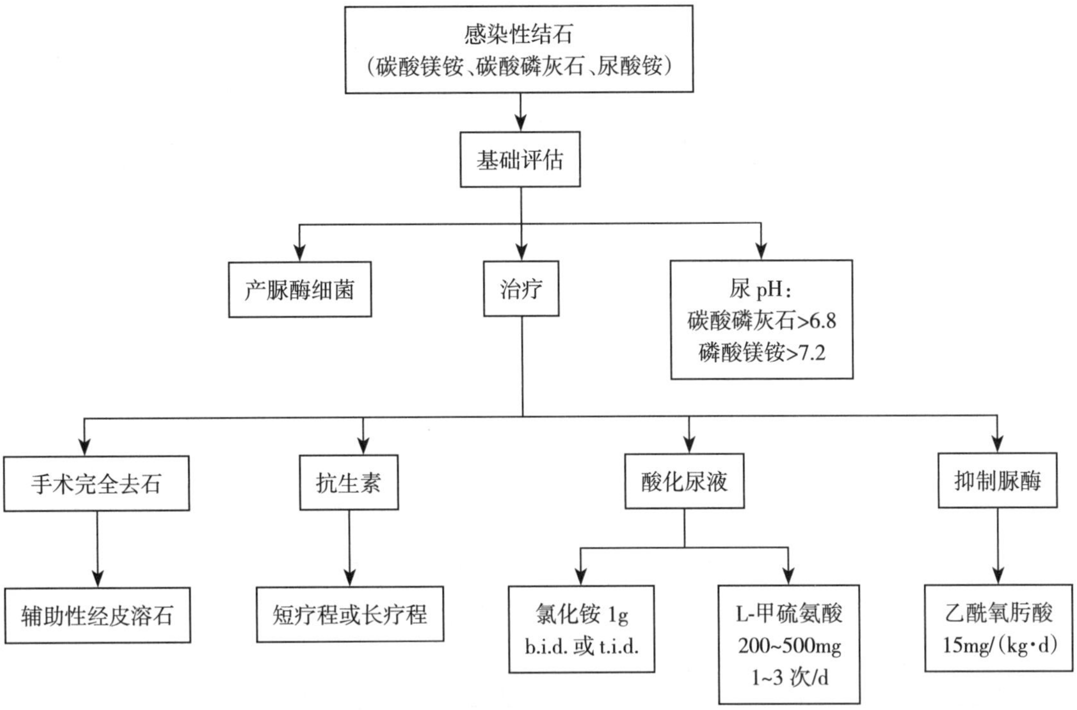

图 10-4 感染性结石的诊断与治疗流程图

1. 治疗

(1) 控制尿路感染：无尿液培养结果时，根据经验使用抗生素治疗；待尿液培养结果出来后根据致病菌和药敏试验结果明确用药，防止抗生素耐药。

(2) 抑制脲酶：乙酰氧肟酸，脲酶竞争性抑制剂，用于 ESWL 后残留结石或不能外科治疗者。

(3) 酸化尿液：L-蛋氨酸或氯化铵。

2. 预防

(1) 防止尿路感染，酸化尿液。

(2) 防止结石复发的重要前提是完全清除结石。

(3) 避免肾区、膀胱区和足部受凉。

(4) 多饮用酸性饮料，如苹果汁，有利于尿液酸化。

(5) 不宜饮用碱性饮料，如橙汁、可乐等。

(四) 尿酸结石

尿酸结石外观呈黄色或砖红色，表面光滑。常见有四种结石类型：无水尿酸、二水尿酸、尿酸钠和尿酸胺，其中以无水尿酸最常见。其主要的三个形成因素：①尿酸排泄过多；②尿 pH 降低；③尿量少。腹部平片示透光阴性（阴性结石），但是其溶石效果较好。尿酸结石诊断与治疗流程图，见图 10-5。

1. 治疗

(1) 增加尿酸溶解度：枸橼酸钾药物可调整酸碱平衡，升高尿 pH，促进尿中尿酸溶解。剂量取决于尿 pH，作为溶石疗法时，尿 pH 应达到 7.2；预防性使用时，尿 pH 调整至 6.8 为宜。

(2) 控制尿酸生成：别嘌呤醇，抑制黄嘌呤氧化酶，阻止尿酸生成。

2. 预防

(1) 避免高嘌呤饮食，禁食动物肝、肾等内脏和鳗鱼、沙丁鱼等海鱼。

(2) 限食富含嘌呤的食品，如肉、鱼、虾类等；少食豆制品、蘑菇；忌食动物内脏。

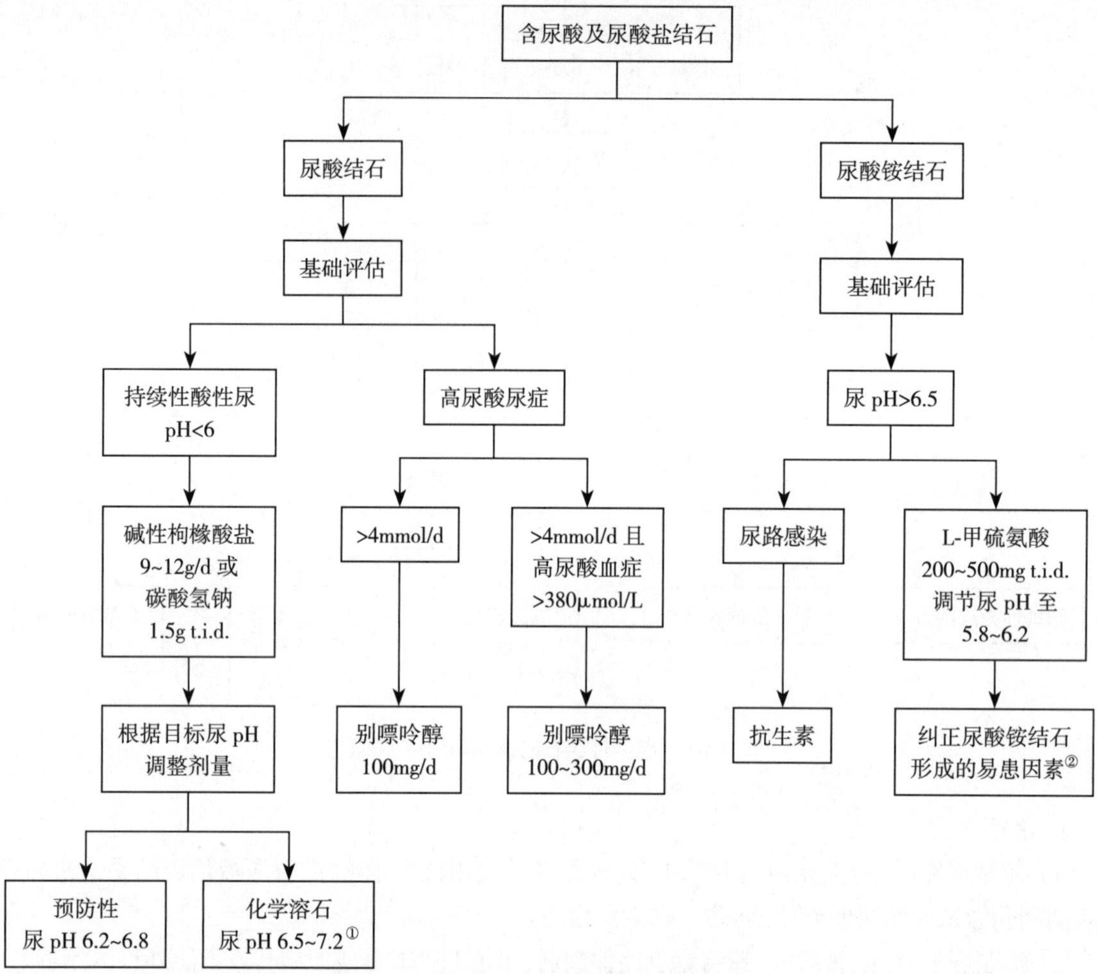

图 10-5　尿酸结石的诊断与治疗流程图

注：①尿 pH 过高容易导致磷酸钙结石的形成；②别嘌呤醇可能对高尿酸排泄的患者有帮助。

(3) 禁止烈性酒，以免造成尿中乳酸排泄而致尿液碱化。

(4) 限制黑葡萄汁、茶、咖啡、可乐、啤酒等。

(5) 高液体摄入，每天尿量 3 000ml 以上。

(五) 胱氨酸结石

胱氨酸结石临床上罕见，结石呈黄色，如塑料制品或蜡样外观。其生长迅速，常呈鹿角形。这类结石是一种韧性结石，内部含有 10% 的基质，ESWL 很难将其粉碎。胱氨酸结石的病因明确且较为单一，即先天性胱氨酸尿症，是一种罕见的常染色体隐性遗传病。在生理范围的尿 pH 中，胱氨酸几乎不溶，故很容易形成结石。胱氨酸结石诊断与治疗流程图，见图 10-6。

1. 治疗

(1) 提高胱氨酸溶解度：碱性枸橼酸盐可提高尿 pH，增加胱氨酸溶解度。剂量取决于尿 pH，使其稳定在 7.5。

(2) 将胱氨酸转化为可溶解物质：①硫普罗宁，将胱氨酸转化为可溶解的半胱氨酸；②维生素 C，通过氧化还原反应，将胱氨酸转化为半胱氨酸。

2. 预防

(1) 目的：降低尿中胱氨酸浓度，减少尿中胱氨酸来源。

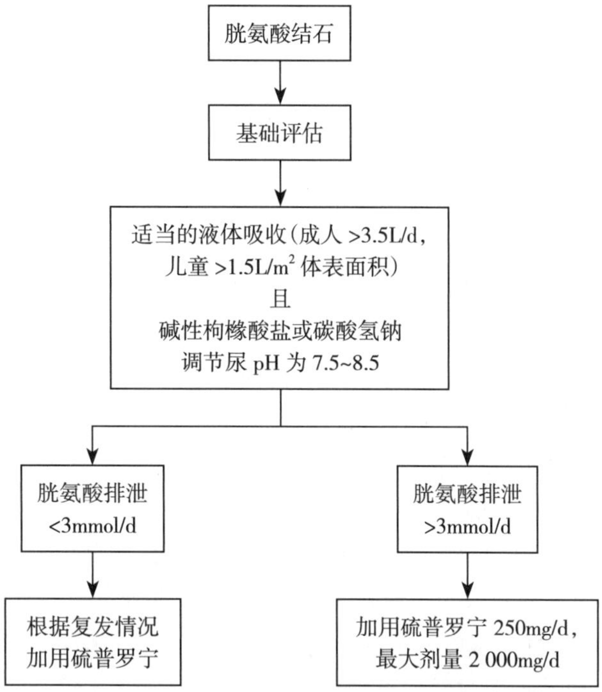

图 10-6 胱氨酸结石的诊断与治疗流程图

(2) 多饮水：每日饮水 2 000ml 以上，宜选用碱性饮料，例如橙汁。

(3) 多以蔬菜、谷物饮食为主。

(4) 严格限制高蛋白食物，如肉、鱼、蛋、奶制品，摄入量<0.8g/(kg·d)；少食花生及面粉制品。

(5) 严格限食氯化钠，<5g/d。

(6) 须终身严格预防。

三、药物预防与应用

(一) 西药防治与选择

我国尿石症以含钙结石为主，尤以草酸钙结石发生率最高。此外，尚存在多种不同类型的含钙结石和其他结石。由于结石成分多样，因此预防手段也应因石而异。

1. 草酸钙结石的预防 草酸钙结石的预防首先从改变生活习惯和调整饮食结构开始，仍无法预防结石复发，考虑应用药物预防。

(1) 增加液体摄入量：增加液体摄入量可增加尿量，以降低结石在尿液中的过饱和状态，从而预防结石复发。推荐每天液体摄入 2.5~3L 以上，以尿密度低于 1.010 为宜。饮水选择含草酸钙少的非奶制品；避免过多饮用饮料、红茶、葡萄汁；推荐饮用橙汁、柠檬水、酸果蔓汁及陈醋。另外，饮用富含碳酸氢盐的矿泉水是预防该型结石复发的有效措施。

(2) 调整饮食结构：注重营养均衡，避免单一营养成分的过多摄入。

1) 饮食中的钙含量：钙饮食量低于 800mg/d 会引起体内负钙平衡。低钙饮食在减少尿钙排泄的同时也增加了骨质疏松发生的可能性。正常钙质饮食、限制动物蛋白及钠盐摄入均较传统的低钙饮食有更好地预防草酸钙结石复发的作用。推荐成人每天钙摄入量为 1~1.2g，以牛奶、干酪、豆腐为主。吸收性高钙尿症者应低钙饮食。

2) 限制草酸的摄入：草酸摄入的增多直接引起尿液中草酸排泄量的增多。草酸钙结石患者应避免长期大量摄入富含草酸的食物，如菠菜、甜菜、甘蓝、欧芹、花生、杏仁、大黄、红茶等。其中，尤以菠菜中草酸的含量为高，建议用煮沸自来水烫后再食用，可去除大部分草酸。

3）限制钠盐摄入：推荐草酸钙结石患者每日钠盐摄入量<2g。高钠摄入可促成肾血管重吸收钙的减少，使尿钙排泄增加；另外，钠排出增多的同时合并碳酸氢盐的丢失，进而导致尿液中枸橼酸盐的减少。因此，钠盐与尿酸形成晶体的风险也相应增加。

4）限制动物蛋白过量摄入：草酸钙结石患者每日的动物蛋白摄入量应该在0.8~1.0g/kg。动物蛋白的过多摄入导致肠源性草酸的吸收增加，尿中钙和草酸盐排泄均增加，尿中枸橼酸排泄减少，降低了尿pH，因此过量动物蛋白的摄入是尿路含钙结石形成的重要危险因素。

5）限制高嘌呤饮食：富含嘌呤的食物包括动物内脏、家禽皮、沙丁鱼等。推荐每日嘌呤摄入量<500mg。对于合并高草酸尿症的草酸钙结石患者，应避免摄入富含嘌呤的食物及高嘌呤饮食。

6）减少维生素C摄入：推荐草酸钙结石患者每日摄入维生素C不超过1g。因维生素C可经自然转化后生成草酸，造成尿液中草酸排泄的增加。

7）增加果蔬摄入：推荐草酸钙结石患者多食用水果和蔬菜，因其可以稀释尿液中与结石形成相关的物质，并增加尿液中枸橼酸的浓度。另外，其含有的碱性成分可提高尿液pH。

8）增加粗粮、纤维素饮食：米麸可减少尿钙的排泄，进而降低草酸钙结石的复发率。

9）控制体重：超重是尿石症形成的危险因素之一。推荐草酸钙结石患者进行适当的体育活动。

（3）药物预防：目前以碱性枸橼酸盐、别嘌呤醇和噻嗪类利尿剂疗效显著。

1）噻嗪类利尿剂：该类药物能抑制钙的吸收、降低尿钙正常患者的尿钙水平、减少尿液中草酸盐的排泄。另外，噻嗪类利尿剂可降低骨质吸收，防止高钙尿症患者发生骨质疏松。常用用法为氢氯噻嗪25mg，每日两次；或三氯噻嗪2mg，每日一次。

主要不良反应是低钾血症和低枸橼酸尿症。与枸橼酸钾合用可减轻不良反应。长期应用后的其他并发症包括低血压、疲倦和勃起功能障碍。

2）碱性枸橼酸盐：其能增加尿枸橼酸排泄，降低尿酸盐和其他钙盐（草酸钙、磷酸钙）的过饱和度，抑制尿液中结晶聚集、生长，从而减少草酸钙结石的复发。临床上用于预防草酸钙结石复发的碱性枸橼酸盐包括枸橼酸钾、枸橼酸氢钾钠、枸橼酸钾钠、枸橼酸钠、枸橼酸钾镁等。枸橼酸钾和枸橼酸钠均有良好的预防效果，尤以枸橼酸钾应用更为理想，因钾离子不增加尿钙排泄且枸橼酸钾碱化尿液效果更好。常用剂量：枸橼酸钾1~2g或枸橼酸钾钠3g，每日两次或三次；枸橼酸氢钾钠1~2g，每日三次。

碱性枸橼酸盐常见不良反应为腹胀、高钾血症；肾衰竭患者应禁用。

3）别嘌呤醇：其可减少尿酸盐产生，降低血清尿酸盐水平，并减少尿酸盐排泄，也可减少尿液中草酸盐的排泄。推荐别嘌呤醇用于伴高尿酸血症的高尿酸尿症患者，属于一线用药。常用用法：100mg，每日三次，或300mg，每日一次。无法耐受别嘌呤醇者，可考虑二线用药非布司他。

4）其他药物：其他可用于预防草酸钙结石的药物，包括镁剂（镁盐不单独应用）、葡胺聚糖（尚缺乏临床应用证据）、维生素B_6（草酸代谢的辅酶之一；主要用于轻度高草酸尿症、原发性高草酸尿症；遵照医嘱应用）。

2. 磷酸钙结石的预防　一般性预防措施包括保持大量液体摄入（建议尿量>2.5L/24h）；限制钠盐及过量动物蛋白的摄入。尿液pH过高时（即常>6.2），可应用蛋氨酸进行尿液酸化治疗（200~500mg，每日三次），建议调整尿液pH为5.8~6.2。

目前，碱性枸橼酸盐对磷酸钙结石复发的长期影响有待进一步研究。

3. 尿酸结石的复发预防　该型结石的复发风险高，预防的关键包括增加尿量、提高尿液pH、减少尿酸形成和排泄、治疗基础病。

（1）大量饮水：以每日尿量在 2 000ml 以上为宜。

（2）碱化尿液：维持尿液 pH 在 6.5~6.8。可给予枸橼酸氢钾钠 1~2g，每日三次；枸橼酸钾 2~3g 或枸橼酸钾钠 3~6g，每日两次或三次。

（3）减少尿酸形成：严格限制高嘌呤食物（同上）；血或尿的尿酸浓度增高者，口服别嘌呤醇 300mg/d；叶酸能更有效地抑制黄嘌呤氧化酶活性，推荐口服叶酸 5mg/d。

（4）治疗基础病：控制肥胖、高血压、高血糖及高脂血症，可有效预防尿酸结石的复发。

此外，需注意尿酸铵结石的形成可能与尿路感染相关。尤其是含产脲酶细菌可使患者尿液 pH 和铵离子明显增高，可采取针对性措施，包括抗感染、酸化尿液（使尿液 pH 在 5.6~6.2）；随访时也应例行尿液细菌培养。

4. 感染性结石的预防 预防感染性结石的关键在于去除结石、控制感染。一般性预防措施包括多饮水、低钙饮食、低磷饮食。

抗感染治疗要选用抗菌敏感性高的抗生素，且足疗程治疗；起始应用剂量大，在尿液达到无菌状态后给予减半剂量并维持 3 个月。对于尿路感染症状反复或尿液细菌培养阳性者需适时调整用药和剂量。

酸化尿液可应用氯化铵 1g，每日两次或三次；蛋氨酸 200~500mg，每日两次或三次。严重感染者，应使用脲酶抑制剂，推荐应用乙酰氧肟酸、羟基脲、乙酰基甲氧酸。脲酶抑制剂的有效性仍待进一步明确。

5. 胱氨酸结石的预防 推荐胱氨酸摄入限量为 2g/d 以下；钠盐摄入量为 2g/d 以下。一般性预防措施包括大量饮水（每天尿量在 3 000ml 以上）、多摄入蔬菜和水果、碱性饮料、低蛋白饮食。避免过多食用富含胱氨酸的食物，如大豆、小麦、鱼、肉和蘑菇等。低蛋白饮食可以减少胱氨酸的排泄。

碱化尿液，可应用碱性枸橼酸盐，使尿液 pH 达 7.5 以上。避免对高钾血症的患者给予枸橼酸钾治疗，可选用碳酸氢钠。硫普罗宁可用于尿胱氨酸排泄高的患者（>3mmol/24h），剂量为 250~2 000mg/d。

6. 药物性结石的预防

（1）含钙药物结石的预防：钙剂/维生素 D 的补充可增加尿液中钙离子浓度，维生素 C 的持续或过量摄入可增加尿液中草酸盐的浓度。因此，预防以上结石需降低尿液中钙离子及草酸盐的浓度。

（2）非含钙药物结石的预防：以预防茚地那韦结石为例，最安全、有效的方式是增加饮水量，每天需饮水达 1 500ml 以上；适当的酸化饮料的摄入，维持尿液 pH 小于 5.5 可促进茚地那韦结晶的溶解。一旦出现茚地那韦肾结石时，应避免应用阿扎那韦。

（二）中药预防与选择

1. 湿热下注证 饮食宜清淡，多进食清凉饮料，多饮水，每天应饮水 2 500~3 000ml，忌辛辣温燥之品。

2. 气滞血瘀证 饮食宜行气活血、通络之品，如山药薏仁粥、莲子粥、枸杞桃仁鸡丁、山楂、白术、木耳、赤小豆等。

3. 肾阳虚证（脾肾气虚） 饮食及汤药宜热服，饮食宜选用山药、黄芪、人参、黑豆、羊肉，以及芡实茯苓粥、当归羊肉汤等温补肾阳健脾之药膳，忌寒凉、生冷食物。

4. 肾阴亏虚证 饮食宜补益肾阴、通淋排石为主，如生地黄、肉苁蓉煲猪腰等。

5. 肾虚湿热证 对于无明显症状的易复发者，没有典型的辨证分型，可以按“肾虚膀胱热”的病因病机实施预防，辨以肾虚湿热证。饮食宜补肾固本、利湿通淋，可用通淋固本散（金钱草、鸡内金、牛膝、杜仲、黄芪)颗粒剂冲服。

6. 针对尿石症,饮食应注意避免大量摄入高动物蛋白、高糖、高脂肪饮食,如菠菜、红茶、动物内脏等,预防结石再发。根据所患结石成分调节饮食:含钙结石者,宜食用富含纤维的食物,限制草酸含量高的食物,如浓茶、菠菜、番茄、芥菜、土豆、芦笋等。含尿酸盐结石者,不宜食用含嘌呤高的食物,如肉类、鱼类、动物内脏、啤酒。尿石症患者注意补充富含维生素 A 的食物,如鱼肝油、胡萝卜等,饮食宜清淡,多吃蔬菜、西瓜、冬瓜、梨子、鲜藕等。

第六节　专家共识与建议

1. 随着尿石症发生率的升高,国内外同行在提高结石诊疗技术的同时,对结石的预防工作愈发重视,更加细化了成石危险因素的分类,明确了结石发生及复发的高危人群,从一般因素、疾病因素、遗传因素、药物相关性因素、解剖因素及环境与职业因素全面明确结石的发生风险。

2. 对于尿石症高危人群,需要进行全面的评估。包括其职业特点(长期接触的环境,如高温、铅、镉等)、详细的病史、血清化学分析、尿液分析、尿液培养、影像学检查,也应该进行全面的代谢检测。

3. 对于尿石症高危人群,应该重视病因防治。如对相关疾病(甲状旁腺功能亢进症)采取针对性手术治疗;对肾盂输尿管连接部梗阻患者施以肾盂输尿管成形手术解除梗阻;对药物相关结石,更换药物或适时停药;对严重基因异常所引起的代谢紊乱,如原发性高草酸尿症、先天性胱氨酸尿症等,甚至需终身用药。总体上,除了一般性的预防措施(如增加饮水量、限制钠盐和动物蛋白摄入、控制体重等),个体化预防应因“石”、因人而异。以中医对尿石症的病因病机认识作为切入点开展研究,利用中医中药副作用小的优势,在复发性结石的预防方面有特殊的价值,应该大有可为,值得深入研究。

参考文献

1. 郑素花. 电话随访对前列腺增生合并膀胱结石患者术后出院康复的影响[J]. 中国实用医药,2015(18):291-292.
2. ZHU W,LIU Y,LAN Y,et al. Dietary vinegar prevents kidney stone recurrence via epigenetic regulations[J]. EBioMedicine,2019,45:231-250.
3. KARAGULLE O,SMORAG U,CANDIR F,et al. Clinical study on the effect of mineral waters containing bicarbonate on the risk of urinary stone formation in patients with multiple episodes of CaOx-urolithiasis[J]. World J Urol,2007,25(3):315-323.
4. PINHEIRO V B,BAXMANN A C,TISELIUS H G,et al. The effect of sodium bicarbonate upon urinary citrate excretion in calcium stone formers[J]. Urology,2013,82(1):33-37.
5. BORGHI L,SCHIANCHI T,MESCHI T,et al. Comparison of two diets for the prevention of recurrent stones in idiopathic hypercalciuria[J]. N Engl J Med,2002,346(2):77-84.
6. FINK H A,AKORNOR J W,GARIMELLA P S,et al. Diet,fluid,or supplements for secondary prevention of nephrolithiasis:a systematic review and meta-analysis of randomized trials[J]. Eur Urol,2009,56(1):72-80.
7. 沈绍基,冯陶,章绍舜,等. 食用菠菜对尿中草酸排泄的影响[J]. 中华泌尿外科杂志,1984,05(6):321-323.
8. SAKHAEE K,HARVEY J A,PADALINO P K,et al. The potential role of salt abuse on the risk for kidney stone formation[J]. J Urol,1993,150(2 Pt 1):310-312.
9. NISHII M. Studies of influence of animal protein intake on the urinary risk factors of calcium oxalate stone formation[J]. Hinyokika Kiyo,1984,30(12):1737-1747.

10. SCHOLZ D, SCHWILLE P O, SIGEL A. Double-blind study with thiazide in recurrent calcium lithiasis[J]. J Urol, 1982, 128(5): 903-907.

11. PHILLIPS R, HANCHANALE V S, MYATT A, et al. Citrate salts for preventing and treating calcium containing kidney stones in adults[J]. Cochrane Database Syst Rev, 2015(10): CD010057.

12. WAGNER C A, MOHEBBI N. Urinary pH and stone formation[J]. J Nephrol, 2010, 16: S165-S169.

13. CAMERON M A, SAKHAEE K. Uric acid nephrolithiasis[J]. Urol Clin North Am, 2007, 34(3): 335-346.

14. GRIFFITH D P, GLEESON M J, LEE H, et al. Randomized, double-blind trial of Lithostat (acetohydroxamic acid) in the palliative treatment of infection-induced urinary calculi[J]. Eur Urol, 1991, 20(3): 243-247.

15. CHILLARON J, FONT-LLITJOS M, FORT J, et al. Pathophysiology and treatment of cystinuria[J]. Nat Rev Nephrol, 2010, 6(7): 424-434.

16. FERRARO P M, TAYLOR E N, GAMBARO G, et al. Soda and other beverages and the risk of kidney stones[J]. Clin J Am Soc Nephrol, 2013, 8(8): 1389-1395.

17. ETTINGER B, CITRON J T, LIVERMORE B, et al. Chlorthalidone reduces calcium oxalate calculous recurrence but magnesium hydroxide does not[J]. J Urol, 1988, 139(4): 679-684.

第二篇

尿路感染与炎症疾病中西医结合诊疗共识

第十一章

尿路感染概论

第一节　概　　述

尿路感染是尿路上皮对细菌入侵的炎症反应，是肾、输尿管、膀胱和尿道各个部位感染的总称，通常伴有细菌尿和脓尿，可发生于各个年龄段人群。尿路感染可以分为特异性感染和非特异性感染两大类，相对于结核、破伤风等特异性感染而言，非特异性感染又称一般性感染，是指非特异性微生物入侵泌尿系统所引起的感染。根据感染发生的部位不同，尿路感染可分为上尿路感染和下尿路感染；根据有无尿路功能和解剖异常，又可以分为复杂性尿路感染和非复杂性尿路感染；根据两次感染之间的关系，可以分为孤立（或散发）感染和反复发作性感染，反复发作性感染又可以进一步分为再感染和细菌持续存在。

虽然大多数尿路感染能在治疗后迅速痊愈，但是尿源性脓毒症、复发性与复杂性尿路感染的预防和治疗仍然是临床诊疗难题，细菌耐药与结构变异、抗生素滥用已成为目前全世界公共卫生治理面临的挑战。此外，伴随着人类社会的进步，一些突发、未知的病原体导致的流行性传染病、感染性疾病（包括尿路感染）将会不断侵扰人类，目前常规的抗生素、激素以及免疫调节治疗等对此疗效有限。因此，我们需要改变思维，调整策略，深入研究中医药以及中西医结合治疗模式在感染炎症性疾病中的应用。2020 年新型冠状病毒感染防治战役的胜利，再次彰显了中西医协同治疗的重要性。

一、西医学定义

1. 无症状性菌尿　菌尿是指正常无菌的尿中发现细菌存在，是尿路有细菌定植或感染的指征，一般分为无症状性菌尿和症状性菌尿。留取的尿液标本被污染时也可出现菌尿，需要加以鉴别。无症状性菌尿又称隐匿性菌尿，是指没有任何尿路感染症状或体征的菌尿。以标准方式收集中段尿液标本，培养检测出定量的细菌，女性连续两次菌落计数≥10^5CFU/ml，且两次菌种相同；男性仅一次标本阳性，即可诊断为无症状性菌尿。对于经导尿管留置的尿液标本，如菌落计数≥10^2CFU/ml 亦可诊断为真性细菌尿。

2. 症状性菌尿　症状性菌尿是指有真性细菌尿且伴有尿路刺激征等临床症状者，一般需要及时治疗。

3. 导尿管相关性菌尿　导尿管相关性菌尿（尿路感染）是指在留置导尿管的过程中细菌通过多种途径在尿中定植或并发的感染，是最常见的医院获得性感染，与导尿管本身损伤人体防御机制、细菌通过导尿管内外表面上行、导尿管生物膜形成等多种因素有关。导尿管相关性菌尿的发生、发展一般与置管时间、患者体质状况密切相关。短期置管相关菌尿由单一病原菌引起，长期置管相关菌尿可以有多种病菌生长。大多数导尿管相关性菌尿是无症状的，不推荐抗生素治疗；有明显临床症状者可以给予治疗处理，特别是当患者出现发热、寒战、耻骨上不适、腹痛等症状时，可能提示导尿管相关性感染。

4. 妊娠期菌尿　妊娠期菌尿是指妇女妊娠期间的一种隐性泌尿系感染，其发病率约占妊娠期妇女的2%~7%。妊娠期菌尿虽无明显的临床症状，但有可能并发感染，对母体和胎儿造成严重危害，因而需要及时治疗。所有妊娠期妇女应在妊娠前3个月进行尿细菌培养初筛，出现菌尿时应选择对母体和胎儿毒性作用较小的抗生素，青霉素类和头孢菌素类药物被认为在整个妊娠期是安全和有效的抗生素。

5. 老年人菌尿　老年人菌尿一般是指老年患者尿液菌落计数>10^5 CFU/ml。由于老年人的尿液检查结果往往与症状不一致，因而诊断主要依靠病史、尿液分析和尿液培养综合判断。大肠埃希菌是老年人菌尿中最常见的致病菌，约占75%，其他还包括变形杆菌、克雷伯菌、肠杆菌属、沙雷菌属、假单胞菌属以及肠球菌等。老年人常伴有免疫能力下降、膀胱功能不全、下尿路梗阻等，容易发生复杂性尿路感染。

6. 脓尿　脓尿是指尿液中存在白细胞，是尿路有感染或尿路上皮对细菌入侵产生的炎症应答。所谓脓细胞一般是指外形、结构发生变异、破坏的白细胞。白细胞和脓细胞在尿中出现的临床意义相同，有脓尿的菌尿意味着尿路既有细菌定植又并发了感染，没有菌尿的脓尿可能与结核、结石、肿瘤等有关。

7. 尿源性脓毒症　尿源性脓毒症是指由尿路感染引起的全身性炎症反应，伴有危及生命的器官功能障碍。最新Sepsis-3诊断标准见表8-1。

8. 菌血症　菌血症是指病原菌进入血液循环并导致的全身性感染，其实质是脓毒症中的一种，一般血培养可检出病原菌。

9. 单纯性尿路感染　单纯性尿路感染又称非复杂性尿路感染，是指泌尿系统解剖结构和功能正常，并且没有妊娠、糖尿病、免疫功能低下、耐药病原体以及不伴有其他并发症的情况下，病原体由尿道沿膀胱、输尿管上升到肾脏，引起膀胱、肾盂上皮和肾实质对细菌产生的急性炎症反应，表现为无并发症的急性细菌性膀胱炎或肾盂肾炎。

10. 复杂性尿路感染　复杂性尿路感染是指发生在有泌尿生殖道结构或功能异常患者的尿路感染和/或患者存在与尿路感染相关联的其他系统疾病。

二、中医学概念

尿路感染归属于中医学“淋证”范畴，《金匮要略》将其症状概括为“淋之为病，小便如粟状，小腹弦急，痛引脐中”，认为其病位在下焦，特点为“急、数、痛”。淋证有时可发生热毒入营血，出现高热神昏等证候。一般而言，病因有外感湿热、饮食不节、情志失调、禀赋不足或劳伤久病。其中多属湿热为患，从而导致气滞、血瘀、结石、淋浊等，日久耗气伤阴，则本虚标实。

三、流行病学

尿路感染是目前临床上常见的感染性疾病。全球每年尿路感染人数为1.3亿~1.75亿。我国尿路感染约占院内感染的9.4%~50%。65岁以上人群中至少20%女性及10%男性患有菌尿。急性尿路感染的发病率占泌尿外科门诊量的4%，男性与女性发病率约为1∶2。约半数女性在其一生中都有过尿路感染的经历，生育期女性菌尿的发生率是男性的30倍，青春期前女性尿路感染相对少见，但女性青春期末尿路感染的发病率显著增加。20~40岁女性大约30%有过症状性尿路感染并需要抗生素治疗。女性患者一旦发生过尿路感染，以后再次发生尿路感染的概率较高。

在15~29岁的健康女性中急性肾盂肾炎的发病率最高，其次是婴儿和老年女性。在美国，每年约有25万人次因急性肾盂肾炎就诊和20万人次因急性肾盂肾炎住院；在加拿大，每1万名妇女中约有11人因急性肾盂肾炎住院。虽然急性肾盂肾炎也可发生在尿路解剖结构与功能正常的男性，但这一术语通常不适合用于成年男性单纯性尿路感染的描述。

第二节　发病机制

1. 正常情况下尿路是无菌状态，但肠道、生殖道、皮肤等来源的细菌可逆行导致尿路感染。大多数尿路感染是由源自肠道的兼性厌氧菌引起，其中以大肠埃希菌最为常见，变形杆菌、克雷伯菌以及革兰氏阳性粪肠球菌及腐生葡萄球菌是大多数社区获得性感染的病原菌。

2. 尿路感染是病原体和人体防御功能相互作用的结果，若存在尿路梗阻、膀胱输尿管反流、神经源性膀胱、肾乳头坏死、糖尿病、痛风、妊娠、高龄、免疫缺陷或者长期使用糖皮质激素等情形，均可导致人体防御功能降低，容易发生尿路感染。

3. 女性尿道相对较短，毗邻肛门区域，致病菌可经尿道上行，沿膀胱、输尿管进入肾盂并黏附在尿路上皮，产生急性膀胱炎或急性肾盂肾炎。下尿路与上尿路感染的病原菌谱相似，大肠埃希菌是女性尿路感染的主要病原体（约占86%），其次为腐生葡萄球菌（4%）、克雷伯菌（3%）、变形杆菌（3%）、肠杆菌（1.4%）、柠檬酸杆菌（0.8%）、肠球菌（0.5%），也是急性无并发症尿路感染的致病菌。

4. 男性发生尿路感染的病因常与解剖结构或功能异常有关，包括尿石症、原发性与继发性输尿管梗阻、良性前列腺增生、尿道狭窄等相关疾病。

5. 单纯性尿路感染是成年女性最常见的感染性疾病，生育期女性急性膀胱炎的病因通常与女性尿道短且毗邻阴道、肛门，性活动频繁有关；绝经期女性的尿路感染与雌激素缺乏和尿路上皮天然免疫防御功能降低相关联。非妊娠妇女在过去30天内每周性交3次以上，或在过去一年内有新的性伴侣；非妊娠妇女在过去12个月内发生过尿路感染，并在过去30天内出现过压力性尿失禁；绝经或妊娠期妇女如果先前存在尿路结构异常或梗阻，其尿路感染发病的风险显著增高。

6. 复杂性尿路感染致病菌的特点，与单纯性尿路感染病原菌相比，复杂性尿路感染致病菌更具多样性、更强的毒性和易产生抗药性；感染致病主要为革兰氏阴性杆菌，如大肠埃希菌、肺炎克雷伯菌和奇异变形杆菌。目前国内复杂性尿路感染致病菌谱的特点是大肠埃希菌感染比例降低，仅占40%~50%，远低于单纯性尿路感染的86%；而超广谱β-内酰胺酶（ESBLs）菌株和肠球菌的感染比例呈上升趋势；革兰氏阳性菌包括凝固酶阴性葡萄球菌、粪肠球菌、金黄色葡萄球菌和乙型溶血性链球菌等，也是复杂性尿路感染常见的致病菌。

第三节　病因病机

病因包括外感湿热、饮食不节、情志失调、劳伤久病等。基本病机是湿热蕴结下焦，肾与膀胱气化不利，与心、肺、脾、肝等脏腑有关，“肾虚为本，膀胱热为标”。膀胱居于下焦，湿热毒邪极易侵犯，水热互结，致使气化不利，水道不畅，发为淋证。

若湿热客于下焦，膀胱气化不利，小便灼热刺痛，则为热淋；若膀胱湿热，灼伤血络，迫血妄行，或肾阴不足，虚火扰动阴血，而血随尿出，乃成血淋；若湿热蕴久，阻滞经脉，脂液不循常道，或肾虚不固,不能摄纳精微脂液,而小便浑浊不清,则为膏淋;若肝气失于疏泄,气火郁于膀胱,或中气不足,气虚下陷,膀胱气化无权,则为气淋;若久淋不愈,湿热留恋膀胱,由腑及脏,继则由肾及脾,脾肾亏虚,遂成劳淋。

病理性质有实、有虚,且每见虚实夹杂之证。初起多属实证;淋久湿热伤正,每致脾肾两虚,由实转虚;如邪气未尽,正气渐伤,或虚体受邪,则成虚实夹杂之证。

第四节 诊断与方法

一、急性无并发症膀胱炎

急性无并发症膀胱炎或急性肾盂肾炎是年轻成年女性最常见的尿路感染性疾病,尿液分析阳性、具有相关的病史、典型的临床表现是诊断无并发症尿路感染的三大指标。

1. 既往病史 对所有复发性尿路感染或复杂性尿路感染的患者,应仔细询问既往病史,包括以下内容。

(1) 性生活史:生育期年轻女性每周性交 3 次以上,或性交时使用杀精剂的隔膜避孕,均可显著增加单纯性尿路感染的风险。

(2) 疾病史:患有阴道炎或宫颈炎的妇女更容易发生尿路感染;有糖尿病史的患者与普通人群相比,患急性肾盂肾炎的概率明显增高。

(3) 复发史:如果尿路感染的患者,在治疗后 6 个月内出现 2 次相似的症状,或 12 个月内出现 3 次相同症状发作,可考虑复发性尿路感染的诊断。

(4) 并发症:对于有并发症的尿路感染者,应了解有无尿路解剖结构或功能异常性疾病的诊疗史。

2. 临床表现 女性初始发生尿频、尿急、尿痛、血尿或排尿困难多种症状时,其诊断下尿路感染的预测值达 90%;如果急性无并发症膀胱炎患者有一种典型症状出现时,其诊断急性膀胱炎的概率增加 10 倍,至 50%。大多数急性无并发症膀胱炎患者没有发热,部分患者主诉有下腹或耻骨上区压痛。突然寒战、发热、腰痛、肋脊角压痛,或伴有尿频、尿急、排尿困难,是诊断无并发症急性肾盂肾炎的典型临床表现。

3. 辅助检查 诊断尿路感染需要靠尿液分析并经尿液培养确诊。患者自行排尿留取的标本最易发生污染,导尿管留取次之,耻骨上穿刺留取膀胱中的尿液是最佳途径。

(1) 尿液分析:对疑似急性无并发症尿路感染时,应进行常规的尿液分析。尿液中亚硝酸盐含量和白细胞酯酶水平升高是有症状急性无并发症膀胱炎诊断的最准确指标。

(2) 尿液培养:对急性无并发症膀胱炎患者不建议常规做尿液培养,尿液培养只建议用于疑似急性肾盂肾炎的患者或单纯性尿路感染在治疗 2~4 周内症状未缓解或复发的患者。病原菌计数≥10^2 CFU/ml 为尿液培养阳性。

(3) 影像学检查:除尿液分析和尿液培养外,对急性无并发症膀胱炎出现非典型症状的患者和对适当的抗菌治疗无反应的复杂性尿路感染患者,可考虑超声检查或 CT 检查,以排除并发症和其他疾病。尿动力学检查有助于了解膀胱逼尿肌功能状态及有无膀胱出口梗阻。

4. 急性膀胱炎症状评分(ACSS)问卷 基于 ACSS,可以估计症状的严重程度。ACSS 症状评分 1~6 项,主要用于预测诊断、灵敏度与特异度。总分=6 分时,可确定急性膀胱炎诊断,其灵敏度为

94.7%，特异度为82.4%。7~10项主要用于下尿路与上尿路症状鉴别诊断。11~13项为下尿路与上尿路感染对生活质量的影响问卷(表11-1)。

表11-1　急性膀胱炎症状评分(ACSS)问卷

在过去的24个月内，你是否具有以下症状，及严重程度(请勾选，每个症状勾选1项)						
			0	1	2	3
典型症状	1	尿频、量少(经常上厕所)	□无 ≤4次/d	□是，轻度 5~6次/d	□是，中度 7~8次/d	□是，重度 ≥9~10次/d
	2	尿急(强烈且不可控制的想排尿)	□无	□是，轻度	□是，中度	□是，重度
	3	排尿时疼痛或烧灼感	□无	□是，轻度	□是，中度	□是，重度
	4	排尿后膀胱排空不全	□无	□是，轻度	□是，中度	□是，重度
	5	下腹部(耻骨上区)疼痛或压力不适	□无	□是，轻度	□是，中度	□是，重度
	6	肉眼血尿	□无	□是，轻度	□是，中度	□是，重度
			"典型症状"总分			分
鉴别症状	7	腰(低腰)痛(通常非对称/单侧)	□无	□是，轻度	□是，中度	□是，重度
	8	阴道分泌物(尤其是在早晨)	□无	□是，轻度	□是，中度	□是，重度
	9	尿道分泌物(未排尿时)	□无	□是，轻度	□是，中度	□是，重度
	10	高体温(寒战/发热)(如测量请注明)	□无 ≤37.5℃	□是，轻度 37.6~37.9℃	□是，中度 38.0~38.9℃	□是，重度 ≥39.0℃
			"鉴别症状"总分			分
生活质量	11	请给出上述症状在过去24小时内困扰你的程度的总体评分(单选) □ 0 无任何不适(无任何症状，感觉和平常一样好) □ 1 感觉有点不舒服(感觉比平时差一些) □ 2 感觉中度不适(感觉很不好) □ 3 感觉极度不适(感觉很糟糕)				
	12	请选择最能描述，上述症状在过去24小时内，对你的正常工作/每日活动影响程度的数字(单选) □ 0 完全不受影响(进行日常活动时) □ 1 轻度受影响(能进行日常活动但有一些不适) □ 2 中度受影响(付出很大努力才能进行日常活动) □ 3 极度受影响(几乎不能进行日常活动)				
	13	请指出，在过去24小时内，上述症状对你的社交活动的影响程度(单选) □ 0 完全不受影响(能享受正常社交活动) □ 1 轻度受影响(不能进行一些社交活动) □ 2 中度受影响(仅能进行一些社交活动) □ 3 极度受影响(不能进行任何社交活动，这些症状把我困在家里)				
			"生活质量"总分			分
附加项	14	请注明你今天是否存在以下情况				
		月经期(女性的月经周期)?		□无	□是	
		经前期症状?		□无	□是	
		更年期症状?		□无	□是	
		你怀孕了吗?		□无	□是	
		你有糖尿病吗?		□无	□是	

二、复杂性尿路感染

1. 病史采集　仔细询问患者是否有相关伴随疾病，如有无糖尿病、结石治疗史、导尿史、支架留置史、尿路感染治疗后复发及抗生素治疗史。

2. 症状与体征　复杂性尿路感染可伴有以下的临床症状与体征：急性下尿路刺激症状，包括尿频、尿急、尿痛、排尿困难或耻骨上疼痛；急性肾盂肾炎的典型临床表现与体征，包括寒战、发热、肾区疼痛、肋脊角压痛或肾区叩击痛。

3. 尿液分析与培养

（1）尿液分析：显微镜下观察是否存在菌尿、尿白细胞计数；有无脓尿和血尿是初步判定复杂性下尿路感染的诊断性指标。

（2）尿液培养：对复发性和复杂性尿路感染的患者，特别是有典型急性肾盂肾炎表现时，建议做尿液培养和药敏试验；清洁中段尿培养菌落计数女性 >10^5CFU/ml、男性 >10^4CFU/ml，或导尿留取的尿标本中细菌菌落计数 >10^2CFU/ml 为阳性尿液培养，对复发性和复杂性尿路感染具有诊断价值。

4. 影像学及尿动力学检查　为了排除复杂性尿路感染是否存在泌尿生殖道结构与功能异常的相关疾病，特别是尿路感染反复发作或抗生素治疗后典型症状不见好转，建议除了做尿液细菌培养和药敏试验外，强调多普勒超声或/和 CT 检查的必要性，目的是判断有无肾盂输尿管连接部梗阻、肿瘤、结石、良性前列腺增生，并测量膀胱残余尿量等。尿动力学检查有助于了解膀胱逼尿肌功能状态及有无膀胱出口梗阻。

5. 血液检查　依据复杂性尿路感染症状的严重程度和对相关疾病存疑时，应做以下检查：复杂性尿路感染出现寒战、高热、腰痛，疑似急性肾盂肾炎或脓毒症的患者除做血液分析外，还应做血液细菌培养和药敏试验；复杂性尿路感染合并脓毒症的患者应做生化全项检查，重点评估肝、肾功能；糖尿病患者应做系统血糖监测，以便调控血糖在合理水平，也有利于感染的控制与治疗。

第五节　非手术治疗

一、处理原则

1. 症状轻微的急性无并发症膀胱炎初始治疗通常在没有抗生素的情况下可以自行缓解，建议选择以下治疗措施。

（1）尿液碱化剂：常用的尿液碱化剂是柠檬酸钾、柠檬酸钠和碳酸氢钠，其作用机制是通过升高尿液的 pH，从而减轻酸性尿液对膀胱和尿道黏膜的刺激症状。

（2）中医药治疗：可以选择清热解毒、清热利湿的方剂或中成药，如宁泌泰胶囊、癃清片、八正散、三金片（颗粒）等，可减轻下尿路感染症状，缩短药物使用疗程；有血尿者，选用血尿安胶囊。

2. 复发性、复杂性尿路感染特别是急性肾盂肾炎患者，应根据尿液培养和药敏试验结果，选择有效、敏感的抗菌药物控制感染；对有糖尿病的患者要重视血糖的调控与治疗。

复杂性尿路感染可发生各种并发症，如肾（肾周）脓肿、尿道旁脓肿、骨关节感染、感染性心内膜炎、脓毒症或脓毒症休克，应在控制感染的前提下，积极处理并发症，保持排尿或引流通畅，增加营养，合理调节水、电解质平衡，提高机体免疫力。

3. 后续治疗　如果尿路梗阻解除后，继续抗生素治疗症状不见好转者，建议再次做尿液培养和抗菌药物敏感试验。

二、抗菌药物选择

(一)选择原则

1. 抗生素的选择取决于药物的有效性、副作用风险、耐药率和造成的附带损害倾向。合理使用抗生素是治疗无并发症尿路感染,降低耐药性和预防复发性尿路感染发生率的重要措施。

2. 无并发症的急性膀胱炎可以选择磷霉素氨丁三醇、呋喃妥因、硝基氧林、新青霉素和甲氧苄啶等;氟喹诺酮类、头孢菌素类不推荐用于无并发症急性膀胱炎的治疗。

3. 不推荐 β-内酰胺类抗生素作为急性无并发症膀胱炎的一线治疗,因为大肠埃希菌的广泛耐药率超过 20%。

4. 无并发症的急性肾盂肾炎患者推荐口服头孢泊肟、头孢布烯、环丙沙星或左氧氟沙星治疗,同时在一周内应避免性活动。

患者治疗后临床症状变化与随访问卷内容,见表 11-2。

表 11-2 急性膀胱炎症状评分(ACSS)治疗评估与随访表

动态变化		请说明自上次完成本问卷第一部分后,您的症状是否有任何变化(单选) □ 0 现在我感觉恢复到了正常(所有症状都消失了) □ 1 现在我感觉好多了(大多数症状都消失了) □ 2 现在我只感觉稍微好一点(大多数症状仍然存在) □ 3 没有变化,现在我感觉跟以前一样(症状没有变化) □ 4 现在我感觉更糟(我的情况更糟)				
在过去的 24 小时内,你是否具有以下症状,及严重程度(请勾选,每个症状勾选 1 项)						
			0	1	2	3
典型症状	1	尿频、量少(经常上厕所)	□无 每天≤4 次	□是,轻度 5~6(次/天)	□是,中度 7~8(次/天)	□是,重度 ≥9~10(次/天)
	2	尿急(强烈且不可控制地想排尿)	□无	□是,轻度	□是,中度	□是,重度
	3	排尿时疼痛或烧灼感	□无	□是,轻度	□是,中度	□是,重度
	4	排尿后膀胱排空不全	□无	□是,轻度	□是,中度	□是,重度
	5	下腹部(耻骨上区)疼痛或压力不适	□无	□是,轻度	□是,中度	□是,重度
	6	肉眼血尿	□无	□是,轻度	□是,中度	□是,重度
			"典型症状"总分			分
鉴别症状	7	腰痛(通常非对称/单侧)	□无	□是,轻度	□是,中度	□是,重度
	8	阴道分泌物(尤其是在早晨)	□无	□是,轻度	□是,中度	□是,重度
	9	尿道分泌物(未排尿时)	□无	□是,轻度	□是,中度	□是,重度
	10	高体温(寒战/发热)(如测量请注明)	□无 ≤37.5℃	□是,轻度 37.6~37.9℃	□是,中度 38.0~38.9℃	□是,重度 ≥39.0℃
			"鉴别症状"总分			分
生活质量	11	请给出上述症状在过去 24 小时内困扰你的程度的总体评分(单选) □ 0 无任何不适(无任何症状,感觉和平常一样好) □ 1 感觉有点不舒服(感觉比平时差一些) □ 2 感觉中度不适(感觉很不好) □ 3 感觉极度不适(感觉很糟糕)				

续表

在过去的 24 小时内，你是否具有以下症状，及严重程度（请勾选，每个症状勾选 1 项）				
生活质量	12	请选择最能描述上述症状在过去 24 小时内对你的正常工作/每日活动影响程度的数字（单选）		
		□ 0 完全不受影响（进行日常活动时）		
		□ 1 轻度受影响（能进行日常活动但有一些不适）		
		□ 2 中度受影响（付出很大努力才能进行日常活动）		
		□ 3 极度受影响（几乎不能进行日常活动）		
	13	请指出在过去 24 小时内上述症状对你的社交活动的影响程度（单选）		
		□ 0 完全不受影响（能享受正常社交活动）		
		□ 1 轻度受影响（不能进行一些社交活动）		
		□ 2 中度受影响（仅能进行一些社交活动）		
		□ 3 极度受影响（不能进行任何社交活动，这些症状把我困在家里）		
		"生活质量"总分		分
附加项	14	请注明你今天是否存在以下情况		
		月经期（女性的月经周期）？	□无	□是
		经前期症状？	□无	□是
		更年期症状？	□无	□是
		你怀孕了吗？	□无	□是
		你有糖尿病吗？	□无	□是

（二）经验性治疗

1. 对无并发症的复杂性上尿路感染，推荐经肾脏排泄的氟喹诺酮类抗生素，也可选择 β-内酰胺酶抑制剂复合制剂、第二代或第三代头孢菌素，或者氨基糖苷类抗生素。

2. 磷霉素氨丁三醇对大肠埃希菌、粪肠球菌、肺炎克雷伯菌、表皮葡萄球菌等均具有很好的抗菌作用。

3. 对有并发症的复杂性尿路感染，在经验性治疗前需要了解可能的病原菌谱和当地抗菌药物的耐药情况，同时对泌尿系统疾病的结构、功能，有无并发症和严重程度（包括肝功能、肾功能、血糖水平）进行评估。

4. 抗菌药物的经验性治疗需要根据临床治疗反应和尿液培养结果随时进行修正，在开始抗菌治疗前应留取合格尿标本，怀疑存在菌血症、脓毒症时应留取血标本送病原学检测，以尽早获取病原菌谱和药敏试验结果，并据此调整抗菌药物的治疗方案。

（三）轻、中度患者或初始经验治疗

1. 急性无并发症膀胱炎的一线治疗方案磷霉素、呋喃妥因和磺胺甲噁唑-甲氧苄啶（在大肠埃希菌耐药率不超过 20% 的地区）可选择。

2. β-内酰胺类抗生素、阿莫西林/克拉维酸盐、头孢克洛、头孢地尼和头孢泊肟不建议用于初始治疗，因为易发生耐药性。

3. 氟喹诺酮类多建议用于无并发症的急性肾盂肾炎治疗，如近期未用过氟喹诺酮类的患者，可选择左氧氟沙星，每日 1 次，连续 5~7 天，每次静脉或口服给药 500mg。该药具有高尿液浓度的特点，抗菌谱可以广泛覆盖尿路感染常见病原菌，对铜绿假单胞菌有很强的杀菌效果，同时对于部分 ESBLs 阳性大肠埃希菌、粪肠球菌也有一定的杀菌效果。也可使用环丙沙星（200mg，静脉滴注，每日

2 次),对大肠埃希菌和铜绿假单胞菌具有很好的杀菌效果。

4. 第二代头孢菌素(如头孢呋辛、头孢替安、头孢孟多)对革兰氏阴性菌的杀菌活性显著增加,同时保持了对葡萄球菌属较高的杀菌活性。而第三代头孢菌素对革兰氏阴性菌有很高的杀菌活性,对葡萄球菌属杀菌活性则较弱。

5. 磷霉素氨丁三醇口服,单日剂量 3g,隔日 1 次,对复杂性尿路感染的大肠埃希菌、粪肠球菌、肺炎克雷伯菌等均有很好的抗菌活性,亦可用于非发热性尿路感染的经验性治疗。

(四) 重症或初始经验性治疗失败的治疗

1. 氟喹诺酮类 是未曾使用过此类抗生素患者的可选治疗。

2. 脲基青霉素(哌拉西林)+β-内酰胺酶抑制剂 可选用哌拉西林/他唑巴坦(3.375~4.5g,静脉滴注,每 6 小时 1 次)。此药具有广谱抗菌活性,包括大多数铜绿假单胞菌、肠杆菌科、肠球菌,因为同时带有 β-内酰胺酶抑制剂,对产 ESBLs 的肠杆菌有很好的抗菌作用。

3. 头孢菌素三代 增加了对假单胞菌的抗菌活性,如头孢他啶(2g,静脉滴注,每 8 小时 1 次)和头孢吡肟(2g,静脉滴注,每 8 小时 1 次)。

4. 碳青霉烯类 如亚胺培南、美罗培南、帕尼培南及比阿培南,可用于敏感菌所致的各类感染。亚胺培南的剂量为每次 0.5g,静脉滴注,每 6 小时 1 次,或每次 1g,每 8 小时 1 次;美罗培南为每次 0.5~1.0g,静脉滴注,每 8 小时 1 次。

5. 万古霉素 如果患者病情严重且尿液培养提示革兰氏阳性球菌,应经验性选择万古霉素(每次 1g,静脉滴注,每 12 小时 1 次),但应检测血药浓度,肾功能不全者根据肌酐清除率调整剂量。

6. 联合治疗 当初始经验性治疗失败、微生物学检查结果尚未报告,或者作为临床严重尿路感染的初始治疗,须改用亦能有效针对假单胞菌的抗菌药物,如氟喹诺酮类(如果未被用于初始治疗者)、脲基青霉素(如哌拉西林)+β-内酰胺酶抑制剂、第三代头孢菌素、第四代头孢菌素(如头孢噻利)或碳青霉烯类抗菌药物,最后联用氨基糖苷类。

7. 微生物学检查结果 一旦培养结果及药敏试验结果回报,应尽可能改为窄谱敏感抗菌药物。

(五) 治疗周期

抗生素治疗周期一般推荐治疗 7~14 天,疗程与潜在疾病的治疗密切相关,伴有无症状下尿路感染的患者治疗时间通常为 5~7 天,复杂性上尿路感染患者或脓毒症患者通常为 14 天。根据临床治疗情况,疗程有时需延长至 21 天。对于长期留置导尿管或尿路支架管的患者,应尽量缩短治疗时间,以避免细菌耐药。对于复杂性尿路感染患者不推荐预防性应用抗菌药物来防止感染复发。

(六) 合并疾病的治疗

1. 复杂性尿路感染在感染控制后建议做详细的全面的泌尿系统检查,对有尿路梗阻的患者应在良好控制感染的条件下,尽快地解除梗阻或处理原发病灶。对神经系统疾病所引起的尿潴留及尿路感染,根据其功能障碍类型进行治疗。针对妇科疾病如阴道炎、宫颈炎等也应进行有效的治疗。

2. 合并尿石症的复杂性尿路感染的治疗

(1) 感染和梗阻性尿石症患者需要即刻的肾脏集合系统减压,如果逆行输尿管插管成功则可以达到和经皮肾造瘘一样的减压效果。在引流时需要收集引流的尿液重新进行细菌培养和抗菌药物药敏分析。

(2) 抗菌药物治疗应在进行减压后立即开始,经验性治疗应选择广谱抗菌药物,目标治疗应根据培养及药敏试验结果。

(3) 对感染性结石在进行外科干预前后均应进行抗菌药物治疗,术前需要依据尿液培养和药敏试验结果进行目标性抗菌药物治疗,术前目标性抗菌药物疗程从 1~3 天到 1~2 周,术中给予广谱抗菌药物治疗，术后 1~2 年随访期间的低剂量预防性或抑制性抗菌药物治疗。

(4) 每天至少 2 000ml 的液体摄入，亦可应用乙酰氧肟酸等脲酶抑制剂、溶肾石酸素溶石治疗，或氯化铵 1g，2~3 次/d，酸化尿液等辅助治疗。

(七) 尿路导管相关的尿路感染

在泌尿外科及手术后的患者中，大多数短期置管相关菌尿由单一病菌引起，15% 可能是多病菌引起，表现为院内流行菌株或社区环境菌株。长期带管的患者每月尿液培养显示菌株经常变换。大多数无症状者不推荐使用抗菌药物。当出现感染症状时，首先应对导管进行相关处理，移除导管推荐作为治疗的一部分。如果导管无法去除，在取尿标本培养前和应用抗菌药物治疗前应更换留置时间>7 天的导管。抗菌药物的选择与复杂性尿路感染相同。

第六节 辨证论治

1. 湿热下注证 多见于急性型，起病急，病程短。证候：尿频尿急，尿道灼热刺痛，尿黄浑浊或尿中带血，少腹拘急引痛，大便黏滞不畅，或伴发热，舌红，苔黄腻，脉滑数。治法：清热利湿。选方：八正散加减。中药：车前子、瞿麦、萹蓄、滑石、栀子、甘草、木通、大黄。推荐中成药：八正片(合剂)、血尿安胶囊、银花泌炎灵片等。

2. 热毒壅聚证 多见于急性型，起病急，病程短，热毒聚结下焦。证候：尿道口红肿，灼热疼痛，肿势蔓延，伴壮热，口渴，舌红绛，苔黄腻，脉弦、滑数或洪数。治法：清热散风，行瘀活血。选方：清浊祛毒丸加减。中药：金沙藤、大血藤、蒲公英、牡丹皮、虎杖、地黄、山茱萸、山药、茯苓、泽泻、益母草、黄芪。推荐中成药：癃清片、清浊祛毒丸等。

3. 气滞血瘀证 多见于急性型，起病急，病程短。证候：小便努责方出，或点滴全无，会阴、小腹胀痛，偶有血尿或血精，伴胸胁胀闷，急躁易怒，舌紫黯或有瘀斑，脉沉涩。治法：行气活血，补气透邪。选方：前列腺汤加减。中药：丹参、泽兰、桃仁、红花、赤芍、乳香、没药、王不留行、青皮、川楝子、小茴香、白芷、败酱草、蒲公英。推荐中成药：前列舒通胶囊等。

4. 浊痰凝结证 多见于反复发作型，其病程长，反复发作。证候：尿频尿急，尿道肿痛，尿道口慢性肿块或结节，皮肤不红不热，亦不疼痛，舌淡，苔薄，脉滑。治法：化痰散结。选方：消核丸加减。中药：橘红、茯苓、甘草、半夏、黄芩、僵蚕、玄参、牡蛎、栀子、天花粉、瓜蒌仁、大黄、桔梗、连翘。推荐中成药：消核丸等。

5. 气阴两虚证 多见于反复发作型，其病程长，反复发作。证候：小便赤涩，余沥不尽，身倦乏力，遇劳则发，心烦口渴或夜寐不宁，舌质淡或红，苔少或微黄，脉细数或细弱。治法：益气养阴，佐以清热利湿。选方：清心莲子饮加减。中药：黄芩、麦冬、地骨皮、车前子、炙甘草、莲子、茯苓、黄芪、党参。推荐中成药：生脉饮等。

6. 肝肾阴虚证 多见于反复发作型，其病程长，反复发作。证候：尿频，排尿涩痛，头晕目眩，五心烦热，腰膝酸软，多梦易醒，或伴有烘热汗出，或与情绪有关，小腹胀满疼痛，舌红，苔少或微黄，脉弦细或细数。治法：滋肝补肾，佐以清热利湿。选方：知柏地黄丸加减。中药：知母、黄柏、熟地黄、山茱萸、牡丹皮、山药、茯苓、泽泻。推荐中成药：知柏地黄丸、左归丸等。

7. 脾肾两虚证 多见于反复发作型，其病程长，反复发作。证候：小便不甚赤涩，淋沥不已，时作时止，遇劳则发，神倦乏力，腰膝酸软，腹胀便溏，舌质淡，舌体胖大或边有齿痕，苔薄白，脉沉细或细弱。治法：健脾益肾，佐以清热利湿。选方：无比山药丸加减。中药：山茱萸、泽泻、熟地黄、茯苓、巴戟天、牛膝、赤石脂、山药、杜仲、菟丝子。推荐中成药:无比山药丸等。

8. 肾阳不足证　多见于反复发作型,其病程长,反复发作。证候:腰膝冷痛,尿涩不畅,滴沥不尽,夜间尿频,面浮足肿,神疲乏力,纳呆腹胀,大便溏薄,舌淡,脉沉细无力。治法:温补肾阳。选方:济生肾气丸加减。中药:生地黄、山药、山茱萸、牡丹皮、茯苓、泽泻、桂枝、附片、车前子、牛膝。推荐中成药:济生肾气丸、右归丸等。

第七节　手术治疗

有并发症的复杂性尿路感染应在控制感染的条件下,积极手术治疗。如引起或加重尿路感染的梗阻性疾病,包括尿石症、肿瘤、肾盂输尿管连接部狭窄、膀胱出口梗阻、先天畸形以及神经源性膀胱等。在施行手术前需要对患者健康状况进行评估,要控制好感染,以免手术时继发尿源性脓毒症。

第八节　预防与调护

1. 生活起居要有规律,保持充足睡眠。
2. 戒酒及避免刺激性食物与饮料。
3. 减少久坐与憋尿。
4. 减少劳累。
5. 规律性性生活。
6. 根据病情调节饮水量。
7. 减轻精神压力,尽可能保持愉快情绪。
8. 必要时接受心理疏导与治疗。
9. 在医生的指导下,定期治疗及复查。

第九节　专家共识与建议

1. 单纯性细菌性膀胱炎是女性最常见的下尿路感染性疾病,但单纯性无并发症尿路感染这一术语,通常不适合用于男性患者的描述。尿液分析阳性、具有相关的病史、典型的临床表现是诊断无并发症尿路感染的三大指标。单纯性细菌性膀胱炎不建议做尿液培养。对复发性和复杂性上尿路感染的患者应进行尿液细菌培养、药敏试验、影像学以及尿动力学等检查,以排除尿路梗阻、肾脓肿和泌尿生殖系统解剖结构和功能异常。

2. 没有单一药物被认为是治疗急性无并发症膀胱炎的最佳选择,推荐个体化的治疗原则。复发性和复杂性尿路感染的抗生素选择,除了依据尿液细菌培养与药敏试验结果,还应考虑药物的有效性、副作用的风险性以及耐药的发生率。

3. 在没有症状的情况下,尿液样本中的脓尿不是抗菌治疗的指征。基于无并发症的单纯性细菌性膀胱炎通常在不用抗生素的情况下可自行缓解,建议先给予口服中(成)药如癃清片、宁泌泰胶囊、清浊祛毒丸等与尿液碱化剂治疗,以降低抗生素治疗的耐药率,但尚需大数据临床实践证实。经典的中药方剂或一些中成药与抗生素联合使用，可以减少或部分减少抗生素的使用量，降低抗生素耐药的发生率和减轻毒副作用，提高患者的生活质量，值得进一步研究与探索。中医药的治疗优势不仅在于“祛邪”对抗病原体，减少细菌耐药性，而且可以通过“扶正”来改善机体防御功能。

4. 对细菌性膀胱炎建议给予口服喹诺酮类抗生素结合经典的清热解毒类中（成）药联合治疗，以此提高抗感染和缓解相关症状的治疗效果。抑制性抗菌治疗适用于患有持续性泌尿生殖系统解剖结构或功能异常的特定患者，以防止频繁的复发性感染引起的肾功能恶化。

5. 对有并发症的上尿路感染的患者，应在有效抗生素控制感染的条件下，尽可能治疗潜在的尿路解剖结构与功能异常的病变。对复发性尿路感染不建议采用预防性抗菌治疗。

6. 留置导（尿）管仅在有明确临床指征时使用，并在患者临床表现可行的情况下尽早拔除导（尿）管。对需要留置导（尿）管的患者应采取无菌技术置管，并尽量减少置管对黏膜上皮的损伤以及保持封闭引流和良好的导管护理。

7. 对于留置导（尿）管获得性尿路感染的年轻女性，可以考虑在导（尿）管拔除后 48 小时内给予持续的抗生素治疗菌尿。长期留置导（尿）管的患者是否需要进行再次置管，应在重新评估患者的相关情况下进行，并在更换导（尿）管之前给予抗生素治疗，但不建议在更换导（尿）管时进行预防性抗菌治疗。

8. 当感染症状较严重时，应以个体化选择经验性抗感染治疗，但要考虑患者近期抗生素的治疗史以及有无耐药性。对复杂性上尿路感染的治疗随访与评估相关内容，可以参照表 11-2。

参考文献

1. 关天佑，汪小明，郭志新，等. 泌尿系统感染病原菌的分布及耐药性分析[J]. 广西医科大学学报，2017，34(02)：213-217.
2. 郭震华，那彦群. 实用泌尿外科学[M]. 2 版. 北京：人民卫生出版社，2013.
3. 何立群. 中医临床诊疗指南释义（肾与膀胱病分册）[M]. 北京：中国中医药出版社，2015.
4. 黄健. 中国泌尿外科和男科疾病诊断治疗指南（2019 版）[M]. 北京：科学出版社，2020.
5. 中国女医师协会肾脏病与血液净化专委会. 中国女性尿路感染诊疗专家共识[J]. 中华医学杂志，2017，97(36)：2827-2832.
6. 尿路感染诊断与治疗中国专家共识编写组. 尿路感染诊断与治疗中国专家共识（2015 版）：复杂性尿路感染[J]. 中华泌尿外科杂志，2015，36(04)：241-244.
7. 吴阶平. 吴阶平泌尿外科学[M]. 济南：山东科学技术出版社，2004.
8. 覃新芳，李清初，邹迪莎，等. 复杂性尿路感染的研究进展[J]. 内科，2018，13(03)：363-366.
9. 王林辉，邢念增，郑军华，等. 泌尿肿瘤与感染外科学[M]. 郑州：河南科学技术出版社，2020.
10. 薛博瑜，吴伟. 中医内科学[M]. 3 版. 北京：人民卫生出版社，2016.
11. 杨霓芝，刘旭生. 泌尿科专病中医临床诊治[M]. 3 版. 北京：人民卫生出版社，2013.
12. 祝丹. 复杂尿路感染常见致病菌的分布及抗菌药物的应用[J]. 中华实验和临床感染病杂志（电子版），2016，10(02)：223-226.
13. AYDIN A，AHMED K，ZAMAN I，et al. Recurrent urinary tract infections in women[J]. Int Urogynecol J，2015，26(6)：795-804.
14. BECERRA E，MAGALLANES G，ARISBETH M，et al. Sensibility pattern in uroculture isolates from community acquired urinary tract infections[J]. Int J Infect Dis，2020，101(1)：52.
15. BEHZADI P，URBAN E，MATUZ M，et al. The role of gram-negative bacteria in urinary tract infections：current concepts and therapeutic options[J]. Adv Exp Med Biol，2021，1323：35-69.

16. FLORES-MIRELES A L, WALKER J N, CAPARON M, et al. Urinary tract infections: epidemiology, mechanisms of infection and treatment options[J].. Nat Rev Microbiol, 2015, 13(5): 269-284.
17. FOXMAN B. Urinary tract infection syndromes: occurrence, recurrence, bacteriology, risk factors and disease burden[J]. Infect Dis Clin North Am, 2014, 28(9): 1-13.
18. KAUR R, KAUR R. Symptoms, risk factors, diagnosis and treatment of urinary tract infections[J]. Postgrad Med J, 2021, 97(1154): 803-812.
19. KIM Y J, LEE J M, LEE J H. Predictive factors for early clinical response in community-onset Escherichia coli urinary tract infection and effects of initial antibiotic treatment on early clinical response[J]. World J Clin Cases, 2020, 8(19): 4342-4348.
20. LEE J H, KIM S W, YOON B I, et al. Factors that affect nosocomial catheter-associated urinary tract infection in intensive care units: 2-year experience at a single center[J]. Korean J Urol, 2013, 54(1): 59-65.
21. MAREDIA N N, FANNING M J, CHRISTIE A L, et al. Adverse effects of chronic nitrofurantoin therapy in women with recurrent urinary tract infections in an outpatient setting[J]. World J Urol, 2021, 39(7): 2597-2603.
22. ORTEGS MARTELL J A, NABER K G, MILHEM HADDAD J, et al. Prevention of recurrent urinary tract infections: bridging the gap between clinical practice and guidelines in Latin America[J]. Ther Adv Urol, 2019, 2(11): 29-40.
23. PENARANDA G E, SUASNABAR D F, FOIA E, et al. Urinary tract infections in hospitalized patients[J]. Rev Fac Cien Med Univ Nac Cordoba, 2020, 77(4): 265-271.
24. SEKIDO N, IGAWA Y, KAKIZAKI H, et al. Clinical guidelines for the diagnosis and treatment of lower urinary tract dysfunction in patients with spinal cord injury[J]. Int J Urol, 2020, 27(4): 276-288.
25. SNYDER R L, WHITE K A, GLOWICZ J B, et al. Gaps in infection prevention practices for catheter-associated urinary tract infections and central line-associated bloodstream infections as identified by the Targeted Assessment for Prevention Strategy[J]. Am J Infect Control, 2021, 49(7): 874-878.
26. TRUFFA A A, GRANGER C B, WHITE K R, et al. Serious infection after acute myocardial infarction: incidence, clinical features, and outcomes[J]. JACC Cardiovasc Interv, 2012, 5(7): 769-776.
27. TURJEMAN A, BABICH T, PUJOL M, et al. Risk factors for enterococcal urinary tract infections: a multinational, retrospective cohort study[J]. Eur J Clin Microbiol Infect Dis, 2021, 40(9): 2005-2010.
28. WANG A, NIZRAN P, MALONE M A, et al. Urinary tract infections[J]. Primary Care, 2013, 40(3): 687-706.
29. DE WILDE S, POT J L W, BUIJTELS P, et al. Improving accurate antimicrobial use for complicated urinary tract infections by antibiotic stewardship intervention[J]. Infect Dis (Lond), 2021, 53(2): 139-141.
30. ZHU X, SUN C, CHEN H, et al. Co-occurrence of three different plasmids in an extensively drug-resistant hypervirulent Klebsiella pneumoniae isolate causing urinary tract infection[J]. J Glob Antimicrob Resist, 2020, 12(23): 203-210.

第十二章
急性肾盂肾炎

第一节 概　　述

一、西医学定义

急性肾盂肾炎是一种累及肾脏实质与肾盂的急性细菌感染性疾病，是临床常见的上尿路感染。急性肾盂肾炎可分为单纯性和复杂性两大类。复杂性肾盂肾炎易感人群包括妊娠期妇女，以及血糖控制欠佳的糖尿病、肾移植、合并泌尿系畸形、急性或慢性肾衰竭、免疫力低下、长期使用导尿管、年龄较大、经历过尿路手术或有尿路器械植入及医院获得性感染的患者。

二、中医学概念

中医学中并无“急性肾盂肾炎”这一病名，根据本病的临床特点，可以归为中医学“淋证”“腰痛”等范畴。因常伴有发热、寒战，亦可归属于“淋证”中的“热淋”范畴。发病与热毒蕴结下焦、膀胱湿热、肝胆湿热等因素有关，部分患者合并正气不足而易患病。病位在下焦，属湿热浊邪侵及肾与膀胱。

三、流行病学

急性肾盂肾炎在美国的年发病率，女性为(12~17)/10 000，男性(3~4)/10 000，每年至少1万人因此病住院。我国发病率不详。全球范围内急性肾盂肾炎的年发患者数为1 050万~2 590万。易感因素包括：性生活频繁、多个性伴侣、有杀精剂暴露史、自身或母亲既往有泌尿系感染史。妊娠、机械性梗阻等阻碍尿液排出因素也会相应增加感染的风险。其他危险因素还包括遗传易感性(如CXCR1低表达导致的先天性免疫力改变)、高微生物负荷、病原体毒力属性(如黏附素)以及糖尿病。性生活活跃的女性更易受感染，老年人和婴幼儿由于解剖学异常或者激素水平的改变同样易受感染。1%~4%妊娠期妇女会发生急性肾盂肾炎，大部分在妊娠中期和晚期，早期治疗无症状性菌尿可使急性肾盂肾炎的发生率降低90%。急性肾盂肾炎无种族倾向性。

第二节 发 病 机 制

急性肾盂肾炎病原体与无症状性菌尿和膀胱炎相似，最常见的是大肠埃希菌(在年轻育龄女性中占90%)，其他常见菌包括变形杆菌、克雷伯菌和肠杆菌等其他革兰氏阴性菌。在男性、老年女性及合并泌尿系畸形的患者中，尽管革兰氏阴性菌仍是主要致病菌，但粪肠球菌、乙型溶血性链球菌等革兰氏阳性球菌及假丝酵母菌越来越常见。

引起急性肾盂肾炎的两条主要感染途径包括上行感染和血源性感染。细菌上行感染是导致急性肾盂肾炎的主要原因，细菌入侵尿道，其中细菌脂多糖（LPS）和肽聚糖（PGN）等毒力因子与尿道、肾脏黏膜 Toll 样受体（TLRs）结合，将胞外信号转至胞内，激活核因子 κB（NF-κB）、丝裂原活化蛋白激酶（MAPK）等一系列信号通路，促使 NF-κB 抑制剂 N 端丝氨和丝裂原活化激酶磷酸化，导致 NF-κB 核转位及核内转录因子 c-Jun 氨基末端激酶转录活性增强，调控基因表达，引起肾脏内皮细胞增殖、分化、凋亡，并释放 IL-6、TNF-α 诱发肾小管上皮炎症反应，并促使肾间质纤维化形成及发展。血源性传播相对少见，通常发生在尿路梗阻、免疫功能低下和虚弱的患者。

第三节　病 因 病 机

湿热蕴结于下焦为本病的主要病因。如《金匮要略·五脏风寒积聚病脉证并治》一文所记载："热在下焦者，则尿血，亦令淋秘不通。"另有《景岳全书》中曾记载："淋之初病，则无不由乎热剧，无容辨矣。"说明湿热蕴结于下焦是发病之初的关键诱导因素，并贯穿始终。

肾与膀胱气化失常是本病的病机关键，多由感受湿热疫毒之气，或饮食不节，或嗜酒太过，酿成湿热下注膀胱，肾与膀胱气化失常，水道不利故小便短涩、淋漓不尽，湿热郁蒸故发热、小腹不适，湿热阻滞于肾脏故腰痛。

第四节　诊断与方法

急性肾盂肾炎主要依靠病史、体征及辅助检查确诊。以下方法有助于诊断。

一、实验室检查

1. 血常规　血白细胞计数升高，以中性粒细胞为主，血沉增快，CRP 增高。

2. 尿常规　尿液中可见大量的白细胞，通常呈团块状。在尿沉渣中见到大量的颗粒管型或白细胞管型提示急性肾盂肾炎。还可出现红细胞和蛋白尿。尿硝酸盐阳性常提示大肠埃希菌感染。

3. 尿液培养　尿沉渣涂片革兰氏染色可见致病细菌。尿液培养中杆菌菌落计数大于 10^5CFU/ml、球菌计数达到 10^3CFU/ml~10^5CFU/ml 即有诊断意义。如果之前应用过抗生素、尿液酸化严重或者合并梗阻性疾病，菌落计数可能偏低。

二、影像学检查

对于可疑梗阻性、复杂性肾盂肾炎，抗生素治疗无效或反复发作的急性肾盂肾炎，影像学检查是必需的，可以帮助排除尿路梗阻、结石、肿瘤、先天畸形等病变，并有助于急性肾盂肾炎与急腹症、肾周脓肿等疾病的鉴别。

1. 超声检查　有 20%~25% 的患者超声检查可有异常发现，主要表现为先天性解剖异常和肾脏的病变，包括肾积水、肾脏体积增大、水肿导致肾窦脂肪缺失、水肿或出血导致回声改变、皮髓质分界消失、脓肿形成和低灌注区。此外，超声检查还可以区分实质出血后形成的钙化影、泌尿系统气体影以及确定肾周感染的范围，但观察肾脏小脓肿的效果欠佳。

2. X线检查　腹部平片可以显示尿路气体影和结石影，但有时很难与胃肠道气体影鉴别。泌尿系统中的小结石可能与脊椎的横突相重叠而造成假阴性的结果。静脉尿路造影能够显示出肾盂肾盏的解剖结构，并能够观察到肾脏到膀胱的大体形态。大约25%的患者静脉尿路造影可有阳性发现，表现为肾脏体积增大、肾脏及肾盏显示时间延迟、集合系统扩张或者显影消失。X线检查的缺点为不能鉴别肿块的性质（如囊肿、肿瘤、脓肿等），对肾脏细节显示欠佳，并且静脉尿路造影的准确性依赖于肾功能。

3. CT和MRI检查　CT能够更加全面地显示肾内和肾外的解剖结构和病变部位，包括炎症水肿的低密度区、与出血有关的强回声区。增强CT常见为一个或多个从肾乳头延伸至肾皮质的楔形强化减低区，延迟显像可见强化减低区转变为中等强化区。MRI主要用于孕妇和对造影剂过敏的患者，炎性病灶和积液在T_1上表现为低信号、T_2上表现为高信号。

三、鉴别诊断

1. 急性膀胱炎　急性膀胱炎患者可出现排尿时尿道烧灼痛、尿频、尿急，严重时出现急迫性尿失禁，但全身症状不明显，体温正常或仅有低热，查体可有耻骨上压痛，但肾区叩击痛阴性。

2. 肾周炎及肾周脓肿　多继发于尿路梗阻性疾病或反复的尿路感染迁延不愈，如为金黄色葡萄球菌感染，常有体内其他部位感染灶。急性发作时可有全身感染症状，患者可无膀胱刺激症状；当肾周脓肿形成时，可有寒战、发热，患侧腰部和上腹部疼痛、肋脊角叩痛，以及贫血、白细胞总数和CRP增高，但尿中白细胞及细菌可为阴性。X线可显示肾外形不清，肾区密度增加，腰椎向一侧弯曲，凹向患侧，患侧膈肌抬高，活动受限。B超可见肾影增大，可有低回声区。

3. 急性胰腺炎　多与暴饮暴食、大量饮酒或胆道疾病有关，多见于左上腹部疼痛，向左肩及左腰部放射。患者血清淀粉酶升高、尿淀粉酶升高、血钙降低，尿中白细胞多为阴性。腹部CT提示胰腺弥漫性增大，密度不均匀，边缘模糊，胰腺包膜突出，胰周有渗出液，而肾脏形态结构正常；出血坏死性胰腺炎，肿大的胰腺内可出现皂泡状的密度减低影，增强扫描时更加明显。

4. 急性胆囊炎　本病以与进食油腻食物有关的阵发性右上腹绞痛为特点，可有高热、恶心、呕吐等症状，右上腹可触及肿大而又有触痛的胆囊，Murphy征阳性。尿检通常为阴性。超声检查显示胆囊增大，胆囊壁增厚，有助于鉴别。

5. 尿石症　患者可出现腰痛、血尿、恶心、呕吐等症状，如合并肾盂肾炎，可出现高热、寒战等全身症状。尿常规提示镜下血尿，超声可提示结石的高回声及后方的声影，腹部平片可发现90%以上尿石症。

第五节　治　　疗

西医治疗流程可以分为初步治疗、后续治疗及随访。病情较轻的患者可以门诊治疗；有明显中毒表现者、年龄较小患儿、年老体弱者、免疫功能低下者、糖尿病血糖控制欠佳者，以及肾移植、合并泌尿系畸形、孕妇均需留院观察治疗。

一、初步治疗

1. 诊断　应用超声、CT检查排除尿石症、梗阻以及其他器质性病变，以明确单纯性或复杂性急性肾盂肾炎诊断。

2. 初步治疗　早期卧床休息、退热等对症支持治疗。对于已经明确为梗阻所致的脓肿或肾盂积脓者，在积极抗菌治疗的同时，根据病情采用外科手术解除梗阻并充分引流。细菌培养结果确定前，可经验性使用广谱抗生素治疗。对居家轻症感染的患者可以采用口服氟喹诺酮类抗生素，非卧床患者使用氟喹诺酮类抗生素 7 天，优于磺胺甲噁唑-甲氧苄啶（SMZ-TMP）的 14 天疗程。怀疑革兰氏阳性菌感染者推荐使用阿莫西林或者阿莫西林克拉维酸钾。对于中毒症状明显者，推荐静脉使用氟喹诺酮类、广谱头孢菌素、单一运用氨基糖苷类或联用氨苄西林。气性肾盂肾炎是由产气尿路病原体引起的急性肾实质坏死和肾周感染，属外科急症，致死率高，可以根据肾脏功能情况和治疗反应确定外科手术方式，大部分无功能或者无梗阻的患者需行肾切除术。

二、后续治疗

即便经过早期的抗生素治疗，急性肾盂肾炎患者仍有可能持续发热，因而后续诊断和治疗非常重要。初步治疗后，是否更换抗生素要依据临床疗效及细菌培养结果确定。血培养阴性的复杂性急性肾盂肾炎患者，仍需 2~3 天的巩固治疗。治疗反应欠佳或者提示持续性感染时，应当重新检查评估治疗方案。后续治疗期间可供选择的抗生素包括头孢哌酮钠他唑巴坦钠、氟喹诺酮类、美罗培南、头孢吡肟等，对青霉素过敏者也可选用万古霉素。

三、随访

规范治疗两周后，无论症状体征是否消失都应该随访复查，其中尿液培养检查不可缺少。10%~30% 急性肾盂肾炎经两周治疗会出现复发，需要第二次两周疗程或第三次两周疗程治疗。

第六节　辨证论治

本病由湿热毒邪蕴结下焦所致，故以清热解毒、利湿通淋为基本治则。膀胱湿热则清利膀胱；肝胆湿热则清利肝胆；热毒伤络则凉血止血；肺胃热炽则清气泄热。后期正虚邪恋，宜祛邪与扶正兼顾。本病畏寒发热，多属湿热熏蒸，故不可妄用辛温发汗之法。但若确兼表证，可明辨寒热，选加辛温或辛凉解表药物。本病虽有本虚，但以邪实为标为急，证属实热，不可妄投补剂，尤其是补气之药；病变后期，邪势已衰，气阴不足，方可议补。

1. 膀胱湿热证　本证相当于急性肾盂肾炎早中期。证候：小便淋漓，涩痛频急，急迫不爽，色黄赤或浊，小腹拘急疼痛，腰痛拒按，发热烦渴或畏寒，身痛，鼻塞，舌淡红或偏红，苔黄腻，脉濡弱或滑数。治法：清热利尿，解毒通淋。选方：八正散加减。中药：见第十一章。尿频，加白芍；腰痛，加丹参、红花。推荐中成药：八正片（合剂）。

2. 肝胆湿热证　本证多见于急性肾盂肾炎早中期。证候：尿频、尿急，滞涩灼痛，色黄或赤，痛引少腹，腰痛拒按，发热面赤，烦躁易怒，口苦咽干，恶心呕吐，不思饮食，或胸胁苦满，寒热往来，舌质红，苔黄腻，脉弦数。检查可有血压升高。治法：清肝利胆，解毒通淋。选方：龙胆泻肝汤加减。中药：栀子、龙胆草、黄芩、柴胡、甘草、生地黄、当归、车前子、泽泻、蒲公英。纳差，加陈皮、砂仁；恶心，加竹茹。推荐中成药：八正合剂加龙胆泻肝丸。

3. 热毒伤络证　本证多见于非典型急性肾盂肾炎“高热期”。证候：尿色红赤或夹血块，频数急迫，滞涩刺痛，甚则引及脐腹，腰痛较重，心烦失眠，口渴喜饮，舌尖红，苔薄黄，脉数而有力。治法：凉血止血，解毒通淋。选方：小蓟饮子加减。中药：小蓟、藕节、蒲黄、滑石、生地黄、当归、栀子、淡竹叶、大蓟、仙鹤草。血尿明显，加白茅根；神昏，加犀角（水牛角代）、牡丹皮。推荐中成药：癃清片等。

4. 肺胃热炽证　本证多见于非典型急性肾盂肾炎“高热期”。证候：高热不退，烦渴喜冷饮，尿频急涩痛，或有咽喉肿痛，皮肤痈疖，舌红，苔黄燥，脉洪数。治法：清气泄热，解毒通淋。选方：白虎加人参汤加减。中药：党参、生石膏、知母、甘草、车前草、瞿麦、蒲公英。纳差，加陈皮、砂仁；发热，加连翘、柴胡。推荐中成药：导赤丸。

5. 正虚邪恋证　本证多见于急性肾盂肾炎后期及恢复期，或非典型肾盂肾炎“隐匿型”。证候：尿路刺激症状、腰痛等症逐渐减轻，发热已退或仅有低热，乏力倦怠，食欲缺乏，口干咽燥，舌质淡红或红，苔少，脉细数无力。治法：益气养阴，解毒通淋。选方：参芪地黄汤加减。中药：党参、黄芪、生地黄、山茱萸、泽泻、大蓟、小蓟、墨旱莲、地骨皮、金银花、蒲公英、车前草。低热，加牡丹皮、赤芍；乏力明显，加太子参、生白术。推荐中成药：强肾片。

6. 针灸辨病加减　取委中、下髎、阴陵泉、束骨。热甚者，加曲池；尿血者，加血海、三阴交；小腹满痛者，加曲泉；寒热往来者，加外关；腰痛剧者，加耳神门穴，腰骶区域取阿是穴做皮内水针；尿频、尿急、尿痛者，取三阴交、照海、关元、足三里、中极穴。

第七节　预防与调护

1. 保持外阴部的清洁卫生。大多数女性泌尿系感染是由于逆行感染，尤其是婴儿、月经期、妊娠期和产褥期，更应经常清洁外阴部，勤换内衣裤。

2. 多饮水，定时排尿。每 2~3 小时排尿 1 次，是实用而有效的预防方法。

3. 清淡饮食，作息规律，充分休息。

第八节　专家共识与建议

1. 急性肾盂肾炎分为单纯性与复杂性两类。复杂性急性肾盂肾炎与妊娠、血糖控制欠佳、肾移植、合并泌尿系畸形、急性或慢性肾衰竭、免疫力低下及医院获得性感染等因素有关。

2. 急性肾盂肾炎以细菌上行感染途径为主，最常见的致病菌是大肠埃希菌。易感因素包括：性生活频繁、多个性伴侣、有杀精剂暴露史、自身或母亲既往有泌尿系感染史、妊娠、机械性梗阻、CXCR1 低表达、高微生物负荷、病原体毒力属性以及糖尿病。

3. 急性肾盂肾炎临床表现包括泌尿系统症状与全身感染症状。结合病史、血液分析、尿分析、细菌培养、超声、CT 等检查，可以与急性胆囊炎、急性胰腺炎、尿石症、急性膀胱炎、肾周炎及肾周脓肿等疾病相鉴别。

4. 西医治疗分为初步治疗、后续治疗、随访三阶段。使用抗生素前需行血培养、尿液培养和药敏试验，同时综合考虑以下因素：症状严重程度、发生并发症的风险、是否存在泌尿生殖系统解剖结构或功能异常、患者免疫功能状况以及既往抗生素使用情况。

5. 轻症患者可以采用口服氟喹诺酮类作为一线治疗；怀疑革兰氏阳性菌感染者推荐使用阿莫西林或者阿莫西林克拉维酸钾；全身中毒症状明显者使用氟喹诺酮、单一氨基糖苷类或加用氨苄西林；若使用广谱头孢菌素建议加用氨基糖苷类抗生素。

6. 复杂性肾盂肾炎需同时处理合并的器质性病变。若症状加重或抗感染 48 小时后症状无改善,需重新评估诊断与治疗方案。

7. 中医认为湿热蕴结于下焦为本病主要病因,肾与膀胱气化失常是本病的病机关键。辨证分为五种证型,即膀胱湿热证、肝胆湿热证、热毒伤络证、肺胃热炽证及正虚邪恋证。故以清热解毒、利湿通淋为基本治则。

8. 本病畏寒发热,多属湿热熏蒸,故不可妄用辛温发汗之法。但若确兼表证,可明辨寒热,相应予以辛温解表、辛凉解表药物。本病虽有本虚,但以邪实为标为急,证属实热,不可妄投补剂,尤其是补气之药;病变后期,邪势已衰,气阴不足,方可议补。

9. 八正散、龙胆泻肝汤、小蓟饮子、白虎加人参汤、参芪地黄汤为治疗本病的基本经典方剂,辨证选用,可以快速缓解症状,缩短疗程,配合西药治疗常有协同增效之功。

参考文献

1. 陈安琴,蒋伟芳. 三金片联合左氧氟沙星治疗急性肾盂肾炎的临床疗效观察[J]. 中华中医药杂志,2020,35(04):1900-1902.
2. 龚孟琪. 肾盂肾炎中医辨证分型论治[J]. 新疆中医药,1992(04):8-9.
3. 李冀. 方剂学[M]. 北京:高等教育出版社,2013.
4. 李松,冀娟,杨文增,等. 大肠埃希菌感染大鼠急性肾盂肾炎 MMP-2 与 MMP-9 及 TGF-β_1 水平[J]. 中华医院感染学杂志,2021,31(08):1129-1134.
5. 林果为,王吉耀,葛均波. 实用内科学[M]. 北京:人民卫生出版社,2017.
6. 刘猷枋,张亚强. 中西医结合泌尿外科学[M]. 北京:人民军医出版社,2007.
7. 王永炎,张天,李迪臣,等. 临床中医内科学[M]. 北京:北京出版社,1994.
8. 吴阶平. 吴阶平泌尿外科学[M]. 济南:山东科学技术出版社,2004.
9. 张玲,李益明,王志芳,等. 急性肾盂肾炎患者病原菌分布和血清 YKL-40、IL-8 表达的关系[J]. 中国微生态学杂志,2022,34(10):1186-1190,1196.
10. 邹琪,黎志鹏,鲁广亮. 双期增强 CT 扫描联合血浆 Presepsin 水平对急性肾盂肾炎的诊断价值[J]. 中国现代医学杂志,2023,33(24):12-16.
11. AL-OBAYDI S,SSENTONGO P,CHERNESKIE J J,JR,et al. Outcomes of acute pyelonephritis in patients with a penicillin allergy label in the United States[J]. Ann Allergy Asthma Immunol,2024,132(1):97-99.
12. BALASUBRAMANIAN S,WANG X,SAHIL S,et al. Risk factors for the development of acute pyelonephritis in women with a positive urine culture[J]. Neurourol Urodyn,2022,41(7):1582-1589.
13. BEX S,LEIDI A,MARTI C,et al. Which trial do we need? Three-day course of antibiotics for acute pyelonephritis in immunocompetent women[J]. Clin Microbiol Infect,2024,30(3):267-269.
14. BRUYERE F,CONAN Y,VALLEE M,et al. Predictors of ultrasound abnormalities among women treated for community-onset acute pyelonephritis:a prospective study[J]. World J Urol,2022,40(10):2499-2504.
15. CHOU A,WELCH E,HUNTER A,et al. Antimicrobial treatment options for difficult-to-treat resistant gram-negative bacteria causing cystitis,pyelonephritis,and prostatitis:a narrative review[J]. Drugs,2022,82(4):407-438.
16. KIM B,KIM J,JO H U,et al. Changes in the characteristics of community-onset fluoroquinolone-resistant Escherichia coli isolates causing community-acquired acute pyelonephritis in South Korea[J]. J Microbiol Immunol Infect,2022,55(4):678-685.
17. LOTTE L,DURAND C,CHEVALIER A,et al. Acute pyelonephritis with bacteremia in an 89-year-old woman caused by two slow-growing bacteria:aerococcus urinae and actinotignum schaalii[J]. Microorganisms,2023,11(12):2908.

18. PINTO D S, GEORGE A, JOHNY J, et al. Role of MRI in the evaluation of acute pyelonephritis in a high-risk population with renal dysfunction: a prospective study[J]. Emerg Radiol, 2023, 30(3): 285-295.
19. TAMZALI Y, BUOB D, VERDET C, et al. Persistent aseptic pyelonephritis after acute bacterial pyelonephritis: possible role of corticosteroids[J]. Kidney Int Rep, 2022, 7(8): 1897-1900.
20. WOO S, SEO D, CHO Y S, et al. Clinical factors distinguishing renal infarction from acute pyelonephritis: a randomly matched retrospective case-control study[J]. Am J Emerg Med, 2023, 72: 88-94.

第十三章
慢性肾盂肾炎

第一节 概　　述

一、西医学定义

慢性肾盂肾炎是致病微生物侵袭肾盂、肾盏和肾间质组织所引起的慢性炎症性病变，炎症的持续存在和/或反复发作，可导致肾间质、肾盂、肾盏的损害，肾瘢痕形成，肾脏萎缩，甚至发生肾衰竭。

二、中医学概念

慢性肾盂肾炎属于中医学“劳淋”“腰痛”“虚劳”“内伤发热”等范畴。可由热淋、血淋、石淋等淋证急性期发展而来。具有“迁延难愈”“遇劳复发”等临床特点，既有湿热、气滞、血瘀等实邪蕴阻，又有气、血、阴、阳的亏虚，但以肾虚为主。病位在下焦，与肾、膀胱、肝、脾等脏腑有关。脾肾亏虚、肝郁气滞为本，湿热邪气、水道不通为标，疾病过程中，证候可相互转化。

三、流行病学

文献报道，女性慢性肾盂肾炎发病率为 1%~2%，男性低于 0.5%。4%~6% 需要透析的终末期肾病患者与慢性肾盂肾炎有关。由解剖结构异常导致的慢性肾盂肾炎多见于婴儿及大于 2 岁的儿童；有 5%~6% 慢性肾盂肾炎患儿因膀胱输尿管反流会出现长期并发症如高血压等，其中 2% 的患儿最终会发展为肾衰竭。需要指出的是，儿童终末期肾病大约 20% 是由慢性肾盂肾炎引起的，而成人慢性肾盂肾炎与糖尿病、免疫抑制、肾结石、膀胱输尿管反流和神经源性膀胱有关；双侧慢性肾盂肾炎常导致慢性肾脏病，是慢性肾衰竭的重要原因。

第二节 发 病 机 制

慢性肾盂肾炎常见于女性。部分患者在儿童时期有过急性尿路感染，经过治疗后症状消失，但仍有“无症状性菌尿”，到成人阶段逐渐发展为慢性肾盂肾炎。与急性肾盂肾炎类似，大肠埃希菌仍然是慢性肾盂肾炎最常见的致病菌，感染途径仍为细菌上行感染。膀胱排空障碍（如后尿道瓣膜、膀胱憩室、尿石症、良性前列腺增生、神经源性膀胱）、膀胱输尿管反流是引起反复尿路感染、慢性肾盂肾炎、肾瘢痕形成及肾功能损害的主要原因。

慢性肾盂肾炎发病机制与细菌入侵诱导的免疫反应有关。细菌入侵尿路上皮细胞，逃避补体介导的杀伤作用，通过肾小管上皮细胞 C5a 配体途径引发局部和全身急性炎症反应，表现为血管通透性增加、白细胞聚集，诱发机体产生大量氧自由基及炎症介质，导致肾脏组织炎症病变以及上皮细胞破坏，细菌进而侵入深层组织，持续的细菌种植与慢性炎症，最终导致肾小管萎缩和间质纤维化。

第三节 病因病机

脾肾亏虚、气化无权为本病病因。《诸病源候论》认为“劳淋者，谓劳伤肾气而生热成淋也”。肾虚不仅伤及后天生化之源，而且导致中气不足、中焦升降失常、气化无权。

湿热留恋、气化失司为本病的病机关键。中医历代医家对“劳淋”都一直秉持“肾虚膀胱热”的观点，可见湿热是本病的病机关键。《医学心悟》：“淋者，小便频数……大抵由膀胱经湿热所致。”

第四节 诊断与方法

慢性肾盂肾炎患者除一般具有反复发作的尿路感染病史外，尚需结合尿液检查、肾功能检测及影像学检查确诊。一般需明确致病菌种类、单侧或双侧感染、原发病类型、肾实质损害范围及肾功能减弱程度、有无尿路梗阻等。

1. 尿液检查 尿液培养菌落计数大于 10^5CFU/ml 为阳性。

2. 影像学检查 超声、CT 等检查可以显示肾轮廓不对称和表面凹凸不平，一个或多个肾盏出现闭塞和扩张，在相应部位出现肾实质瘢痕。晚期肾盂肾炎可表现为肾盏扭曲变形，肾实质瘢痕完全占据整个肾脏。

3. 肾功能损害检测 肾浓缩功能减退，如夜尿增多，晨尿渗透压降低；酸化功能减退，如晨尿 pH 增高、尿 HCO_3^- 增多、尿 NH_4^+ 减少等；肾小管功能减退，如肌酐清除率降低，血尿素氮、肌酐增高等。

4. 鉴别诊断 临床上诊断慢性肾盂肾炎常常需要与以下疾病进行鉴别。

(1) 膀胱过度活动症(overactive bladder，OAB)：好发于中老年女性，患者以尿急症状为主要特征，常伴有尿频、夜尿症状，易被误诊为不典型肾盂肾炎而长期盲目应用抗菌药物治疗。多次中段尿定性培养无真性细菌尿可供鉴别。

(2) 肾结核：临床可表现为发热、盗汗等全身症状以及尿路刺激症状、脓尿，与慢性肾盂肾炎表现类似。但肾结核患者多有肾外结核病史或典型结核病灶存在，肉眼血尿多见，膀胱刺激症状显著而持久，可以有结核中毒症状，尿沉渣涂片可找到抗酸杆菌，普通尿液培养细菌阴性，尿结核分枝杆菌培养阳性可供鉴别。必要时行静脉肾盂造影检查，特征性表现为肾实质虫蚀样破坏缺损。

(3) 慢性肾小球肾炎：一般有明显水肿、蛋白尿、高血压。尿中蛋白以中分子以上蛋白为主，含有较多管型，尿中白细胞少。肾小球滤过功能受损且重于肾小管功能受损时，肾 X 线检查显示两肾对称性缩小、外形光整，无肾盂肾盏变形。而慢性肾盂肾炎尿路刺激症状明显，尿常规中以白细胞为主，出现以小分子为主的少量蛋白尿，尿细菌培养阳性。肾小管功能损害早于且重于肾小球功能损害，肾 X 线检查显示两肾大小不等、外形不平、肾盂肾盏变形。

(4) 非感染性慢性间质性肾炎：起病隐匿，临床表现多样。具有以下特点：有长期尿路梗阻或肾毒性药物接触史；肾小管功能障碍；氮质血症，但无水肿和高血压病史；轻度蛋白尿，进一步检查为肾小管性蛋白尿；静脉肾盂造影可见双侧肾影不等、外形不规则(瘢痕形成)、肾盏变形(扩张和变钝)；

核素扫描或超声显示双侧肾脏病变不对等。肾活检可与慢性肾盂肾炎鉴别。

(5) 尿路滴虫病：女性多见。少数患者可有高热、尿路刺激症状，尿中有大量白细胞并伴有血尿。有时仅有尿路刺激症状，无全身感染症状。大部分患者只有脓尿，无尿路刺激症状，尿道口常有脓性分泌物和红肿疼痛，往往合并滴虫性阴道炎。多次尿常规检查，特别是尿道口分泌物涂片检查，常能找到滴虫，尿滴虫培养可获阳性。

第五节　治　　疗

1. **病因治疗**　对于反复发作的慢性肾盂肾炎，应积极寻找病因，治疗泌尿系统结构与功能异常，如先天性尿路畸形、结石、肿瘤以及糖尿病、妇科炎症等。

2. **支持疗法**　注意休息，增加营养，纠正贫血，选用中医药以促进全身状况的改善。

3. **抗菌药物治疗**　抗菌药物在治疗慢性肾盂肾炎中同样具有非常重要的意义，可以达到控制症状、消除菌尿和减少反复发作的目的。尽量选用尿液中杀菌浓度高、肾毒性小的抗生素，应用疗程至少2~3周，有时需维持数月以上。治疗期间应反复检查尿液中的白细胞数量以及细菌培养。

4. **保护肾功能**　采用中西医结合、内外科结合的治疗手段保护肾功能，延缓其进一步恶化。

第六节　辨证论治

1. **脾肾气虚证**　证候：尿频色清，微有滞涩，余沥不尽，劳倦加重，神疲乏力，少气懒言，小腹坠胀，腰酸膝软，舌淡，苔薄白，脉细无力。治法：健脾益肾，兼以解毒利湿。选方：补中益气汤加减。中药：党参、黄芪、当归、陈皮、升麻、柴胡、甘草、怀牛膝、桑寄生、菟丝子。脓尿，加莲须、牡蛎、忍冬藤；菌尿，加金银花、蒲公英、黄精、黄连、黄柏；滞涩微痛，加石韦、海金沙；面浮肢肿，加薏苡仁、防己、冬瓜皮。推荐中成药：参苓白术丸和金匮肾气丸。

2. **肝郁血虚证**　证候：小便滞涩或有微痛，胁肋不适，小腹微胀，口苦少饮，每因情志不舒而症状加重，舌淡红，苔薄白微腻，脉沉弦细。治法：疏肝养血，兼以清利。选方：丹栀逍遥散加减。中药：牡丹皮、栀子、当归、白芍、柴胡、茯苓、白术、甘草、薄荷、石韦、冬葵子、煨姜。尿涩痛，去煨姜，加萹蓄；脓尿，加土茯苓、半枝莲、白花蛇舌草；腹胀，加炮姜；心烦口干，加竹茹、天花粉。推荐中成药：丹栀逍遥丸合人参养荣丸。

3. **脾肾阳虚证**　证候：每因劳累则腰痛，尿频急或热痛，畏寒肢冷，疲乏无力，食少便溏，小便清长，滴沥难尽，或有轻度水肿，舌淡红，苔白润，脉沉迟无力。治法：温补脾肾，兼以清利。选方：大补元煎合青娥丸加减。中药：党参、山药、熟地黄、杜仲、枸杞子、当归、山茱萸、补骨脂。尿急热痛，选加车前子、萹蓄、海金沙；镜下血尿，加黄连、阿胶、蒲黄炭、荆芥炭；下肢水肿，加苍术、五加皮、蚕沙；畏寒肢冷，便溏，加熟炮姜、白术；尿蛋白不消失，加蚕蛹。推荐中成药：复方玄驹胶囊、济生肾气丸。

4. **肝肾阴虚证**　检测血压常偏高。本证多见于慢性肾盂肾炎高血压型、血尿型及复发型缓解期。证候：尿痛滞涩不甚显著，劳累后加重，尿短黄或赤，头晕耳鸣，腰酸而痛，五心烦热，盗汗颜红，咽干口燥不欲饮，舌红，苔少或舌根黄腻，脉弦细数。治法：滋补肝肾，兼以清利。选方：知柏地黄丸加减。中药：详见第十一章。尿细菌培养阳性，选加板蓝根、地榆、连翘、千里光；血尿，选加荠菜花、大蓟、小蓟、白茅根、阿胶珠；小便涩痛不利，可合猪苓汤加减。推荐中成药：知柏地黄丸合尿感宁颗粒。

5. 气阴两虚证 证候：尿频、尿急、尿痛较轻，劳则加重，低热不退，倦怠乏力，心悸头晕，腰膝酸软无力，舌红，苔少或舌根黄腻，脉细数无力。治法：益气养阴，兼以清利。选方：六味地黄汤加减。中药：生地黄、山药、牡丹皮、泽泻、山茱萸、茯苓、太子参、黄芪。脓尿、菌尿交替，选加蒲公英、败酱草、红藤、黄柏、鸭跖草等。推荐中成药：十全大补丸合宁泌泰胶囊。

6. 阴阳两虚证 证候：劳累后尿频、尿急、尿痛，冷热均畏，面色苍黄，精神萎靡，腰脊酸痛，口干少饮，大便稀溏或秘结，或下肢水肿，恶心欲呕，舌伴裂纹，苔黄白相间，脉沉细数无力。治法：益阴扶阳，兼以解毒利湿。选方：右归丸加减。中药：熟地黄、制附子、肉桂、山药、山茱萸、菟丝子、当归、杜仲、鹿角胶、枸杞子。血尿，选加杜仲炭、川续断炭、藕节炭、三七、阿胶珠；夜尿频，加桑螵蛸、覆盆子、益智仁；肢体水肿，加牛膝、车前子、茯苓；氮质血症，加生大黄。推荐中成药：右归胶囊合银花泌炎灵片。

7. 湿热邪毒蕴久急发证 证候：尿频、尿急、尿痛突然加重或复发，尿黄或赤，腰痛拒按，发热烦躁，口干欲饮，舌红，苔白腻或黄腻，脉濡数。治法：清热利湿解毒，兼以扶正。选方：石韦散加减。中药：石韦、车前子、瞿麦、冬葵子、榆白皮、煅龙骨、煅牡蛎。小便浑浊，大量脓细胞，加蒲公英、白花蛇舌草、萆薢；血尿，选加小蓟、续断、杜仲炭、茜草炭；尿痛，加琥珀、牛膝、海金沙；倦怠，食少，舌淡，加党参、黄芪、薏苡仁；舌红少苔，五心烦热，加生地黄、石斛、芦根。推荐中成药：癃清片、血尿安胶囊、复方石韦胶囊合补中益气丸。

8. 验方与针灸

（1）经典验方：小蓟 30g，板蓝根 15g（水煎，每日 1 剂，分 2 次服），适用于尿路刺激症状明显者。生黄芪、白茅根各 30g，西瓜皮 60g，肉苁蓉 12g（水煎，每日 1 剂，分 2 次服），适用于脾肾阳气不足者。

（2）针刺疗法：主穴选膀胱俞、中极、次髎、阴陵泉、行间、太溪；血尿，加血海、三阴交；尿中有砂石，加委阳、然谷；小便如膏，加肾俞、百会；少腹满痛，加曲泉、水道。针刺手法：实证用泻法，虚证施补法，或平补平泻，亦可加灸。每日 1 次，留针 20~40 分钟。

（3）灸法：取膀胱俞、中极、次髎、关元。每穴艾炷灸 3~5 壮，或施针加温灸，每日 1 次。主要适用于阳气虚者。

（4）耳针：取膀胱、肾、交感、肾上腺穴。每次取 2~4 穴，中等刺激，留针 20~30 分钟。

第七节 预防与调护

1. 适当休息，增加营养，纠正贫血，每日保持足够液体摄入。
2. 抗菌药物预防治疗，可以彻底控制菌尿，减少反复发作。
3. 控制和清除体内感染或炎症，如慢性前列腺炎、盆腔炎、尿道炎等。
4. 外科治疗尿路梗阻、结石、畸形等，纠正原发病变。

第八节 专家共识与建议

1. 致病微生物侵犯肾间质和肾盂、肾盏组织所导致的肾组织破坏、瘢痕形成乃至肾萎缩、慢性肾衰竭是慢性肾盂肾炎的病理生理特点。合并尿路结构或功能异常的患者易发生慢性肾盂肾炎且肾损害显著。

2. 儿童终末期肾病大约 20% 是由慢性肾盂肾炎引起的，而成人慢性肾盂肾炎与糖尿病、免疫抑制、肾结石、膀胱输尿管反流、神经源性膀胱等因素有关。

3. 依据肾实质破坏和肾功能减弱程度不同，慢性肾盂肾炎临床表现有所差异。需结合尿液检查、肾功能检测及影像学检查确诊，并与膀胱过度活动症、肾结核、慢性肾小球肾炎、非感染性慢性间质性肾炎、尿路滴虫病相鉴别。

4. 积极治疗泌尿系统结构与功能异常，如先天性尿路畸形、结石、肿瘤以及糖尿病、妇科炎症等，可以减少复发，延缓肾功能损害。

5. “脾肾亏虚，气化无权”为本病病因，“湿热留恋，气化失司”为本病的病机关键。

6. “益气健脾，解毒利湿”为中医基本治则。合理利用中药多成分、多靶点的优势，辨证选用中医经典方剂、中西医协同治疗是提高疗效、保护肾功能的重要手段。

参考文献

1. 龚学忠，郑平东. 慢性肾盂肾炎研究进展[J]. 中国处方药，2005(05):58-61.
2. 韩晶，黄凤丽. TLR4 基因多态性及 IL-6 表达水平与慢性肾盂肾炎表型特征的相关性研究[J]. 宁夏医学杂志，2021，43(07):634-636.
3. 李贤果. 百令胶囊治疗慢性肾盂肾炎的临床效果分析[J]. 中国现代药物应用，2021，15(09):190-193.
4. 刘猷枋，张亚强. 中西医结合泌尿外科学[M]. 北京：人民军医出版社，2007.
5. 马秀宁，高晓婧，苏靖雯. 知柏地黄汤合猪苓汤治疗肾阴亏虚、湿热留恋型慢性肾盂肾炎临床观察[J]. 河北中医，2020，42(09):1333-1336.
6. 宋妮，游越. 补肾通淋汤联合左氧氟沙星治疗慢性肾盂肾炎的临床疗效及其对血尿 β_2-微球蛋白、肾功能和免疫球蛋白水平的影响[J]. 世界中西医结合杂志，2021，16(11):2056-2060.
7. 王震，张传方，姜贵民，等. 祖国医学对慢性肾盂肾炎病因及治疗的认识[J]. 黑龙江中医药，2010，39(6):55-56.
8. 熊玮，高瑜良，张伟. 三金片治疗老年女性慢性肾盂肾炎气血瘀滞兼湿热证疗效观察[J]. 中华中医药学刊，2019，37(04):964-968.
9. 张景祖. 中西医结合治疗慢性肾盂肾炎的效果观察[J]. 内蒙古中医药，2020，39(04):69-70.
10. ADEMOLA B L, ATANDA A T, AJI S A, et al. Clinical, morphologic and histological features of chronic pyelonephritis: an 8-year review[J]. Niger Postgrad Med J, 2020, 27(1):37-41.
11. ALAN J, WEIN L R, KAVOUSSI A W. Campbell-Walsh Urology[M]. 11th ed. Elsevier, 2016:377-378.
12. BARAKZAI M A, AKHTAR M, AFSAR N A, et al. Renal stromal expression of oestrogen and progesterone receptors in chronic pyelonephritis as compared to normal kidneys[J]. J Coll Physicians Surg Pak, 2020, 30(8):857-862..
13. CHOUDHRY N, LI K, ZHANG T, et al. The complement factor 5a receptor 1 has a pathogenic role in chronic inflammation and renal fibrosis in a murine model of chronic pyelonephritis[J]. Kidney Int, 2016, 90(3):540-554.
14. FOGO A B, LUSCO M A, NAJAFIAN B, et al. AJKD atlas of renal pathology: chronic pyelonephritis[J]. Am J Kidney Dis, 2016, 68(4):23-25.
15. HERRERA-BEDOYA M, AVENDANO-CAPRILES C A, ZAKZUK-MARTINEZ E, et al. Xanthogranulomatous pyelonephritis and its differential diagnoses: an in-depth case review[J]. Cureus, 2021, 13(10):e19133.
16. JHA S K, LESLIE S W, AEDDULA N R. Xanthogranulomatous Pyelonephritis[M]. StatPearls[Internet]. Treasure Island (FL): StatPearls Publishing, 2024.
17. KUMAR S, DAVE A, WOLF B, et al. Urinary tract infections[J]. Dis Mon, 2015, 61(2):45-59.
18. PASTYSHKOVA L K, ZAKHAROVA N B, KASHIRINA D N, et al. Features of the proteome of the urine in chronic pyelonephritis[J]. Klin Lab Diagn, 2018, 63(7):397-402.
19. VERNUCCIO F, PATTI D, CANNELLA R, et al. CT imaging of acute and chronic pyelonephritis: a practical guide for emergency radiologists[J]. Emerg Radiol, 2020, 27(5):561-567.
20. ZHAO S J, WU K Y, MIN X Y, et al. Protective role for C3aR in experimental chronic pyelonephritis[J]. FASEB J, 2022, 36(11):e22599.

第十四章
肾皮质化脓性感染

第一节 概 述

一、西医学定义

肾皮质化脓性感染是一种病灶累及肾皮质的严重感染性疾病，1978 年由 Rosenfield 首次描述，是临床少见的具有潜在致命性危害的感染性疾病。根据起病情况及病程可分为急性和慢性；根据严重程度可分为急性局灶性细菌性肾炎、肾皮质脓肿及肾痈；根据感染路径，可分为血行性肾皮质化脓性感染、上行性肾皮质化脓性感染。

二、中医学概念

本病归属于中医学“肾痈”范畴，是以高热、腰痛等为主要表现的内脏病类疾病。痈疽之症早在《灵枢》中就有记载。瘀血内阻，郁久化热，瘀阻气滞，脾胃运化失常，导致湿浊内生，湿热与瘀血互结，日久使血败肉腐，形成痈肿。

三、流行病学

肾皮质化脓性感染发病率占住院患者的 0.01%~0.1%，病死率达 1.5%~15%，儿童尿路感染继发肾皮质化脓性感染的概率为 7.7%~19.2%，男女发病率 1∶2，任何年龄均可发病。

第二节 发 病 机 制

既往认为肾皮质化脓性感染主要为葡萄球菌血行播散所致，但近年来，革兰氏阳性菌引起的感染逐渐减少，革兰氏阴性菌成为主要的致病菌。据统计，75%~83% 肾皮质化脓性感染是由大肠埃希菌上行感染引起的，将近 15%~20% 的由克雷伯菌、变形杆菌、沙雷菌所致，更少见的致病菌有粪肠球菌、金黄色葡萄球菌等革兰氏阳性菌。其中金黄色葡萄球菌为致病菌的肾皮质化脓性感染常合并皮肤脓肿、口腔脓肿、肺脓肿、膀胱脓肿、骨髓炎等。儿童肾皮质化脓性感染主要是由大肠埃希菌和肺炎克雷伯菌所致。19% 的患者血培养阳性，其中 69% 的血培养阳性患者致病菌为大肠埃希菌。

急性局灶性细菌性肾炎以往报道多为儿童病例，常有其他部位化脓病灶，且多存在相应的危险因素。成年人发病危险因素包括糖尿病、肾结石、上尿路梗阻、膀胱输尿管反流、恶病质、吸毒、免疫功能不全、脾切除、自身免疫病等。据统计，66% 的患者有反复泌尿系感染病史，2/3 反复泌尿系感染的患者既往有尿路器械手术史，50% 的患者合并糖尿病。Lai S W 对 16 426 例脾切除患者进行回顾性队列研究发现：已行脾切除的患者发生肾皮质化脓性感染的概率是普通人群的 2.14 倍，而合并糖尿病的脾切除患者，校正危险比值由 2.24 升至 7.69（95% 可信区间 3.31~17.9）。儿童主要危险因素为先天性泌尿系畸形（膀胱输尿管反流、肾盂输尿管连接部狭窄、肾盏憩室等）及尿石症。

第三节 病 因 病 机

本病因过食肥甘酒热，或寒温不适，或下阴不洁，酿湿生热，内蕴于肾。热盛则肉腐，血肉败坏而成痈脓。或因肾瘅、肾着、肾痨、石淋等失治或治不及时，复感热毒，亦可发展为肾痈。《医宗金鉴》有云："此证始发京门穴，必隐痛微肿，令人寒热往来，面白不渴，少腹及肋下䐜胀塞满。由肾虚不足之人，房劳太过，身形受寒，邪气自外乘之。"

第四节 诊断与方法

一、实验室检查

血常规可能出现以中性粒细胞为主的白细胞增多，血培养阳性，血沉、CRP、PCT 等感染指标可升高。

二、影像学检查

1. 彩色多普勒超声 可作为首选检查，急性期表现为肾皮质出现界限不清的低回声区，偶见高回声者，病变破坏皮髓质分界，病灶常较小，且周围肾实质水肿。肾皮质脓肿病灶较大时，界限清楚，回声更低，有时见气体或液体与沉渣交界的平面。

2. CT 检查 被普遍认为是最灵敏和特异的检查方法，可见肾皮质中央液化坏死的软组织团块，Gerota 筋膜增厚。当怀疑存在肾皮质化脓性感染时，应同时行增强 CT 扫描，可显示低密度低强化楔形影或者肿块影，脓肿周围高密度环（"指环征"，提示脓肿壁有新生血管）。

3. KUB 是较常用的检查，如果局部炎症较重或发展成脓肿，则患者肾影增大，腰大肌影模糊或消失，脊柱常向健侧弯曲。

4. MRI 及 IVU 应用相对较少，MRI 表现为 T_2 低信号，灵敏度与 CT 类似；IVU 可显示肾盂肾盏受压移位，造影剂延迟或排泄不良，常可见局部肾影减淡，诊断价值较低。

5. 镓或铟放射性核素显像 对该病诊断也有一定帮助。

三、鉴别诊断

1. 急性肾盂肾炎 两者症状类似，实验室检查中白细胞、血沉、CRP 等感染指标均可升高。急性肾盂肾炎尿常规中白细胞、尿液培养可以阳性，而本病初期尿常规中白细胞、尿液培养可以阴性。CT 检查可以区分，急性肾盂肾炎 CT 图像可表现为肾外形增大及楔形微小低密度区，病理上表现为肾实质特别是皮质的间质和肾小管之间有白细胞浸润的弥漫性和点状炎症、水肿和小出血区域，肾盂肾盏黏膜也有类似改变，肾小球一般较少受损。

2. 肾梗死 两者缺乏特异性症状，均可伴有白细胞升高。肾皮质化脓性感染在CT上常表现为肾实质楔形低密度灶；肾梗死无占位效应，且供血动脉完全闭塞无吻合支形成，增强CT无强化现象，皮质缘可见强化带，供血动脉不完全栓塞或侧支形成的肾梗死CT有轻到中度强化。鉴别需结合患者有无感染性心内膜炎、动脉粥样硬化、血管炎等导致栓塞的病史。

3. 肾癌 临床上肾癌瘤体可以有中心液化坏死，但体温正常；对于伴有发热的肾癌，往往肾区叩击痛不明显；对于尚未引起肾轮廓外凸且未压迫肾窦的乏血供肿瘤，如乳头状肾细胞癌、乏血供肾嫌色细胞癌、不典型透明细胞癌等，平扫和强化CT更具有鉴别诊断价值。有少数透明细胞癌CT表现不典型，表现为低密度、低强化圆形病灶，但往往有包膜，可供鉴别时参考；同时结合抗生素治疗前后对肿物的对照观察及临床症状的转归，必要时可考虑超声引导下诊断性穿刺引流或病理活检。

第五节 非手术治疗

1. 治疗原则 大部分病例可采取保守治疗。直径<3cm的单个脓肿单用抗生素疗效较好，更大或多发的脓肿单用抗生素疗效欠佳。

2. 抗生素药物使用 依据经验选择对大肠埃希菌等革兰氏阴性菌敏感的抗生素，如第三代头孢菌素、抗假单胞菌青霉素或氨基糖苷类药物。当怀疑是血源性播散病例时，可选择耐青霉素酶的青霉素类抗生素，对青霉素过敏则推荐使用头孢菌素或万古霉素。静脉输注疗效优于口服途径。抗生素的选择还应考虑在肾组织和尿液中的杀菌浓度，同时，应结合当地的细菌谱及耐药分析。如疗效欠佳，应根据培养及药敏试验结果作相应的调整。一般建议症状改善、发热消退后24~48小时再更换口服敏感抗生素治疗2~4周，直到临床症状（高热、寒战、腰痛、侧腹痛）及影像学异常完全消失，总疗程长于急性肾盂肾炎，个体化的疗程应充分考虑到致病原因及随访情况。

第六节 辨证论治

1. 湿热蕴肾证 证候：发热，口苦、口黏，肾区疼痛，胸脘痞闷，呕恶，大便秘结，小便黄浊或尿频、尿急、尿痛，舌质红，苔黄腻，脉滑数。治法：清热化湿解毒。选方：仙方活命饮合八正散加减。中药：金银花、防风、白芷、天花粉、皂角刺、当归尾、甘草、赤芍、乳香、没药、浙贝母、陈皮、薏苡仁、瞿麦、栀子。

2. 脓毒蕴肾证 证候：高热烦躁，口干思饮，面红目赤，肾区胀痛、灼热，尿浊，大便干结，舌质红，苔黄腻或腐，脉滑数。治法：清热活血解毒，消痈排脓。选方：大黄牡丹皮汤加减。中药：生大黄、牡丹皮、桃仁、冬瓜子、芒硝、败酱草、鱼腥草。

3. 正虚邪恋证 证候：低热不退或夜热早凉，五心烦热，腰痛，食少，神疲，体瘦，自汗或盗汗，舌红少苔，脉细数无力。治法：养阴益气，清热解毒。选方：托里消毒散加减。中药：党参、白术、甘草、当归、川芎、白芍、金银花、白芷、桔梗、黄芪、皂角刺、茯苓。

第七节 手术治疗

药物治疗无效、脓肿>3cm、保守治疗病情恶化或免疫缺陷患者脓肿形成的感染病例，可以手术治疗。手术方法包括经皮脓肿穿刺引流术、切开排脓术、患肾切除术。在经皮脓肿穿刺引流术和切开排脓术方法的选择方面，目前公认优先选择经皮脓肿穿刺引流术，可在 CT 或超声引导下进行，引流管应放置到患者热退、病情稳定、引流液量极少才考虑拔除。患肾切除术主要适用于肾皮质破坏严重、肾皮质呈囊袋状或厚度<0.3~0.5cm，且对侧肾功能正常者。此外，治疗期间应考虑到去除诱发疾病的危险因素，如输尿管梗阻、反流等。

第八节　预防与调护

1. 合理运动，提高自身免疫力，冬季增强呼吸道抵抗力尤为重要。

2. 饮食清淡、均衡，多饮水，保持大便通畅。

3. 改善环境和注意个人卫生，可降低皮肤、伤口感染的发生率。

4. 避免在上呼吸道感染流行时去人群拥挤的公共环境。如果已发生咽炎、扁桃体炎、感冒、猩红热等链球菌感染，立即彻底治疗，也是预防的重要环节。

5. 积极治疗疖、痈、脓肿、感染的伤口、肾邻近组织感染，避免引起肾皮质化脓性感染。

第九节　专家共识与建议

肾皮质化脓性感染是一种威胁患者生命的严重感染性疾病，在疾病诊疗工作中应注重以下几个问题。

1. 在确诊肾皮质化脓性感染时，应排除是否有糖尿病、肾结石、上尿路梗阻、膀胱输尿管反流、恶病质、吸毒、免疫功能不全等致病因素。在实施辨证时，应注意与“肾痨”“石淋”“消渴”等疾病相鉴别。

2. 儿童病例应警惕误诊阑尾炎、胃肠炎、肾肿瘤、肾结石、脑膜炎可能。

3. 肾 CT 平扫加增强扫描是肾皮质化脓性感染灵敏和特异的检查方法。

4. 大部分肾皮质化脓性感染可先采取保守治疗。应重视抗生素的选择和疗程、血培养、尿液培养及药物敏感试验。可依据经验选择敏感的抗生素，一般建议症状改善、发热消退后 24~48 小时再换成口服敏感抗生素治疗 2~4 周，直到临床症状及影像学异常完全消失。

5. 药物治疗无效、脓肿>3cm、保守治疗病情恶化或免疫缺陷患者脓肿形成的感染病例，需考虑手术干预。

参考文献

1. 白晓晖，李晓娟，陈家旭，等. 微观辨证在现代中医辨证论治体系的发展和应用[J]. 中华中医药杂志，2015，30(3)：649-651.
2. 刘桂安，欧新伟，赵师仲，等. 多排螺旋 CT 增强扫描对肾脓肿并肾周感染的诊断价值研究[J]. 中国 CT 和 MRI 杂志，2019，17(10)：90-92.
3. 刘清泉，张晓云，孔立，等. 高热(脓毒症)中医诊疗专家共识意见[J]. 中国中医急症，2014，23(11)：1961-1963.
4. 任大勇，刘全良，姜林，等. 消痈解毒汤治疗肾脓肿 48 例[J]. 河南中医，2016，36(2)：314-315.

5. 邵春晖,罗永科,李培英,等. 超声引导微创治疗肾脓肿的临床价值探讨[J]. 临床医学研究与实践,2017,2(21):134-135.

6. 袁小丽,王晶,张蕴. 四种重症评分对肾脓肿患者死亡风险预测价值[J]. 中国临床医生杂志,2021,49(08):944-948.

7. 宇蕾,张莹,姜曼. 肾脓肿合并肾周感染运用多排螺旋 CT 扫描的诊断价值分析[J]. 影像研究与医学应用,2019,3(21):187-188.

8. BITSORI M,RAISSAKI M,MARAKI S,et al. Acute focal bacterial nephritis,pyonephrosis and renal abscess in children[J]. Pediatr Nephrol,2015,30(11):1987-1993.

9. KRANZ J,BARTOLETTI R,BREYERE F,et.al. European Association of Urology Guidelines on Urological Infections: Summary of the 2024 Guidelines[J]. Eur Urol. 2024,86(1):27-41

10. CHEN C Y,KUO H T,CHANG Y J,et al. Clinical assessment of children with renal abscesses presenting to the pediatric emergency department[J]. BMC Pediatr,2016,16(1):189.

11. .FLORIDO C,HERREN J L,PANDHI M B,et al. Emergent percutaneous nephrostomy for pyonephrosis:a primer for the on-call interventional radiologist[J]. Semin Intervent Radiol,2020,37(1):74-84.

12. IGA R,UCHINO H,KANAZAWA K,et al.Acute focal bacterial nephritis in an occupational allergy[J]. Lancet Infect Dis,2014,14(7):656.

13. KAGANTSOV I M,SIZONOV V V,DUBROV V I,et al. Renal abscess in children[J]. Urologiia,2021(3):129-135.

14. KUMAR L P,KHAN I,KISHORE A,et al. Behera V. Pyonephrosis among patients with pyelonephritis Admitted in department of nephrology and urology of a tertiary care centre:a descriptive cross-sectional study[J]. JNMA J Nepal Med Assoc,2023,61(258):111-114.

15. NAKAMURA T,IDO M,OGAWA M.,et al. A case of a renal abscess caused by Salmonella bareilly in a previously healthy boy[J]. BMC Infect Dis,2022,22(1):241.

16. TAMBURRINI S,LUGARA M,IANNUZZI M,et al. Pyonephrosis ultrasound and computed tomography features:a pictorial review[J]. Diagnostics (Basel),2021,11(2):331.

17. VELCIOV S,GLUHOVSCHI G,TRANDAFIRESCU V,et al. Specifics of the renal abscess in nephrology:observations of a clinic from a county hospital in Western Romania[J]. Rom J Intern Med,2011,49(1):59-66.

18. YAMAGUCHI H,NAGASE H,ITO Y,et al. Acute focal bacterial nephritis characterized by acute encephalopathy with biphasic seizures and late reduced diffusion[J]. J Infect Chemother,2018,24(11):932-935.

19. ZHANG X,XIE Y,HUANG G,et al. Analysis of 17 children with renal abscess[J]. Int J Clin Exp Pathol,2019,12(9):3179-3184.

第十五章

肾周炎与肾周脓肿

第一节 概 述

一、西医学定义

肾周炎是指肾包膜与肾周筋膜间脂肪、结缔组织发生的急、慢性感染，如感染进一步发展，则可形成肾周脓肿。肾周炎通常继发于尿路感染。急性肾周脓肿疾病进展快，病死率可达 12%~14%；因部分病例易与肿瘤相混淆，起病隐匿，30% 的患者被延误诊断。快捷准确的诊断是提高治愈率、降低病死率的关键。

二、中医学概念

本病归属于中医学“肾俞发”“肾痈”“腰疽”范畴。《疡科心得集》有云：“肾俞发者，即腰疽……其证初起令人口干，寒热大作，百节俱痛。”陈实功曰：“肾俞发生于两腰内肾陷肉之间，或正中亦发。凡生于此，最为险候。”房劳过度，气竭精伤，真阴耗损，脏腑虚损，诸火诸邪乘虚而入则致病。

三、流行病学

本病以单侧多见，右侧多于左侧，男性较多，以 20~50 岁多见，多合并有糖尿病史，约占泌尿外科手术的 0.2%。

第二节 发 病 机 制

肾周炎与肾周脓肿的病因分为肾源性和肾外源性两类，前者多为大肠埃希菌（80%）、肺炎克雷伯菌（6.2%）、变形杆菌（2%）及铜绿假单胞菌（0.8%）等革兰氏阴性菌感染，后者多为链球菌（2.8%）、腐生葡萄球菌（1.4%）及金黄色葡萄球菌等革兰氏阳性菌感染。肾外源性由远处感染病灶经血运或淋巴道感染所致，常见由皮肤疖、痈、呼吸道感染、消化道感染等引起。由于抗生素的不规范应用，目前肾源性有逐年增加趋势，肾源性常见的原因有肾结石、上尿路梗阻、肾脏手术、肾盂肾炎、肾脓肿、肾外伤、肾结核、肾周血肿继发感染等。Frendéus B 等报道 CXCR1 表达缺乏等遗传因素也与本病有关，机体免疫功能下降也是本病的诱因，常见于糖尿病、肾功能不全、口服免疫抑制剂、贫血、低蛋白血症等患者。

血液经肾小球滤过、肾小管重吸收以及分泌作用，最终产生尿液。当细菌入侵，细菌通过 P、

type1、F1C、S 菌毛及 Afa/Dr 黏附素等黏附作用破坏正常的生理屏障，改变局部微环境并开始迅速繁殖，5~6 小时后开始出现管周毛细血管闭塞、上皮细胞受损、血管渗漏、免疫细胞聚集，并伴有局部组织缺氧。

细菌还可以通过毒力参与炎症反应，其中，脂蛋白 α 溶血素（Hly）是重要的毒力因子。高浓度 Hly 可以导致红细胞、上皮细胞、多形核白细胞、单核细胞、肥大细胞、嗜碱性粒细胞和淋巴细胞等各种细胞溶解，当 Hly 作用于浆膜，细胞外 Ca^{2+}通过压控 Ca^{2+}渠道内流，同时，IP_3 受体参与到细胞内 Ca^{2+}应答中，随后激活活化 B 细胞的 NF-κB 通路，产生 IL-6 和 IL-8 等促炎因子。Uematsu F 等研究发现 TLR_4、TLR_5 及 TLR_{11} 等通过识别病原相关分子模式，导致 TLR 二聚作用和活化，也可以诱发炎症反应。

第三节 病 因 病 机

肾气虚损为发病之本。如先天禀赋不足，或久病缠绵不愈，或劳作太过，耗伤肾气，均可致肾气亏损、正气不充，此为发病之本。

感受外邪导致气机不畅，是肾痈最常见的病因病机。正气不足，卫外不固，则易感受外邪。或由外寒入里，阻滞经络，气血凝滞，日久化热；或由火热之邪，循经入里，阻于肾经；或砂石停滞体内，水液输布失常，瘀积于内，酿生湿热，热盛则肉腐，肉腐则为脓，而成肾痈。

第四节 诊断与方法

依据病史及体征，并结合实验室和影像学检查可以做出诊断。

一、临床表现

以寒战、高热、腰部疼痛和全身乏力为主要症状，部分患者存在尿石症或持续反复发作的尿路感染等病史。

二、实验室检查

1. 血白细胞及中性粒细胞计数升高。
2. 尿常规白细胞计数通常正常或升高不明显。
3. CRP 及 PCT 等感染标志物升高。
4. 血培养、引流液培养对明确病原菌及针对性抗感染治疗有重要意义。

三、影像学检查

1. X 线检查 腹部平片可以显示肾脏轮廓增大或外形不清，肾区密度增加，腰椎凹向患侧，腰大肌影模糊。

2. 超声检查 表现呈多样性，脓肿形态常为椭圆形，无回声或低回声区内有点状光点悬浮，可有分隔，脓肿壁较厚，内壁粗糙。

3. CT 检查 是肾周炎、肾周脓肿确诊的首选方法。肾周脓肿 CT 影像可见肾周囊性病灶，呈低密度，CT 值低于周围肾实质、高于水，增强 CT 下脓肿低密度区几乎没有强化，但脓肿炎性壁可呈环状强化，脓肿内可见条索状分隔。

4. **MRI 检查**　对判断脓肿与周围脏器界限灵敏度较高。

第五节　非手术治疗

1. **抗生素使用**　在脓肿形成前，应及时合理选择有效抗生素。对于早期尚未明确病原体的患者，推荐经验性抗感染治疗，首选碳青霉烯类，如亚胺培南、美罗培南；尽早行血培养、尿液培养、引流液培养。一般用药 48 小时后，根据治疗效果结合药敏试验结果，可以更换其他有效抗生素，一般不推荐联合用药。

2. **对症支持治疗**　给予全身营养支持，纠正低蛋白血症和/或贫血，并结合中医辨证论治选择中药口服、外敷治疗，改善机体状况，提高抗病能力。

第六节　辨 证 论 治

1. **肾虚寒凝（初期）**　证候：腰部隐痛微肿，皮色不变，小腹及肋下肿胀，伴寒热往来，面白口渴，舌苔薄白，脉细而弦。治法：散寒通络。选方：五积散加细辛（《太平惠民和剂局方》）加减。中药：当归、芍药、党参、茯苓、川芎、白芷、制半夏、干姜、苍术、枳壳、厚朴、陈皮、桔梗、肉桂、甘草、麻黄、细辛。腰痛剧烈者，加乳香、没药；寒尽痛止，以桂附地黄丸调理。

2. **火热炽盛，气血壅滞（酿脓期）**　证候：发热，时有汗出，口干咽燥，腰部疼痛拒按，纳差，或腹部胀满，小便短赤，大便秘结，舌质红，苔黄燥，脉洪数。治法：清热泻火，活血化瘀，通里攻下并用。选方：仙方活命饮（《医宗金鉴》）合桃仁承气汤（《医方类聚》）加减。中药：金银花、赤芍、乳香、没药、炮山甲、皂角刺、天花粉、桃仁、当归尾、浙贝母、甘草、生大黄（后下）、芒硝（后下）。

3. **毒热炽盛，肉腐成脓（成脓期）**　证候：壮热不寒，患侧腰部略隆起并剧烈疼痛，舌质红绛，苔黄厚或腻，脉滑数。治法：清热解毒，活血透脓。选方：仙方活命饮（《医宗金鉴》）合透脓散（《外科正宗》）加减。中药：金银花、赤芍、乳香、没药、炮山甲、皂角刺、天花粉、当归尾、甘草、浙贝母、生黄芪、川芎。腰痛剧烈者，加延胡索、川芎；高热口渴者，加石膏、知母、黄芩、黄连。

4. **气阴两虚，余毒未尽（溃后期）**　证候：病灶切开引流后表现低热，头晕目眩，面色灰暗，双颧微红，口渴纳差，体倦乏力，脓出不尽，切口愈合较慢，舌质淡白，脉沉细而数。治法：托里生肌，清解余毒。选方：四妙散（《外科说约》）合生脉散（《内外伤辨惑论》）加减。中药：黄芪、当归、金银花、牛膝、黄柏、苍术、炙甘草、玄参、薏苡仁、麦冬、五味子、党参、醋鳖甲、丹参。面色无华，脉数无力等应合用托里消毒散。

第七节　手 术 治 疗

1. **脓肿处理**　当保守治疗不能控制感染，病灶局限已形成脓肿时，应考虑行外科引流术。

2. **术后处理**　抗生素结合中药治疗。待患者体温、血白细胞降至正常范围，引流管连续 3 天以上无分泌物引出，超声或CT复查证实脓肿已吸收消失，可作为拔除引流管的指征。

3. 患肾切除术　梗阻导致的肾积脓或感染性肾积水，且患侧肾功能严重损害者，在对侧肾功能正常的状况下，可考虑行患肾切除术。

第八节　预防与调护

1. 依据不同年龄、健康状况和有无共存疾病，适当加强户外运动。

2. 多饮弱碱性水，勤排尿，不憋尿，保持外阴及尿道口卫生，注意性生活频率及清洁，预防尿路感染。

3. 慎起居，避风寒，宜清淡饮食，忌食生冷、煎炸、肥甘厚腻、辛辣之品。

4. 调畅情志，保持心情愉悦，注意劳逸结合，适当参加文体活动，保持充足的睡眠，增强自身抵抗力。

5. 保持每年健康查体，积极治疗共存疾病。

第九节　专家共识与建议

1. 肾周炎、肾周脓肿患者大多合并尿石症或持续反复的泌尿系感染，合并糖尿病的患者病情更复杂，治疗更棘手。患侧肾区叩击痛是诊断的主要依据之一。

2. 肾周炎、肾周脓肿患者的血常规、CRP、PCT等检查结果均异常，CRP可作为感染程度的主要评价指标之一。超声检查对本病的诊断、定位和治疗有特殊的价值，CT检查是确定诊断本病的首选方法。

3. 早期及时应用有效的抗生素治疗可获得较好的治疗效果；肾周脓肿形成后，及时彻底的脓肿引流是本病的治疗关键。

4. 本病相当于中医学的“肾俞发”“肾痈”“腰疽”等病。特点是腰部胀痛、寒战、发热。病因病机是先天禀赋不足，肾气亏损，复感外邪。砂石阻塞，气机不畅是临床上引起肾痈最常见的原因。依据病症，建议中西医结合辨证论治。

5. 正确使用消、托、补三法极其重要。首先要辨脓，尚未成脓的初期宜采用消法，可使患者免受溃脓、手术之苦，又能缩短病程，故古人有“以消为贵”的说法。成脓期宜使用托法，即用补益气血和透脓的药物扶助正气、托毒外出，以免毒邪扩散和内陷。溃后期宜采用补法，即用补养的药物恢复其正气，助养其新生，使疮口早日愈合。补法是治疗虚证的法则，只要有虚的证候存在，特别是疮疡的生肌收口期，均可应用。但毒邪未尽之时，切勿遽用补法，以免留邪为患，助邪鸱张，犯“实实之戒”。

参考文献

1. 陈海敏，柳红芳，周盈，等.“少阳为枢”论治肾周围炎应用探析[J]. 中国中医急症，2023，32(05)：817-820.
2. 高秉钧. 疡科心得集[M]. 北京：人民卫生出版社，2006.
3. 李鹤琦，洪涛. 2型糖尿病合并肾周围炎的病原菌分布及其危险因素分析[J]. 中南医学科学杂志，2021，49(03)：310-313.

4. 李曰庆. 中医外科学[M]. 北京:人民卫生出版社,2006.
5. 刘猷枋,张亚强. 中西医结合泌尿外科学[M]. 北京:人民军医出版社,2007.
6. 王俊斌. 急性肾周炎与肾周脓肿影像学表现及临床特点[J]. 现代医用影像学,2017,26(06):1661-1662.
7. 王亚军,金雪雁,孙淑芬. 糖尿病患者合并肾周围炎的临床特点分析[J]. 临床和实验医学杂志,2017,16(23):2323-2326.
8. 温思萌,权昌益,陈靖,等. 非特异性肾周围炎及肾周围脓肿诊治分析(附20例报告)[J]. 临床泌尿外科杂志,2011,26(07):512-515.
9. 吴兆春,韩巧军. 非特异性肾周围炎及肾周围脓肿诊治分析[J]. 中外医学研究,2014,12(31):51-53.
10. 周云,周鹏新. 多层螺旋CT增强扫描对肾脓肿合并肾周感染患者的诊断价值[J]. 实用医学影像杂志,2021,22(04):396-398.
11. EL-GHAR M A,FARG H,SHARAF D E,et al. CT and MRI in urinary tract infections:a spectrum of different imaging findings[J]. Medicina(Kaunas),2021,57(1):32.
12. FOXMAN B. The epidemiology of urinary tract infection[J]. Nat Rev Urol,2010,7(12):653-660.
13. GARDINER R A,GWYNNE R A,ROBERTS S A. Perinephric abscess[J]. BJU Int,2011,107(3):20-23.
14. KRIEG V M,BRANDES V,LINDEMANN C,et al. Rare etiology of a perinephric abscess[J]. Urologie,2022,61(9):986-991.
15. LAI J,SAFONOVA A,PATHAK S,et al. Psoas abscess as a complication of a perinephric abscess[J]. Am J Med,2022,135(8):e245-e247.
16. LIU X Q,WANG C C,LIU Y B,et al. Renal and perinephric abscesses in West China Hospital:10-year retrospective descriptive study[J]. World J Nephrol,2016,5(1):108-114.
17. OKAFOR C N,ONYEASO E E. Perinephric Abscess[M]. StatPearls,Treasure Island(FL):StatPearls Publishing,2024.
18. TSUKAGOSHI D,DINKOVSKI B,DASAN S,et al. Perinephric abscess secondary to a staghorn calculus presenting as a subcutaneous abscess[J]. CJEM,2006,8(4):285-288.
19. TUFANO A,MINELLI R,DI LASCIO G,et al. Infected kidney stone progressing to perinephric abscess and thoracic empyema[J]. Arch Ital Urol Androl,2020,92(3):10.
20. UEMATSU S,AKIRA S. Toll-like receptors and innate immunity[J]. J Mol Med(Berl),2006,84(9):712-725.

第十六章
肾积脓

第一节 概 述

一、西医学定义

肾积脓(pyonephrosis)通常是指与肾实质化脓性破坏有关的肾积水感染。肾积水感染的同时伴随着肾实质的化脓性破坏,肾功能几乎或完全丧失。临床上很难界定肾积水感染何时中止以及肾积脓何时开始。快速诊断和治疗是避免肾功能持续损害及预防脓毒症发生的关键。

二、中医学概念

肾积脓常见于尿石症伴发肾积水,属中医"内痈"范畴。热毒为基本病因,结石是成痈的病理基础。体内气滞水停,水湿不布,湿热浊邪,蕴结不散,或久经煎熬,形成砂石样的病理产物。病理产物结石停留在脏腑器官内,阻滞气机,影响气血、水液等运行与排泄,尿液引流不畅,瘀积于内,酿生湿热,热盛肉腐,蕴酿成脓。

第二节 发病机制

肾积脓可发生于任何年龄段,多在尿石症、肾结核、肾盂肾炎、肾积水、肾盂输尿管连接部梗阻等疾病基础上并发化脓性感染而形成。有研究表明,引起肾积脓最常见的原因是结石导致的梗阻,其次是输尿管狭窄(9%)、乳头状坏死(7%)、肾盂输尿管连接部梗阻(4%)和恶性肿瘤(3%)。好发于女性。肾积脓的发生与以下因素有关。

1. 患者一般情况 包括年龄、性别、身高、体重、BMI以及合并的基础疾病(糖尿病、高血压、结核病、肿瘤、病毒性肝炎、免疫系统抑制)、妊娠等。

2. 肾脏相关因素 包括孤立肾、肾旋转不良、马蹄肾及异位肾等。

3. 泌尿系统疾病相关因素 肾盂输尿管连接部梗阻、输尿管结石、良性前列腺增生、膀胱出口梗阻、输尿管狭窄及膀胱输尿管反流。

4. 结石相关因素 包括结石大小、形状(鹿角形)、成分、部位及数量。

5. 致病微生物 肾积脓的主要致病菌是革兰氏阴性菌,其中大肠埃希菌最为常见。国内文献报告一组64例肾积脓细菌学分析,革兰氏阴性菌占74.3%(其中大肠埃希菌占40.5%),革兰氏阳性菌占9.5%,真菌占14.9%,结核分枝杆菌占1.4%。

肾积脓的主要发病机制是肾盂内高压的脓液渗入肾实质导致化脓性炎症反应及肾实质脓肿，破坏肾组织，致使肾脏功能丧失，严重者细菌入血可致全身感染。

第三节　病 因 病 机

1. 初期　本病初起，结石堵塞水道，下焦不利，酿生热毒，不通则痛。由于正气未衰，邪气鸱张，邪正搏结于下焦，临床主要表现为患侧腰痛、发热、寒战，口干，舌红，苔黄，脉数等。

2. 中期　由于余邪胶滞难除，邪毒未清，正气已伤，正不胜邪，临床主要表现为低热，腰痛减轻，尿液浑浊，多汗，口干，乏力，舌淡，苔薄，脉弦细等。

3. 晚期　病邪已祛，同时正气已虚，邪退正虚，临床主要表现为胃纳、睡眠一般，乏力，声低气弱，大便少，舌淡暗，苔白，脉沉等。气血不足者，乏力、纳差、疲劳等；虚热者，虚烦少寐，纳差等；脾虚下陷者，食少，虚热间作；脾气亏虚者，身凉脉细，大便溏泄等。

第四节　诊断与方法

一、实验室检查

1. 血液检查　血白细胞显著增多，患者可有不同程度的贫血，血培养可呈阳性。患者应进行电解质及肝肾功能检查，严重者可出现肝肾功能的受损。

2. 尿液检查　尿常规检查常有大量脓细胞，尿液细菌培养可呈阳性。若输尿管完全梗阻，尿常规检查改变并不显著，尿液细菌培养可呈阴性。

二、影像学检查

1. B 超检查　泌尿系超声检查是肾积脓最方便、经济的检查方法，对肾积脓的诊断比尿路造影更有帮助。其声像图表现为肾局部增大、隆起、结构不清，肾皮质变薄或呈囊状，肾盂或肾囊内呈无回声或密度不同的低回声像，颇似肾积水，但图像较模糊，如果脓液较为黏稠，脓液沉积在下而尿液在上则呈分层现象。在超声引导下进行经皮肾穿刺抽出脓液即可确诊。超声诊断准确率取决于扩张的肾盂肾盏系统相关部分的内部回声，文献报道差异较大（25%~95%）。据 Subramanyam 等报道，超声的灵敏度为 90%，特异度为 97%，在鉴别肾积脓和肾积水方面准确率可达 96%。

2. KUB 检查　KUB 上患者肾影显示不清，有时可发现上尿路结石。IVU 上患侧肾常常显影差或不显影。X 线检查对肾积脓的诊断意义不大。

3. CT 检查　是诊断肾积脓的常用手段，可充分显示肾脏内脓液聚积及肾实质破坏程度。CT 影像上肾积脓可有肾盂壁增厚、肾周毛糙等非特异征象，CT 影像学特点为肾盂肾盏扩张，水样密度或稍高密度，集合系统内可见含对比剂的尿液在增高密度的液体上呈分层现象。有研究显示 CT 可较好地鉴别肾积水与肾积脓，通过测量扩张集合系统的 CT 值，如大于 9.21HU，诊断肾积脓的灵敏度为 65.96%，特异度为 87.93%。

4. MRI 检查　因为肾积脓成分仍以水为主，所以大部分情况下，肾积水和肾积脓在常规 MRI 检查的 T_1 加权像上均呈低信号，T_2 加权像呈高信号。而弥散加权磁共振成像（DW-MRI）技术可无创探测活体组织水分子扩散，通过测定 ADC 值反映水分子弥散快慢，根据 ADC 值重构的 ADC 图可直观呈现弥散情况，对诊断肾积脓有一定帮助。

5. 肾动态显像　肾动态显像主要用于肾脏功能，尤其是分肾功能的评估。

三、鉴别诊断

本病通常需要与肾脓肿鉴别，肾脓肿是化脓性物质积聚且局限于肾实质形成的。影像学主要表现为患肾轮廓增大，主要集中在肾集合系统改变上，慢性脓肿表现为肾占位，需与肿瘤相鉴别。肾积脓的急性发作型需与急性肾盂肾炎、肠梗阻和胆石症等鉴别。肾积脓慢性病程型需与肾结核、肾积水和肾肿瘤等鉴别。

第五节　非手术治疗

1. 应用抗生素　合理应用抗生素，或根据穿刺液培养结果应用抗生素；如果病情紧急，可以根据经验选择覆盖革兰氏阴性菌的广谱抗生素，待细菌培养结果回报后调整合适的抗生素。还应该注意真菌及结核感染的可能。

2. 全身支持治疗　根据全身情况，进行营养支持，补足热量和蛋白，纠正贫血等。

第六节　辨 证 论 治

1. 湿热内蕴证　证候：患侧腰痛，发热，寒战，口干，尿频、尿急，小腹胀痛，尿道灼痛，小便短赤，或尿血，或有砂石，舌红，苔黄腻，脉滑数。治法：清热利湿解毒。选方：八正散加减或五味消毒饮合二妙散加减。中药：瞿麦、萹蓄、滑石、栀子、甘草、大黄、金银花、连翘、墨旱莲。推荐中成药：宁泌泰胶囊、银花泌炎灵片。

2. 湿热蕴脓，正气不足证　证候：低热，腰痛减轻，尿道灼痛，小便短赤，尿液浑浊，或尿血，或有砂石，多汗，口干，面色无华，神疲倦怠，气短乏力，形体消瘦，舌红少苔，脉细弱或细数。治法：益气托毒，清热化湿。选方：托里消毒散加减。中药：人参、黄芪、当归（酒洗）、川芎、赤芍、白术、陈皮、茯苓、金银花、连翘、白芷、甘草。推荐中成药：生脉饮、参苓白术丸等。

3. 中气不足证　证候：倦怠少气，气短懒言，声低气弱，面色黄白，食欲不振，小便滴沥不爽，腰部、小腹坠胀，排尿无力，或尿溢不禁，大便少，舌淡，苔白，脉沉细弱。治法：健脾益肾，补中益气。选方：补中益气汤加减。中药：详见第十三章。推荐中成药：知柏地黄丸、金匮肾气丸、补中益气颗粒。

4. 肝肾阴虚证　证候：小便频数不爽，淋漓不尽，伴头晕目眩，腰酸腿软，失眠多梦，神疲倦怠，咽干口燥；阴虚有热者，五心烦热，尿少赤热；舌红少苔，脉细数。治法：滋补肝肾，兼以清热滋阴。选方：知柏地黄丸或金匮肾气丸加减。中药：知母、黄柏、熟地黄、山药、牡丹皮、泽泻、山茱萸、茯苓、女贞子。推荐中成药：知柏地黄丸、金匮肾气丸，或辨证选用麒麟丸。

第七节 手 术 治 疗

积极实施脓肿引流，解除梗阻和原发病所致的肾积脓是外科治疗的基本原则，也是治疗成功的关键。主要的手术方法有经尿道留置输尿管支架管、经皮肾穿刺造瘘引流术、脓肾切除术等。

1. 经尿道留置输尿管支架管、经皮肾穿刺造瘘术 这两种引流方式没有显著的优劣，临床医生可根据实际情况选择。

2. 脓肾切除术 既往肾积脓治疗大多采用早期切除脓肾，国内早期报道脓肾切除率为45%~87%。传统的观点认为，肾积脓的肾单位已全部破坏，肾脏已无泌尿功能，即使解除梗阻因素，肾功能也无法恢复，如对侧肾功能正常，应做脓肾切除术。近年来，由于强有力抗生素的应用、引流方法的改进、腔内技术的发展，肾积脓保肾的可能性大大提高。可以适当延长肾积脓引流时间，根据肾功能恢复情况，再行二期手术治疗。对于病史较长，IVU/CTU 患肾不显影，患肾肾小球滤过率(GFR)<10ml/min，以及 24h 引流尿量<100ml，尿密度固定于 1.010，pH>7.0 的患者，在对侧肾功能正常情况下，可考虑行患侧肾切除术。

第八节 预防与调护

肾积脓属于中医学广义“痈”的范畴，重点在于早期发现、早期治疗，内治法为主要手段。手术治疗引流尿液及脓液，是治疗梗阻引起的肾积脓的主要方法。

1. 应当积极治疗尿石症，尤其是已经产生梗阻的尿石症，以免发生肾积脓；疾病中晚期积极解除梗阻，引流肾脏积脓。

2. 根据术后早期、中期、后期的不同特点，加强营养，多饮水，促进术后康复。

第九节 专家共识与建议

1. 肾积脓可以发生于任何年龄段，多有尿石症、肾结核、肾盂肾炎、肾积水、肾盂输尿管连接部梗阻等基础疾病。

2. 肾积脓的主要致病菌以大肠埃希菌等革兰氏阴性菌为主。

3. 根据典型的症状、体征，结合超声或 CT 等影像学检查可以明确诊断。

4. 本病需要与急性肾盂肾炎、阑尾炎、肠梗阻、肾周脓肿、肾肿瘤、胆石症相鉴别。

5. 肾积脓的早期诊断和治疗对于防止肾功能的永久性损害和避免脓毒症十分重要。

6. 积极引流、解除梗阻是治疗肾积脓的主要原则，针对原发病的治疗也是成功的关键。经尿道留置输尿管支架管、经皮肾穿刺造瘘术这两种引流方式没有显著的优劣差异，临床医生可根据实际情况选择。

7. 由于强有力抗生素的应用、引流方法的改进、腔内技术的发展，肾积脓保肾的可能性大大提高。而对于病史较长，IVU/CTU 患肾不显影，患肾 GFR<10ml/min，以及 24h 引流尿量<100ml，尿密度固定于 1.010，pH>7.0 的患者，在对侧肾功能正常情况下，可考虑行患侧肾切除术。

8. 按照中医外科学内痈治法的初期、中期、后期进行分期辨证。中期治疗的关键是脓液引流；后期为虚证，应当辨明气血阴阳虚损类别分型施治。

参考文献

1. 陈康清，伍国平，匡春平. 中西医结合微创治疗上尿路结石并脓肾 15 例[J]. 中国中西医结合外科杂志，2010，16(01)：87-88.
2. 方家俊，林锦堂，江旭珍，等. 肾积脓致病菌特点分析[J]. 岭南急诊医学杂志，2019，24(5)：459-461.
3. 黄智峰，赖海标，钟亮，等. 中西医结合治疗梗阻性隐匿性肾积脓 28 例疗效观察[J]. 新中医，2005，37(01)：53-54.
4. 彭泳涵，刘敏，王振，等. 磁共振扩散加权成像在肾积水和肾积脓鉴别诊断中的应用[J]. 中华泌尿外科杂志，2019，40(2)：122-126.
5. 吴阶平. 吴阶平泌尿外科学[M]. 济南：山东科学技术出版社，2004.
6. 王志超，王树声，李源，等. 中西医结合治疗结石梗阻性肾积脓临床观察[J]. 中国中医急症，2013，22(02)：293-294.
7. 许敏锶，李静，王志超，等. 肾脓肿"从痈论治"1 例[J]. 中国中西医结合外科杂志，2014，20(04)：440-441.
8. 叶向荣. 中西医结合治愈肾脓肿 1 例报道[J]. 中国民间疗法，2011，19(10)：56.
9. 朱首伦，白遵光，王昭辉，等. 从内痈论治结石性脓肾[J]. 广州中医药大学学报，2015，32(04)：775-777.
10. 国家卫生计生委合理用药专家委员会. 国家抗微生物治疗指南[M]. 2 版. 北京：人民卫生出版社，2017.
11. NABER KG，BONKAT G，WAGENLEHNER FME. The EAU and AUA/CUA/SUFU Guidelines on Recurrent Urinary Tract Infections：What is the Difference? [J].Eur Urol，2020，78(5)：645-646.
12. CRUZ J，FIGUEIREDO F，MATOS A P，et al. Infections and inflammatory disease of the urinary tract：role of MR imaging [J]. Magn Reson Imaging Clin N Am，2019，27(1)：59-75.
13. LI A C，REGALADO S P. Emergent percutaneous nephrostomy for the diagnosis and management of pyonephrosis[J]. Semin Intervent Radiol，2012，29(3)：218-225.
14. SCHAEFFER A J，SCHAEFFER E M. Infections of the urinary tract[M]. 10th. Philadelphia：Saunders Elsevier，2012：254-326.
15. TAKAHASHI W，NAKADA T，YAZAKI M，et al. Interleukin-6 levels act as a diagnostic maker for infection and a prognostic maker in patient with organ dysfunction in intensive care units[J]. Shock，2016，46(3)：254-260.
16. WU H，WANG Z，ZHU S，et al. Uroseptic shock can be reversed by early intervention based on leukocyte count 2 h post-operation：animal model and multicenter clinical cohort study[J]. Inflammation，2018，41(5)：1835-1841.

第十七章

节段性输尿管炎

第一节 概　　述

节段性输尿管炎(segmental ureteritis,SU),又称特发性节段性输尿管炎(idiopathic segmental ureteritis,ISU),于1893年首次提出并报告,是一种罕见的疾病,涉及输尿管的炎性节段性病变。1997年,Tripp等人详细描述了其组织学改变,包括输尿管节段受累,跨壁慢性纤维化炎症扩展至输尿管周脂肪,明显的淋巴浆细胞浸润,突出的淋巴滤泡和非坏死性肉芽肿,显示出与胃肠道克罗恩病病理的相似之处。2010年,Joo等人提出ISU和炎性假瘤很可能是同一疾病。在临床上,节段性输尿管炎以男性多见,总的发病率较低,常与输尿管癌相混淆。

第二节 发病机制

输尿管由于在泌尿生殖系统解剖、生理方面的特点,在正常情况下致病菌不易停留、繁殖,故感染的发生率很低。但如果泌尿生殖系统发生病理生理改变,输尿管防御感染的功能与黏膜天然屏障损伤,可诱发中、下段输尿管致病菌感染,局部免疫炎症和炎症因子的释放可导致节段性输尿管炎发生与进展。目前研究证实,节段性输尿管炎发生发展的病因与病机主要包括以下几个方面。

1. **机体免疫力降低**　如糖尿病、慢性肝病、慢性肾脏病、肿瘤及放化疗后、长期应用免疫抑制剂、先天性免疫缺陷以及妊娠、贫血、营养不良等。

2. **尿路梗阻因素**　如先天性泌尿生殖系统解剖与功能异常、膀胱输尿管反流、神经源性膀胱、肿瘤、良性前列腺增生、结石或尿路狭窄等因素,均可导致尿液引流不畅,引起尿液滞留,输尿管上皮细胞的免疫防御能力降低,细菌或尿液有害物质漏入输尿管壁诱发局部免疫炎症反应,释放多种炎症因子,导致黏膜下结缔组织增殖与纤维化,是节段性输尿管炎的主要病因与发病机制。

3. **医源性因素**　如留置导尿管或造瘘管,尿道扩张、前列腺穿刺活检、膀胱镜检查等操作引起黏膜损伤,忽视无菌操作,以及放射性治疗等因素是医源性尿路感染的常见因素。

4. **解剖与生理结构因素**　女性尿道较短而宽,与阴道和肛门毗邻,在经期、性交时如不注意局部卫生,饮水少,憋尿,易发生细菌上行感染;妊娠时由内分泌与机械性原因造成的输尿管口松弛扩张,尿液排出迟缓,是诱发上尿路感染的重要因素;尿道口解剖结构异常,或尿道口周围有尿道旁腺炎、阴道炎等感染病灶也是尿路感染的诱发因素;其他因素包括肾盂肾炎、膀胱炎以及邻近器官感染等因素。

第三节 病 因 病 机

本病属于中医学“淋证”范畴。其病位在膀胱,与肾、肝、脾功能相关。基于节段性输尿管炎的不同证候表现,其病因病机主要包括以下几种。

1. 外感湿热 因外阴不洁,秽浊之邪从下体侵入,上犯输尿管;或小肠有热、心经火热、下肢丹毒等其他脏腑之热邪传入,热与湿相结,而发本病。

2. 饮食不节 过食辛热肥甘之品,或嗜酒太过,脾胃运化失常,积食生热,下注输尿管,热与湿相结,乃成淋证。

3. 情志失调 情志不遂,肝气郁结,气郁化火,气火郁于输尿管,热与湿相结,导致淋证。

4. 劳伤久病 劳伤过度,房事不节,正气耗伤,或妊娠、产后脾肾气虚,湿浊内生,郁于输尿管,本虚标实,而致本病。

本病基本病机为湿热蕴结下焦,肾与膀胱气化不利。病理性质有实有虚,且每见虚实夹杂之证。初起多属实证,病久湿热伤正,致脾肾两虚,由实转虚。如邪气未尽,正气渐伤,或虚体受邪,则成虚实夹杂之证。

第四节 诊断与方法

一、临床表现

节段性输尿管炎患者常有肾盂肾炎、膀胱炎等病史或尿路器械检查史。主要表现为腰、腹部酸痛或胀痛,肾积水严重者可于患侧上腹部触及肿块。急性发作时可伴有发热等全身感染症状。若继发感染时,可伴有发热和膀胱刺激症状,如尿频、尿急、尿痛;严重时可发生血尿等症状。如因输尿管炎引起狭窄,可触及积水的肾脏。严重肾积水时,肾区有叩击痛。

二、实验室检查

节段性输尿管炎术前确诊较困难,实验室检查主要内容如下。

1. 尿液检查 尿液分析可见白细胞,尿液培养有致病菌生长,但在感染的早期,尿液中可能没有白细胞或细菌培养阴性。患者在收集尿液样本过程中操作不当,尿液标本污染可以造成尿液白细胞增多和尿液培养假阳性。

2. 微生物学(光谱和抗生素耐药性)检查 节段性输尿管炎可由多种微生物感染引起,如大肠埃希菌、变形杆菌、克雷伯菌、假单胞菌、沙雷菌和肠球菌。其中最常见的是大肠埃希菌,占60%~75%。

三、影像学检查

大多数尿路感染患者不需要影像学检查。通过实验室检查及内镜检查,可以明确诊断。然而,部分男性患者、发热、合并尿路梗阻、常规治疗无效、反复感染者都需要实施影像学检查。

1. IVU 检查 可见输尿管僵直且边缘不规则,输尿管扩张或狭窄,黏膜面粗糙,甚至输尿管变形扭曲等。

2. 超声检查　表现为病变部位以上输尿管、肾盂扩张积水，肾实质萎缩变薄，梗阻部位输尿管管腔狭窄，甚至完全闭塞；病变局部与正常输尿管分界不清；位于输尿管下段的炎性物可自输尿管口呈乳头状向膀胱脱出。

3. CT 检查　受累段输尿管壁局限性或弥漫性增厚，多为均匀增厚，对应管腔狭窄，管腔内无明确的结节或肿块，周围脂肪间隙模糊，可伴有病变段以上输尿管和肾盂扩张、积水，增强扫描可清晰显示增厚的管壁均匀强化，输尿管呈移行性纤细狭窄，甚至呈鸟嘴样；延迟期扫描显示输尿管充盈良好，管腔内无充盈缺损，梗阻平面上方尿路扩张。由于输尿管腔纤细，常规层厚（5~10mm）的图像很难观察到输尿管壁增厚的直接征象，MSCT 薄层扫描（层厚 0.625~1mm）结合多平面重建技术可观察输尿管壁增厚情况。

四、内镜检查

输尿管镜检查是诊断节段性输尿管炎的首选方法，可以明确病变部位，还可获取组织明确病变性质。

五、鉴别诊断

1. 输尿管阴性结石　表现为腰痛，超声检查显示肾积水，患者常有肾绞痛表现，IVU 可见有肾积水，并有输尿管内充盈缺损。CT 可清楚显示输尿管走行区的管腔内高密度结石影像，CT 排泄期在高密度的对比剂衬托下可以显示输尿管腔内的充盈缺损。

2. 输尿管肿瘤　主要表现为腰痛，但常有无痛性肉眼血尿，超声显示肾积水，尿脱落细胞检查可呈阳性，IVU 可见输尿管内有充盈缺损。CT 表现为输尿管腔内的不规则或卵圆形软组织结节，增强扫描显示轻中度强化。

3. 输尿管结核　CT 显示输尿管壁增厚，管腔狭窄与扩张并存的串珠样改变，可视为输尿管结核的特征。

4. 腔静脉后输尿管　表现为右侧腰痛，超声检查显示肾积水。IVU 可显示右侧输尿管上段扩张并向中线移位，且可见输尿管全程呈“S”状，梗阻严重时可有肾积水。CT 三维重建可明确诊断。

5. 肾盂肾炎、膀胱炎　常与输尿管炎并存，症状类似，不易区分。对严重病例可行静脉尿路造影以及内镜检查明确诊断。

第五节　非手术治疗

早期可以使用超声和 CT 等检查排除尿石症，行尿液细菌培养及药敏试验。在细菌培养结果返回前，可给予经验性抗感染治疗。推荐静脉使用氟喹诺酮类、单一氨基糖苷类或加用氨苄西林；可以单独使用广谱头孢菌素类，或者加用氨基糖苷类抗生素。是否更换抗生素取决于临床疗效及细菌药敏试验结果。治疗反应欠佳或者持续性感染者应当重新检查与评估。推荐静脉使用抗生素包括头孢哌酮钠他唑巴坦钠、氟喹诺酮类、美罗培南、头孢吡肟等，对青霉素过敏者也可选用万古霉素。

第六节　辨证论治

总体治疗原则为扶正祛邪，祛邪以清热利湿为主，扶正以健脾益肾为要。

1. **下焦湿热证**　证候：小便灼热，尿色黄赤，腰腹拘急胀痛，或恶寒发热，口苦呕恶，或腰痛拒按，或大便秘结，舌红，苔黄腻，脉滑数。治法：清热泻火，利水通淋。选方：八正散（《太平惠民和剂局方》）加减。中药：详见第十一章。伴寒热、口苦、呕恶者，可加黄芩、柴胡以和解少阳；若大便秘结、腹胀者，可重用生大黄，并加枳实以通腑泄热；若阳明热证，加知母、石膏清气分之热；若热毒弥漫三焦，用黄连解毒汤合五味消毒饮以清热泻火解毒；若气滞者，加青皮、乌药；若湿热伤阴者，去大黄，加生地黄、知母、白茅根以养阴清热。推荐中成药：八正片、癃清片等。

2. **肝胆湿热证**　证候：寒热往来，口苦咽干，心烦欲呕，不思饮食，尿频而痛，尿色黄赤，少腹胀痛，舌红，苔微黄或腻，脉弦数。治法：清肝利胆，清热利湿。选方：龙胆泻肝汤（《医方集解》）加减。中药：龙胆草、木通、车前子、当归、生地黄、泽泻、柴胡、黄芩、栀子、生甘草。肝胆实火热盛，去木通、车前子，加黄连泻火；若湿盛热轻者，去黄芩、生地黄，加滑石、薏苡仁以增强利湿之功；阴囊肿痛，红热甚者，加连翘、大黄以泻火解毒。推荐中成药：龙胆泻肝丸等。

3. **脾肾气虚证**　证候：倦怠乏力，纳呆腹胀，腰部酸痛，尿频清长或夜尿多，大便稀软，时感小便涩滞，时作时止，舌淡，苔薄白，脉沉细无力。治法：健脾益肾，平调水火。选方：还少丹（《杨氏家藏方》）加减。中药：熟地黄、山药、牛膝、枸杞子、山茱萸、茯苓、杜仲、远志、五味子、楮实子、小茴香、巴戟天、肉苁蓉、石菖蒲、枣肉。恶寒肢冷，加制附子、干姜、细辛；恶风汗出，加黄芪、白术、防风；腰膝酸软，加续断、狗脊、补骨脂；夜尿频多，加益智仁、芡实、桑螵蛸。推荐中成药：济生肾气丸、麒麟丸等。

4. **肝肾阴虚证**　证候：头晕耳鸣，潮热盗汗，五心烦热，口干唇燥，腰部酸痛，小便涩痛或尿道灼热，舌质红，苔薄黄或少苔，脉沉细或弦细。治法：滋阴清热利湿。选方：知柏地黄丸（《医宗金鉴》）加减。中药：详见第十一章。小便涩与小便涩痛灼热，加滑石、通草、甘草；心烦少寐，加淡竹叶、川木通、栀子；腰膝酸软，加怀牛膝、杜仲、黄精。推荐中成药：知柏地黄丸、金匮肾气丸，或辨证选用麒麟丸。

5. **阳虚水饮证**　证候：畏寒肢冷，小便不利，或小便反多，入夜尤甚，阳痿早泄，心悸不宁，头目眩晕，身体筋肉瞤动，四肢沉重或浮肿，或腹痛，泄泻，或咳喘呕逆，舌淡胖，边有齿痕，苔白滑，脉沉细。治法：温阳利饮。选方：真武汤（《伤寒论》）加减。中药：制附子、生姜、白芍、茯苓、白术。夜尿频多，加益智仁、芡实、桑螵蛸；恶寒肢冷，加干姜、细辛、肉桂；肢体水肿，加泽泻、大腹皮、陈皮。推荐中成药：复方玄驹胶囊、右归胶囊等。

还可以采用针灸治疗。主穴：中极、膀胱俞、阴陵泉。配穴：热淋加委中、行间；气淋实证加肝俞、太冲、期门；气淋虚证去阴陵泉加气海、足三里、脾俞；血淋实证加委中、三阴交、血海、膈俞；血淋虚证去阴陵泉加太溪、复溜、三阴交、膈俞、肾俞；膏淋实证加委中、三阴交；膏淋虚证去阴陵泉加气海、肾俞、三阴交；劳淋去阴陵泉加关元、肾俞、脾俞、足三里、三阴交。

第七节　手术治疗

在抗生素治疗无效或梗阻不能解除时，应当采取外科治疗。手术方式的选择则视患侧肾功能状况，输尿管病变程度、部位、范围，患者身体情况及治疗意愿等决定。及时解除梗阻，保护和恢复患肾功能，尽可能避免行肾、输尿管切除，是外科治疗的基本原则。外科治疗的适应证和手术方式选择包括以下几种。

1. 对于症状较轻、狭窄程度不重、肾功能良好的患者，可以考虑非手术方式治疗，即腔内气囊扩张、双J管引流加合适的抗生素。狭窄段<3cm、梗阻轻、患侧肾功能正常者，可行输尿管镜电灼治疗或钬激光治疗。

2. 对于肾积脓，客观检查证实患肾功能丧失，而对侧肾功能正常者，可行患侧肾、输尿管切除，切除范围包括输尿管病变段。

3. 狭窄段<5cm、梗阻重、患侧肾功能不良者，可行狭窄段切除、输尿管端端吻合或输尿管膀胱再植术。如吻合长度不够，可以选择回肠代输尿管、膀胱壁瓣输尿管再植等术式。

4. 狭窄段>5cm、梗阻重、患侧肾功能不良者，可行狭窄段切除、回肠代输尿管、输尿管皮肤造口或肾造瘘等保肾手术，也可行患肾、输尿管切除。

第八节　预防与调护

1. 注意会阴部卫生，多饮水，少憋尿。
2. 饮食清淡。
3. 保持健康的情绪，充分休息。
4. 积极锻炼身体，增强免疫力。

第九节　专家共识与建议

1. 节段性输尿管炎是一种罕见疾病。急性节段性输尿管炎主要表现为黏膜化脓性炎症，而慢性节段性输尿管炎表现为输尿管壁增厚、变硬、僵直以及肌层纤维变性，全输尿管节段性狭窄肾积水。

2. 节段性输尿管炎临床表现主要为腰、腹部酸痛或胀痛；尿液检查可见白细胞，尿细菌培养最常见的病原菌是大肠埃希菌。术前确诊较困难，需要与输尿管癌鉴别，尿液肿瘤细胞筛查、影像学检查和输尿管镜检查有助于明确诊断。

3. 治疗方法的选择视患侧肾功能状况，病变程度、部位及范围，结合患者身体情况及其治疗意愿决定。治疗原则在于控制感染，解除梗阻，尽可能保护和恢复患肾功能，尽量避免行肾、输尿管切除。

4. 中医药治疗应做到辨证与辨病相结合，整体辨证与微观辨证相结合，药物与针灸治疗相结合，遵循个体化原则，选择最佳治疗方案。

参考文献

1. 崔小健，从桂成，姚庆祥. 输尿管炎性肌纤维母细胞瘤 1 例[J]. 中国中西医结合外科杂志，2017，23(04)：435-437.
2. 单雄威，李源，古炽明，等. 宫颈癌放疗后出血性输尿管炎并狭窄 1 例报告[J]. 中国中西医结合外科杂志，2023，29

(04):546-547.

3. 杨飞卿. 肾结石经皮肾输尿管镜取石术后的中医调护[J]. 上海中医药杂志,2009,43(5):50.
4. 叶小梅,李敏文,庞琼. 输尿管镜碎石术后疼痛的中医护理[J]. 光明中医,2018,33(7):1047-1049.
5. ABE H,MORIKAWA T,ARAKI A,et al. IgG4-related periureteral fibrosis presenting as a unilateral ureteral mass[J]. Pathol Res Pract,2011,207(11):712-714.
6. ATSUTA T,SHIMIZU Y,MASUDA N,et al. First report of idiopathic segmental ureteritis successfully treated by steroid therapy[J]. Int J Urol,2012,19(6):583-586.
7. CAI Y,ZHANG Z,YUE X. Rare giant primary ureteral polyp:a case report and literature review[J]. Mol Clin Oncol,2017,6(3):327-330.
8. CERNAT M,SKAMPARDONIS V,PAPADOPOULOS G A,et al. Urinary tract infections in culled sows from Greek herds:prevalence and associations between findings of histopathology,bacteriology and urinalysis[J]. Porcine Health Manag,2021,7(1):33.
9. EMERSON C,DINSMORE W W,QUAH S P. Are we missing mumps epididymo-orchitis?[J] Int J STD AIDS,2007,18(5):341-342.
10. FREJ-MADRZAK M,TERYKS-WOLYNIEC D,JAMA-KMIECIK A,et al. Diagnosing chlamydia trachomatis urinary tract infections:preliminary report[J]. Adv Clin Exp Med,2015,24(3):441-445.
11. GULIEV B G,KOMYAKOV B K,AL-ATTAR T K. Fibroepithelial polyps of renal pelvis and ureter[J]. Urologiia,2016(2):104-108.
12. HARVIN H J. Ureteral fibroepithelial polyp on MDCT urography[J]. AJR Am J Roentgenol,2006,187(4):434-435.
13. JOO M,CHANG S H,KIM H,et al. Idiopathic segmental ureteritis,misdiagnosed as ureteral cancer preoperatively:a case report with literature review[J]. Pathol Int,2010,60(12):779-783.
14. LAM J S,BINGHAM J B,GUPTA M. Endoscopic treatment of fibroepithelial polyps of the renal pelvis and ureter[J]. Urology,2003,62(5):810-813.
15. LANFERMANN C,KOHN M,LAUDELEY R,et al. Chlamydia trachomatis cross-serovar protection during experimental lung reinfection in mice[J].Vaccines(Basel),2021,9(8):871.
16. LI J,YU Y F,QI X W,et al. Immune-related ureteritis and cystitis induced by immune checkpoint inhibitors:case report and literature review[J]. Front Immunol,2023,13:1051577.
17. MARANDO A,D'AMBROSIO G,CATANZARO F,et al. IgG4-related disease of the ureter:report of two cases and review of the literature[J]. Virchows Arch,2013,462(6):673-678.
18. NAGAMURA N,SUGITANI T. A case of ureteral stenosis due to ureteritis probably associated with rheumatoid arthritis[J]. Mod Rheumatol Case Rep,2023,7(2):335-339.
19. NAIK K V,MISHRA A,PANDA S,et al. Seropositivity of chlamydia trachomatis & toxoplasma gondii among male partners of infertile couples in Odisha,India:a facility-based exploratory study[J]. Indian J Med Res,2022,156(4/5):681-684.
20. TU L,YE Y,TANG X,et al. Case report:a case of sintilimab-induced cystitis/ureteritis and review of sintilimab-related adverse events[J]. Front Oncol,2021,11:757069.

第十八章

输尿管息肉

第一节 概　述

输尿管息肉(polyp of ureter)是一种中胚层来源的输尿管上皮良性肿瘤,其主要特征是来源于输尿管黏膜下层的多指状突起,病理分型有原发性纤维上皮息肉(fibro-epithelial polyp)和继发性炎性息肉(inflammatory polyp)两种。

第二节 发病机制

输尿管息肉的病因与发病机制尚不明确,可能与遗传、感染、创伤、过敏、结石刺激和内分泌失调等因素有关。

原发性纤维上皮息肉是源自中胚层的输尿管良性肿瘤,常见于青少年和儿童,可能与激素紊乱、发育异常、泌尿道梗阻、反复感染和慢性刺激有关。组织学上是由纤维间质核心和表面覆盖的正常输尿管移行上皮所组成。

继发性炎性息肉多因结石长时间在输尿管壁嵌顿,刺激输尿管,局部炎性组织增生所致。多见于成年人,好发于输尿管的3个生理狭窄处。病理表现为巨噬细胞的增生反应以及周围纤维组织增生形成的结石肉芽肿。

第三节 病因病机

输尿管息肉属中医学"肾劳""肾风""溺毒"等范畴。中医学对输尿管息肉病因与病机的认识如下。

1. 膀胱湿热　外感湿热病邪;或外阴不洁,湿毒侵袭;或素体肥胖,痰湿过盛;或因恣食生冷,过食肥甘、辛辣或嗜烟酒,脾失健运而湿邪内生,久而化热,湿热下注,气血运行不畅而致息肉。

2. 气滞血瘀　久坐导致局部气血运行不畅;或工作压力大、抑郁等导致气机不畅,气行则血行,气滞血亦滞;或湿热蕴结日久,阻滞气血运行;或脾胃虚寒日久,脾失健运,湿阻中焦,气血瘀阻,均可导致息肉。

3. 痰瘀互结　外感六淫,肺脏功能受损,不能通调水道,水湿凝而为痰;或嗜食肥甘厚味,脾失健运而湿邪内生；或肾阳虚衰，水液蒸化失调，久而化热，湿热蕴结日久，阻滞气血运行，均可聚湿而生痰饮，气结而致血瘀，导致息肉形成。

4. 脾肾阳虚 素体肾阳不足，肾阳虚影响到脾阳，终致脾肾阳虚；或大病、久病、手术后耗损肾阳、脾阳而导致脾肾阳虚；或房劳过度引起肾阳不足，不能温煦脾阳；或贪凉饮冷，损伤脾阳，脾阳虚损，影响肾阳，终致脾肾阳虚、气血瘀阻，导致息肉形成。

5. 肝肾阴虚 长期熬夜、嗜食辛辣、房劳过度，耗伤阴气；或禀赋不足，素体阴虚；或长期湿热，耗损阴津，气血阻滞而为息肉。

第四节 诊断与方法

输尿管息肉缺乏典型症状和影像学特征。输尿管镜检查结合病理组织学检查是诊断的“金标准”。

一、实验室检查

尿液检查可提示肉眼血尿或镜下血尿，偶有脓尿；输尿管息肉较大，或梗阻时间较长者，血肌酐、尿素氮升高；尿脱落细胞学检查常为阴性。

二、影像学检查

1. 超声检查 由于输尿管息肉与周围软组织的回声差异不明显，超声声像图像仅能提示息肉梗阻段以上输尿管、肾盂扩张积水，可以作为初步筛查手段。

2. IVU 检查 表现为输尿管腔内充盈缺损，可呈米粒状、长条状、蚯蚓状或不规则形状，边缘光滑，病变部位以上输尿管、肾盂可见扩张积水。病变段输尿管光滑，蠕动正常，无破坏、僵硬、增厚等改变，透视下动态观察可见管腔内蚯蚓状充盈缺损随输尿管蠕动而发生变化，称之为“蚯蚓蠕动征”，是输尿管息肉较为特征性的表现。对比剂过敏、肾功能不全及年老体弱者为该检查禁忌证。

3. 逆行肾盂造影 当患肾功能严重受损或梗阻严重导致 IVU 无法显影时，可以选择逆行肾盂造影，能达到与 IVU 同样的检查效果。输尿管狭窄、迂曲明显常导致逆行插管失败，亦为检查禁忌证。

4. CT 检查 平扫较难发现病变，增强扫描可见病变轻度强化或不强化，延迟期息肉整体形态容易显现，表现为低密度的线条状充盈缺损影，继发性炎性息肉梗阻部位呈结节状组织密度影，动静脉期及延迟期呈渐进性强化。

5. MRI 检查 MRI 平扫的 T_1W_1 病变表现为等信号或稍低信号，呈结节状或长条状影，T_2W_1 由于输尿管内液体呈高信号，而息肉表现为相对低信号，较 T_1W_1 更易发现病变；增强扫描息肉呈轻度到中度强化，强化可不均匀，与正常的输尿管组织界限清楚，输尿管壁光整；MRU 对输尿管息肉具有重要的诊断价值，无需对比剂就可以清楚地显示输尿管梗阻的部位、息肉大小与形态，多角度观察还可显示息肉是广基还是带蒂。

三、输尿管镜检查

镜下所见多呈分支柱状、长短不一、光滑、带蒂，漂浮于输尿管腔内。输尿管镜检查结合病理学检查是诊断输尿管息肉的最主要手段。

四、鉴别诊断

1. 输尿管癌 老年患者居多，好发于输尿管下1/3处，尿脱落细胞学检查阳性；CT表现为输尿管壁不规则增厚，可见肿块影，边界不清；输尿管镜检查可见肿物表面不平整、形态不规则；病理活检可确诊。

2. 输尿管结石 部分阴性结石需与输尿管息肉相鉴别，输尿管结石多位于输尿管的3个生理狭窄处，CT值较息肉高，输尿管镜检查可以确诊。

3. 输尿管血块 CT增强各期无强化，输尿管镜检查可见血块在输尿管腔内游离。

4. 膀胱肿瘤 输尿管下段息肉疝入膀胱应与膀胱肿瘤鉴别。膀胱肿瘤大多为膀胱癌，位置相对固定，有无痛性肉眼血尿病史，膀胱镜检查有助鉴别。

5. 子宫内膜异位症 有子宫内膜异位症或盆腔手术史，常继发于毗邻组织的异位子宫内膜压迫，多为腔外肿物包绕输尿管所致。其组织学特点为子宫内膜间质内可见新鲜或陈旧性出血，显微镜下可见含铁血黄素是明确诊断的依据。输尿管镜检查、腹腔镜检查及病理活检有助于诊断及鉴别。

6. 输尿管内翻性乳头状瘤 大多有HPV感染史，常有血尿、肾区不适或腹痛症状，IVU表现为输尿管病变段充盈缺损，确诊需依赖于病理活检。

第五节 非手术治疗

1. 合并感染者 合理选用敏感抗生素治疗。

2. 中药外治法 中药烫熨：蒸五味子、盐补骨脂、决明子、莱菔子、吴茱萸各100g装入布袋，加热后使用，置于神阙、气海、关元、中脘、天枢等处，来回推熨或回旋运转，每日3次。

3. 针刺治疗 常取肾俞、阿是穴、三阴交、足三里、膀胱俞、中极、关元等穴位，行针刺治疗，得气后留针5~10分钟，每日或隔日1次，10~15次为1个疗程。

第六节 辨证论治

本病常为本虚标实，脾肾气虚、肾阳衰败为本，湿浊、瘀毒为标。当以扶正为主，根据不同证型辅以化瘀、祛痰、行气、清利湿热、补虚等治疗。依据证候分型，实施辨证论治。

1. 膀胱湿热证 证候：小便频急不爽，淋漓涩痛，色黄赤或浊，小腹拘急疼痛，腰痛拒按，发热烦渴，舌淡红或偏红，苔黄腻，脉濡弱或滑数。治法：清热利尿，解毒通淋。选方：八正散（《太平惠民和剂局方》）加减。中药：详见第十一章。尿道灼热涩痛甚者，加石韦、冬葵子（冬葵果）；血尿者，加地榆、小蓟、白茅根；排尿困难、淋漓不尽者，加粉萆薢、虎杖、败酱草。推荐中成药：八正片、宁泌泰胶囊等，血尿者选用血尿安胶囊。

2. 气滞血瘀证 证候：小腹急结，时觉刺痛，尿色红赤或夹血块，频数急迫，滞涩刺痛，甚则引及脐腹，腰痛时作，舌尖红紫黯，边有瘀点，苔薄黄，脉涩。治法：活血化瘀，行气止痛。选方：血府逐瘀汤（《医林改错》）加减。中药：桃仁、红花、当归、生地黄、牛膝、川芎、桔梗、赤芍、枳壳、甘草、柴胡。伴尿道疼痛，加石韦、滑石；少腹、会阴痛甚，加延胡索、片姜黄、青皮；胸胁闷疼，加柴胡、香附。推荐中成药：桂枝茯苓胶囊、尿毒清颗粒、大黄䗪虫丸。

3. 痰瘀互结证 证候：腰骶部肿痛，刺痛麻木，腹部胀满，胸闷多痰，舌红，时有瘀点或紫黯，苔厚腻，脉弦滑或涩。治法：化痰散结，化瘀通淋。选方：苓桂术甘汤（《金匮要略》）合失笑散（《太平惠民和剂局方》）加减。中药：茯苓、桂枝（去皮）、白术、炙甘草、五灵脂（酒研，淘去沙土）、蒲黄（炒香）、白芥子、川芎。痰多难咳，加浙贝母、化橘红、苍术；腰部刺痛甚者，加水蛭、王不留行；肉眼血尿，加川芎、三七、茜草。推荐中成药：夏荔芪胶囊、翁沥通胶囊。

4. 脾肾阳虚证 证候：每因劳累则腰痛，畏寒肢冷，疲乏无力，食少便溏，尿频急或冷痛，小便清长，滴沥难尽，或有轻度水肿，舌淡红，苔白润，脉沉迟无力。治法：温补脾肾，兼以清利。选方：大补元煎（《景岳全书》）加减。中药：人参、山药、熟地黄、杜仲、枸杞子、当归、山茱萸、补骨脂。小便不尽、腰膝酸软者，加益智仁；会阴、肛门坠胀明显者，加小茴香、延胡索、川楝子、荔枝核；大便稀溏者，加菟丝子；瘀血阻滞者，加水蛭、皂角刺、王不留行。推荐中成药：复方玄驹胶囊、济生肾气丸。

5. 肝肾阴虚证 证候：尿痛滞涩不甚显著，劳累后加重，尿短黄或赤，头晕耳鸣，腰酸隐痛，五心烦热，盗汗颧红，咽干口燥不欲饮，舌红或有裂纹，苔少或舌根黄腻，脉弦细数。治则：滋补肝肾，兼以清利。选方：知柏地黄丸（《医宗金鉴》）加减。中药：详见第十一章。尿菌阳性者，选加马鞭草、金银花、连翘、一枝黄花以解毒；血尿者，选加荠菜花、大蓟、小蓟、白茅根、阿胶珠以止血；小便涩痛不利者，可合猪苓汤加减；阴虚甚者，可加入熟地黄、墨旱莲、黄精。推荐中成药：知柏地黄丸、金匮肾气丸。

第七节 手术治疗

切除病灶、解除梗阻、治疗原发病为主要治疗原则。输尿管镜下电切或电灼术是治疗本病的主要方法。

1. 以切除局部病灶为主，依据息肉的数量、部位、累及输尿管的周径及长度选择不同的术式。输尿管镜是息肉诊断与治疗的首选方法，对较大或多发，部位集中的息肉，建议选择腹腔镜手术。
2. 肾盂输尿管连接部狭窄合并息肉的患者，腹腔镜作为首选方法。
3. 术中谨防损伤输尿管壁肌层组织。
4. 术后常规留置输尿管支架管，预防术后输尿管水肿、出血、蠕动麻痹造成梗阻。
5. 建议选择常规病理而非术中冰冻，依据术后病理结果决定是否进一步处理。
6. 随诊方案应根据手术方法及患者一般情况而制订。常规为术后 4~8 周复查，随诊内容应包括病史和体格检查、尿液分析、泌尿系超声等；2~3 个月根据患者情况复查 IVU；必要时可在术后 3~6 个月进行输尿管镜检查，排除复发及输尿管狭窄可能。

第八节 预防与调护

1. 积极处理尿路结石等异物。
2. 增加饮水量。
3. 注意会阴部的清洁护理，避免感染。
4. 金钱草或车前草泡水代茶饮，清热利湿，防治感染。

5. 镜下血尿者可用白茅根煎水代茶饮改善症状。

第九节　专家共识与建议

1. 输尿管息肉是输尿管常见的良性肿瘤，常缺乏典型的临床症状和影像学表现，一般采用输尿管镜检查及病理活检明确诊断。

2. 输尿管息肉的治疗原则为切除病灶、解除梗阻、治疗原发病。单纯结石引起的息肉，在处理结石后，息肉可自行消退或者减小，一般不建议进一步处理；如果息肉较大，可同时行电灼等方式缩小息肉，但需要警惕术后瘢痕性狭窄；当息肉造成输尿管狭窄及梗阻时，常规可采用输尿管镜进行处理（电灼或电切），但对于长、多、大的息肉可选择病变段输尿管切除与再吻合术等术式。

3. 基于本病为本虚标实，临床诊治应谨守病机，根据不同证型辅以化瘀、祛痰、行气、清利湿热和补虚等治疗。

参考文献

1. 谢钧韬，高文宗，李作青，等. 达芬奇机器人辅助手术治疗儿童输尿管上段纤维上皮息肉[J]. 中华小儿外科杂志，2020，41(6)：531-535.
2. 蒋吉高. 钬激光手术与传统手术治疗输尿管结石并发息肉的临床效果分析[J]. 浙江创伤外科，2023，28(4)：732-734.
3. 杨飞卿. 肾结石经皮肾输尿管镜取石术后的中医调护[J]. 上海中医药杂志，2009，43(5)：50-50.
4. 王爱香，彭意吉，田泰，等. 输尿管纤维上皮性息肉 45 例临床病理学分析[J]. 中华病理学杂志，2023，52(3)：256-261.
5. 张和平，王长福，王斌杰，等. 输尿管息肉的磁共振诊断价值[J]. 中国医学影像技术，2007，23(9)：1352-1354.
6. 朱玉春，邢伟，王建良，等. 原发性输尿管息肉 MSCT 诊断[J]. 临床放射学杂志，2014，33(7)：1048-1051.
7. 叶小梅，李敏文，庞琼. 输尿管镜碎石术后疼痛的中医护理[J]. 光明中医，2018，33(7)：1047-1049.
8. 王琦，阳超琴，陈岳，等. 输尿管结石患者继发输尿管息肉危险因素分析[J]. 天津医科大学学报，2019，25(4)：378-381.
9. 杜传策，宋乐明，钟久庆，等. 输尿管结石合并的输尿管炎性息肉的转归研究[J]. 临床泌尿外科杂志，2016，31(9)：825-827
10. 张肖翔，尤志新，张浩宇，等. 输尿管镜钬激光与活检钳治疗结石性输尿管息肉的临床疗效比较[J]. 泌尿外科杂志，2023，15(4)：35-38
11. 姜成名，刘全亮，邹军荣，等. 上尿路结石合并输尿管息肉的治疗概述[J]. 江西医药，2022，57(3)：322-325
12. 李强，张小宁，黄东红，等. 输尿管镜钬激光治疗结石性输尿管息肉疗效观察[J]. 山西医药杂志，2020，49(2)：126-128.
13. LI R，LIGHTFOOT M，ALSYOUF M，et al. Diagnosis and management of ureteral fibroepithelial polyps in children：a new treatment algorithm[J]. J Pediatr Urol，2015，11(1)：22.e1-6.
14. LAM J S，BINGHAM J B，GUPTA M. Endoscopic treatment of fibroepithelial polyps of the renal pelvis and ureter[J]. Urology，2003，62(5)：810-813.
15. ABDESSATER M，KANBAR A，KHOURY J E，et al. Endourologic treatment for a fibroepithelial ureteral polyp protruding from the urethra[J]. J Surg Case Rep，2019，2019(11)：rjz320.
16. GEORGESCU D，MULTESCU R，GEAVLETE B F，et al. Fibroepithelial polyps-a rare pathology of the upper urinary tract[J]. Rom J Morphol Embryol，2014，55(4)：1325-1330.

17. BUCKLAND B C, BLATT A. Fibroepithelial polyp of the ureter: a prolapsing ureteric mass[J]. ANZ J Surg, 2023, 93(4): 1031-1032.
18. GULIEV B G, KOMYAKOV B K, AL-ATTAR T K. Fibroepithelial polyps of renal pelvis and ureter[J]. Urologiia, 2016, (2): 104-108.
19. CAI Y, ZHANG Z, YUE X. Rare giant primary ureteral polyp: A case report and literature review[J]. Mol Clin Oncol, 2017, 6(3): 327-330.
20. GU J, LI D, SHANG L, et al. Thulium laser in the management of ureteral fibroepithelial polyps: a multicenter retrospective study[J]. J Laparoendosc Adv Surg Tech A, 2021, 31(11): 1241-1246.
21. LUDWIG D J, BUDDINGH K T, KUMS J J, et al. Treatment and outcome of fibroepithelial ureteral polyps: a systematic literature review[J] Can Urol Assoc J, 2015, 9(9/10): E631-637.
22. KUMAR R A, MAIDAA M, FRANKEL J, et al. Ureteral fibroepithelial polyp: a diagnostic challenge[J]. Urol Case Rep, 2022, 40: 101940.

第十九章 非特异性细菌性膀胱炎

第一节 概 述

一、西医学定义

膀胱炎是指各种原因引起的膀胱炎性病变。而非特异性细菌性膀胱炎是指除结核分枝杆菌等特异性细菌以外的细菌导致的膀胱炎。根据患者的危险因素可以将其大致分为单纯性和复杂性两大类。单纯性膀胱炎是指泌尿系统解剖结构和功能正常，没有妊娠、糖尿病、免疫功能低下、耐药病原体以及不伴有其他并发症的膀胱炎；其他被归类为复杂性膀胱炎，复杂性膀胱炎可增加感染风险或导致抗生素治疗失败。

二、中医学概念

细菌性膀胱炎属于中医学“淋证”范畴。《金匮要略·消渴小便不利淋病脉证并治第十三》记载：“淋之为病，小便如粟状，小腹弦急，痛引脐中。”朱震亨《丹溪心法》记载：“诸淋所发，皆肾虚而膀胱生热也。”本病的病位在肾与膀胱，但与三焦、肺、肝、脾密切相关。其基本病机是湿热蕴结下焦，肾与膀胱气化不利。若病情迁延日久，热郁伤阴，湿遏阳气，或阴伤及气，可导致脾肾两虚，膀胱气化无权，则病证由实转虚，而见虚实夹杂。

三、流行病学

每年大约有 10% 的女性患有尿路感染，并且超过 50% 的女性在她们一生中至少有过一次尿路感染。大多数单纯性膀胱炎发生于女性，青春期前偶发，青春期末以及 20~40 岁发病率则显著增加。单纯性膀胱炎的风险因素包括性交、使用杀精剂、过去一年内有新的性伴侣、泌尿系感染史、泌尿系感染家族史以及绝经后状态。没有尿路结构或功能异常的年轻男性也可能患急性膀胱炎，但较为少见。

复杂性尿路感染的发生率差异较大，具体取决于潜在的疾病。如合并糖尿病的女性无症状性菌尿的患病率为 26%，而非糖尿病女性为 6%。复杂性尿路感染的其他风险因素包括合并有肾结石、肾功能不全、尿路异物（例如导尿管）、尿道器械操作史、尿道功能或解剖异常（如良性前列腺增生、前列腺癌、尿道狭窄等）、免疫功能低下等。

第二节 发病机制

细菌性膀胱炎感染途径以上行性最常见,发病率女性高于男性。女性尿道短,尿道外口常被邻近阴道和肛门的内容物所污染,形成粪便-会阴-尿路感染途径。此外,性交时摩擦损伤尿道、性激素变化都可能引起阴道和尿道黏膜防御机制障碍而导致膀胱炎。男性前列腺炎、精囊炎及女性尿道旁腺炎亦可引起膀胱炎;尿道内应用器械检查或治疗,细菌可以随之进入膀胱。细菌性膀胱炎的其他致病因素还包括神经源性膀胱、流出道梗阻(如良性前列腺增生、前列腺癌、尿道狭窄、结石、异物等)、抗生素的不合理使用、尿失禁、大便失禁等。下行性感染主要是指膀胱炎继发于肾脏感染。膀胱感染亦可由邻近器官的感染经淋巴传播或者直接蔓延引起,但较为少见。

大肠埃希菌是女性单纯性膀胱炎中最常见的病原体,占病例的75%~95%。其他常见的病原体包括肠杆菌科细菌(如奇异变形杆菌)、肺炎克雷伯菌及其他细菌(如腐生葡萄球菌)。大肠埃希菌也是引起复杂性膀胱炎最常见的原因,其次为柠檬酸杆菌、沙雷菌、假单胞菌、肠球菌、葡萄球菌,甚至真菌等。

第三节 病因病机

1. 膀胱湿热证(急性发作期) 外感六淫之邪入里化热;或恣食辛辣肥甘之品,损伤脾胃,脾胃运化失常,聚湿生热,下注膀胱;湿热下注,煎熬尿液而成砂石,砂石阻滞气机,气血与水液运行不畅,瘀积于内,更加酿生湿热;或外阴不洁,秽浊之邪侵入膀胱,酿成湿热;或他脏传入,如心经为热移于膀胱,肝胆湿热下注等。湿热蕴结膀胱,气机受阻,膀胱气化不利,故见尿频、尿急、尿痛、少腹拘急;湿阻下焦,无以分清泌浊,故见小便浑浊如脂,或有凝块;热盛伤络,迫血妄行,则见小便涩痛有血。

2. 气阴两虚证(急性发作转化期,相当于抗生素减量维持阶段) 多见于禀赋薄弱之人。湿热毒邪日久,易于耗伤气阴;治不得法,如清利太过,苦寒伤中,脾气亏虚;或久病失治不愈,湿热不除,热稽伤阴,湿邪困脾耗气,致气阴两虚,而致劳淋。气阴两虚,湿热留恋,更易致劳淋反复发作。

3. 脾肾亏虚(恢复阶段) 久病不愈,湿热耗伤正气;或过服寒凉,伤中败胃,或年老体虚、房劳多产,均可导致脾肾亏虚。脾虚则中气下陷,肾虚则下元不固,则见膏淋,小便淋漓不已,病情缠绵难愈。

4. 肝肾阴虚(恢复阶段) 淋病日久,湿热久蕴,或清利太过,伤及肾阴;月经、妊娠、产褥、房劳等因素耗伤肾阴。乙癸同源,肾阴不足,水不涵木,致肝肾阴虚。阴虚则湿热留恋,膀胱气化不利,病情缠绵。

第四节 诊断与方法

急性膀胱炎的诊断包括典型病史、症状、体征以及脓尿的实验室证据。体格检查不是诊断膀胱炎所必需的。通常对于有膀胱炎典型症状的年轻非妊娠妇女,即使没有实验室证据,仍然可以在做出初步鉴别诊断后给予抗感染治疗。

复杂性膀胱炎患者在接受适当抗菌治疗 48~72 小时后仍无效时，需要进行上尿路检查，可以选择 CT 或超声检查。CT 可以更好地排除是否合并梗阻、结石或脓肿等，而超声检查比较适合那些不能接受放射线检查的患者。

一、病史采集

首先要询问既往尿路感染的发作史，以及近期使用抗生素或任何导致复杂性感染的危险因素，包括糖尿病、免疫功能低下、近期泌尿外科手术史或泌尿外科器械使用史、器官移植、肾结石、解剖或功能性尿路异常以及妊娠等。

二、临床表现

急性膀胱炎通常表现为尿路刺激症状，包括尿频、尿急、尿痛，此外还有排尿困难及耻骨上疼痛或压痛，偶尔合并血尿。单纯性膀胱炎可以同时出现排尿困难和尿频。幼儿及高龄患者临床症状不明显或不典型。老年尿路感染患者可能会出现精神错乱或精神状态改变。

复杂性急性膀胱炎与单纯性膀胱炎症状相似。有特殊疾病的复杂性膀胱炎患者可能具有非典型症状，例如，多发性硬化者有时会出现急性神经系统病变恶化，而脊髓损伤者可能会出现自主神经功能障碍等。

三、实验室检查

1. 尿液分析　是细菌性膀胱炎诊断中重要的实验室检查，包括尿液物理学检查、尿生化检查和尿沉渣检查。通过检测白细胞酯酶和亚硝酸盐，可以证实肠杆菌科的存在。对于具有急性膀胱炎典型症状的患者，白细胞酯酶或亚硝酸盐试验阳性具有诊断意义。尿液分析阴性也不能完全排除细菌性膀胱炎的可能。

2. 中段尿培养　治疗前的中段尿培养是诊断的可靠指标，可用于识别病原体和明确抗菌药的敏感性。当尿液培养菌落计数≥10^5CFU/ml 时，有诊断意义，但是对于男性和通过导尿术获得的样品，该值≥10^3CFU/ml 也是有临床意义的。通常对于非典型症状的患者以及治疗无效或在 2~4 周内症状复发的患者应进行尿常规和尿液培养检查。

四、鉴别诊断

出现尿路刺激症状的育龄妇女应该排除妊娠可能。复发性膀胱炎的男性患者应该评估是否存在前列腺炎症。临床上常需与以下疾病进行鉴别。

1. 上尿路感染　有典型的临床表现，如发热、腰痛和膀胱刺激症状，血常规中白细胞计数升高，中性粒细胞增多。而非特异性细菌性膀胱炎以膀胱刺激症状为主要临床表现，较少伴有寒战、发热等全身症状。

2. 泌尿系统结核　常以尿频为首发症状，膀胱刺激症状长期存在并逐渐加重，一般抗感染治疗无效，血尿常在膀胱刺激症状存在一段时间后出现，以终末血尿多见；而非特异性细菌性膀胱炎引起的血尿主要在急性阶段出现，常与膀胱刺激症状同时发生。泌尿系统结核尿中可见抗酸杆菌或尿结核分枝杆菌培养阳性，而非特异性细菌性膀胱炎尿结核检查阴性。

3. 急性前列腺炎　症状典型，发病突然，为急性疼痛伴尿路刺激症状、梗阻症状以及发热等全身症状。急性疼痛症状表现为会阴部及耻骨上疼痛伴外生殖器不适，尿路刺激症状包括尿频、尿急、尿痛，梗阻症状为排尿困难、尿滴沥，甚至急性尿潴留，全身症状有寒战、高热，甚至败血症等。临床上急性前列腺炎可由急性膀胱炎引起,且又常伴发急性膀胱炎。

4. 阴道炎 常有尿路刺激症状与阴道刺激症状,以及阴道分泌物增多且伴有恶臭,常见病原体为厌氧菌、真菌、滴虫等。

5. 腺性膀胱炎 主要表现为反复发作的尿频、尿急、尿痛、血尿,以及耻骨上区、会阴部不适,此外还有下腹坠胀感、尿失禁、性交疼痛等一系列症状。病变好发部位依次为膀胱三角区、膀胱颈部、输尿管口周围。其诊断主要依靠膀胱镜检查及影像学检查,确诊需要病理活检。

6. 间质性膀胱炎 间质性膀胱炎/膀胱疼痛综合征(IC/BPS)是一种病因未明的临床综合征,主要表现为尿急、尿频、膀胱充盈后耻骨上区与盆腔疼痛,排尿后疼痛减轻,女性多见,尿常规和尿液培养均为阴性。

第五节 非手术治疗

参见第十一章尿路感染概论中第五节、第六节相关内容。

第六节 辨 证 论 治

1. 膀胱湿热证 证候:发病迅速,小便频急不爽,尿道灼热刺痛,尿黄浑浊;或尿中带血,少腹拘急引痛,食欲不佳,身倦乏力;或伴有恶寒发热,口渴不欲饮,大便干结;舌质红,苔黄腻,脉滑数。治法:清热利湿,化气行水。选方:八正散(《太平惠民和剂局方》)加减。中药:详见第十一章。伴血尿者,加蒲黄、小蓟、白茅根以凉血止血;热盛伤阴者,去大黄,加生地黄、知母以养阴清热;尿热痛明显者,可加白花蛇舌草、鱼腥草、败酱草、蒲公英等;伴有口舌生疮等心火下移者,加莲子心、淡竹叶、黄连等;如伴有口苦、耳鸣等肝胆湿热者,可加用柴胡、黄芩。推荐中成药:银花泌炎灵片、热淋清颗粒等。

2. 气阴两虚证 证候:小便频急赤涩,余沥不尽,身倦乏力,腰部酸软不适,遇劳则发,五心烦热,口干舌燥,或有夜寐不宁,舌质淡或红,苔少或微黄,脉细数或细弱。治法:益气养阴,佐以清热利湿。选方:清心莲子饮(《太平惠民和剂局方》)加减。中药:黄芩、麦冬、地骨皮、车前子、炙甘草、莲子、茯苓、炙黄芪、党参。尿热痛明显者,可加金银花、鱼腥草、萹蓄、瞿麦等以助清热解毒、利湿通淋之力;神倦乏力等气虚表现明显者,可加山药、黄精等;五心烦热等阴虚表现明显者,可加女贞子、墨旱莲等。推荐中成药:知柏地黄丸、金匮肾气丸合八正片。

3. 脾肾两虚证 证候:病程日久,反复发作,尿频,余沥不尽,或尿色淡红,或小便浑浊如脂,偶有尿痛,少腹坠胀,便溏,头晕体倦,腰膝酸软,舌质淡红,舌体胖大或边有齿痕,苔薄白,脉沉细或细弱。治法:健脾益肾,利湿通淋。选方:四君子汤(《太平惠民和剂局方》)合济生肾气丸(《济生方》)加减。中药:党参、白术、茯苓、甘草、山茱萸、牡丹皮、黄柏、山药、菟丝子。夹瘀者,加丹参、赤芍、蒲黄祛瘀止血;腰膝酸软等肾虚表现明显者,加用桑寄生、续断;腹胀便溏等脾虚表现明显者,加用炒白术、砂仁等。推荐中成药:济生肾气丸等。

4. 肝肾阴虚证 证候:尿频,排尿涩痛,头晕目眩,五心烦热,盗汗,腰膝酸软,多梦易醒,或伴有烘热汗出,或与情绪有关,小腹胀满疼痛,舌红,苔少或微黄,脉弦细或细数。治法:滋补肝肾,清热利湿。选方:知柏地黄丸(《症因脉治》)加减。中药:详见第十一章。烘热汗出明显者,可加桑叶、白薇、地骨皮等；小腹胀痛与情绪关系密切者，可合用四逆散；大便秘结者，加大黄通利泻下；尿热痛明显者，可加金银花、鱼腥草、萹蓄、瞿麦等以助清热解毒、利湿通淋之力。推荐中成药：知柏地黄丸、金匮肾气丸。

5. 中药熏洗 黄柏、苦参、土茯苓、蛇床子；或黄柏、苦参、蒲公英、车前子、生百部、土茯苓等。适用于前述的各个证型，多辅助内服中药使用。有生育诉求的男性禁用。用温开水清洗外阴及肛周后，熏洗 10~20 分钟，疗程为 2~4 周。

6. 针刺治疗 取关元、气海、肾俞、膀胱俞、三焦俞、三阴交，毫针刺，每日 1 次，10 次为 1 个疗程，用于急性期治疗；慢性期治疗可加足三里、命门。

第七节 预防与调护

1. 多饮水，勤排尿。每日饮水量保持在 2 000~3 000ml，不憋尿。

2. 保持外阴及尿道口卫生，每日用温水清洗并保持局部清洁。房事后即行排尿，可预防逆行感染。性生活前双方都要清洁阴部，同时避免房事过频增加细菌感染的概率。

3. 调畅情志，注意休息，避免过劳。适当参加文体活动如慢舞、太极拳等，以陶冶情操，保持心情舒畅，提高机体抗病能力。

4. 清淡饮食，忌食生冷、煎炸、辛辣之品。亦可在医师指导下选用中药代茶饮，如蒲公英、竹叶、金银花、菊花、金钱草、车前草、玉米须等。

第八节 专家共识与建议

1. 非特异性细菌性膀胱炎分为单纯性和复杂性两类。单纯性膀胱炎好发于女性；复杂性膀胱炎与泌尿系统结构功能异常、多种潜在疾病、免疫力低下等有关。

2. 非特异性细菌性膀胱炎感染途径以上行性常见，下行性感染主要是指膀胱炎继发于肾脏感染。非特异性细菌性膀胱炎亦可由邻近器官的感染经淋巴传播或者直接蔓延所引起，但较为少见。

3. 大肠埃希菌是女性单纯性膀胱炎中最常见的病原体，占 75%~95%，同时也是引起复杂性膀胱炎最常见的致病菌。

4. 急性膀胱炎的诊断包括病史、典型症状、体征、治疗前的中段尿培养等指标。抗菌药的敏感性检测有助于指导抗菌药物的选择。抗生素与中成药（如三金片、癃清片、银花泌炎灵片等）联合应用，可以提高临床疗效，减少抗生素用量，减轻毒副作用和降低耐药率。

5. 若复杂性膀胱炎患者在抗菌治疗 48~72 小时后症状无改善，需要进行超声或 CT 检查，以排除上尿路解剖异常、梗阻、结石或脓肿等潜在疾病。

6. 本病本虚标实，虚实夹杂，治疗宜标本同治，虚实兼顾。急性型多为标实证，治疗以清热利湿为主；反复发作型多为本虚标实，须在益气养阴、滋补肝肾、健脾益肾基础上，兼顾清热利湿。由于湿热贯穿本病始终，湿性黏腻，缠绵难愈，切忌过早停药，以免症状复发或迁延不愈。

7. 单纯性膀胱炎早期可以单用中医药治疗，如果病情进展或有并发症，可以加用抗生素等治疗。

参考文献

1. 戴云. 龚丽娟治疗尿路感染经验[J]. 光明中医,2007,22(2):30-31.
2. 蒋春波,宋永亮,任燕,等. 加味滋肾通关方治疗肾虚湿热型淋证临床疗效观察[J]. 中国中西医结合肾病杂志,2015,16(8):712-714.
3. 李红羽. 中西医结合治疗老年女性下尿路感染疗效观察[J]. 中国老年学杂志,2006,26(11):1573-1574.
4. 邵光新,姚晓荣,姜威,等. 137 例复发性尿路感染患者中医证候学特点分析[J]. 河北中医,2019,41(5):689-692.
5. 张伯礼,黄璐琦. 中医药治疗七种感染性疾病临床实践指南[M]. 北京:人民卫生出版社,2017.
6. 张滢坦,刘建华. 尿路感染中医治疗综述[J]. 江西中医药,2008,39(7):73-74.
7. BADER M S,HAWBOLDT J,BROOKS A. Management of complicated urinary tract infections in the era of antimicrobial resistance[J]. Postgrad Med,2010,122(6):7-15.
8. BYRON J K. Urinary tract infection[J]. Vet Clin North Am Small Anim Pract,2019,49(2):211-221.
9. DUANE S,VELLINGA A,MURPHY A W,et al. COSUTI:a protocol for the development of a core outcome set (COS) for interventions for the treatment of uncomplicated urinary tract infection (UTI) in adults[J]. Trials,2019,20(1):106.
10. FOXMAN B,BARLOW R,D'ARCY H,et al. Urinary tract infection:self-reported incidence and associated costs[J]. Ann Epidemiol,2000,10(8):509-515.
11. GOLDMAN J D,JULIAN K. Urinary tract infections in solid organ transplant recipients:guidelines from the American society of transplantation infectious diseases community of practice[J]. Clin Transplant,2019,33(9):e13507.
12. JOO M,CHANG S H,KIM H,et al. Idiopathic segmental ureteritis,misdiagnosed as ureteral cancer preoperatively:a case report with literature review[J]. Pathol Int,2010,60(12):779-783.
13. KARAMALI M,SHAFABAKHSH R,GHANBARI Z,et al. Molecular pathogenesis of interstitial cystitis/bladder pain syndrome based on gene expression[J]. J Cell Physiol,2019,234(8):12301-12308.
14. KULCHAVENYA E V,NEYMARK A I,BORISENKO D V,et al. Acute uncomplicated cysititis:do we follow the guidelines? [J]. Urologiia,2018(6):66-69.
15. LI R,LESLIE S W. Cystitis[M]. StatPearls,Treasure Island (FL):StatPearls Publishing,2024.
16. NACE D A,PERERA S K,HANLON J T,et al. The improving outcomes of UTI management in long-term care project (IOU) consensus guidelines for the diagnosis of uncomplicated cystitis in nursing home residents[J]. J Am Med Dir Assoc,2018,19(9):765-795.
17. OLIN S J,BARTGES J W. Urinary tract infections:treatment/comparative therapeutics[J]. Vet Clin North Am Small Anim Pract,2015,45(4):721-746.
18. Paul Abrams,Mark C. Adams,Hashim U. Ahmed,Jennifer Tash Anger[M]. Campbell Walsh Urology,2016:237-238.
19. PHAMNGUYEN T J,MURPHY G,HASHEM F. Single centre observational study onantibiotic prescribing adherence to clinical practice guidelines for treatment of uncomplicated urinary tract infection[J]. Infect Dis Health,2019,24(2):75-81.

第二十章

腺性膀胱炎

第一节　概　　述

一、西医学定义

腺性膀胱炎(cystitis glandularis,CG)是一种膀胱上皮腺性增生样病变,常累及膀胱颈部、三角区及两侧输尿管口周围。病理变化是基底细胞灶性生长,向固有层生长形成 Brunn 巢,其内出现腺性组织转化形成腺体结构,与此同时存在淋巴细胞和浆细胞的浸润,故称为腺性膀胱炎。如果仅见囊腔内黏膜积聚,未见腺性组织转化,则称为囊性膀胱炎。这两种病理形态一般认为是腺性膀胱炎的两个不同阶段,可同时存在,称为囊腺性膀胱炎。该病多见于中老年人,女性发病率较高。

二、中医学概念

中医学文献中无此病名记载。根据其病位在下焦,症状表现主要为尿频、尿急、尿痛、下腹部及会阴部坠胀或疼痛等特点,归属于中医"淋证"范畴。主要病机是湿热蕴结下焦,肾与膀胱气化不利。病位在膀胱,与肾、肝、脾相关,多以肾虚为本、膀胱湿热为标。

三、流行病学

目前关于腺性膀胱炎流行病学的研究较少,国外较早的统计学资料显示腺性膀胱炎发病率仅为0.1%~1.9%,女性多于男性。国内腺性膀胱炎的发病率尚无确切数据。2017 年我国一项单中心数据显示,在 186 名腺性膀胱炎患者中,男女比例约为 1∶3,发病年龄集中在 21~40 岁。

第二节　发 病 机 制

发病机制目前尚未完全清楚。几种主要学说与 CG 的发生有关。

1. 胚胎起源学说　膀胱在胚胎发育过程中与直肠均来源于原始的泄殖腔,直肠与尿生殖膈分离时,可能有异位胚胎残余遗留,转化成腺体成分。在某些刺激因子作用下,进一步发展成腺性膀胱炎。

2. 上皮组织转化学说　正常的膀胱无腺体存在,当膀胱受到长期感染、结石、梗阻等因素的慢性刺激后,膀胱黏膜发生一系列连续的变化:黏膜上皮先形成上皮芽,伴有上皮芽的上皮细胞向下增殖,形成移行上皮巢,即 Von Brunn 细胞巢。巢中心部位的细胞退化或有分泌功能而形成囊腔,再通过化生的方式于腔面形成立方或柱状上皮，从而形成真正的腺体。

3. Pund 退化学说　正常组织失去了原有的功能后，就会退化到进化过程的上一个阶段，但此学说并无临床证据。目前，大多数学者认为 CG 的形成和发展是一个渐进的慢性过程，即：正常黏膜→移行上皮单纯增生→ Brunn 芽→ Brunn 巢→囊性膀胱炎→腺性膀胱炎。

4. 其他可能相关因素

(1) 下尿路感染：致病菌主要是革兰氏阴性杆菌。CG 好发于女性，这与女性下尿路感染的高发病率一致。

(2) 下尿路梗阻：尿道狭窄、尿道外口肉阜、膀胱颈肥大、良性前列腺增生、神经源性膀胱等，均可引起尿动力学改变，尿液冲洗作用减弱，残余尿量增加，使得细菌易于定植生长。

(3) 其他长期慢性刺激：如结石、息肉、肿瘤、泌尿系置管或异物等。也有研究发现部分 CG 的发生可能还与机体维生素缺失、变态反应、毒性代谢产物、激素调节失衡或特殊致癌物等因素相关。

第三节　病 因 病 机

1. 房事不洁，感受湿热秽浊之毒，或饮食内伤，湿热内生，湿热之邪下注膀胱，膀胱气化失司，或热结于下焦，遂致小便频数、小腹胀痛、尿血等诸症。

2. 情志不遂，肝气郁结，郁而化火，下注膀胱，气化不利，导致气滞血瘀；或劳逸失度，多坐卧少运动，气血不畅，脉络瘀阻等导致本病。

3. 先天禀赋不足，泌尿系畸形，或久病耗损，劳伤过度，或久淋不愈，耗伤正气，或妊娠、产后脾肾气虚，膀胱易受外邪侵扰，发为本病。

第四节　诊断与方法

一、超声检查

超声检查是一种无创、快捷、经济、有效的检查方法，用于该病的诊断，检出率达 80%。此外，超声检查还可以排除膀胱内占位性病变，如肿瘤、结石和异物等。

腺性膀胱炎的超声表现特征主要有：膀胱壁增厚及棒状凸起；一般 CG 病变内无明显血流信号，血管分布沿膀胱壁走行，且以静脉频谱为主，与膀胱肿瘤丰富的血流信号和动脉型血流频谱不同。

目前已有超声造影及超微血管显像技术应用于 CG 的诊断，可提高膀胱病变部位的血流显示率及基底部穿支血管的显示率，对于 CG 的鉴别诊断具有一定的价值。

二、CT 检查

对 CG 的诊断具有高灵敏度。平扫可以发现膀胱壁规则或不规则增厚，为软组织密度，形态多样，可呈结节状、乳头状或扁丘状；增强扫描大多数呈不均匀强化；延迟扫描病灶可表现为边界清楚的充盈缺损。

三、MRI 检查

对软组织病变的诊断更为准确，显示病变部位及范围、与周围组织器官的关系更有优势。病变部位 T_1W_1 为等信号，T_2W_1 为稍高信号，增强扫描时病灶轻度强化。目前 MRI 应用于 CG 诊断的报道较少，其临床应用价值有待进一步研究。

四、膀胱镜检查与组织活检

膀胱镜检查和组织活检是腺性膀胱炎临床诊断的首选方法。根据膀胱镜下腺性膀胱炎形态特征，CG 共分为 4 种类型。

1. **慢性炎症型**　膀胱黏膜较粗糙，血管纹理增生。

2. **滤泡增生型**　膀胱黏膜局部可见大小不等的隆起和滤泡样结构。

3. **乳头瘤样型**　表现为带蒂的乳头样肿物，表面多呈绒毛状，冲水飘动。

4. **肠腺瘤样型（红润型）**　膀胱黏膜充血、水肿，色鲜红，外观似血凝块。

一般把乳头瘤样型、肠腺瘤样型以及大面积滤泡或铺路石样的广泛肠上皮化生样改变归为高危型 CG，慢性炎症型和小范围滤泡增生型归为低危型 CG。

五、鉴别诊断

1. **慢性膀胱炎**　主要表现为尿频、尿急、尿痛等膀胱刺激症状，与 CG 相似，但慢性膀胱炎尿路刺激症状更显著。CG 超声检查可显示膀胱壁增厚或膀胱内占位性病变。尿常规、膀胱镜检查和黏膜活检有助于两者的鉴别。

2. **间质性膀胱炎**　尿频、膀胱充盈时下腹及会阴部疼痛、排尿后疼痛减轻为其特征性症状，尿常规及尿液培养均为阴性。依靠超声检查、膀胱镜检查及黏膜活组织检查可以帮助诊断。

3. **膀胱癌**　膀胱癌为泌尿生殖系统常见的恶性肿瘤，表现为无痛性肉眼血尿，可间断发作，依靠尿脱落细胞学检查、超声检查、MRI、膀胱镜检查及活组织检查等可以明确诊断。

第五节　非手术治疗

CG 本身是一种良性病变，病变较为局限、低危型者可行保守治疗，予以抗感染及改善膀胱过度活动症症状等对症治疗。抗感染治疗的关键是根据细菌培养结果选择合适的抗生素，足量足疗程用药；在改善膀胱过度活动症症状的药物中，高选择性 M_3 受体阻滞剂可抑制膀胱逼尿肌不自主收缩，延迟排尿；选择性 β_3 肾上腺素受体激动剂可以增加储尿期膀胱容量、延长排尿间隔时间，同时不影响膀胱排空。

第六节　辨 证 论 治

1. **湿热下注证**　证候：小便频数短涩，灼热刺痛，色黄赤，少腹拘急胀痛，或有口苦，呕恶，或下腹胀痛，或大便秘结，舌红，苔黄腻，脉滑数。治法：清热利湿通淋。选方：八正散（《太平惠民和剂局方》）加减。中药：详见第十一章。热证明显者，加金银花、连翘、蒲公英等清热解毒；湿热伤阴者，去大黄，加生地黄、知母、白茅根。

2. 气滞血瘀证　证候：小便涩滞，淋沥不畅，少腹满痛，舌质暗红，苔薄白，脉弦。治法：疏肝理气，利尿通淋。选方：沉香散（《三因极一病证方论》）加减。中药：沉香、石韦、滑石、王不留行、当归、冬葵子、白芍、橘皮、甘草。有瘀血征象者，加红花、赤芍、牛膝等；兼有肾虚者，加杜仲、菟丝子、枸杞子、怀牛膝等；少腹坠胀，尿有余沥者，用补中益气汤加乌药、青皮。

3. 脾肾亏虚证　证候：小便淋沥不已，赤涩疼痛不甚，时轻时重，时作时止，遇劳即发，伴腰膝酸软，神疲乏力，舌质淡红或淡胖有齿印，苔少，脉细弱。治法：补脾益肾。选方：无比山药丸（《备急千金要方》）加减。中药：详见第十一章。肾阴虚，加生地黄、龟甲；肾阳虚，加附子、肉桂、鹿角片；中气下陷者，用补中益气汤加减；阴虚火旺者，用知柏地黄丸加减。

第七节　手 术 治 疗

1. 诱因治疗　女性患者尿道肉阜、尿道外口赘生物、尿道旁腺囊肿，以及男性患者良性前列腺增生、膀胱颈抬高、膀胱内结石、尿道狭窄，都是 CG 的诱发因素，应予以及时处理。

2. 病损治疗　包括经尿道膀胱病灶电切术、经尿道膀胱病灶电灼术等。

3. A 型肉毒毒素治疗　膀胱病灶腔内治疗后注射 A 型肉毒毒素，可以改善膀胱过度活动症症状，明显地提高患者的生活质量。

4. 其他手术治疗　对于腔内手术治疗无效、病变范围较广泛、临床症状严重且反复发作、膀胱容量显著减少以及合并双侧输尿管梗阻的高危型 CG 患者，选择膀胱黏膜剥离术、膀胱部分切除术。累及输尿管口合并中重度积水者，选择输尿管膀胱再植或膀胱全切术加尿流改道术。严格掌握手术适应证并与患者和家属进行良好的沟通尤为重要。

5. 高危型 CG 术后管理　术后不推荐化学药物灌注，患者定期或不定期随访，首选无创检查（尿脱落细胞学），必要时行膀胱镜检查。一旦发生癌变即应按膀胱癌治疗原则处理。

6. 低危型 CG 管理　在解除慢性刺激因素和对症治疗后，观察随诊。若症状消失，可以视为临床治愈，不定期进行随访。

第八节　预防与调护

1. 保持良好的生活卫生习惯。
2. 定期复查。
3. 劳逸结合。
4. 避免刺激性食物与饮料。

第九节　专家共识与建议

1. 腺性膀胱炎是一种特殊类型的膀胱黏膜腺性增生性病变，常累及膀胱颈部、三角区及两侧输尿管口周围，膀胱颈口以 3 点~9 点处多见。临床表现为尿频、尿急、尿痛、血尿等。

2. 目前 CG 的病因和发病机制尚不完全清楚，与下列因素及认识有关：下尿路感染；下尿路梗阻或异常；其他长期慢性刺激；胚胎起源学说；上皮组织转化学说；Pund 退化学说。

3. 诊断主要是根据患者的临床表现、尿液检查、超声、CT、MRI 以及膀胱镜和组织活检。膀胱镜检查和病理活检是临床确诊的主要方法。

4. 根据膀胱镜下 CG 形态特征将其分为 4 种类型：慢性炎症型；滤泡增生型；乳头瘤样型；肠腺瘤样型（红润型）。一般把乳头瘤样型、肠腺瘤样型以及大面积滤泡或铺路石样的广泛肠上皮化生样改变归为高危型 CG，其余为低危型 CG。

5. 临床分型与分层治疗

（1）低危型 CG：首先去除与膀胱慢性刺激相关的病变，然后根据病变类型、范围及有无并发症分别采取不同措施。若病变较为局限可行保守治疗，予以抗感染及改善膀胱过度活动症症状等对症治疗。

（2）高危型 CG：可以进展为膀胱癌，以手术去除病灶为首选，手术方式可以选择经尿道膀胱病灶电切术、经尿道膀胱病灶电灼术或其他手术方法。

6. 术后处理　膀胱病灶腔内治疗后注射 A 型肉毒毒素（BTX-A），可以改善膀胱过度活动症症状，明显地提高患者的生活质量。低危型 CG 可不定期进行随访。高危型 CG 术后根据患者情况可选择定期或不定期随访，首选无创检查（尿脱落细胞学），必要时行膀胱镜检查。

7. 中医辨证治疗时应考虑久病必瘀、湿热蕴结成痰等特点，加用活血化瘀、化痰散结之方药。中西医结合治疗能显著改善患者的临床症状，预防与减少手术并发症，提高 CG 的治疗效果。

参考文献

1. 腺性膀胱炎诊治专家共识编写组. 腺性膀胱炎临床诊断和治疗中国专家共识[J]. 中华泌尿外科杂志，2020，41(8)：566-568.
2. 崔二峰，唐永强，楚红枝，等. 腺性及囊性膀胱炎的 CT 表现[J]. 实用放射学杂志，2018，34(1)：67-70.
3. 郭浩，王凡，张忠民. 中西医结合治疗腺性膀胱炎 34 例[J]. 河南中医，2014，34(10)：2020-2021.
4. 胡晓林，宋晓明，陈奕杉，等. 腺性膀胱炎的影像学诊断价值比较[J]. 实用放射学杂志，2017，33(10)：1636-1638.
5. 黄舒园，赵润璞. 中西医治疗腺性膀胱炎研究进展[J]. 中医临床研究，2017，9(1)：145-147.
6. 李中兴，冯瑞，吴丹，等. P53 及 Ki-67 在腺性膀胱炎中的表达及其临床意义[J]. 临床泌尿外科杂志，2011，26(7)：506-509.
7. 刘立昌，刘新，裴军，等. 中西医结合治疗腺性膀胱炎疗效分析[J]. 实用中医药杂志，2012，28(5)：390-391.
8. 罗勇，赵建华，王晨宇. 经尿道膀胱病灶电灼联合膀胱黏膜下注射 A 型肉毒毒素治疗女性膀胱过度活动症合并腺性膀胱炎的临床疗效观察[J]. 国际泌尿系统杂志，2018，38(1)：71-75.
9. 任小刚，江少波，邬贤德，等. 腺性膀胱炎诊疗进展[J]. 中国中西医结合外科杂志，2014，20(1)：100-101.
10. 佟咸利，刘屹立，郭文川，等. 腺性膀胱炎（附 30 例报告）[J]. 中华泌尿外科杂志，2000，21(5)：285.
11. 王宁，叶章群，陈志强. 腺性膀胱炎的新认识[J]. 中华泌尿外科杂志，2017，38(3)：235-237.
12. 魏鑫，王凯臣，王尧，等. 腺性膀胱炎电切术后膀胱灌注无菌透明质酸钠液的疗效观察[J]. 中华泌尿外科杂志，2013，34(1)：37-40.
13. 杨勇. 如何正确认识腺性膀胱炎[J]. 中华泌尿外科杂志，2013，34(3)：165-166.
14. 姚友生，林明恩. 腺性膀胱炎诊疗新进展[J]. 广东医学，2010，31(1)：45-46.
15. 叶琴，林礼务，薛恩生，等. 彩色多普勒超声对腺性膀胱炎的鉴别诊断价值[J]. 中华超声影像学杂志，2010，19(3)：248-250.
16. 张虎，马德晶，邹雪雪，等. 腺性膀胱炎的 MSCT 表现与鉴别诊断[J]. 医学影像学杂志，2018，28(08)：1342-1344，1358.

17. SYLVESTER R J, OOSTERLINCK W, VAN DER MEIJDEN A P. A single immediate postoperative instillation of chemotherapy decreases the risk of recurrence in patients with stage Ta Tl bladder cancer: a meta-analysis of published results of randomized clinical trials[J]. J Urol, 2004, 171(6): 2186-2190.
18. TAKIZAWA N, MATSUZAKI T, YAMAMOTO T, et al. Novel strategy for cystitis glandularis: oral treatment with cyclooxygenase-2 inhibitor[J]. Int J Urol, 2016, 23(8): 706-708.
19. YI X, LU H, WU Y, et al. Cystitis glandularis: a controversial premalignant lesion[J]. Oncol Lett, 2014, 8(4): 1662-1664.
20. ZHANG X, ZHANG Q, LIU C, et al. Progress of diagnosis and treatment of cystitis glandularis[J]. Chin J Endourol, 2019, 13(4): 271-274.
21. ZOUARI S, BOUASSIDA K, AHMED K B, et al. Acute urinary retention due to benign prostatic hyperplasia associated with cystitis glandularis in a 22-year-old patient[J]. Pan Afr Med J, 2018, 30: 30.

第二十一章

间质性膀胱炎

第一节　概　　述

一、命名与演变

1836 年美国外科医生 Joseph Parrish 把这种没有膀胱结石而产生膀胱疼痛伴下尿路刺激症状的疾病命名为“膀胱三叉神经痛”。1887 年，Skene 将其定义为“一种部分或全部破坏黏膜并延伸至肌肉壁的炎症”。1907 年，德国医生 Nitze 首次提出了“间质性膀胱炎”的疾病名称。1915 年美国 Guy L Hunner 报道一组尿急、尿频，白天和夜间尿次数增加，伴耻骨上疼痛，膀胱镜下发现“一种特殊形式的膀胱溃疡”，后被命名为“洪纳病变”。1975 年 Oravisto 提出，慢性膀胱疼痛伴尿急、尿频、尿常规检查与尿细菌培养阴性，作为间质性膀胱炎（interstitial cystitis，IC）的诊断标准。1978 年 Walsh A. 用“小球样点状出血”一词描述在麻醉下水扩张后膀胱黏膜的点状出血，并将其作为 IC 诊断的特征性指标。2002 年国际尿控协会提出用膀胱疼痛综合征（bladder pain syndrome，BPS）来定义该病。2003 年，在日本国际间质性膀胱炎研讨会上，参会专家提出，“膀胱疼痛综合征”的命名未能定义疾病的本质，也给医生在疾病的诊断与治疗思路上带来误导。2004 年国际尿控协会再次提出将间质性膀胱炎/膀胱疼痛综合征（IC/BPS）合并应用来定义这种综合征。此种命名尽管被部分学者质疑，但仍被大多数人认可，沿袭至今。

二、流行病学

间质性膀胱炎 95% 发生在 40 岁左右的中年女性，18 岁以下或 80 岁以上女性极为少见。男女发病比例为 1∶9，总的发病率为 10.6/10 万人。若以 IC 病理学和肥大细胞计数作为标准统计临床发病率，女性 IC 的总体发病率为 16/10 万人。如果将具有女性膀胱疼痛而尿常规检查和细菌培养均为阴性作为诊断标准，那么美国大约有 50 万 IC 病例。亚洲女性人群 IC 的发病率远低于欧美国家，日本报告 IC 发病率仅为 1.2/10 万人。我国 IC 的发病率尚不清楚。欧美女性 IC 的发病率较高，可能与服用外源性雌激素或避孕药有关。

第二节　发 病 机 制

一、黏膜上皮损伤与上皮通透性改变

膀胱上皮的结构完整性与生理功能是维持膀胱黏膜下组织不被尿液有害毒性分子、炎症介

质和尿中钾离子漏入的天然屏障。已知膀胱黏膜上皮细胞层被一层疏水性高的膀胱糖胺聚糖(glycosaminoglycans，GAGs)层覆盖，使尿液水分子与膀胱上皮细胞保持非接触状态。作者采用硫酸鱼精蛋白灌注破坏兔膀胱黏膜上皮 GAGs 层后发现，黏膜上皮对尿液钾离子、尿素、肌酐等溶质的渗透性显著增加，而用戊聚糖硫酸酯(GAGs 修复剂)处理后，则产生相反的结果。

由于女性下尿路解剖结构的特点，发生细菌性膀胱炎或潜在隐匿性感染的概率显著增高，其中 80% 的无症状性菌尿存在着尿路致病性大肠埃希菌的潜在感染。这提示，女性细菌性膀胱炎、复发性膀胱炎或潜在的致病微生物感染，可导致膀胱黏膜上皮细胞损伤和 GAGs 丢失，膀胱上皮层防止尿液渗漏到间质的生理屏障作用发生改变，黏膜上皮渗透性增加，尿液中的毒性分子、炎症介质、P 物质、组胺和钾离子漏入膀胱间质，诱发膀胱逼尿肌、神经电生理和适应性免疫反应。这是间质性膀胱炎产生下尿路症状(lower urinary tract symptom，LUTS)和膀胱疼痛症状的初始病因机制。

二、肥大细胞激活与炎症介质释放

静态肥大细胞可被免疫球蛋白 E(IgE)、大肠埃希菌脂多糖、化学药物、女性激素、激肽类、神经肽类(P 物质)和乙酰胆碱等多种抗原分子激活。肥大细胞脱颗粒并释放多种炎症介质，如细胞因子、组胺、蛋白酶、趋化因子、血管活性因子、肿瘤坏死因子、白三烯和前列腺素，是导致 IC 尿急、尿频和膀胱疼痛发生与进展的效应细胞。IL-33 是诱发间质纤维化或膀胱挛缩的关键细胞因子。临床研究证实，尿液 IL-33 的表达水平与 IC 膀胱储尿容量呈显著负相关。检测 IC 尿液中的 IL-33 表达水平，可作为预测小膀胱容量与膀胱挛缩的分子标志物。

三、抗上皮增殖因子与黏膜上皮损伤

间质性膀胱炎黏膜上皮层次变薄是 IC 黏膜上皮细胞损伤的常见病理改变。研究证实，IC 黏膜上皮细胞分泌一种特异性抑制膀胱上皮细胞增殖与生长的抗增殖因子(antiproliferative factor，APF)，而在正常膀胱尿液中未检出 APF 表达。APF 通过与膀胱上皮细胞膜上 CKAP4/p63 受体结合，特异性抑制膀胱上皮细胞的增殖与损伤后修复。这提示，IC 患者 APF 的过度表达，提高了膀胱黏膜渗透性，促进了尿液毒性物质、多种炎症介质和尿液钾离子漏入膀胱间质，这也是 IC 患者产生尿急、尿频和膀胱疼痛等临床症状的病因基础。

四、水扩张试验与小球样点状出血

IC 黏膜小球样点状出血是间质性膀胱炎临床与病理诊断的特征性指标。目前认为，IC 患者膀胱黏膜小球样点状出血的形成机制主要如下。

1. 基于 IC 患者严重的尿频导致膀胱逼尿肌频繁收缩，从而影响了膀胱壁的血液灌流。

2. IC 患者膀胱间质形成的纤维化，其白色的纤维索带可以阻断膀胱壁的血液内流，故 IC 被认为是一种缺血性疾病。

3. IC 导致膀胱壁血液灌流不足，导致低氧诱导因子和血管内皮生长因子的过表达，促进了黏膜新生毛细血管形成小球样微血管团。

4. IC 膀胱壁肥大细胞浸润密度与脱颗粒比值显著增加，激活的肥大细胞脱颗粒释放的炎症介质如肿瘤坏死因子、组胺、P 物质、类胰蛋白酶以及尿液纤维蛋白溶酶含量的增加，皆可引起黏膜微血管渗漏与脆性增加，特别是在水扩张试验后，IC 小球样点状出血更为显著。

5. APF 导致 IC 患者黏膜层次变薄，这使得小球样点状出血在膀胱镜下显得更加清晰可见，也是 IC 膀胱镜诊断的重要标志。

五、神经生长因子与膀胱疼痛

目前认为，膀胱黏膜不仅具有传统意义上的防尿液渗透的屏障作用，还具有感知和传导作用。

1. 已知神经生长因子（nerve growth factor，NGF）主要由膀胱平滑肌细胞和尿路上皮细胞产生，是IC产生疼痛及痛觉过敏的关键因子。

2. IC-NGF水平升高可激活磷脂酶A，降低膀胱无髓鞘感觉神经瞬态电压感受器阳离子通道的开放阈值，从而增加膀胱疼痛反应的敏感性，诱发膀胱壁感觉神经纤维感知与活动增强，并使膀胱疼痛区域化。

3. 神经源性炎症是IC患者产生膀胱疼痛的主要病因机制，IC患者尿液及血液NGF水平升高，选择性地增加膀胱壁感觉神经C纤维的分布密度，并作用于传入神经纤维，导致膀胱周围神经、脊髓次级神经元和中枢神经系统对膀胱疼痛信号的感知及痛觉的敏化作用增强。

4. 雌激素能上调NGF合成并激活肥大细胞释放炎症介质，诱发与刺激IC患者产生神经源性炎症，加剧膀胱疼痛与敏化效应。

5. 应用A型肉毒毒素膀胱壁多点注射治疗，可显著降低尿液中NGF到正常水平，有效缓解IC患者的疼痛症状。这提示尿液NGF表达水平升高可能是IC神经源性疼痛的重要机制，也可作为IC患者药物治疗的评价指标。

第三节　病因病机

一、瘀热

中医学并无“间质性膀胱炎”病名，但根据其临床表现、证候特点，可归属于中医学“淋证”“血证”等范畴。瘀热是本病病机的关键。《伤寒论·辨可下病脉证并治》：“太阳病，六七日表证仍在，脉微而沉，反不结胸，其人发狂者，以热在下焦，少腹当硬满，而小便自利者，下血乃愈。所以然者，以太阳随经，瘀热在里故也，宜下之，以抵当汤。”《伤寒论·辨太阳病脉证并治》：“伤寒有热，少腹满，应小便不利，今反利者，为有血也，当下之，不可余药，宜抵当丸。”间质性膀胱炎症状、病机与伤寒“蓄血”证有诸多相似之处，其病机多因太阳经表邪不解，循经入里化热，热与血互结于下焦，即“太阳随经，瘀热在里故也”。

瘀热实为本病病机关键，贯穿疾病发展始终。肝气不舒，致气滞血行不畅；久病入络，脉络不畅，气血瘀滞；久病气虚，则气血运行不畅而致瘀；嗜食肥甘，蕴湿生热，阻于下焦，血运受阻。瘀久化热，瘀热互结于下焦，遂致“淋证”。

二、湿热蕴结

湿热蕴结是本病主要病因病机。《素问·至真要大论》指出：“诸转反戾，水液浑浊，皆属于热。”朱震亨在《丹溪心法·淋》指出：“淋有五，皆属乎热……淋者，小便淋沥，欲去不去，不去又来，皆属于热也。”程国彭在《医学心悟》中说：“淋者，小便频数……大抵由膀胱经湿热所致。”《医宗必读·淋证》更是一语道破淋之病机，言“淋，湿与热两端”。

湿热确为该病主要病因病机。湿热之邪，既可外感，亦可内生。外阴不洁，秽浊之邪蕴结精室，或秽浊直犯，或饮酒过度，嗜食辛辣厚味，或水湿停聚，化热蕴结，皆可酿成湿热，流于下焦，遂成淋证。湿性黏滞，缠绵不愈，易反复发作。

三、肾虚

肾虚是本病发生的基础。《诸病源候论·虚劳病诸候》言："肾气虚弱，不能藏水，胞内虚冷，故小便后水液不止而有余沥。"《诸病源候论·淋病诸候》曰："诸淋者，由肾虚而膀胱热故也。"总之，该病病机主要是虚、实两端。虚指肾虚，实指血瘀、湿热。瘀热是本病的发病关键，湿热是本病重要的病因病机，肾虚是本病发生的基础。病位在下焦、肾、膀胱，病机总属本虚标实。

第四节　诊断与方法

一、临床表现与特征

1. 膀胱区疼痛　IC 患者 92% 表现为膀胱充盈时疼痛加重，73% 病例排尿后疼痛减轻，50% 的 IC 患者每天都出现膀胱区疼痛，2/3 的膀胱区疼痛患者为严重疼痛。92% 的患者疼痛加重与特定的食物和饮料有关，如酸性饮料诱发膀胱疼痛加重占 54%，咖啡为 51%，精神压力占 61%，穿紧身衣服诱发盆腔疼痛为 49%。

2. 外阴与性交疼痛　生育期女性 IC 患者外阴疼痛症状的患病率为 40%~60%，性交疼痛、性交困难占 40%~60%；性交疼痛、性交困难患病率超过 50%。性冷淡也是性交疼痛、性交困难的常见原因。

3. 排尿异常　IC 尿急发生率为 91.9%，尿频为 71%，夜间排尿次数增多为 51%，启动排尿困难的患者占 47%，51% 的患者描述膀胱排空困难，65% 的患者常有尿意感，但尿常规检查和细菌培养均为阴性表现；22% 的 IC 患者可发生镜下血尿，提示在诊断 IC 性血尿之前，要先排除膀胱感染、结石和肿瘤等相关疾病。排尿日记（voiding diary，VD）、膀胱最大容量测定有助于 IC 的诊断。

4. 精神心理表现　IC 对患者生活质量、精神心理影响的严重程度不亚于癌症，其生活质量的总评分还低于血液透析的慢性肾衰竭患者。据统计，68% 的 IC 患者无法进行日常生活，工作时间只有普通人的 1/6，64% 疲倦无力，57% 有精神忧郁，50% 的患者精神不集中，31% 产生人生无价值感，28% 对疾病产生恐慌，17% 发生精神崩溃，需要精神心理护理。

二、排除性诊断与鉴别方法

1. 实验室与物理检查

（1）尿液分析与细菌培养：如果尿常规检查、细菌培养或尿液肿瘤细胞学检查为阴性结果并排除了其他膀胱器质性疾病，应考虑 IC 的可能性。

（2）超声检查：是一种无创、简便、快速的筛查方法，可以排除膀胱结石、肿瘤、腺性膀胱炎、子宫内膜异位症、膀胱憩室或膀胱异物等疾病。

（3）尿动力学检查：50 岁以上女性需进行尿动力学检查，以排除膀胱出口梗阻、膀胱过度活动症、逼尿肌活动低下、逼尿肌-括约肌协同失调或神经源性膀胱。

（4）妇科检查：许多妇科疾病引起的盆腔疼痛与 IC 相似，如盆腔静脉淤血综合征、盆腔肿瘤、阴道萎缩、外阴痛、外阴前庭炎等疾病。

2. IC 症状指数评分（PUF 评分）　PUF 评分包括症状评分和困扰评分两部分。1/3 的问题是关于尿频，包括白天排尿次数和夜间排尿次数，被单独列出；1/3 的问题是关于尿急；1/3 的问题是关于盆腔疼痛，包括阴道、阴唇、下腹部、尿道、会阴、睾丸、阴茎、阴囊和性交疼痛（表 21-1）。PUF 评分有助于 IC 患者的筛查，共 35 分，10~14 分应作为 IC 疑似病例，需做进一步检查。

表 21-1 IC 症状指数评分（PUF 评分）表

	问题	0	1	2	3	4	症状评分	困扰评分
1	日间排尿次数	3~6	7~10	11~14	15~19	20+		
2	a. 夜间排尿次数	0	1	2	3	4+		
	b. 夜间排尿是否困扰你？	从不	偶尔	经常	总是			
3	目前是否有性生活？ 是____ 否____							
4	a. 如果有，是否现在或以前在性生活过程中或结束后有疼痛？	从不	偶尔	经常	总是			
	b. 如果有疼痛，疼痛是否会让你避免性生活？	从不	偶尔	经常	总是			
5	是否感到膀胱或盆腔内（阴道、阴唇、下腹部、会阴、阴茎、睾丸、阴囊）疼痛？	从不	偶尔	经常	总是			
6	a. 疼痛的程度？		轻度	中度	重度			
	b. 疼痛困扰你吗？	从不	偶尔	经常	总是			
7	排尿后是否仍然尿急？	从不	偶尔	经常	总是			
8	a. 是否经常尿急？		轻度	中度	重度			
	b. 尿急困扰你吗？	从不	偶尔	经常	总是			

症状评分（1，2a，4a，5，6a，7，8a）：

困扰评分（2b，4b，6b，8b）：

总分：症状评分+困扰评分（总分值范围 1~35）：

3. 钾离子敏感试验 钾离子敏感试验（potassiumion sensitivity test，PST）原理是基于膀胱黏膜上皮渗漏理论。IC 患者膀胱黏膜通透性增加，尿中钾离子通过不完整的黏膜屏障顺浓度梯度扩散到膀胱间质引起肌肉和神经的去极化，从而导致膀胱疼痛和过度活动。具体检查方法：在患者清醒状态下，以溶液 1 为生理盐水 40ml，溶液 2 为 0.4mmol/L 的氯化钾溶液 40ml，受试者在测试时均不知溶液为何，先灌注生理盐水，再灌注氯化钾溶液，分别保持 5 分钟，观察两种溶液灌注患者的尿急、疼痛严重程度，并进行评分（0~5 分），0 分代表无症状，5 分代表极度疼痛，总分大于或等于 2 分为阳性。

4. 膀胱镜检查与水扩张试验 膀胱镜检查是 IC 诊断的重要方法，主要检查内容包括：仔细观察膀胱黏膜的形态，有无充血水肿，有无洪纳病变，并排除其他可见疾病。

在麻醉下进行水扩张试验，扩张压力在 80~100cm H_2O，持续 1~2 分钟，连续扩张 2 次后进行膀胱镜检查并观察膀胱黏膜小球样出血点的分布和密度。如果小球样出血点弥散超过膀胱黏膜面积的 3/4，且每 1/4 面积至少有 10 处出血点，则为阳性诊断。小球样点状出血分级标注：正常（0）；Ⅰ级，至少 2 个象限存在出血点；Ⅱ级，有黏膜下片状出血点；Ⅲ级，黏膜下有弥漫性出血；Ⅳ级，有洪纳病变。

5. 病理组织学与肥大细胞计数 黏膜活检与病理组织检查是间质性膀胱炎临床诊断的重要方法。黏膜组织活检通常在水扩张试验后进行。IC 病理组织学表现包括：黏膜及黏膜下组织可见淋巴细胞、浆细胞、中性粒细胞、嗜酸性粒细胞浸润；膀胱逼尿肌纤维化，基底膜增厚，黏膜下水肿，微血管扩张；肥大细胞的浸润密度及脱颗粒比值显著增高，即肥大细胞密度≥20/mm^2，脱颗粒肥大细胞比值≥50% 是 IC 病理诊断的特征性指标；依据膀胱镜下黏膜有无溃疡，病理组织学又将 IC 分为非溃疡型与溃疡型两种病理组织学表现。

三、选择性诊断方法

1. 尿液钾离子浓度　正常尿液中钾离子浓度为 60~130mEq/L，而膀胱间质钾离子浓度只有 4.0mEq/L。当罹患 IC 时，黏膜的完整性损伤与 GAGs 丢失，防渗漏屏障作用异常改变，尿液中的钾离子顺浓度梯度渗透到膀胱间质中，造成尿液钾离子浓度降低，膀胱间质钾离子浓度升高。膀胱间质高浓度钾离子可直接刺激膀胱感觉与运动神经，平滑肌去极化，从而产生膀胱逼尿肌过度活动，导致尿急、尿频和膀胱疼痛症状。结合 IC 临床症状，测定 IC 尿液钾离子水平可进一步诊断 IC 黏膜通透性增强。基于各种膀胱炎性疾病均可导致黏膜通透性改变，导致尿液钾离子浓度降低，故测定尿液钾离子浓度不具有特异性诊断价值。

2. 抗增殖因子（APF）　APF 是 IC 患者膀胱上皮细胞产生的一种具有热稳定性的低分子蛋白质。APF 通过与上皮细胞膜上 CKAP4/p63 受体结合，上调抑制上皮细胞增殖基因——肝素结合性表皮生长因子（heparin-binding epidermal growth factor，HB-EGF）的表达，同时下调上皮细胞增殖基因表达，双重抑制膀胱黏膜上皮细胞的增殖。APF 仅在 IC 患者的上皮细胞表达，故测定尿液中的 APF 对 IC 的诊断具有高度的特异性。

3. 糖胺聚糖（GAGs）　GAGs 是维持正常膀胱黏膜低渗透性的，保持尿液和血液之间防渗透的天然尿血屏障。IC 患者膀胱黏膜上皮完整性损伤与 GAGs 层明显丢失，是导致尿液中的炎症介质和钾离子、尿素氮等有毒物质渗透到膀胱间质的关键病因。研究证实，IC 患者尿液中 GAGs 水平比正常人群高 130 倍，且与 IC 症状的严重程度相关，灵敏度为 80%，特异度为 92%。透明质酸（hyaluronic acid，HA）是 GAGs 类似物，IC 患者尿液中的 HA 含量是正常人群尿液中的 4.6 倍，检测 IC 患者尿液 HA 对 IC 诊断的灵敏度为 83%，特异度为 74.4%。故 GAGs 和 HA 可作为预测 IC 辅助诊断的分子标志物。

4. 炎症介质与细胞因子　IC 患者由黏膜上皮细胞、肥大细胞和 T 细胞产生的多种炎症介质和趋化因子，如 IL-1、IL-6、IL-8、IL-17、IL-33、组胺、类胰蛋白酶、NGF 等，在尿液中的表达水平显著增高。其中尿液 IL-33 的表达升高与 IC 膀胱最大容量减少呈显著负相关，是预测 IC 间质纤维化或膀胱挛缩的重要分子标志物。

第五节　非手术治疗

一、初始治疗

1. 患者健康教育　加强 IC 科普知识宣传，告知患者若长期尿急、尿频、夜尿增多，憋尿使膀胱区疼痛加重，排尿后疼痛减轻，应考虑间质性膀胱炎的可能性，建议到专科医院进一步检查并及时治疗。同时对患者进行正常膀胱功能和疾病的科普知识宣教，告知哪些因素会加重膀胱疼痛，以及减轻不适症状的治疗措施，通过健康教育与患者的心理沟通，让患者了解间质性膀胱炎的临床特征，树立战胜疾病的信心。

2. 精神心理支持　由于间质性膀胱炎患者存在严重的尿急、尿频、夜尿次数增多、盆腔疼痛、睡眠障碍、外阴或性交疼痛，往往精神紧张、焦虑、抑郁和绝望，甚至产生自杀情绪。因此，医务工作者应提供足够的精神心理支持或药物辅助治疗，快速调整患者的精神心理状态，增强患者战胜疾病的信心和对药物治疗的依从性。

3. 共存疾病治疗　详细询问病史是 IC 诊断与治疗的重要内容，了解患者有无糖尿病、心脑血管疾病、膀胱感染、腺性膀胱炎、膀胱结石以及女性生殖器官疾病、泌尿系统肿瘤、放化疗史，也包括精神心理障碍，对这些共存疾病的准确诊断与鉴别有利于 IC 的治疗。

4. 饮食调控　2014 年修订的 AUA 指南把饮食控制纳入 IC 的一线治疗方案。推荐饮食调整是患者自我护理治疗的首选方法。据统计，超过 50% 的患者食用酸性食物后，疼痛症状会加重。专家建议 IC 患者的饮食管理包括：①饮食调控，忌食豆腐、豆类、洋葱、苹果、番茄、杏仁、金瓜、香蕉、柑橘、葡萄、蔓越莓、桃子、梅子、李子、石榴、菠萝、草莓等食物及原汁，可食用哈密瓜、西瓜、香瓜、西洋梨；②忌食过期的奶酪及奶油、发酸的奶制品、过期的酵母乳、黑巧克力，可以吃白巧克力、未过期的奶酪及奶油、冰冻的酵母乳；③忌食罐头，以及烟熏、腌制、特殊调制做法的鱼子酱、鸡肝、腌牛肉等，可以吃新鲜鱼、肉及家禽；④饮料类，忌喝啤酒、酒精饮料、碳水化合物饮料、葡萄酒，可以喝矿泉水、无酸性的茶、一些草药茶；⑤忌食黑麦面包、酵母面包、加香料食物、色拉酱、人工防腐剂、重口味食物、咖喱、味素、人工原料、香烟、油炸食物、冷的食物，可以吃稻米、马铃薯及大蒜制品。

5. 行为治疗

(1) 膀胱训练（bladder training，BT）：通过增加排尿间隔时间，控制与延迟排尿，增加膀胱容量以改善 LUTS。

(2) 认知行为疗法：旨在帮助患者制订更好的应对策略，改变他们对慢性疼痛的易感性，减少他们对疾病的灾难性思维，增强他们的理性思维；参加瑜伽锻炼与适当的社交活动，可帮助患者转移精神心理压力，减轻对不适症状的易感性。

(3) 针刺疗法：通过针刺相关经络调节脏腑功能、刺激机体内啡肽的产生，可明显改善患者的 LUTS 与疼痛症状，也是中西医结合治疗不可或缺的调理方法。

二、药物治疗

1. 指南推荐的治疗药物

(1) 阿米替林：阿米替林是一种三环类抗抑郁剂和抗焦虑剂，能阻断乙酰胆碱受体，抑制释放的 5-羟色胺和去甲肾上腺素的再摄取，阻断组胺 H_1 受体。通过阻断上述神经递质的再摄取，发挥镇痛和减轻不适症状的作用。最佳给药量为每天 50mg，>100mg 的剂量会增加猝死的相对风险。近期有心肌梗死（6 个月内）后出现长 QT 间期综合征、不稳定型心绞痛、充血性心力衰竭、频繁的室性期前收缩或持续性室性心律失常者应谨慎使用。

(2) 抗组胺药

1) 羟嗪：是组胺 H_1 受体拮抗剂，也具有抗胆碱能特性。通过阻断组胺 H_1 受体，抑制肥大细胞炎症介质释放，减轻 LUTS。患者每晚睡前口服羟嗪 25mg，后可增加到 50mg 耐受剂量。超过 90% 的患者基线症状得到改善。最常见的副作用是镇静和疲乏。

2) 西咪替丁：是一种组胺 H_2 受体拮抗剂，每日 2 次，每次 400mg。接受治疗的患者耻骨上疼痛明显改善，夜尿次数明显减少，作用机制与羟嗪相似。

3) 戊聚糖多硫酸钠（sodium pentosan polysulfate，PPS）：IC 患者膀胱尿路上皮的 GAGs 层被破坏，PPS 是一种合成硫酸多糖，治疗目的在于修复间质性膀胱炎的 GAGs 层的丢失与缺损。PPS 口服治疗剂量为 300~600mg。荟萃分析显示,治疗时间超过 8 周,37% 的疼痛改善,28% 的尿急改善,54% 的尿频改善,但夜尿改善不明显。副作用轻微,偶有恶心或腹泻。

2. 非指南推荐的治疗药物

(1) 槲皮素(quercetin):槲皮素是一种生物类黄酮,槲皮素在 IC/BPS 患者中的应用是有希望的,其副作用最小,生物学效应包括抗癌、抗炎和抗病毒活性以及减少脂质过氧化和毛细血管通透性。给予口服槲皮素 500mg,每日 2 次,共 4 周,所有患者治疗后症状均有改善,且无明显的副作用,亦可选择维持治疗。

(2) 西地那非:西地那非是一种 PDE5i,其治疗间质性膀胱炎的作用机制是通过抑制平滑肌的收缩,减少钾离子进入黏膜下层,诱发肥大细胞变性。每天给予低剂量西地那非 25mg,既往的临床观察证实了西地那非治疗 IC/BPS 患者的有效性,但尚需进一步实践研究。

(3) 甲磺司特(IPD-1151T):甲磺司特是一种口服免疫调节剂,可抑制辅助性 T 细胞介导的免疫反应,包括抑制 IgE 生成和嗜酸性粒细胞浸润。甲磺司特是治疗 IC/BPS 患者的常用处方药,每天口服 300mg,疗程 1 年。临床应用可见患者膀胱容量显著增加,排尿次数减少和疼痛症状减轻。目前尚缺少大数据的疗效评价。

(4) 孟鲁司特:白三烯由肥大细胞产生,可促进炎症发生。IC 患者中白三烯 E_4 受体增加,孟鲁司特是白三烯受体拮抗剂,可以防止炎症反应在 IC 组织中扩散。每日服用孟鲁司特 10mg,3 个月为 1 个疗程,治疗 1 个月显效,24 小时排尿频率下降,夜尿减少,疼痛减轻,无副作用。目前该药治疗 IC 的有效性尚需进一步研究验证。

(5) 抗生素:在没有明确的细菌培养结果的前提下,目前还没有足够的证据表明抗生素在 IC 治疗中的必要性。对于从未应用过抗生素治疗的 IC 患者,可使用抗生素治疗,包括多西环素、红霉素、甲硝唑、克林霉素、阿莫西林、环丙沙星,对有尿急、尿频和慢性尿道、盆腔疼痛史的妇女,给予 3 周的抗生素治疗,71% 的患者症状有所改善。因此,经验推荐试用 1 个疗程的抗生素与中西医药物结合治疗,也并非不合理。

(6) 中成药:双石通淋胶囊、前列舒通胶囊、宁泌泰胶囊、夏荔芪胶囊、血尿安胶囊、黄柏八味片等药物,清热通淋化瘀,作为中西药结合综合性治疗手段,在临床上取得了一定的疗效,但尚缺乏多中心与大数据临床研究与验证。

3. 膀胱灌注药物

(1) 二甲基亚砜(DMSO)

1) 药理作用:包括减少炎症,松弛肌肉,消除疼痛,溶解胶原以及减少肥大细胞的脱颗粒。

2) 灌注剂量与方法:50% 的二甲基亚砜 50ml,经尿道插管灌注,保留 10~20 分钟,治疗频率 1 次/周,连续 6 周,后每月 1 次,根据患者依从性与治疗效果,设定治疗疗程。

3) 疗效与评价:70% 的患者使用二甲基亚砜治疗后症状明显改善,改善时间可达 16~72 个月,无明显的不良反应。

4) 协同作用:二甲基亚砜可促进同时灌注的其他药物的吸收,包括氢化可的松、肝素和碳酸氢钠等。

(2) 糖胺聚糖类似物

1) 肝素:肝素 40 000 单位加 1%~2% 利多卡因与碳酸氢钠联合膀胱灌注,每周灌注 3 次,每次灌注后尽量保持 1~2 小时,连续 6 周为 1 个疗程。80% 的患者治疗后近期排尿症状、膀胱疼痛和性交疼痛症状得到缓解,总有效率为 60%。

2) 硫酸软骨素(CS):主要修复 IC 上皮 GAGs 缺失,降低黏膜渗透性,改善 LUTS 和疼痛。每周膀胱灌注硫酸软骨素 1 次，共 20 周，随后每月灌注 1 次，持续 3 个月。47% 的患者在第 10 周时症状改善，60% 的患者在第 24 周时症状显著改善，总有效率为 33%。

(3) 透明质酸(HA)

1) 药理作用：HA 在膀胱黏膜中起着重要的保护作用，抑制免疫复合物黏附到多形核细胞，抑制白细胞迁移和聚集，减轻炎症。

2) 疗效与评价：膀胱灌注 HA 治疗后 12 周，65% 的患者全部或部分症状获得改善，但 24 周后症状复发。HA 灌注治疗 IC 的疗效尚未得到大样本临床实践证实。

(4) 戊聚糖多硫酸钠(PPS)

1) 药理作用：戊聚糖多硫酸钠是一种半合成的糖胺聚糖，它的结构类似于肝素，在局部使用时具有类似肝素的作用模式。

2) 疗效与评价：膀胱内灌注 PPS 300mg，每周 2 次，持续 10 周，之后每月 1 次自愿维持治疗。治疗后 3 个月、6 个月、12 个月，分别有 16%、27% 和 14% 的患者症状完全缓解，大多数患者从中获益，但停止灌注治疗后大约 8 周症状复发，故需要维持治疗。

第六节　辨证论治

1. 气滞血瘀证　证候：耻骨上膀胱区、会阴部疼痛不适，以膀胱充盈时明显，多伴有心烦易怒，小便频涩，胁肋胀痛，舌淡暗，舌下络脉曲张，苔白或腻，脉弦、紧或涩。治法：理气活血，化瘀通淋。选方：轻者用桃核承气汤或少腹逐瘀汤加减，重者用抵当汤加减。中药：桃仁、大黄、桂枝、芒硝、炙甘草、小茴香、干姜、延胡索、没药、当归、川芎、官桂、赤芍、蒲黄、五灵脂、水蛭、虻虫。

2. 下焦湿热证　证候：尿频、尿急、尿痛，尿道灼热，耻骨上膀胱区、会阴部等部位疼痛或不适，口渴不欲饮，舌红，苔黄腻，脉滑数或濡数。治法：清热利湿，利尿通淋。选方：八正散加减。中药：详见第十一章。

3. 肾气亏虚证　证候：小便频急，耻骨上膀胱区、会阴部等部位疼痛或不适，小腹坠胀，面色皖白，神疲乏力，腰膝酸软，舌淡红，苔薄白，脉细无力或细数。治法：温肾化气，通利小便。选方：济生肾气丸加减。中药：熟地黄、山茱萸、山药、茯苓、泽泻、牛膝、车前子、肉桂、附子。

第七节　手术治疗

IC 成功的治疗策略依赖于对疼痛、LUTS、膀胱容量和组织学的精确评估，以及对患者生活质量影响程度的评估。外科干预治疗方法只是在保守治疗无效后才考虑选择。在这方面，解剖学上的膀胱容量对治疗方法的选择起着重要作用。如果患者的膀胱容量在 400ml 以上，应首先采用药物治疗。膀胱容量低于 350ml 的患者，可采用创伤较小的外科介入治疗。当 IC 患者膀胱病变已发展到终末期膀胱挛缩，患者生活质量受到严重影响，可以采取膀胱三角上切除术-回肠原位膀胱扩大术，或全膀胱切除加尿液转流手术。由于外科治疗的不可逆性，在选择外科治疗方法时，必须与患者和家属保持良好的沟通，使其了解每一种外科治疗方法的利弊、治疗效果和术后可能出现的并发症。

一、膀胱逼尿肌内注射肉毒毒素

65% 的 IC 患者存在膀胱过度活动症。膀胱逼尿肌内注射肉毒毒素已成为治疗难治性膀胱过度活动症的一种广泛应用的治疗方法。肉毒毒素（BTX）可抑制乙酰胆碱、去甲肾上腺素、三磷酸腺苷（ATP）的释放以及来自尿路上皮和神经纤维的 P 物质的生物合成。

1. 适应证与禁忌证　膀胱逼尿肌内注射肉毒毒素主要适用于尿频及尿急的对症治疗，其禁忌证主要为尿道梗阻和膀胱收缩功能低下。但在解除梗阻的前提下，可以行膀胱逼尿肌内肉毒毒素注射。

2. 操作步骤与注意事项　在连续硬膜外麻醉或全身麻醉下，通过膀胱镜行逼尿肌 BTX-A 内注射。根据症状的严重程度和膀胱镜下表现，将 100U 或 200U 的 BTX-A 溶于 20ml 生理盐水，分别在两侧壁、前顶壁、后壁 4 个区，每个区均匀注射 4 针左右。膀胱三角区是否注射存在争议。术后可能需要短时留置导尿管。

3. 临床效果与评价　综合文献报道，对治疗前、治疗后 1 个月，然后每隔 3 个月进行随访，评价指标包括 PUF 评分、排尿日记（VD）、膀胱最大容量、视觉模拟评分（VSA）等。随访 2 年以上，IC 患者 LUTS 与疼痛症状明显改善，疼痛评分、PUF 评分、尿频、夜尿均有减少，膀胱容量增加。副作用较少，临床重复注射，维持治疗，可获得较好的治疗效果。

二、麻醉下水扩张治疗

麻醉下水扩张治疗属于三线治疗方案，是判定 IC 患者小球样点状出血程度与分级的主要方法。同时水扩张治疗可扩大膀胱容量，故可减轻 LUTS。水扩张由于不能达到有效可控的扩张压力，故症状缓解时间短，多数患者在术后 3 个月左右又恢复到水扩张治疗前状态，故专家建议采用水囊扩张术，可保持有效的梯度扩张压，术后膀胱容量明显增大。如术后给予无菌透明质酸钠液药物灌注，临床症状改善效果更好，但尚缺乏临床大数据支持与验证。

三、经尿道洪纳病变与红斑切除

经尿道洪纳病变与红斑切除术是通过切除溃疡、瘢痕组织和炎性神经末梢达到缓解膀胱疼痛和改善 LUTS 的目的。一项 103 例典型 IC 患者共行 259 次 TUR 切除术，92 例 IC 患者症状得到改善，3 年以上的症状缓解率为 40%。TUR 手术并发症是膀胱穿孔和持续性血尿，但发生率较低，一般只需延长引流导尿的时间，多可自愈。目前，专家推荐经尿道洪纳病变与红斑切除术作为有洪纳病变 IC 患者的一线治疗方法。

四、膀胱三角区上切除-回肠膀胱扩大术

间质性膀胱炎是一种良性疾病，很少需要根治性膀胱切除手术。膀胱三角区上切除-回肠膀胱扩大术是 IC 外科治疗不常选择的方法。当有下列情况之一时可选择上述术式治疗：长期药物治疗失败的 IC 患者；膀胱挛缩或膀胱最大容量 <200ml 的小膀胱容量患者；生活质量受到严重影响的患者。原则上对于较年轻的小膀胱容量的 IC 患者可选择膀胱三角区上切除-回肠原位膀胱扩大术，对高龄伴有心、脑、肾基础疾病及尿道括约肌功能异常、回肠或结肠有病变、术前有肛门括约肌功能减退的 IC 患者，建议选择膀胱姑息切除和输尿管皮肤造口术为宜。文献报道的较大样本的膀胱三角区上切除-回肠原位膀胱扩大术后的随访结果：患者膀胱疼痛减轻，膀胱最大容量增加，尿频症状缓解，术后膀胱输尿管反流和急性肾盂肾炎发生率低。

第八节　预防与调护

一、常规护理要点

1. 心理护理　IC 患者严重的 LUTS、膀胱疼痛、性功能障碍和睡眠障碍是使患者产生精神心理障碍，如自卑、心情压抑、情绪激动、抑郁的重要原因。因此，对患者进行精神心理疏导与情感交流是 IC 患者预防调护的重要措施。

2. 个性化沟通与情志护理　个性化分析患者出现不良情绪的原因，增加对患者的情志关怀，消除患者对陌生环境的心理压力，在沟通过程中表现出对患者的理解和尊重，帮助患者树立战胜疾病的信心。

二、疼痛与饮食相关的护理

1. 疼痛护理　对患者疼痛的耐受程度进行定期评估，根据不同的疼痛等级制订并实施针对性的预防调护措施，如消除紧张情绪，避免恐惧和噪声刺激，给予针灸、穴位按压与推拿、拔罐治疗，邀请家属配合医护治疗，多鼓励、关心、安慰患者，缓解患者的疼痛和不适症状。

2. 饮食护理　是预防诱发疼痛、减轻 LUTS 的一线预防与调护措施。要告知患者避免食用豆制品、腌制品、刺激性强的食物，禁止饮用啤酒、咖啡、部分奶制品（酸奶、奶酪等），禁止调味品（如辣椒、洋葱、酱油等）饮食。

3. 适量运动　避免剧烈运动，以免刺激膀胱，增加疼痛和 LUTS。指导患者开展放松盆腔肌肉的运动、瑜伽锻炼、热水浴，可以缓解疼痛症状。

三、膀胱水扩张术后的护理

患者实施膀胱水扩张治疗后，多数会表现出膀胱痉挛加重或充盈状态下的疼痛加剧。因此，要加强对患者膀胱水扩张治疗的护理观察，注意保持导尿管的通畅，观察引流尿液的颜色及是否有血块，必要时可低压缓慢用注射器冲洗，一旦导尿管堵塞，要及时疏通。对术后留置镇痛装置的患者，护理团队应将其及时固定，保持无菌操作。同时，提醒患者在活动过程中避免镇痛管道的意外滑脱。

四、肉毒毒素腔内注射的护理

肉毒毒素冻干粉需要在-20℃冰箱内保存并由专人负责保管，使用时用无菌生理盐水稀释，稀释后的肉毒毒素溶液需要保存在 4℃环境中，并在 4 小时内使用完毕。注射后要观察记录患者有无尿频、尿急、尿痛以及排尿困难表现，记录每日排尿次数、尿液性状和排尿量。向患者宣教定时排尿和自我扩张膀胱容量的相关知识与方法。根据尿频、尿急情况制订排尿时间间隔，帮助患者逐步延长排尿时间间隔，以增加膀胱最大容量，减少排尿次数，改善 LUTS。

五、经尿道洪纳病变与红斑切除术的护理

经尿道洪纳病变与红斑切除术的护理与经尿道膀胱电切术相同。术后应妥善固定导尿管和膀胱冲洗管，保持通畅，避免脱出或扭曲；留置导尿管期间，每日注意碘伏消毒尿道口两次，预防感染的发生。术后评估患者的疼痛程度，并给予对症护理措施。要密切观察冲洗液的颜色，如膀胱冲洗液颜色变红，可以适当加快冲洗速度，以避免膀胱内凝血块形成。同时也要注意询问患者有无腹痛，观

察腹部有无隆起等表现。

六、回肠原位膀胱扩大术的护理

膀胱三角区上切除-回肠原位膀胱扩大术的术后护理与回肠新膀胱术后护理原则基本相同，主要包括以下要点。

1. 密切监测生命体征　患者返回病房后，先将患者头偏向一侧，以防止患者呕吐误吸；严密监测生命体征，并正确记录体温、呼吸、脉搏、血压、血氧饱和度等生命体征变化。

2. 泌尿引流管的护理　将各种引流管妥善固定并注明标记，防止脱落、扭曲、牵拉，定时挤压引流管，保持管道通畅，向患者及家属做好引流管相关知识宣教。观察各引流管引流液的性质和量并准确及时记录。回肠原位膀胱扩大术后肠黏膜分泌的黏液易造成管道堵塞，因此，术后应每日使用生理盐水低压冲洗，每次冲洗时速度不可过快，冲洗量以 30~50ml 为宜，并瞬时排出，以避免膀胱内压力增高而导致尿外渗、回肠-膀胱吻合口漏尿。

3. 术后胃管的护理　应保持胃管引流通畅，观察胃液的量及性质，询问患者有无腹胀、腹痛等现象，待患者排气后方可拔除胃管。

4. 饮食护理　待患者肠蠕动恢复后方可指导患者进少量流质，当能耐受流质后逐步改为半流质，直到恢复正常饮食。在患者恢复饮食后，应指导患者每天多饮水，每日饮水量在 2 000ml 以上，可以促进膀胱肠黏液的排出，以达到自然冲洗膀胱的目的，恢复患者的排尿功能。

5. 膀胱功能训练　术后两周即指导患者进行排尿功能训练，先夹闭导尿管定时开放，保持膀胱的自身扩张与排空功能，夹闭时间可从 30 分钟逐渐增加到 1~2 小时。随后指导患者进行肛提肌功能锻炼，以尽快恢复尿道括约肌功能。拔除导尿管后指导患者定时排尿或延迟排尿，以增加膀胱最大储尿容量。同时，在排尿时收缩腹肌，增加腹压排尿。

6. 盆底肌训练　拔除导尿管后，指导患者进行 Kegel 盆底肌训练，告诉患者收缩盆底肌 10 秒，然后放松 10 秒。

七、膀胱灌注的护理

1. 灌注前护理　应与患者进行交流，告知患者灌注的注意事项和药物治疗的作用，叮嘱患者灌注前 1~2 小时内禁止饮水，减少尿液的产生和排尿。

2. 灌注中护理　灌注前要排空膀胱，灌注药物后，告知患者要右侧卧位、左侧卧位、平卧位交替，每 15 分钟变换一次体位，使药物能与膀胱壁充分接触。

3. 灌注后护理　要耐心倾听患者治疗后的感受，鼓励患者继续治疗，增强其战胜疾病的信心和疗效。

4. 出院时护理　护士要做好心理健康疏导工作，告诉患者 IC 是一种需要长期治疗的慢性疾病，需要遵照医生的随访计划，按时随诊，继续接受医生进一步治疗与调护指导。

第九节　专家共识与建议

一、专家共识

1. IC 是一种慢性膀胱炎性疾病，发病机制尚不完全清楚，尿急、尿频、夜尿次数增加、膀胱充盈时疼痛加重、排尿后疼痛减轻以及伴有不同程度的性功能障碍是IC患者的临床特征。

2. IC对患者精神心理健康、家庭经济负担和生活质量的影响不亚于癌症，其生活质量评分低于慢性肾衰竭透析治疗的患者。

3. IC临床诊断与鉴别诊断的评价方法包括：尿常规分析和尿液细菌培养均为阴性；IC症状指数评分升高（PUF评分≥15）；钾离子敏感试验阳性；膀胱镜检查下黏膜层次变薄，水扩张试验小球样点状出血增多；膀胱最大容量≤350ml；膀胱黏膜活检显示间质炎症细胞浸润，间质平滑肌纤维化；肥大细胞密度≥20/mm^2，脱颗粒肥大细胞比值≥50%，是IC病理诊断的特征性指标。

4. 医患双方都需认识到目前IC还没有治愈的有效方法。患者的初始治疗措施包括心理治疗、饮食控制、行为治疗、针刺疗法以及微能量治疗，为一线治疗措施。单一疗法疗效有限，中西医结合多模式治疗有望提高IC的治疗效果，但尚需进一步临床实践与大数据验证。

二、专家建议

1. IC外科治疗应该在所有药物治疗方法失败后，作为小膀胱容量或膀胱挛缩、膀胱疼痛、LUTS和严重影响生活质量的最后选择手段。必须强调，外科手术也不是治愈IC的根治性方法。在与患者和家属充分交流沟通后，方可谨慎选择合理的外科手术治疗方法。

2. 基于经尿道洪纳病变与红斑切除术可切除溃疡、瘢痕组织和阻断炎性神经末梢的疼痛敏化作用，该术式适用于膀胱最大容量显著减少（≤350ml）、严重的LUTS、膀胱疼痛和严重影响生活质量的IC患者。经尿道洪纳病变与红斑切除术可作为溃疡型IC患者的一线外科治疗方法。

3. 膀胱逼尿肌内肉毒毒素多点注射，可作为三线治疗方法与选择。

4. 膀胱三角区上切除-回肠原位膀胱扩大术，目的是最大限度地改善患者因疼痛和膀胱挛缩产生的严重LUTS和对生活质量的影响，可作为四线治疗方法与选择。对于较年轻的小膀胱容量或膀胱挛缩的IC患者，可选择膀胱三角区上切除-回肠原位膀胱扩大术；对高龄且伴有心、脑、肾疾病以及尿道狭窄、回肠或结肠有共存疾病的患者，不建议实施膀胱三角区上切除-回肠原位膀胱扩大术，推荐选择膀胱姑息切除与输尿管皮肤造口术为宜。全膀胱切除与尿流改道手术为不可逆最终治疗手段，应在严格掌握适应证与禁忌证，并与患者及家属进行充分沟通后实施，原则上对小膀胱容量或膀胱挛缩的IC患者，不推荐全膀胱切除与尿流改道手术。

5. 目前尚无针对IC的特效治疗药物，尽管抗炎药物、GAGs替代药物和中成药宁泌泰胶囊、双石通淋胶囊或黄柏八味片中西药结合治疗取得较好的临床疗效，但尚缺乏多中心与大数据临床研究与验证。

6. 在女性IC诊断与治疗过程中要关注性功能障碍的评估，要加强女性IC和性功能障碍的中医辨证分型与方药研发与验证。

7. 加强IC流行病学、病因机制、早期诊断与IC膀胱挛缩的分子病理机制的研究。

8. 重视建立中西医结合IC诊疗亚专业学术平台，开展中西医结合多中心、多学科、多模式治疗与流行病学研究，为规范我国IC诊疗与中西医结合治疗提供新思路与新方案。

参考文献

1. 曾晔，赖海标，钟亮，等. 电针联合活血化瘀法治疗间质性膀胱炎20例疗效观察[J]. 云南中医中药杂志，2011，32(6)：71-72.

2. 程红. 间质性膀胱炎的护理[J]. 中国实用医药，2013，8(22)：248.

3. 杜芳,刘肖,钱丛丛,等. 个性化护理干预在间质性膀胱炎患者治疗中的应用效果观察[J]. 齐鲁护理杂志,2020,26(18):5-7.
4. 韩瑞发. 提高对间质性膀胱炎的认识水平[J]. 中华泌尿外科杂志,2009(04):221-223.
5. 孔婉莹,王春樱. 肉毒素治疗女性间质性膀胱炎 44 例护理[J]. 齐鲁护理杂志,2017,23(10):67-68.
6. 刘猷枋,张亚强. 中西医结合泌尿外科学[M]. 北京:人民军医出版社,2007.
7. 王超,廖泽明,蔡勇. 中西医结合治疗膀胱疼痛综合征/间质性膀胱炎 24 例报告[J]. 临床泌尿外科杂志,2013,28(7):550-551.
8. 王旭,韩瑞发. 间质性膀胱炎的研究进展[J]. 天津医药,2005,33(2):124-126.
9. 徐彦,张平,卢子杰,等. 从瘀热论治间质性膀胱炎 46 例临床观察[J]. 江苏中医药,2010,42(07):29-30.
10. 余扬. 对间质性膀胱炎的中医病机认识[J]. 中西医结合研究,2015,7(5):270-271.
11. 张崇科,华和园,邵明峰,等. 中西医结合治疗间质性膀胱炎 9 例分析[J]. 安徽中医药大学学报,2014,33(3):43-45.
12. AKIYAMA Y,NIIMI A,NOMIYA A,et al. Extent of Hunner lesions:the relationships with symptom severity and clinical parameters in Hunner type interstitial cystitis patients[J]. Neurourol Urodyn,2018,37(4):1441-1447.
13. BJORLING D E,WANG Z. Estrogen and neuro inflammation[J]. Urology. 2001,57(6):40-46.
14. CHUNG M K,JARNAGIN B. Early identification of interstitial cystitis may avoid unnecessary hysterectomy[J]. JSLS,2009,13(3):350-357.
15. DAVIS N F,BRADY C M,CREAGH T. Interstitial cystitis/painful bladder syndrome:epidemiology,pathophysiology and evidence-based treatment options[J]. Eur J Obstet Gynecol Reprod Biol,2014,4(175):30-37.
16. DAVIS N F,GNANAPPIRAGASAM S,THORNHILL J A. Interstitial cystitis/painful bladder syndrome:the influence of modern diagnostic criteria on epidemiology and on internet search activity by the public[J]. Transl Androl Urol,2015,4(5):506-511.
17. GARDELLA B,IACOBONE A D,PORRU D,et al. Effect of local estrogen therapy(LET) on urinary and sexual symptoms in premenopausal women with interstitial cystitis/bladder pain syndrome(IC/BPS)[J]. Gynecol Endocrinol,2015,31(10):828-832.
18. GOLDSTEIN A T,PUKALL C F,BROWN C,et al. Vulvodynia:assessment and treatment[J]. J Sex Med,2016,13(4):572-590.
19. KATSKE F,SHOSKES D A,SENDER M,et al. T reatment of interstitial cystitis with a quercetin supplement[J]. Tech Urol,2001,7(1):44-46.
20. MCLENNAN M T. Interstitial cystitis:epidemiology,pathophysiology,and clinical presentation[J]. Obstet Gynecol Clin North Am,2014,41(3):385-395.
21. MEIJLINK J M. Interstitial cystitis and the painful bladder:a brief history of nomenclature,definitions and criteria[J]. Int J Urol,2014,21(1):4-12.
22. PANG R,ALI A. The Chinese approach to complementary and alternative medicine treatment for interstitial cystitis/bladder pain syndrome[J]. Transl Androl Urol,2015,4(6):653-661.
23. PROANO A,GARDE G,GARRIDO G,et al. ESSIC criteria for the diagnosis of bladder pain syndrome/interstitial cystitis(BPS/IC) and comparison with the NIDDK criteria[J]. Arch Esp Urol,2013,66(2):206-214.
24. SANT G R,KEMPURAJ D,MARCHAND J E,et al. The mast cell in interstitial cystitis:role in pathophysiology and pathogenesis[J]. Urology,2007,69(4):34-40.
25. VAN DE MERWE J P,NORDLING J,BOUCHELOUCHE P,et al. Diagnostic criteria,classification,and nomenclature for painful bladder syndrome/interstitial cystitis:an ESSIC proposal[J]. Eur Urol,2008,53(1):60-67.

第二十二章

尿道炎

第一节 概 述

一、西医学定义

尿道炎是指尿道黏膜的炎症，是泌尿系统常见的感染性疾病。按照感染微生物种类可分为非淋菌性尿道炎和淋菌性尿道炎，淋病奈瑟球菌和沙眼衣原体是引起性传播感染最常见的病原体，其次为支原体、普通细菌、阴道毛滴虫。文献报道30%~60%的非淋菌性尿道炎患者的泌尿生殖道中找不到沙眼衣原体、生殖道支原体或其他病原微生物，沙眼衣原体常规检测和分离率仅为15%~40%，生殖道支原体常规检测和分离率为15%~20%，双重感染的病例更低，为5%~15%。因此常规病原微生物检测阴性，并不能否定尿道炎的诊断。近十年来，我国非淋菌性尿道炎和淋菌性尿道炎发病率呈逐渐上升趋势，其相关并发症如泌尿系感染、尿道狭窄等发生率也相应增加，应予以高度重视。

二、中医学概念

尿道炎属于中医学“淋证”范畴，病位在肾和膀胱，肾虚为本，湿热为标。常见病因是外阴不洁，秽浊之邪侵入膀胱，酿成下焦湿热；或平素嗜食辛热肥甘之品，酿湿生热，下注膀胱。华佗《中藏经》有云：“诸淋与小便不利者，皆由五脏不通，六腑不和，三焦痞涩，荣卫耗失……致起斯疾。”《集验方》将淋证分为石淋、膏淋、劳淋、气淋、热淋五类，后世广为沿用。

三、流行病学

在世界范围内，尿道炎总的发病率有明显增加趋势。在美国，每年有近400万例尿道炎新发患者，其中非淋菌性尿道炎约300万例，淋菌性尿道炎约60万例，每年用于该病的治疗费用估计超过10亿美元。美国男性青少年泌尿生殖道衣原体感染率为9%~35%，未孕女性青少年为8%~25%。泌尿生殖道支原体感染率仅次于衣原体，位居第二。在我国，非淋菌性尿道炎发病率亦呈上升趋势，致病微生物仍然为沙眼衣原体和解脲脲原体，最常见发病年龄是20~40岁，发病率在性病患者中约占10%，位居性病发病率的第三位。

淋病在世界范围内流行甚广，在我国淋病发病率继续蔓延并呈上升趋势，在性病发病率中占首位。好发于青年人，其中流动性大、社交频繁的性活跃人群发病率较高。

第二节 发病机制

人类是淋球菌唯一的天然宿主，淋球菌侵入人体与上皮黏附后被柱状上皮细胞吞食，在细胞内大量繁殖，导致细胞溶解，细菌被释放到黏膜下间隙引起感染，在内毒素与补体、IgM 的协同作用下，发生多核白细胞浸润、黏膜红肿、糜烂、上皮细胞脱落，形成典型的尿道脓性分泌物。在非淋菌性尿道炎中，沙眼衣原体为最常见的致病微生物，主要寄生于腺上皮，在细胞内生长繁殖，导致尿道炎症并出现症状；支原体无细胞壁，通过释放具有毒力作用的核酸酶，来降解宿主核苷酸使之成为合成其本身核苷酸的前体物质，并加以利用导致尿道炎发生。

第三节 病因病机

“淋证”的基本病机为湿热蕴结下焦。湿热蕴结下焦，阻滞气机，膀胱气化不利，水道通调受阻，小便疼痛不适，此多见于急性尿道炎；湿热蕴结日久，伤津耗气，久病及肾，可致肾虚；久淋不愈，由肾及脾，脾肾受损，正虚邪恋，形成本虚标实，由实致虚，虚实夹杂之证，此多见于慢性尿道炎。

第四节 诊断与方法

一、非淋菌性尿道炎的诊断

1. 病史 初次发病患者常在数天或数周前有不洁性接触史或有配偶感染史。

2. 临床表现 本病潜伏期 1~3 周，症状与淋病相似但较淋病更轻，有尿道口刺痒红肿或尿道烧灼感，伴有尿频、尿急或排尿困难。有些患者尿道口有浆液性分泌物，部分患者并发尿道狭窄或泌尿系其他部位的感染。

3. 实验室检查 尿道分泌物涂片镜检可见大量白细胞，找不到革兰氏阴性双球菌，高倍视野下白细胞>10 个。衣原体培养灵敏度为 80%~90%，特异度 98%。聚合酶链反应（PCR）及连接酶链反应（LCR）对衣原体检测灵敏度及特异度高，可以对尿沉渣中衣原体进行检测，具有重要的筛查意义。

二、淋菌性尿道炎的诊断

1. 病史 急性淋菌性尿道炎患者近期常有不洁性行为。慢性淋菌性尿道炎患者通常有明确的淋球菌感染史，由于治疗不彻底或未经治疗，症状持续 2 个月以上而转化为慢性。

2. 临床表现 急性淋菌性尿道炎潜伏期 3~10 天，个体差异较大，短者可为 12 小时，长者可为 3 个月。晨起尿道口红肿刺痒伴有轻度疼痛，随后淋球菌大量繁殖，尿道口出现大量分泌物，并出现尿痛。当感染蔓延至后尿道时，出现尿频、尿急、后尿道疼痛，部分患者可伴有低热。少数患者可无明显症状，但具有传染性。慢性淋菌性尿道炎症状一般较轻，主要表现为轻度尿道疼痛，排尿时尿道疼痛或灼热感，尿道口少有脓性分泌物，部分患者可以并发尿道狭窄。

3. 实验室检查 取尿道分泌物涂片，革兰染色后可见革兰氏阴性双球菌。进一步可取尿道分泌物培养，将尿道分泌物接种于特定的培养基，在35~36℃含3%~10%二氧化碳的条件下培养48小时，可见直径1~4mm环形透明的小菌落。

三、鉴别要点

鉴别要点见表22-1。

表22-1　淋菌性尿道炎与非淋菌性尿道炎比较

鉴别要点	非淋菌性尿道炎	淋菌性尿道炎
病原体	衣原体、支原体或其他	淋球菌
潜伏期	1~3周	2~5天
尿道症状	无或轻微	明显
尿道分泌物	量少、浆液性	量多、脓性
全身症状	无	可有
分泌物涂片	无革兰氏阴性双球菌	有革兰氏阴性双球菌

第五节　治　　疗

1. 尿道炎一经诊断应立即实施经验性治疗，不必等待实验室检查结果。治疗后3~7天获得实验室检查结果后可以调整治疗方案。部分尿道炎可以自愈。

2. 尽量选择敏感性高、副作用少、服用次数少的药物。如多西环素100mg口服，一日2次，连续7天，或者阿奇霉素1g，一次性口服。多西环素对沙眼衣原体的治愈率比阿奇霉素高，可治愈20%~40%的生殖器支原体感染患者，且不引起大环内酯类耐药，应作为一线治疗用药。

3. 耐药菌株的产生会增加治疗难度。对于检测到生殖道支原体的患者，应在治疗后3周内重复实验室检测。对于持续感染或对大环内酯类耐药的男性，应使用莫西沙星400mg，一日1次，连续7~14天。

4. 如果诊断为淋球菌感染，建议选择敏感抗菌药及时足量规范地治疗。推荐首选头孢曲松，单剂量250mg，肌内注射，本方案可治愈99%无合并症的淋病。也可口服头孢克肟400mg，环丙沙星500mg，左氧氟沙星250mg治疗。如果怀疑病毒性或阴道毛滴虫感染，则应根据实验室检查结果给予相应的治疗。

5. 若性伴侣微生物检测为阳性，应按照以上治疗方案同时进行治疗。治疗期间避免性生活，以免交叉感染。

第六节　辨证论治

1. 湿热下注证　证候：尿频、尿急、尿痛，小便浑浊，或为血尿，口干多饮，舌红，苔黄腻，脉弦数。治法：清热泻火，利湿通淋。选方：八正散加减。中药：详见第十一章相关内容。

2. 肾虚湿热证　证候：头晕耳鸣，腰膝酸软，尿频、尿急、尿痛，病情反复发作，舌淡，苔薄白，脉沉细。治法：养阴清热，利湿通淋。选方：知柏地黄丸加减。中药：详见第十一章相关内容。

3. 脾肾两虚证 证候：小便涩痛，余沥不尽，少腹坠胀，时发时止，纳差，腹胀，神疲乏力，腰膝酸软，舌淡，苔薄白，脉沉细无力。治法：健脾益肾。选方：无比山药丸加减。中药：详见第十一章相关内容。

第七节 预防与调护

1. 适量饮水，减少辛辣刺激性食物、酒精性饮料等摄入。

2. 避免不洁性生活。

3. 勤换贴身衣物。慎起居，适当锻炼。

4. 局部可选用复方黄柏液涂剂外洗（复方黄柏液涂剂由连翘、黄柏、金银花、蒲公英、蜈蚣组成。具有清热解毒、消肿祛腐的作用，用于疮疡溃后，伤口感染，属阳证者）。

第八节 专家共识与建议

1. 首先应区分淋菌性尿道炎和非淋菌性尿道炎。结合病史、临床表现与病原微生物检测可明确诊断。致病微生物常规检测阴性不能完全排除尿道炎的诊断。

2. 尿道炎一经诊断应立即实施经验性治疗，不必等待实验室检查结果。尽量选择敏感性高的药物。如多西环素 100mg 口服，一日 2 次，连续 7 天，或者阿奇霉素 1g，一次性口服。对于持续感染或对大环内酯类耐药的男性，应使用莫西沙星 400mg，一日 1 次，连续 7~14 天。

3. 淋球菌感染推荐首选头孢曲松，单剂量 250mg 肌内注射。也可口服头孢克肟 400mg，环丙沙星 500mg，左氧氟沙星 250mg 治疗。若性伴侣微生物检测为阳性，应同时治疗。

4. 中药辅助抗微生物治疗，可缩短治疗疗程、减少抗生素用量，特别适用于慢性尿道炎患者。复方黄柏液涂剂用于治疗有尿道分泌物的患者，疗效肯定。

参考文献

1. 戴云. 龚丽娟治疗尿路感染经验[J]. 光明中医，2007，22(02)：30-31.
2. 丁原全，马乾章. 中医辨证与支原体感染浅析[J]. 辽宁中医杂志，2002，29(12)：716.
3. 段银枝. 淋证证治规律的现代研究概况[J]. 基层医学论坛，2016，20(6)：814-815.
4. 傅珍春，孙建实. 孙建实教授用续贯疗法防治劳淋经验[J]. 中华中医药学刊，2007，25(6)：1113-1114.
5. 黄新飞，石柳清. 中西医临床男科疾病诊疗实践[M]. 北京：科学技术文献出版社，2018.
6. 李曰庆. 中医外科学[M]. 北京：人民卫生出版社，2006.
7. 刘猷枋，张亚强. 中西医结合泌尿外科学[M]. 北京：人民军医出版社，2007.
8. HORNER P J，BLEE K，FALK L，et al. 2016 European guideline on the management of non-gonococcal urethritis[J]. Int J STD AIDS，2016，27(11)：928-937.
9. JENSEN J S，CUSINI M，GOMBERG M，et al. Background review for the 2016 European guideline on Mycoplasma genitalium infections[J]. J Eur Acad Dermatol Venereol，2016，30(10)：1686-1693.
10. MANHART L E，GILLESPIE C W，LOWENS M S，et al. Standard treatment regimens for nongonococcal urethritis have similar but declining cure rates：a randomized controlled trial[J]. Clin Infect Dis，2013，56(7)：934-942.

11. MCGOWIN C L, ROHDE R E, REDWINE G. Epidemiological and clinical rationale for screening and diagnosis of Mycoplasma genitalium infections[J]. Clin Lab Sci, 2014, 27(1): 47-52.
12. MOI H, BLEE K, HORNER P J. Management of non-gonococcal urethritis[J]. BMC Infect Dis, 2015, 29(15): 294-300.
13. MOI H, HAUGSTVEDT A, JENSEN J S. Spontaneous regression of untreatable mycoplasma genitalium urethritis[J]. Acta Derm Venereol, 2015, 95(6): 732-733.
14. SARIER M, KUKUL E. Classification of non-gonococcal urethritis: a review[J]. Int Urol Nephrol, 2019, 51(6): 901-907.
15. SCHWEBKE J R, ROMPALO A, TAYLOR S, et al. Re-evaluating the treatment of nongonococcal urethritis: emphasizing emerging pathogens a randomized clinical trial[J]. Clin Infect Dis, 2011, 52(2): 163-170.
16. SHAHMANESH M, MOI H, LASSAU F, et al. 2009 European guideline on the management of male non-gonococcal urethritis[J]. Int J STD AIDS, 2009, 20(7): 458-464.
17. YOUNG A, TONCAR A, WRAY A A. Urethritis[M]. StatPearls, Treasure Island (FL): StatPearls Publishing, 2024.

第二十三章

精囊炎

第一节 概　　述

一、西医学定义

精囊炎是男性常见的感染性疾病，以尿道刺痛、排尿困难、血精为主要临床表现，急、慢性精囊炎因患者个体差异大，临床表现不尽相同。精囊炎和前列腺炎关系密切，多相继或同时发生，早期症状易与前列腺炎混淆。慢性精囊炎缺乏有效的治疗手段，病情易迁延难愈，也是导致男性不育的原因之一。

二、中医学概念

精囊，中医谓之为“精室”。精囊炎归属于中医学“血精”范畴，也有以“精血”作为其对应的中医病名的。本病病位在精室，与肝、脾、肾三脏有关，以湿热为标，肝经火热或脾肾两虚为本。湿热下注、瘀血阻滞、阴虚火旺以及气血两虚是精囊炎中医病因病机。

三、流行病学

精囊炎好发于青壮年男性（20~40 岁），发病率位居男性感染性疾病第三位，仅次于前列腺炎。据统计该病约占泌尿外科门诊就诊患者的 0.21%，其中顽固性血精占 0.022%。现代研究发现，精囊炎与精索静脉曲张关系密切，后者继发精囊炎的概率是正常人的 2 倍。

第二节 发 病 机 制

一、急性精囊炎

1. 致病菌　急性精囊炎的致病菌以大肠埃希菌（约为 80%）、克雷伯产气杆菌、变形杆菌、铜绿假单胞菌等革兰氏阴性杆菌为主，葡萄球菌、肠球菌、粪链球菌次之，也可见球菌属与杆菌属的混合感染，非特异性感染与特异性感染亦可同时存在。

2. 感染途径

（1）逆行感染：是主要而常见的感染途径。后尿道感染、上尿路感染及经尿道器械检查和治疗（导尿、尿道扩张或膀胱镜检查等），均可使病原菌经后尿道蔓延至前列腺和精囊。

（2）血源性感染：往往是从体内某一病灶经血液循环进入精囊及前列腺，通常是葡萄球菌、链球菌等，原发病灶多为皮肤感染、疖、痈，以及牙和扁桃体或呼吸道、消化道感染等。

（3）淋巴感染：当下尿路、结肠、直肠发生炎症病变时，病原菌可通过淋巴系统进入精囊和前列腺。

（4）其他：一些可引起前列腺和精囊充血以及能给入侵微生物提供良好生长环境的因素均可诱发急性精囊炎，包括酗酒、纵欲过度、受寒、会阴部损伤、骑马或骑自行车等。

二、慢性精囊炎

慢性精囊炎由急性精囊炎病变较重或未彻底治愈演变所致，与精囊自身的多房性、多管道、易堵塞、引流不畅的解剖结构特点有关，感染病灶残留不易完全清除。

性刺激、手淫频繁、性生活过度、前列腺炎、精囊结石等是诱发急、慢性精囊炎的病因学因素。

第三节　病因病机

1. 湿热下注　平素嗜食肥甘厚味，或嗜烟酒辛辣，使脾胃受伤，湿热内盛流注于下焦，致精室瘀阻，血脉不利；或致热扰精室，迫血妄行。另或房事不洁，湿毒外感，循经下注，郁而化热，扰动精室，热伤血络，发为血精。

2. 瘀血阻滞　湿热下注精室，热伤血络，久病入络，脉络不畅，气血瘀滞导致瘀血内阻；或房劳太甚，致精室血络受阻；或久病入络，损伤精室络脉。

3. 阴虚火旺　素体阴虚，相火旺盛，性欲强烈，性生活频繁，或频繁手淫，相火灼伤精室脉络；或喜食辛辣或过服温阳补肾药物，致使肾阴亏虚，相火内盛。

4. 气血两虚　劳形、劳力、劳神过度，致脾肾两虚，气不摄血，血溢精室。

第四节　诊断与方法

一、诊断方法

1. 病史　体内存在感染灶、前列腺炎或其他泌尿生殖器官的炎症。

2. 临床表现

（1）急性发作期：可有发热、寒战、乏力等全身感染表现。

（2）尿路症状：主要表现为尿频、尿急、尿痛、淋漓不尽、尿道烧灼感以及排尿困难、终末血尿等。

（3）疼痛：会阴部及生殖器疼痛，可伴有射精痛。

（4）血精：是慢性精囊炎的特征性表现。

（5）直肠指检：可触及肿大的精囊，可伴触痛。

3. 实验室检查　急性期血白细胞增多、炎症感染指标升高，尿常规及尿液培养阳性，精液培养可以发现致病微生物。

4. 经直肠超声检查　急性精囊炎表现为双侧精囊体积增大，形态饱满，回声减低，内部呈明显的多房样或囊泡状改变，彩色多普勒血流成像（CDFI）示精囊内血流信号增多。慢性精囊炎双侧精囊体积增大不明显,形态呈类圆形或不规则形,包膜增厚、不光整,腺管轻度扩张或不扩张,可见少量囊泡状改变,囊内透声可呈“云雾状”或“毛玻璃状”,可见精囊囊肿或钙化斑形成,CDFI示血流信号略增加。

5. CT或MRI检查　显示精囊体积增大、变形、结石征象等,可以排除精囊肿瘤等。

6. 精囊镜检查　镜下可见精阜呈炎性改变,有时表面呈颗粒状、肉芽肿样增生,并可见脓性分泌物或血性分泌物由射精管口流出,可见精囊内结石、血凝块等病变,镜检同时可行碎石、冲洗等操作处理。急性期忌用精囊镜检查。

二、鉴别要点

1. 急性前列腺炎　与急性精囊炎症状相似,直肠指检前列腺饱满肿胀,触痛明显,但精囊无异常。

2. 慢性前列腺炎　与慢性精囊炎症状相似,但慢性前列腺炎通常没有血精,而前列腺液常规中可见卵磷脂小体减少,可与慢性精囊炎相鉴别。

3. 精囊结核　主要表现为排尿不适,下腹、会阴疼痛及血精,直肠指检可以扪及前列腺、精囊内有浸润性硬结,多伴有附睾结核结节;前列腺精囊液或精液可以发现结核分枝杆菌,X线检查部分患者可见精囊区钙化影,精道造影可显示精囊囊腔边缘模糊、不整齐或呈虫蚀样改变,精道部分性梗阻可以导致精囊扩张、精囊部分或完全不显影。

4. 精囊囊肿　少见,多为先天性疾病,常在体检或超声检查时发现,彩超显示呈圆形或类圆形无回声,薄壁,边界清晰,后方回声不变或略增强,CDFI无血流信号。

5. 精囊肿瘤　分原发性和继发性两类,原发性肿瘤极少见,多为继发性肿瘤,常由前列腺、膀胱、直肠等邻近器官转移所致。精囊肿瘤超声显示呈低回声实性或囊实性混合回声,边界欠清,形态欠规整,CDFI示内部可探及较丰富血流信号。可在超声引导下经直肠或会阴部穿刺抽吸,细胞学或活检进行病理学诊断可以确诊。

第五节　非手术治疗

1. 一般性治疗　合理安排生活起居,禁酒,性生活适度,温水坐浴。

2. 合理使用抗生素　文献报道药物敏感度为喹诺酮类药物氧氟沙星、环丙沙星≥青霉素类≥头孢类抗生素。如有药敏试验结果,直接选择敏感抗生素,疗程一般至少2周。

3. 经验性治疗　在获得细菌培养和抗生素药敏试验结果之前,建议采用经验性抗生素并辅以中医药辨证治疗,可以选择具有清热解毒与止血双重功效的血尿安胶囊与抗生素联合应用。

第六节　辨 证 论 治

1. 湿热下注证　证候:精液带血,颜色鲜红,射精疼痛,痛引少腹,小腹两侧胀痛,尿黄,甚至尿血,便秘,或伴有恶寒发热、肢体酸楚,舌红,苔黄腻,脉滑数或弦数。治法:清肝利湿,凉血止血。选方:龙胆泻肝汤(《医方集解》)加减。中药:详见第十二章。出血多,甚或尿血,加小蓟、白茅根、三七粉(冲服);热甚伴恶寒发热,加金银花、蒲公英、牡丹皮、水牛角;少腹胀痛甚,加青皮、枳壳。

2. 瘀血阻滞证　证候：精液带血，颜色暗红，夹杂血凝块，射精疼痛明显，或少腹胀痛、刺痛突出，引至会阴、睾丸，舌暗，伴瘀斑、瘀点，脉弦涩。治法：行气活血，化瘀止血。选方：桃红四物汤（《玉机微义》）合失笑散（《太平惠民和剂局方》）加减。中药：桃仁、红花、当归、川芎、赤芍、熟地黄、炒蒲黄、五灵脂。可加茜草炭、仙鹤草、三七粉（冲服）止血止痛。

3. 阴虚火旺证　证候：精液带血，颜色鲜红，射精疼痛，遗精，潮热盗汗，失眠多梦，心烦口干，手脚心热，眩晕耳鸣，小便短黄，舌红，少苔，脉细数。治法：养阴清热，凉血止血。选方：知柏地黄丸（《医宗金鉴》）合二至丸（《医便》）加减。中药：知母、熟地黄、黄柏、山茱萸（制）、山药、牡丹皮、茯苓、泽泻、女贞子、墨旱莲。可加小蓟、白茅根、仙鹤草、茜草炭凉血止血；潮热甚，加青蒿、秦艽、地骨皮。

4. 气血两虚证　证候：反复精液带血，色淡红，神疲乏力，精神不振，头晕目眩，失眠，纳差，便溏，或伴性欲低下，阳痿不举，舌淡，苔白，脉沉细无力。治法：补益脾肾，益气摄血。选方：八珍汤（《瑞竹堂经验方》）加减。中药：人参、白术、茯苓、当归、川芎、白芍、熟地黄、甘草。可加仙鹤草补虚止血；性欲低下等肾阳虚甚者，加肉桂、鹿角胶。

第七节　手 术 治 疗

一、精囊镜检查及操作

全身麻醉下置入精囊镜，在精阜前列腺小囊开口两侧及近端尿道寻找射精管开口，并放置导丝，循导丝进镜，经射精管进入精囊腔内。常规全面观察精囊结构与病变，若发现脓性分泌物、血性分泌物、结石、血凝块等病变，可及时行冲洗引流、碎石等操作处理，术后短期留置导尿管。

二、精囊穿刺引流冲洗

适用于精囊急性炎症、精囊脓肿等病变患者。在直肠超声辅助引导下将 18G 穿刺针分别刺入左右精囊，抽取两侧精囊液进行常规检查和细菌培养，后用 500ml 生理盐水中含庆大霉素 12 万单位的溶液反复冲洗精囊管，再经针腔导入外径为 0.7mm 的麻醉用导管，退出穿刺针，于会阴部固定该导管，并定期行冲洗治疗。

三、经尿道射精管切开术

各种原因导致的射精管堵塞可以尝试选择此种手术方法。在全身麻醉下经尿道置入电切镜，完全切除精阜，经直肠按摩精囊，观察是否有精囊液溢出，若无液体溢出，可酌情深切 1~2 刀，直到有精囊液溢出。术中需仔细操作，避免出现如逆向射精、尿液反流、直肠损伤等并发症。

第八节　预防与调护

1. 避免不洁性生活，减少感染。
2. 减少肥甘厚腻等食物摄入。
3. 积极治疗前列腺炎等泌尿生殖系统炎症。
4. 规律性生活。

第九节　专家共识与建议

1. 血精是精囊炎的特征性表现。精囊炎和前列腺炎关系密切,两者症状易混淆。

2. 血精的病因可能与体内存在感染灶、细菌性前列腺炎、精囊结石、精囊原发性肿瘤或邻近器官恶性肿瘤侵及精囊等因素有关。

3. 中青年血精多与感染有关,在获得细菌培养和抗生素药敏试验结果之前,建议采用经验性抗生素并辅以中医药辨证治疗,可以选择具有清热解毒与止血双重功效的血尿安胶囊与抗生素联合应用,通常可以获得满意的临床效果。

4. 对顽固性血精应注意精囊原发性疾病可能,推荐精液细菌培养、多普勒超声、CT或MRI检查。

5. 精囊镜检查既可明确诊断,又能去除病变。

参考文献

1. 曹迪,杨青松,胡月鹏,等. 精囊镜联合非那雄胺治疗慢性精囊炎的临床体会[J]. 中国性科学,2020,29(12):22-24.
2. 陈德生,胡可义,江志国,等. 顽固性血精伴精囊结石的内镜治疗及病因分析[J]. 局解手术学杂志,2020,29(8):653-656.
3. 董秉政,马伟明,史振铎,等. 精囊镜不同入路治疗慢性精囊炎的疗效对比[J]. 中国临床研究,2022,35(2):210-212,217.
4. 方南宁,洪锴,葛辉玉,等. 经直肠超声实时引导在精囊镜手术中的应用研究[J]. 中华泌尿外科杂志,2021,42(1):38-42.
5. 黄健. 中国泌尿外科和男科疾病诊断治疗指南(2019版)[M]. 北京:科学出版社,2020.
6. 刘星,赖俊谕,柯井卫,等. 经直肠超声引导下微型可视肾镜在顽固性血精诊疗中的应用[J]. 第三军医大学学报,2020,42(14):1456-1461.
7. 李瑞晓,唐启胜,王磊,等. 术中超声辅助对精囊镜检成功率及精囊腺疾病治疗的效果观察[J]. 现代泌尿外科杂志,2019,24(3):190-192.
8. 林伟明,黄华聪,李碧君. 经尿道精囊镜手术治疗顽固性血精症的效果及安全性分析[J]. 广东医科大学学报,2021,39(1):90-92.
9. 齐伟,吴畏,徐杰,等. 经直肠实时超声引导精囊镜在治疗射精管梗阻性无精子症的效果分析[J]. 中华男科学杂志,2021,27(2):129-133.
10. 沈伟,李殷南,孙宾,等. 经尿道精囊镜治疗难治性血精症的应用价值及IIEF-5、CIPE评分分析[J]. 国际泌尿系统杂志,2023,43(1):114-117.
11. 苏新军. 精囊镜临床应用的常见并发症及其防范[J]. 现代泌尿外科杂志,2020,25(4):293-295.
12. 王永富,唐华,陈剑,等. 精囊镜微创技术在精囊炎治疗中的应用效果及安全性研究[J]. 中国性科学,2021,30(6):29-32.
13. 杨时来,张鑫,杜伟,等. 精囊镜治疗血精症36例的临床效果[J]. 重庆医学,2019,48(13):2309-2310,2312.
14. EFESOY O,CAYAN S,AKBAY E. Novel algorithm for the management of hematospermia[J]. Turk J Urol,2022,48(6):398-405.
15. LIAO L G,LI Y F,ZHANG Y,et al. Etiology of 305 cases of refrac-tory hematospermia and therapeutic options by emerging endoscopic technology[J]. Sci Rep,2019,9(1):5018.
16. MIAO C,LIANG C,WANG Y,et al. The management and composition of symptomatic seminal vesicle calculi:aetiological analysis and current research[J]. BJU Int,2020,125(2):314-321.

17. REN Z J, YANG B, LU D L., et al. Transurethral resectionof ejaculatory duct combined with seminal vesiculoscopy for management of persistent or recurrent hemospermia in men with ejaculatory duct obstruction[J]. BMC Urol, 2020, 20(1): 34.
18. VALLEJO-MEDINA P, SAFFON J P, ALVAREZ-MUELAS A. Colombian clinical validation of the international index of erectile function (HEF-5) [J]. Sex Med, 2022, 10(1): 100461.
19. WANG X S, LI M, SHAO G F, et al. Real-time transrectal ultrasound-guided seminal vesiculoscppy for the treatment of patients with persistent hematospermia: a single-center, prospective, observational study[J]. Asian J Androl, 2020, 22(5): 507-512.

第二十四章
附睾睾丸炎

第一节 概　　述

一、西医学定义

附睾睾丸炎是临床常见的男性生殖系统感染性疾病，多发生于青壮年。以患侧附睾、睾丸疼痛、肿胀不适为主要临床表现，可伴或不伴有发热等全身症状。慢性附睾睾丸炎迁延难愈，常并发前列腺炎、精囊炎等，可致部分男性患者不育。

二、中医学概念

附睾炎和睾丸炎归属于中医学"肾子疾病"范畴，中医病名为"子痈"。附睾睾丸炎病位在肾子，与肝、肾两脏相关。急性子痈以湿热毒邪为标，肝气郁结、肝火亢盛为本。慢性子痈以肝肾不足为本，气滞、血瘀、痰凝、寒湿为标。

三、流行病学

由于附睾睾丸炎绝大多数仅需门诊治疗，故缺少大规模的流行病学研究资料。根据一项2002年在美国进行的调查，附睾睾丸炎每年新增病例约60万，好发年龄在18~35岁。2005年在加拿大进行的回顾性研究中报道，附睾炎患者约占泌尿男科门诊患者总数的1%。

第二节 发 病 机 制

急性附睾睾丸炎多见于中青年男性，常由泌尿系器官炎症感染和/或前列腺炎、精囊炎、性传播疾病扩散所致。病原微生物多从输精管道逆行传播，血行感染少见。致病菌以大肠埃希菌多见，其次有奈瑟菌、布鲁菌、衣原体、流行性腮腺炎病毒等。中老年男性尿道压力增高或前列腺术后射精管口向前列腺窝敞开，可使菌尿经输精管逆流至附睾，导致附睾睾丸炎。此外，长时间留置导尿管或膀胱过度充盈状态也可以引起菌尿经输精管逆流至附睾，发生附睾睾丸炎。

慢性附睾睾丸炎多与急性附睾睾丸炎治疗不彻底有关，与慢性前列腺炎、精囊炎密切关联，互为因果。部分患者可无急性炎症过程或病史。

第三节　病因病机

1. **湿热下注**　外感湿热毒邪，久坐、憋尿、外阴或房事不洁，湿毒侵袭，上传肾子；或过食醇酒、肥甘厚腻、辛辣之物，脾失健运，生湿化热，湿热下注肾子。

2. **寒湿瘀阻**　过食生冷、寒凉，或久居寒湿之处，或冒雨涉水又疲劳过度，导致寒湿困阻气机，气滞血瘀，阻于肾子。

3. **气滞血瘀**　湿热毒邪下注，热伤脉络；或寒湿瘀阻，致脉络不畅，气血凝滞，瘀血内阻，复感毒邪；或工作压力大，情志不遂，肝气郁结，肝火亢盛，下注肾子。

第四节　诊断与方法

一、诊断方法

详细询问病史了解有无尿路感染、前列腺炎或外科手术史等。结合典型的临床表现，彩色多普勒超声检查，血常规、尿常规等实验室检查，通常可以确诊。

二、鉴别诊断

1. **睾丸扭转**　两者均有患侧睾丸疼痛。急性附睾睾丸炎可伴有患侧阴囊皮肤温度升高，阴囊托高时疼痛减轻，部分患者伴有发热等全身症状，血白细胞及中性粒细胞增高，尿检可见白细胞升高；彩色多普勒超声探查 CDFI 特征主要是色彩明亮、丰富的血流信号，肿大组织附近最为明显。而大多数睾丸扭转患者无畏寒发热等全身症状，发病更为突然，患侧阴囊皮肤温度无升高，阴囊托高时疼痛加重；超声表现为睾丸内呈不均匀低回声，随着睾丸扭转时间延长，超声血流信号减少或消失。

2. **睾丸肿瘤**　两者均有睾丸增大，但睾丸肿瘤无明显疼痛及全身症状，睾丸质地更坚硬，有时可扪及睾丸包块，超声检查为占位效应，血流信号不丰富。

3. **附睾结核**　慢性附睾炎可有痛性结节，但自觉疼痛轻微，仅有触痛感。附睾结核一般为慢性病程，常有结核病史，易出现局灶性寒性脓肿或冷脓肿，溃破后形成窦道，病灶与阴囊壁层粘连，输精管增粗，或形成串珠状结节；附睾结核超声表现为附睾肿大，内部有增强的回声，且存在钙化或纤维化病灶，内部血流信号呈无特征性改变。

第五节　非手术治疗

1. 对于急性附睾睾丸炎，宜选用广谱抗生素包括氟喹诺酮类药物治疗；对于疑似性传播病例，建议使用头孢曲松和多西环素，阿奇霉素也可作为替代。抗炎疗程为 10~14 天。建议抗感染治疗的同时使用炎症反应抑制药物（如前列地尔），或酌情使用激素，以减轻炎症反应，改善血供。

2. 中药外敷或冰敷可以显著减轻疼痛和肿胀。急性附睾睾丸炎可外用金黄散或玉露散，每日换药1次,或选择复方黄柏液涂剂外涂阴囊,减轻不适症状。

3. 慢性附睾炎可采用托高阴囊、局部热敷、热水坐浴等理疗方式缓解症状,也可以外敷消瘀膏减轻炎症水肿。

4. 重视合并的前列腺炎、精囊炎的治疗。可以选择癃清片、血尿安胶囊等中成药治疗。

第六节　辨证论治

1. 湿热毒邪证　常见于急性睾丸炎、附睾炎。证候:骤发睾丸、附睾肿胀,疼痛,痛引少腹,触痛明显,可伴有恶寒发热,口干,口苦,尿黄,便秘,舌红,苔黄腻,脉滑数或弦数。治法:清热解毒,活血消痈。选方:仙方活命饮(《校注妇人良方》)加减。中药:金银花、白芷、贝母、防风、赤芍、当归尾、甘草节、皂角刺、甲珠粉、天花粉、乳香、没药、陈皮。热毒壅盛,加蒲公英、败酱草、野菊花、连翘;发热甚,加石膏、知母、柴胡;湿热偏盛,加龙胆草、夏枯草、川牛膝、薏苡仁。

2. 气滞血瘀证　证候:附睾、睾丸肿胀坚硬,疼痛剧烈,痛引少腹、会阴,并常随情志变化加重,舌暗或有青紫,苔薄白,脉弦涩。治法:活血化瘀,行气止痛。选方:血府逐瘀汤(《医林改错》)加减。中药:详见第十八章。睾丸、附睾硬结明显,加海藻、昆布、夏枯草、牡蛎、白芥子;胀痛或坠胀明显,加橘核、荔枝核、青皮;疼痛剧烈,加乳香、没药、五灵脂。

3. 气滞痰凝证　常见于慢性睾丸炎、附睾炎。证候:睾丸、附睾肿胀疼痛,附睾结节突出;或病后附睾结节久不消散,并随情志变化出现胀痛;舌淡红,苔黄腻或薄腻,脉弦数或滑数。治法:行气止痛,化痰散结。选方:橘核丸(《济生方》)加减。中药:橘核、海藻、昆布、海带、川楝子、桃仁、厚朴、木通、枳实、延胡索、肉桂、木香。疼痛明显,加生蒲黄、五灵脂、乳香、没药;硬结明显,加白芥子、浙贝母、牡蛎、夏枯草;余毒未清,局部红肿,加金银花、连翘、蒲公英。

4. 寒湿瘀阻证　常见于慢性睾丸炎、附睾炎。证候:睾丸、附睾冷痛,遇冷加剧,腰膝酸软,神疲乏力,形寒肢冷,四肢不温,舌淡,苔薄白,脉沉细或沉迟。治法:补益肝肾,活血散寒。选方:独活寄生汤(《备急千金要方》)加减。中药:独活、桑寄生、牛膝、细辛、秦艽、茯苓、肉桂、防风、川芎、当归、干地黄、杜仲、人参、白芍、甘草。腰酸畏寒,加仙茅、巴戟天、鹿角胶。

第七节　手术治疗

1. 急性附睾睾丸炎并发脓肿或阴囊坏疽的情况较为少见,而一旦发生,需及时手术治疗,引流减压,必要时去除坏死组织。

2. 如局部疼痛剧烈、体征明确,反复发作影响生活和工作,在排除其他疾病的基础上,可以考虑行附睾结节或附睾切除术。

第八节　预防与调护

1. 养成良好的生活习惯,生活规律,劳逸结合,忌烟酒及辛辣刺激食物。

2. 锻炼身体,增强体质,避免感冒等。

3. 避免长时间憋尿，及时治疗泌尿系感染，预防逆行感染，及时治疗慢性前列腺炎、良性前列腺增生等疾病。

第九节　专家共识与建议

1. 急性附睾睾丸炎常因泌尿系感染、前列腺炎、前列腺电切术后或长时间留置导尿管等，尿液逆行感染所致，致病菌多为大肠埃希菌。

2. 慢性附睾睾丸炎常与慢性前列腺炎、精囊炎并存，与急性附睾睾丸炎治疗不彻底有关，部分患者无急性炎症病史。

3. 急性附睾睾丸炎发病突然，患侧附睾和/或睾丸红肿热痛明显，常伴发热等全身症状。慢性附睾炎多表现附睾局部结节，可有触痛。

4. 急性附睾睾丸炎应积极使用抗生素治疗 10~14 天；局部中药外敷、冰敷对症处理，急性期禁忌热敷。联合清热解毒、活血化瘀、理气导滞类中药治疗，可明显提高临床治疗效果。

5. 急性附睾睾丸炎出现较大、多发脓肿或阴囊坏疽时，可以手术引流减压治疗；慢性附睾炎局部症状体征明确，反复发作影响生活质量且没有生育要求的患者，可考虑行附睾结节或附睾切除术。

参考文献

1. 蔡道广，林飞鹤，谢春发，等. 抗生素联合前列地尔治疗急性附睾炎的疗效观察[J]. 海峡药学，2018(4)：183-185.
2. 陈孝平，汪建平，赵继宗. 外科学[M]. 9 版. 北京：人民卫生出版社，2018.
3. 陈佐龙，杨若娅，王汇莹. 仙方活命饮加味治疗慢性附睾炎的药效学研究[J]. 中外健康文摘，2011，08(15)：45-46.
4. 杜俊鸽. 急性睾丸附睾炎引起阴囊坏疽围手术期的护理体会[J]. 临床医药文献电子杂志，2018，5(6)：124.
5. 符贻翻，杨宏林，史南. 拉氧头孢联合泼尼松治疗急性附睾炎的临床疗效及预后效果分析[J]. 中国性科学，2017，26(03)：21-23.
6. 高倩倩，马永，王祖龙，等. 桂枝茯苓丸联合五味消毒饮加味治疗慢性附睾炎的临床研究[J]. 中医临床研究，2014，6(01)：7-9.
7. 何晶晶，张雁，郑遵荣，等. 布鲁菌病合并睾丸附睾炎患者的临床分析[J]. 中华传染病杂志，2018，36(7)：427-429.
8. 刘波. 中西医结合法在急慢性附睾炎治疗中的应用研究[J]. 中医临床研究，2020，12(4)：93-95.
9. 王新汝，叶青. 高频超声联合血清淀粉样蛋白 A 对急性附睾炎的诊断价值[J]. 海军医学杂志，2023，44(08)：839-843.
10. 苏茂华，詹德铿. 彩色多普勒超声在附睾炎诊断中的临床应用价值探析[J]. 中国现代药物应用，2020，14(8)：84-86.
11. 丁薇，李俊余，李玲，等. 附睾结核及非特异性附睾炎的 MRI 诊断及鉴别诊断[J]. 中国 CT 和 MRI 杂志，2023，21(12)：142-145.
12. 陶方泽，崔云，周小敏，等. 崔云教授治疗附睾炎临证经验[J]. 中华全科医学，2017，15(10)：1773-1775，1790.
13. 王全，张喜玲，尹霖，等. 陈德宁辨治附睾炎经验[J]. 中国中医药信息杂志，2013，20(05)：82-83.
14. 王永，张培法，韩斌，等. 桂枝茯苓丸男科临床应用进展[J]. 国医论坛，2023，38(01)：73-75.
15. 杨卫东. 五味消毒饮治疗感染性疾病的基础研究[J]. 健康大视野，2013，21(2)：41.
16. 赵润璞，屈森林. 中药外敷治疗急性睾丸炎 103 例分析[J]. 中国中西医结合外科杂志，1997(03)：63.
17. 徐新宇，崔云，吴骏. 从肝肾同源角度探讨男科疾病论治思路[J]. 新中医，2022，54(22)：167-170.

18. LOUETTE A, KRAHN J, CAINE V, et al. Treatment of acute epididymitis: a systematic review and discussion of the implications for treatment based on etiology[J]. Sex Transm Dis, 2018, 45(12): 104-108.
19. NICKEL J C, TEICHMAN J M, GREGOIRE M, et al. Prevalence, diagnosis, characterizationand treatment of prostatitis, interstitial cystitis, and epididymitis in outpatient urologicpractice: the Canadian PIE study[J]. Urology, 2005, 66(5): 935-940.
20. TROJIAN T H, LISHNAK T S, HEIMAN D. Epididymitis and orchids: an verview[J]. Am Fam Physician, 2009, 79(7): 583-587.

第二十五章
泌尿系统结核

第一节　概　　述

一、西医学定义

泌尿系统结核是全身结核病的一部分，多继发于肺结核或骨关节结核。原发病灶的结核分枝杆菌经血行抵达肾脏，侵入泌尿系统并生长繁殖，产生一系列病理变化和临床症状。中华人民共和国成立前后，我国结核病包括泌尿系统结核还是一种常见传染病，随着医学科学的发展、抗结核有效药物的应用及早期诊断技术的进步，目前我国泌尿系统结核的发病率明显降低，但有症状的临床病例仍然时常可见，且部分病例不易获得确诊。泌尿系统结核常在肺结核发生或恢复一段时间后才出现临床症状，因而容易误诊及漏诊，应予以高度重视。

二、中医学概念

中医学中并无“泌尿系统结核”一词，泌尿系统结核根据临床表现可归属于中医学“肾痨”“血尿”“淋证”“腰痛”范畴。主要病位在肾；病因系正气虚弱，瘵虫感染；病理因素是湿热、痰浊；病机为瘵虫袭扰，阴精亏损，湿热下注，即发本病。

三、流行病学

泌尿系统结核大多继发于肺结核，75% 好发于 20~40 岁青壮年，男性多于女性，幼儿及老年患者少见。目前全球每年有近千万人感染结核，主要分布在 30 个结核高负担国家中，大部分为发展中国家，他们的结核病例总数占全世界的 87%；而我国该数据约为 9%，为结核低负担国家。文献报道全球泌尿系统和生殖系统结核约占结核病例总数的 10%，但在全部结核病死亡病例中，泌尿系统结核高达 26%。

第二节　发 病 机 制

1. 病理性肾结核与临床肾结核　90% 肾结核为继发感染。结核分枝杆菌经血行抵达肾脏，停留在肾小球周围毛细血管丛内，若患者免疫力较强，细菌数量少，则病灶局限于皮质内，形成多个皮质微小肉芽肿，以后可完全愈合不引起临床症状，此过程称为病理性肾结核。病理性肾结核常为双侧感染。如果细菌数量大，毒性强，患者免疫力下降，则细菌可经过肾小球过滤后到达髓袢部或经血行抵达肾髓质，引起临床症状，即为临床肾结核。临床肾结核多为单侧病变。

2. 肾髓质及乳头的结核病变　结核分枝杆菌在髓质部生长繁殖远比在皮质部活跃，结核结节可彼此融合，中心发生坏死，形成干酪样病变，干酪样物质液化后可排入肾盂形成空洞。肾内一旦空洞形成，多不能自行愈合。肾盏及肾盂黏膜上的结核分枝杆菌，可在肾内经淋巴、血行或直接蔓延，从肾的一部分扩散到其他部分，最后形成多个空洞或肾积脓，使整个肾脏遭到破坏。

3. 泌尿系组织的纤维化　纤维化是细胞免疫的表现，是干酪样变的病理反应。纤维化使肾皮质与髓质分隔开来，血管纤维化可使肾内动脉狭窄、内膜增厚、肾皮质缺血以至萎缩，导致梗阻性肾皮质萎缩。这是肾结核肾皮质的主要病理改变，仅少数患者可以见到肾皮质内聚合肉芽肿形成的结核瘤。纤维化病变亦向下发展至肾盂及输尿管，使肾盂及输尿管壁增厚、增粗、变硬，严重者可使肾盂及输尿管完全闭合。

4. 肾周炎或肾周寒性脓肿　结核病灶发展至肾周围时，可发生结核性肾周炎或肾周寒性脓肿，并向外破溃形成经久不愈的结核性窦道。晚期肾结核可发生钙化，先期出现于较大脓腔边缘，呈斑点状，而后逐渐扩及全肾，形成贝壳样钙化，使肾脏完全萎缩。

5. 膀胱结核　膀胱结核继发于肾结核，结核结节最先出现在患侧输尿管口周围，然后扩散蔓延至膀胱三角区并逐步累及整个膀胱。结核结节可相互融合，形成溃疡，侵及膀胱肌层引起严重广泛的纤维组织增生，出现膀胱容量缩小、膀胱挛缩、输尿管口狭窄或闭合不全等病变。膀胱内感染的尿液因此可以反流至对侧肾脏，引起积水并感染健肾，此即为“一侧肾结核，对侧肾积水”的病理生理过程。若膀胱病变严重，溃疡病变可穿透膀胱壁波及邻近组织，形成膀胱阴道瘘或膀胱直肠瘘。

泌尿系统结核的主要病理改变，可以概括为肾皮质的阻塞性缺血性萎缩，肾髓质的干酪样坏死、空洞形成，输尿管壁纤维化狭窄、梗阻和膀胱挛缩。

第三节　病 因 病 机

本病是由于正气虚弱，感受痨虫，病情迁延不愈，正虚邪恋，阴精亏损所致。痨虫伤肺，损及肺阴，致肾阴亏虚，灼伤阴络，热传膀胱而病；或肺痨传肾，灼伤肾阴，热传膀胱而病；或精气不足，气阴两虚，或房劳伤肾，阴精耗损，痨虫袭扰而发病；或脾胃虚弱，生化乏源，先天失养，痨虫乘虚而入，发为本病。

第四节　诊断与方法

泌尿系统结核早期症状不明显，易漏诊误诊，需要与肾盂肾炎、非特异性膀胱炎以及尿石症伴肾积水等疾病相鉴别。一般根据既往的结核病史结合临床表现，特别是实验室检查与影像学表现，可以明确诊断。

一、临床表现特点

慢性、进行性加重的尿频、尿急、尿痛等膀胱刺激症状，可伴有腰痛、血尿或脓尿，经反复抗菌药物治疗无效者，应警惕泌尿系统结核存在。

二、尿液分析和结核分枝杆菌培养

尿液分析有白细胞、红细胞,甚至脓细胞,普通培养可无细菌生长。尿沉渣涂片做抗酸染色,连续3次,有50%~70%的患者可找到抗酸杆菌,但不能作为确诊的唯一依据,因包皮垢杆菌、枯草杆菌也属抗酸杆菌系列。收集尿液时应清洁外阴及尿道口,避免污染。尿结核分枝杆菌培养结果准确可靠,阳性率可达90%,但费时较长。

三、血生化检查

应用放射免疫法、酶联免疫试验等测定血清及尿中的结核抗原、结核抗体、抗原抗体复合物可协助诊断,这两种方法的灵敏度和特异度都较高。血沉、CRP增高无特异性。

四、结核菌素试验

结核菌素试验,又称PPD试验,是通过皮内注射结核菌素,观察皮肤反应硬结情况从而判断是否合并结核感染的。一般情况下,在没有卡介苗接种和非结核分枝杆菌干扰的情况下,PPD反应硬结<5mm,否则应提示有结核感染。此试验不能判断是否为活动性结核病。

五、超声与影像学检查

1. 超声检查 超声检查诊断泌尿系统结核的准确性受疾病程度、医师经验等多种因素影响。一般肾结核超声表现分为:囊肿型、积水型、结节型、积脓型、炎症萎缩型、钙化型和混合型。

2. X线检查 X线检查对了解肾结核病变的破坏程度、范围及双侧肾功能情况有重要意义。泌尿系平片可见肾脏有钙化影,多呈斑点状、圆形或不规则形钙化,严重者可见全肾广泛钙化。静脉尿路造影可见肾盏破坏、边缘不整如虫蚀样,肾盏变形、空洞,肾盏颈狭窄或闭塞,肾盏消失等表现,肾功能严重损害者肾脏不显影。膀胱结核引起对侧输尿管梗阻时可见对侧肾积水。

3. CT检查 能显示肾脏的横断结构,对肾脏的钙化及空洞检出率高。特征性改变是空洞表现:低密度灶,呈向心性排列,其断面呈囊状"花瓣"状,多发者围绕肾盂排列;增强扫描可发现"调色板"样特征,输尿管增粗僵硬。

4. 磁共振尿路造影(MRU)检查 可以发现肾实质内肾乳头破坏、脓腔形成、肾盏扩张不均、输尿管僵直及边缘不光滑或输尿管狭窄等。

六、膀胱镜检查

膀胱镜下可见浅黄色的粟粒样结核结节,多数散在分布于输尿管口附近及膀胱三角区,可伴有黏膜充血、水肿、溃疡、结核性肉芽肿及瘢痕等改变。输尿管口常变形呈洞穴状。必要时做逆行输尿管插管收集尿液化验及造影检查。当膀胱挛缩容量小于50ml或急性膀胱炎时不应做膀胱镜检查。

第五节 非手术治疗

1. 泌尿系统结核治疗原则 药物治疗为主,手术治疗为辅,控制活动性结核灶,尽可能保存肾功能。

2. 药物治疗原则 早期、足量、联合和规律使用抗结核药物(异烟肼、利福平、乙胺丁醇、吡嗪酰胺等)。治疗方案包括强化治疗和巩固治疗两个阶段。药物治疗期间,注意复查肝肾功能,定期做尿常规、结核分枝杆菌培养、结核分枝杆菌耐药试验及静脉尿路造影等以观察治疗效果。必须重视尿液检查和泌尿系造影的变化,药物治疗6~9个月后,若结核病变不稳定或肾脏破坏严重者,应改为手术治疗。

3. 随诊复查　患者治疗后一般不需长期随诊。若肾脏无钙化表现,随诊1年即可;若肾脏钙化病变逐渐发展,则需长期随诊直到钙化病变停止为止。

第六节　辨证论治

本病的治疗原则以"补虚杀虫"或者说"扶正祛邪"为主,扶正以养阴为中心,兼以益气和温阳;祛邪早期以清热利湿为中心,后期以活血化瘀为中心。

1. 湿热下迫证　证候:腰部灼痛或痛引少腹,小便频急,淋漓涩痛,尿色鲜红或黄赤,或尿液浑浊如米泔败絮,舌尖红,苔黄腻,脉滑数。治法:清热凉血宁络。选方:八正散(《太平惠民和剂局方》)加减。中药:详见第十一章。

2. 肾阴亏损证　证候:腰部隐痛,腰酸膝软,缠绵不愈,眩晕耳鸣,潮热盗汗,咽干口燥,尿频、尿急、尿痛,甚或血尿淋漓,舌红苔少,脉细数。治法:滋阴益肾宁络。选方:知柏地黄丸(《医宗金鉴》)加减。中药:详见第十一章。出汗较多者,加地骨皮、浮小麦、糯稻根;阴虚明显者,加女贞子、墨旱莲。

3. 气阴两虚证　证候:腰酸腰痛,稍劳即甚,纳少,神疲倦怠,自汗盗汗,颧红口干,尿频量少或小便失禁,尿血色淡,舌淡红,苔少,脉细弱。治法:益气养阴。选方:参芪地黄汤(《杂病源流犀烛》)加减。中药:人参、黄芪、山茱萸、熟地黄、淮山药、茯苓、牡丹皮、泽泻。有水肿者,可加生薏苡仁、白术;目花者,可加枸杞子、白芍。

4. 阴阳俱虚证　证候:腰部冷痛,酸软无力,神疲倦怠,畏寒肢冷,大便稀溏,小便清长或夜尿增多,舌淡胖,边有齿痕,苔少,脉沉细。治法:阴阳双补。选方:龟鹿二仙胶(《医便》)加减。中药:龟甲胶、鹿角胶、人参、枸杞子。大便溏,加白术、茯苓;腰膝酸软甚者,加山茱萸、肉苁蓉、黄精、紫河车。

5. 瘀阻肾络证　证候:肾痨日久,病势缠冗,腰痛如刺如折,小便频涩不畅,或黄或浊,面色黧黑或晦暗,入暮潮热,舌暗红或有瘀斑,脉细涩。治法:活血化瘀通络。选方:膈下逐瘀汤(《医林改错》)加减。中药:五灵脂、当归、川芎、桃仁、牡丹皮、赤芍、乌药、延胡索、甘草、香附、红花、枳壳。兼有虚寒者,加干姜、桂枝;兼有胁痛者,加柴胡、郁金。

第七节　手术治疗

一、保留肾单位手术

1. 术前准备与评估　术前应用抗结核药物2~4周,应结合术前静脉肾盂造影或增强CT以及术中情况综合评估肾脏切除范围及残余肾功能情况。

2. 手术适应证与禁忌证　局限性结核病灶,短程药物治疗可以将其治愈。有下列情况之一者,可以考虑行肾部分切除术:局限性钙化病灶,经6周抗结核药物治疗病灶无明显改善;钙化病灶逐渐扩大，有破坏整个肾脏的风险。

3. 手术关键技术与注意事项　手术关键技术：肾蒂血管阻断时间不应超过30~50分钟，以免造成肾功能损害，可采用肾局部降温方法延长肾动脉阻断时间；术前静脉肾盂造影常不能显示病变范围，应结合术中探查确定切除平面。如结核病灶未完全切除，则可能导致结核复发或尿瘘。注意事项：术后加强抗炎、支持治疗，继续规律口服抗结核药物，避免切口延期愈合和结核播散。

二、肾切除术与术后治疗

1. 术前准备与评估　手术前应用抗结核药物2~4周，采用肾动态扫描等手段综合评估了解对侧肾功能情况。

2. 手术适应证　肾脏被广泛破坏、功能丧失的肾结核；肾结核伴输尿管梗阻、继发感染；肾结核合并大出血；肾结核合并难以控制的高血压；钙化的无功能肾结核；一侧肾结核病变广泛，肾脏破坏无功能，另一侧病变较轻；结核分枝杆菌耐药或抗结核药物疗效不佳，患者全身情况稳定。

3. 手术禁忌证　患者有严重的出血倾向；双侧肾脏功能有严重受损；全身状况不良，重度贫血或低蛋白血症，泌尿生殖系统以外的活动性结核病灶。全身情况稳定，合并其他器官结核的患者原则上不是肾切除术的禁忌证。

4. 手术关键技术与注意事项　X线肾轮廓不清或肾门处有淋巴结钙化影时，提示手术较为困难，右肾可能与下腔静脉、十二指肠粘连，术前准备要充分；开放性结核肾切除时，应选择经第十二肋切口或经第十一肋间切口进行，以达到良好的显露，根据条件也可以行腹腔镜下结核肾切除术；尽可能减少对结核肾的挤压，避免结核分枝杆菌扩散；肾蒂应在直视下分别结扎切断，以减少动静脉瘘形成；应尽量切除肾周脂肪囊和有病变的输尿管，因为输尿管结核残端往往是膀胱结核久治不愈的原因；止血彻底，一般不放置引流，减少窦道形成；合并附睾结核时可同时切除附睾。

5. 术后处理与并发症防治　术后加强抗炎、支持治疗，继续规律口服抗结核药物，避免切口延期愈合及结核播散。

第八节　预防与调护

1. 预防肺结核。
2. 注重体检筛查，泌尿系统结核筛查的项目包括尿常规、尿沉渣、尿结核涂片、泌尿系彩超等。
3. 早期、足量用药，定期检查肝功能及尿常规。
4. 注意休息。

第九节　专家共识与建议

1. 泌尿系统结核是全身结核病的一部分，多继发于肺结核或骨关节结核，由原发病灶的结核分枝杆菌经血行抵达肾脏，在机体免疫力下降的情况下，结核分枝杆菌可快速生长繁殖，初期仅为肾脏局限性破坏，后逐步扩展至整个泌尿系统病变。

2. 泌尿系统结核主要病理改变为肾皮质的阻塞性缺血性萎缩，肾髓质的干酪样坏死、空洞形成、感染，及泌尿腔道的纤维化、狭窄、梗阻。

3. 泌尿系统结核典型的临床表现是慢性、进行性加重的尿频、尿急、尿痛等膀胱刺激症状，可伴有血尿或脓尿。

4. 反复抗菌药物治疗无明显效果时，应高度警惕泌尿系统结核发生。尿液分析、尿结核分枝杆菌培养、结核分枝杆菌的免疫学及分子生物学检查、PPD 试验等有助于诊断，静脉尿路造影、CT、肾动态扫描可评估肾损害程度。

5. 泌尿系统结核的治疗原则以药物治疗为主，手术治疗为辅，控制活动性结核灶，尽可能保存肾功能。早期规律、足量使用抗结核药物。

6. 外科治疗的目的是保护肾功能，防止脓肿和瘘管形成、控制高血压、提高生活质量、减少抗结核药物用量。根据病变范围和对侧肾功能状态，选择保留肾单位手术或肾切除术。术前抗结核治疗至少 2 周，正确选择手术方式及切除平面，术后规律抗结核治疗，是减少并发症发生和避免结核播散的重要保障。

7. 泌尿系统结核的中医治疗原则以“补虚杀虫”“扶正祛邪”为主，扶正以养阴为中心，兼以益气温阳、清热利湿、活血化瘀。

参考文献

1. 陈昌盛. 肾结核实验室诊断进展[J]. 医疗装备，2020，33(22)：196-197.
2. 董德琼，杨渝浩，肖瑜，等. 肾结核实验室诊断的临床研究[J]. 中华结核和呼吸杂志，1998(4)：61.
3. 伏旭，李笑然. 肾结核发病率升高病因的研究进展[J]. 泌尿外科杂志(电子版)，2018，10(04)：45-49，60.
4. 甘发连，朱璞太. 抗结核化疗联合外科手术治疗无功能性肾结核临床效果分析[J]. 中国医学前沿杂志(电子版)，2016，8(07)：127-130.
5. 胡学梅，胡道予，夏黎明. 肾结核的 MRI 表现(附 12 例分析)[J]. 放射学实践，2006，21(3)：281-283.
6. 刘猷枋，张亚强. 中西医结合泌尿外科学[M]. 北京：人民军医出版社，2007.
7. 那彦群，叶章群，孙光，等. 中国泌尿外科疾病诊断治疗指南：2011 版[M]. 北京：人民卫生出版社，2011.
8. 芮雪芳，沈春富，蔡松良，等. 肾结核的超声诊断与分型[J]. 临床泌尿外科杂志，2003，18(10)：585-586.
9. 吴阶平. 吴阶平泌尿外科学[M]. 济南：山东科学技术出版社，2004.
10. 袁阳，李瑜琴，陈玲，等. 肺外结核病分布及耐药分析[J]. 中国临床研究，2018，31(4)：535-537.
11. FIGUEIREDO A A，LUCON A M，JUNIOR R F，et al. Epidemiology of urogenital tuberculosis worldwide[J]. Int J Urol，2008，15(9)：827-832.
12. FIGUEIREDO A A，LUCON A M，GOMES C M，et al. Urogenital tuberculosis：patient classification in seven different groups according to clinical and radiological presentation[J]. Int Braz J Urol，2008，34：422-432.
13. KULCHAVENYA E，KHOLTOBIN D，SHEVCHENKO S. Challenges in urogenital tuberculosis[J]. World J Urol，2020，38(1)：89-94.
14. MERT A，GUZELBURC V，GUVEN S.. Urinary tuberculosis：still a challenge[J]. World J Urol，2020，38(11)：2693-2698.
15. VERVER S，WARREN R M，BEYERS N，et al. Rate of reinfection tuberculosis after successful treatment is higher than rate of new tuberculosis[J]. Am J Respir Crit Care Med，2005，171(12)：1430-1435.
16. WHO. Global Tuberculosis Report，2018：67-72.
17. WHO. Treatment of tuberculosis：guidelines for national programmes[M]. 4th ed. Geneva，2009.
18. ZHANG X，ZHENG T，MA X，et al. Comparison of retroperitoneoscopic nephrectomy versus open approaches to nonfunctioning tuberculous kidneys：a report of 44 cases[J]. J Urol，2005，173(5)：1586-1589.

第二十六章

男性生殖系结核

第一节　概　　述

一、西医学定义

男性生殖系结核在肺外结核中发生率为 20%~40%，包括附睾结核、前列腺结核、精囊结核、睾丸结核、阴茎结核。其中最常见的是附睾结核，占男性生殖系结核的 48.9%。虽然大多数男性生殖系结核继发于肾结核，但相当一部分患者没有肾结核临床表现，因此，在临床诊治中应注意避免漏诊误诊。

二、中医学概念

中医学中并无生殖系结核一词，根据其临床表现可归属于中医学“子痈”范畴。是发生于肾子的疮痨性疾病，因肝肾亏虚、络脉空虚，痰湿之邪乘虚侵袭肝肾之经脉，下注凝结于肾子而成。素体肝肾不足，或为痰湿体质，则痰湿之邪易于乘虚入侵，痰湿久结不消，郁而化热，热盛则肉腐形成脓肿，脓肿破溃后则流清稀脓液，若经久不愈则易气血两虚。

三、流行病学

附睾是最常见的受累器官，其中 45% 仅附睾受累，双侧附睾受累者占 34%。随着血睾屏障的破坏，结核分枝杆菌最终可以侵犯睾丸。80% 的附睾结核患者有阴囊肿块，其中伴有疼痛者占 40%~44%，只有 4% 的患者可能晚期出现脓肿或瘘管。双侧附睾病变可以使患者失去生育能力。

前列腺、精囊是前二大受累的生殖器官，占比为 22%~49%。最常见的临床表现为直肠、会阴部不适，尿频尿急，严重者可以出现血精、精液量减少、肛周窦道形成、性功能障碍和男性不育等。直肠指检可触及前列腺、精囊硬结，一般无压痛。

阴茎结核罕见，占比为 1%，主要累及阴茎皮肤，通常表现为单个或多个阴茎头或冠状沟上的浅表坏死性溃疡或硬结；海绵体侵犯罕见，临床表现为勃起功能障碍。

第二节　发 病 机 制

男性生殖系结核多继发于肾结核，主要通过血行途径感染，也可经尿路逆行感染。附睾结核通常是结核分枝杆菌由肾到前列腺、精囊，再逆行至附睾所致，病变在附睾尾部。而部分患者也可以通过血行途径感染，病变部位则在附睾头部。附睾结核多见于中青年男性，与该年龄段男性生殖系统血流丰富、生殖系管道细且长、结核分枝杆菌易停留有关。

第三节　病 因 病 机

本病虚实夹杂，标本同病，阴虚火旺是本，痰浊凝聚是标，气血亏损是果。早期多见标实证，中后期则多见本虚证。本病系因肾虚不固，阴寒湿邪所致。痰湿寒凝，结于肾子，发为"子痘"，日久寒邪化热，腐败成脓，脓液清稀，夹杂败絮，极易成瘘，易迁延不愈。

第四节　诊断与方法

一、诊断方法

泌尿生殖系结核的诊断主要依靠病史、查体、抗酸杆菌筛查、超声和影像学检查，重点如下。

1. 有无结核病史和长期泌尿系统感染史。

2. 直肠指检触及前列腺、精囊硬结或附睾硬结时，应考虑有男性生殖系结核的可能性。

3. 需要全面检查泌尿生殖系统有无结核病变。下列检查有助于诊断。

(1) 骨盆平片有无前列腺结核钙化影像。

(2) 尿液筛查抗酸杆菌、尿结核分枝杆菌培养和静脉尿路造影等检查可以明确有无肾结核。

(3) 前列腺液或精液中发现结核分枝杆菌可明确诊断。

(4) 超声检查显示睾丸附睾增大，回声不均匀，其内可见多发小片状低回声区，部分融合改变，或无回声区及颗粒状强回声。

(5) 静脉尿路造影可显示前列腺部尿道变形或扩大，造影剂可进入前列腺空洞。

(6) MRI 显示睾丸附睾内异常信号灶，T_2W_1 呈低信号，弥散加权成像(DWI)亦呈低信号，动态增强动脉期明显强化并持续强化，部分病灶中心无强化，提示为结核肉芽肿；少数病灶 T_2W_1 呈高信号，DWI 扩散受限，动态增强呈单环或多环状强化，提示可能为结核脓肿。

二、鉴别要点

1. 前列腺结核需与非特异性前列腺炎及前列腺癌鉴别　慢性前列腺炎患者排尿不适与疼痛症状一般较为明显，可有结节形成，范围较局限，常有压痛，结核相关检查指标为阴性。前列腺癌患者多为中老年人，前列腺特异性抗原(prostate-specific antigen，PSA)测定以及直肠指检及影像学检查有助于诊断，前列腺穿刺活检可以明确诊断。

2. 附睾结核需与非特异性慢性附睾炎鉴别　附睾结核硬块常不规则，进展缓慢，常可触及"串珠"样、粗硬的输精管，如附睾病变与皮肤粘连则可以形成阴囊皮肤窦道。非特异性慢性附睾炎很少形成局限性硬结，一般与阴囊皮肤无粘连，常有急性炎症发作史或伴有慢性前列腺炎病史。

3. 睾丸结核需与睾丸肿瘤鉴别　超声、影像学检查及相关睾丸肿瘤生物标志物检查有助于明确诊断。孤立性睾丸结节结核罕见，应该排除原发性睾丸肿瘤可能，抗结核治疗 3 周无效的病变应考虑睾丸肿瘤。

第五节　非手术治疗

药物治疗的基本原则是早期、足量、联合、规律、全程使用抗结核药物。常用治疗方案：异烟肼+利福平+乙胺丁醇+吡嗪酰胺联用 2 个月，异烟肼+利福平联用 4 个月（即 2/4 方案）；异烟肼+利福平+乙胺丁醇联用 9~12 个月。WHO 推荐抗结核药物及用药方案见表 26-1。

表 26-1　WHO 推荐抗结核药物及用药方案

阶段用药	药物	药物剂量/mg
初始/强化阶段（2 个月）	异烟肼（INH）	300
	利福平（RIF）	600
	吡嗪酰胺（PYR）	1 200
	乙胺丁醇（ETH）	2 000
维持/巩固阶段（4 个月）	异烟肼（INH）	300
	利福平（RIF）	600

注：异烟肼应在餐前半小时空腹服用。

第六节　辨证论治

1. 肝郁血瘀，痰浊凝聚证　证候：附睾肿硬结块，阴囊湿冷，偶有胀痛，入暮身热，但欲漱水不欲咽，舌暗或有瘀斑，苔腻，脉涩或弦滑。治法：疏肝活血，化痰散结。选方：金铃子散（《太平圣惠方》）合橘核丸（《济生方》）加减。中药：金铃子（川楝子）、延胡索、橘核、海藻、昆布、海带、桃仁、厚朴、木通、枳实、肉桂、木香。瘀血者，加三棱、莪术；口渴者，加天花粉。

2. 阴虚内热证　证候：附睾肿硬结块日久，溃腐化脓，或成瘘，迁延不愈，口燥咽干，心烦易怒，尿赤，舌红或红绛，苔少，脉细数。治法：滋阴降火。选方：六味地黄丸（《小儿药证直诀》）加减。中药：详见第十三章。痰饮较重者，加制半夏、陈皮；脾虚不运者，加茯苓。

3. 气血两亏证　证候：硬结不消伴隐痛不适，遇劳加重，面色无华，神倦乏力，尿色淡，便溏，舌淡红、质嫩，苔薄，脉细无力。治法：益气养血。选方：十全大补丸（《太平惠民和剂局方》）加减。中药：人参、白术、茯苓、炙甘草、当归、白芍、熟地黄、黄芪、肉桂、生姜、大枣、川芎。口渴者，加白茅根、黄柏、知母；兼有痰瘀者，加橘核、海藻。

第七节　手术治疗

对于病情加重，疗效不好，已有脓肿或阴囊皮肤窦道形成者，应在药物治疗配合下行附睾及睾丸切除术。抗结核治疗 2~4 周后可行手术治疗，术后继续行抗结核治疗。

第八节　预防与调护

1. 预防肺结核。
2. 注重体检筛查，筛查的项目包括尿常规、尿沉渣、尿结核涂片、泌尿系及生殖系彩超等。
3. 早期、足量、联合用药，定期检查肝功能及尿液分析。
4. 养成良好的生活卫生习惯。

第九节　专家共识与建议

1. 男性生殖系结核以附睾结核最常见，主要由血行途径感染所致，附睾结核也可经逆行途径感染。

2. 长期反复尿频、尿急、尿痛伴有附睾结节尤其是附睾尾部结节，应警惕结核病变可能。

3. 附睾结核可以表现为慢性附睾炎样症状。阴囊皮肤瘘管形成是附睾结核的特异性表现。反复血精患者常规抗炎效果欠佳，应考虑精囊结核或者前列腺结核可能。

4. 男性生殖系结核药物治疗必须按 WHO 推荐方案用药，遵循早期、足量、联合、规律、全程的原则，并定期复查肝肾功能。

5. 药物治疗效果欠佳，局部表现明显，可以考虑手术治疗，但术前必须给予抗结核药物治疗 2~4 周，且术后应继续使用抗结核药物。

6. 本病中医治疗原则以“扶正祛邪”为主，扶正以养阴为中心，兼以益气补血、祛邪化痰、散结散瘀。

参考文献

1. 陈孝平，汪建平，赵继宗. 外科学[M]. 9 版. 北京：人民卫生出版社，2018.
2. 李丹，杜德兵，吴文燕，等. 基因芯片技术在分枝杆菌菌种鉴定和耐药性分析中的应用[J]. 检验医学，2019，34(2)：165-168.
3. 李浩勇，刘继红，梁培育，等. 结核杆菌体外对人精子运动功能的影响[J]. 中国男科学杂志，2002(02)：95-97.
4. 王万荣，谭艳，谢胜，等. 双侧附睾结核所致无精症行 ICSI 1 例[J]. 湖北医药学院学报，2015，34(01)：90-91.
5. 刘建华，崔振鹏，张礼军，等. γ-干扰素酶联免疫斑点法联合结核菌素试验在附睾结核诊断中的应用价值[J]. 实用临床医药杂志，2019，23(20)：63-65，69.
6. 王向东，周立霞，王亚丽. 睾丸附睾结核的 MRI 和超声表现[J]. 国际医学放射学杂志，2019，42(6)：721-724.
7. 李翔，马仲序，付旭文，等. 56 例附睾结核 CT 影像表现分析[J]. 中国防痨杂志，2022，44(10)：1100-1103.
8. 闫瑞芳，李学坤，张改云，等. MRI 诊断附睾睾丸结核[J]. 中国医学影像技术，2020，36(10)：1517-1520.
9. 杜龙. 手术联合药物治疗附睾结核的疗效及对生育功能影响[J]. 中国性科学. 2020，29(01)：27-30.
10. 李志华，于茂恒，叶静，等. 强化抗结核治疗联合手术病灶切除对附睾结核诊治观察[J]. 中国中西医结合外科杂志，2019，25(04)：547-550.
11. 明静，李佳丽，吴芝婧，等. 个性化中药灌注联合康复护理在附睾结核患者干预中的应用效果观察[J]. 实用医院临床杂志，2019，16(04)：239-241.

12. 石官宇,李道兵,赵长永,等. 附睾结核的诊治分析(附 31 例报告)[J]. 临床泌尿外科杂志,2018,33(08):662-664.
13. 贺菊乔. 男性病从瘀论治探析[J]. 湖南中医杂志,2011,27(04):32-33.
14. BORGES W M,BECHARA G R,DE MIRANDA M M L,et al. Epididymis tuberculosis:case report and brief review of the literature[J].Urol Case Rep,2019,26:100969.
15. CEK M,LENK S,NABER K G,et al. EAU guidelines for the management of genitourinary tuberculosis[J]. Eur Urol,2005,48(3):353-362.
16. FIGUEIREDO A A,LUCON A M. Urogenital tuberculosis:update and review of 8961 cases from the world literature[J]. Rev Urol,2008,10(3):207-217.
17. JACOB J T,NGUYEN T M,RAY S M. Male genital tuberculosis[J]. Lancet Infect Dis,2008,8(5):335-342.
18. KULCHAVENYA E,KIM C S,BULANOVA O,et al. Male genital tuberculosis:epidemiology and diagnostic[J]. World J Urol,2012,30(1):15-21.
19. SAH S P,BHADANI P P,REGMI R,et al. Fine needle aspiration cytology of tubercular epididymitis and epididymo-orchitis[J]. Acta Cytol,2006,50(3):243-249.
20. SUANKWAN U,LARBCHAROENSUB N,VISESHSINDH W,et al. A clinicopathologic study of tuberculous epididymo-orchitis in Thailand[J]. Southeast Asian J Trop Med Public Health,2012,43(4):951-958.

第三篇

性与生殖疾病中西医结合诊疗共识

第二十七章

勃起功能障碍

第一节　概　　述

一、西医学定义

勃起功能障碍(erectile dysfunction,ED)是指阴茎持续不能达到或维持足够的勃起以完成满意的性生活。是一种可以严重影响患者身心健康的慢性疾病,其不仅影响患者及其伴侣的生活质量,也可能是心血管疾病的早期症状和危险信号。

二、中医学概念

早在秦汉时期即开始出现对阳痿的文字描述,阳痿之命名最早出现于马王堆医书,称为“老不起”。中医学中阳痿是指男子性交时痿软不举,或举而不坚,或坚而不久,无法正常进行性生活的病症。

三、流行病学

马萨诸塞州男性老龄化研究报道波士顿地区年龄 40~70 岁的男性 ED 总体患病率为 52%。在亚洲,ED 的患病率介于 9% 和 73% 之间。在我国,根据一项 3 个城市的流行病学调查,结果显示 ED 总的患病率为 26.1%,其中 40 岁以上的男性患病率为 40.2%。综合国内外现有报道资料,ED 的患病率随年龄增加而升高,并且患病人群日益趋向年轻化,预测 2025 年全球 ED 患者可达 3.22 亿。

第二节　发 病 机 制

阴茎的勃起过程是在视、听、嗅、触和幻觉的刺激下,中枢神经系统发出的性冲动,促使副交感神经兴奋,阴茎海绵体海绵窦平滑肌松弛,使血液不断流入阴茎海绵窦的同时,阴茎肿胀致阴茎白膜扩张变薄,使静脉受到压迫,限制阴茎海绵体内血液流出,血管内阻力上升,静脉血外流受限,阴茎内压上升,几乎与躯体动脉血压相等,产生坚硬勃起。因此,阴茎的勃起是一个完整的血流动力学过程,在这一过程中,任何一个环节出现功能障碍或者阴茎结构上的任何缺陷都可能造成和导致 ED。

ED 有多种分类方法,可依据病史、病理生理机制、发病时间、发病诱因、病变程度和复杂程度及有无合并其他性功能障碍等不同方法对其进行分类。现根据病因可分为三类:心理性 ED、器质性 ED 和混合性 ED。

1. 心理性 ED　心理压力与 ED 密切相关，如配偶日常关系不协调，性刺激不适当或不充分，以往有不良的性经历，存在减弱性刺激或者分散性心理因素，则易发生 ED。同样，ED 作为心理因素，也可引起抑郁、焦虑和躯体症状。

2. 器质性 ED

(1) 神经性 ED：中枢以及周围神经损伤或病变均可引起 ED。

(2) 血管性 ED：又可分为动脉性 ED 及静脉性 ED。动脉性 ED 最常见的病变是动脉粥样硬化，除此之外，继发于骨盆骨折和会阴部闭合伤的阴茎动脉损伤也可致 ED。静脉性 ED 由静脉闭合机制障碍引起，可分为原发性及继发性。

(3) 内分泌性 ED：引起内分泌性 ED 的常见病因包括性腺功能减退症、糖尿病、高催乳素血症、甲状腺功能异常等。

(4) 其他原因：如阴茎畸形（先天性、继发性）、年龄、慢性肾衰竭、医源性等。

3. 混合性 ED　指精神心理因素及器质性病因共同导致的勃起功能障碍。ED 可以是多种疾病不同病理过程中的一种表现，心理性及器质性因素相互作用相互影响，从而导致勃起功能障碍。

按发病时间分为原发性和继发性勃起功能障碍；按病变程度分类则可以采用诸如国际勃起功能指数-5（International Index of Erectile Function-5，IIEF-5）量表，分为重度（5~7 分）、中度（8~11 分）、轻度（12~21 分），见表 27-1；按是否合并其他性功能障碍分为单纯性勃起功能障碍和复合性勃起功能障碍。

表 27-1　国际勃起功能指数-5（IIEF-5）

请根据您过去 6 个月的性生活实际情况回答下列问题	0	1	2	3	4	5	得分
1. 对阴茎勃起及维持勃起有多少信心？		很低	低	中等	高	很高	
2. 受到性刺激后，有多少次阴茎能坚挺地进入阴道？	无性活动	几乎没有或完全没有	只有几次	有时或大约一半时候	大多数时候	几乎每次或每次	
3. 性交时，有多少次能在进入阴道后维持阴茎勃起？	没有尝试性交	几乎没有或完全没有	只有几次	有时或大约一半时候	大多数时候	几乎每次或每次	
4. 性交时，保持勃起至性交完毕有多大困难？	没有尝试性交	非常困难	很困难	有困难	有点困难	不困难	
5. 尝试性交时是否感到满足？	没有尝试性交	几乎没有或完全没有	只有几次	有时或大约一半时候	大多数时候	几乎每次或每次	
						总分：	

第三节　病因病机

阴茎勃起功能障碍属于中医学“阳痿”的范畴，阴茎之兴举，有赖于血液充养宗筋。情志因素、纵欲过度、饮食不当、跌仆损伤、六淫侵袭、久病所累、禀赋不足、年高体衰等均可致瘀血阻滞脉络，气血运行不畅，宗筋失养，痿软不举而致阳痿。其可单独致病，亦可多种因素同时致病，最基本的病理变化是肝郁、肾虚、湿热、血瘀。其中肝郁是主要病理特点，湿热是疾病的起始，肾虚是主要病理趋势，血瘀是最终病理结局，而且四者有机联系，互为因果，共同作用。证型可分为肝气郁结、湿热下注、瘀血阻滞、心脾两虚、肾阳亏虚、肾阴亏虚。

第四节　诊断与方法

一、病史采集

1. **性生活史**　问诊的内容应包括既往和当前性关系，如婚姻状况（已婚、未婚、离异、丧偶）、性生活频率、有无固定性伴侣、是否性厌恶、晨勃及手淫情况等，也需询问勃起障碍的起始和持续时间、勃起障碍发生的环境和就诊经过。同时，应注意患者除勃起功能障碍外有无合并其他性功能障碍，如性欲减退、早泄、射精异常、无性高潮、射精痛等，临床上往往多种性功能障碍同时存在。

2. **既往病史**　既往内外科病史、手术及创伤史、服药情况和烟酒毒等不良嗜好。

3. **精神、心理及家庭等因素**　目前婚姻及情感状态、工作特点、生活习惯、社会因素、生活压力等，并应关注患者是否因家庭观念、宗教文化或者传统思想而产生性无知及错误的性观念。

二、体格检查

应对每个ED患者进行全面的体格检查，包括舌脉象、第二性征发育检查、生殖系统检查、局部神经感觉等。常规检查应包括体型、心血管系统、呼吸系统、肝脾肾的检查。第二性征发育检查包括观察喉结、胡须、体毛分布与疏密程度及男性乳房发育等。生殖系统检查包括阴茎及阴囊的视诊和触诊，包括阴茎的大小、外形，包皮有无异常、阴茎头包皮炎、包皮粘连或包皮系带过短等；局部神经反射；会阴部感觉、提睾肌反射等。

三、实验室检查

1. **血尿常规、生化等常规检查**　有助于发现糖尿病、肝肾疾病、血脂代谢异常等相关慢性疾病。其中糖耐量试验、甲状腺功能检验可作为选择性检查。

2. **性激素测定**　性腺功能异常和勃起功能障碍之间的关系密切，勃起功能障碍的患者都应检测性激素常规。

四、特殊检查与评价

1. **夜间阴茎胀大及硬度试验（nocturnal penile tumescence and rigidity test，NPTR）**　主要用于鉴别心理性和器质性ED。中国男性夜间勃起（NPT）检查正常值：夜间勃起检测至少2夜，夜间8小时睡眠过程中，阴茎发生有效勃起2次以上，每次持续10分钟以上，勃起硬度>60%为正常勃起。

2. **视听性刺激勃起功能检测（audiovisual sexual stimulation，AVSS）**　AVSS可用于门诊患者，AVSS结果正常提示勃起功能正常，但是AVSS结果异常不能诊断患者为ED，此结果需向患者及性伴侣做充分解释和说明，必要时做进一步的检查。

3. **阴茎海绵体彩色多普勒超声检查（color Doppler duplex ultrasonography，CDDU）**　CDDU是目前诊断血管性ED最有价值的方法之一，被认为是诊断动脉性ED的金标准。评价参数包括：收缩期峰值流速（peak systolic velocity，PSV），舒张末期流速（end-diastolic velocity，EDV），阻力指数（resistance index，RI）。一般认为，注射血管活性药物后PSV≥30cm/s为正常，PSV<25cm/s提示动

脉供血不足，而 PSV 在 25~<30cm/s 时，则表明动脉功能存在异常。EDV<5cm/s，RI>0.8 为正常。若 EDV>5cm/s，RI<0.8，提示阴茎静脉闭塞功能不全。

4. 阴茎海绵体血管活性药物注射试验（intracavernous vasoactive drug injection test） 阳性试验是海绵体内注射血管活性药物后 10 分钟内出现坚硬的勃起反应（不能弯曲阴茎），并持续 30 分钟。注射后快速出现坚硬勃起并快速消退，可能提示静脉瘘；缓慢出现坚硬勃起并缓慢消退，提示可能存在动脉供血不足。

5. 阴茎神经电生理检查 神经电生理检查包括躯体神经以及自主神经，如阴茎神经躯体感觉诱发电位（penile nerve somatosensory evoked potential，PNSEP）、球海绵体肌反射潜伏时间、皮肤交感反应（sympathetic skin response，SSR）、阴茎生物阈值测定（penile biothesiometry）、海绵体肌电图（corpus cavernosum electromyogram，CC-EMG）等。该法主要用于神经性 ED 的诊断及鉴别。

6. 阴茎海绵体灌注测压（dynamic infusion cavernosometry）和阴茎海绵体造影（cavernosography，CG） 在诊断海绵体静脉闭塞功能不全方面有很高的准确性，可以准确记录静脉瘘的位置，并可以发现海绵体内充盈缺损、阴茎畸形等病变。阴茎海绵体造影和阴茎海绵体灌注测压结果不一定完全一致，当血管血液流速较小时造影结果可为阴性。

五、诊断要点与评估指标

1. 心理性 ED 患者常有精神创伤、夫妻感情不和或精神焦虑、抑郁等病史，在某些特定情况下，如手淫时、睡眠中或与其他性伴侣在一起时可以正常勃起。NPTR、阴茎血流检查等相关检查正常，心理相关评估可表现为异常。

2. 内分泌性 ED 患者多有睾丸外伤、老年性腺功能减退症或肝硬化等相关疾病。检验上通常有性激素、甲状腺激素等激素的异常，NPTR 表现为异常，属器质性 ED。

3. 神经性 ED 首先应评估患者的病因及相关危险因素，如神经系统疾患、腰椎及脊髓外伤或手术史、骨盆骨折、生殖器外伤史、糖尿病、有无腹腔及盆底手术放疗史等，任何外周和中枢神经系统的疾病都可致 ED，通过神经诱发电位检查可以检测出神经传导功能异常。

4. 血管性 ED 属器质性 ED，动脉性表现为勃起不坚，或不能勃起；静脉性通常表现为坚而不久，改变体位后出现疲软等。在高度怀疑血管性问题的基础上，可以通过检查阴茎血流动力学情况来判断，如阴茎海绵体灌注测压和阴茎海绵体造影、阴茎海绵体血管活性药物注射试验及阴茎海绵体彩色多普勒超声检查等，以评估阴茎动静脉功能。

第五节 非手术治疗

一、性与健康教育

ED 理想治疗应该采用安全、有效、简便及经济的治疗方法，达到全面康复。性与健康教育贯穿 ED 治疗全过程，包括改善生活方式、心理调节、行为训练等。

二、原发病治疗

对于有明确基础疾病的患者，应予以治疗，如心血管疾病、糖尿病、内分泌异常、抑郁症等。并且应与 ED 同时治疗或先于 ED 治疗。

三、治疗药物与选择

1. 一线药物治疗　5型磷酸二酯酶抑制剂（phosphodiesterase type 5 inhibitor，PDE5i）为目前治疗ED的一线用药，其机制是通过提高阴茎海绵体平滑肌细胞舒张功能，增加海绵体血流灌注来改善勃起。PDE5i对于器质性ED有效率可达80%，对于心理性ED也有着不错的疗效。目前国内常用的有西地那非、他达拉非。PDE5i传统以按需服用为主，而目前规律服用他达拉非成为另一种可供选择的治疗方式，他达拉非具有半衰期长（17.5小时）及有效浓度可维持36小时的特点，已有临床数据表明，他达拉非5mg每日规律服用可明显提高患者IIEF-5评分，同时患者具有更好的耐受性。PDE5i易出现的不良反应包括头痛、烧心、面部潮红、鼻充血和视觉障碍、肌痛等，且与含硝酸盐的药物（例如用于治疗心绞痛的药物）一起使用会导致危险的低血压。所以对于有相关危险因素（不稳定型心绞痛、心功能不全失代偿、难以控制的高血压）患者，需等到上述危险因素稳定后，才能考虑使用PDE5i。

2. 二线药物治疗　对于内分泌功能异常引起的ED，可使用雄激素进行治疗；高催乳素血症时，在排除其他如垂体肿瘤后，需采用多巴胺受体激动剂治疗，如溴隐亭、卡麦角林。此外还有如育亨宾、酚妥拉明可作用于局部的药物，以及作用于中枢的药物，如阿扑吗啡、曲唑酮，但均非临床常规用药。阴茎海绵体血管活性药物注射目前作为一种侵入性治疗主要适用于对于使用PDE5i有禁忌证、不愿口服药物，或发现PDE5i效果不足或无效的男性。

四、物理治疗

1. 真空勃起装置（vacuum erection device，VED）治疗　真空勃起装置通过负压吸引导致阴茎充血，再在阴茎根部置压缩环阻止血液回流以维持勃起。该方法作为一项非侵入性的治疗方法，可应用于PDE5i无效的患者，两者也可以联合治疗；尤其适用于偶尔有性生活的老年患者。禁忌证包括自发性异常勃起、间歇性异常勃起和阴茎严重畸形患者，以及有出血性疾病或正在服用抗凝药物的患者。其不良反应包括阴茎疼痛、麻木、射精延迟等。需要注意的是使用时应告知患者，负压助勃时间不宜超过30分钟。

2. 低强度体外冲击波治疗（low-intensity extracorporeal shockwave therapy，LI-ESWT）　近年来LI-ESWT正成为一种治疗ED的新疗法。EAU已将LI-ESWT作为治疗血管性ED的一线治疗，该治疗有望从根本上修复阴茎病理损伤，从而治愈ED。目前多推荐应用于轻中度ED及其他非手术治疗效果不佳的患者，单用或联合使用。

3. 低强度脉冲式超声波治疗（low-intensity pulsed ultrasound shockwave therapy，LI-PUS）　作为一种非侵入性的治疗方法近几年也开始逐渐用于临床，主要是依靠非热效应起到促进血管以及神经再生、抑制炎症反应、促进干细胞激活等作用，目前被认为是一种有望使ED患者阴茎获得自发性勃起功能的理想治疗途径。多推荐应用于轻中度ED及其他非手术治疗效果不佳的患者，单用或联合使用。

第六节　辨证论治

阳痿的中医辨证，中青年患者实证占多数，情志所伤、湿热浸淫、瘀血阻络是主要病机。老年患者年高体衰，往往虚证或虚实夹杂证占多数，肾阴阳两亏、脾肾亏虚、命门火衰、瘀血阻络、痰湿困阻等病机较多。

1. 肝气郁结证　证候：阳事痿弱，精神抑郁，喜猜疑，紧张焦虑，性欲淡漠，失眠多梦，善叹息，两胁胀闷或疼痛不适，舌淡或红暗，苔薄，脉弦或弦细。治法：疏肝理气，通络兴阳。选方：柴胡疏肝散（《医宗金鉴》）加减。中药：陈皮、柴胡、川芎、香附、枳壳、白芍、甘草。推荐中成药：疏肝益阳胶囊、乌灵胶囊。

2. 湿热下注证　证候：阴囊潮湿、瘙痒或臊臭坠胀，口苦咽干，尿黄便秘，脘闷食少，腰骶胀痛，下肢酸困，舌红，苔黄腻，脉滑数或弦数。治法：清热利湿，疏肝振痿。选方：龙胆泻肝汤（《医方集解》）加减。中药：龙胆草、栀子、黄芩、木通、泽泻、车前子、柴胡、甘草、当归、生地黄。推荐中成药：龙胆泻肝丸（片）。

3. 瘀血阻滞证　证候：会阴部，或阴囊，或下腹部，或耻骨上区，或腰骶及肛周坠胀疼痛，舌质暗或有瘀点、瘀斑，脉弦或涩。治法：活血通络，益肾兴阳。选方：少腹逐瘀汤（《医林改错》）加减。中药：小茴香、干姜、延胡索、没药、当归、川芎、官桂、赤芍、生蒲黄、五灵脂。推荐中成药：血府逐瘀丸（胶囊）。

4. 心脾两虚证　证候：阳事痿弱，性欲淡漠，神疲乏力，面色萎黄，食少便溏，心悸少寐，多梦健忘，舌淡，边有齿痕，苔少，脉细弱。治法：补益心脾，壮阳起痿。选方：归脾汤（《正体类要》）加减。中药：白术、茯神、黄芪、龙眼肉、酸枣仁、人参、木香、甘草、当归、远志。推荐中成药：归脾丸。

5. 肾阳亏虚证　证候：性欲低下，阳事痿弱，腰膝酸软，畏寒肢冷，精神萎靡，阴部冷湿，精冷滑泄，舌淡，苔白，脉沉细或尺脉弱。治法：温补命门，兴阳怯痿。选方：右归丸（《景岳全书》）加减。中药：熟地黄、附子、肉桂、山药、山茱萸、菟丝子、鹿角胶、枸杞子、当归、杜仲。推荐中成药：右归丸（胶囊）、复方玄驹胶囊、八子补肾胶囊、龟龄集胶囊、龙鹿丸。

6. 肾阴亏虚证　证候：欲念频萌，阳事易举却不坚或不久，口干咽燥，失眠健忘，五心烦热，遗精，头晕耳鸣，腰膝酸软，形体消瘦，舌质淡红，苔少、薄黄，脉细或沉细数。治法：滋阴补肾，填精去痿。选方：六味地黄丸（《小儿药证直诀》）、二地鳖甲煎（《男科纲目》）加减。中药：六味地黄丸组成为熟地黄、酒萸肉、牡丹皮、山药、茯苓、泽泻。二地鳖甲煎组成为生地黄、熟地黄、沙苑子、茯苓、枸杞子、巴戟天、生鳖甲、龟甲、丹皮、丹参、白芷、杜仲、桑寄生。推荐中成药：左归丸（胶囊）、六味地黄丸。

此外，在部分特殊类型ED（如神经损伤性ED）中多见气虚血瘀的证型，可见阳事痿弱，或痿而不举，性欲淡漠，神疲乏力，少气懒言，下腹、会阴或阴囊区疼痛不适，舌暗淡，或有瘀点、瘀斑，苔薄白，脉细弱或偏涩。可以益气活血，通络起痿为治法，方药选用补阳还五汤（《医林改错》）加减，组方可选用红景天、黄芪、党参、当归、川芎、桃仁、红花、赤芍、枸杞子、淫羊藿、川牛膝、蜈蚣、水蛭、地龙。

中医辨证论治中还可以根据不同证型选择其他疗法。

（1）针灸：①体针，肾俞、关元、命门、三阴交、足三里、气海、太冲等。②耳针，外生殖器、精宫、睾丸、神门、内分泌、皮质下、神经衰弱点、肾、肾胞等。③电针，八髎、然谷、关元、三阴交。

（2）外治法：中药熏洗、按摩疗法等。

第七节　手术治疗

假体植入治疗　①适应证：阴茎假体植入术（penile prosthesis implantation）适用于口服药物及其他治疗无效或不能接受已有治疗方法的患者。②禁忌证：存在全身、皮肤或尿道感染者。相对禁忌证包括存在阴茎严重畸形、尿道狭窄、阴茎发育不良、阴茎血管瘤、未有效治疗的精神心理障碍患者。

③阴茎假体分类：可分为非膨胀性和可膨胀性2种类型。阴茎假体植入通过冠状沟下、耻骨下和阴茎阴囊交界部3种路径。目前该手术的并发症包括感染、机械故障、三件套假体自发膨胀、龟头膨胀感差、勃起短缩、泵体或水囊移位、柱体糜烂穿入尿道等，其中最主要的两种并发症为感染和机械故障。假体植入治疗的优点是满意度较高，不影响性快感、射精以及排尿，且术后维持效果较血管重建手术持续时间更长，因此推荐作为手术的首选术式。阴茎静脉瘘手术、阴茎动脉重建手术的有效性尚待验证，因其效果的不确定性，仅作为可选择的方法之一，并不推荐为首选。

第八节　预防与调护

1. **生活与饮食**　怡情养心，饮食有节，起居有常，房事有度。
2. **性健康教育**　培养正确的性意识，树立良好的性道德，提高自身的性自信。
3. **良好的夫妻关系**　融洽性伴侣关系，互相信任，互相尊重，切忌冷言相讥。
4. **积极治疗原发病**　如糖尿病、动脉粥样硬化、性腺功能减退症等。
5. **不滥用助勃药物**　尽量避免服用影响性功能的药物。

勃起功能障碍的精准诊疗是临床医生面临的重大挑战，单一的诊治模式已无法满足个体化的需求。随着中西医结合领域的不断深入，形成中西医结合勃起功能障碍诊疗共识，可极大提高临床医生对患者个体化的把握，从而达到更好的疾病治疗有效率。

第九节　专家共识与建议

1. **病史与体检**　详细记录ED患者的病史，重点关注性生活史，既往病史，精神、心理及家庭等因素；详细的体格检查，重点检查舌脉象、第二性征发育检查、生殖系统检查、局部神经感觉等。
2. **检查的选择**　常规检查包括性激素、甲状腺功能等；心理评估、自我阴茎硬度评估、夜间阴茎胀大及硬度试验在诊断ED中起重要作用；阴茎海绵体彩色多普勒超声检查、阴茎神经电生理检查可选择使用。
3. **夫妻共同参与原则**　医生和患者都需认识到，性活动是夫妻双方参与的活动，因此对ED的治疗必须遵循男女双方共同参与的原则。
4. **病因与心理同治原则**　应明确其基础疾病、诱发因素及潜在的病因；结合病因对ED患者综合评估，明确其病因后再制订个体化治疗方案；心理评估与指导应贯穿ED治疗的全过程。
5. **治疗方案的选择**　PDE5i是ED的一线用药，在该药治疗基础上结合其他方法能增加治疗效果，可以选择中药口服、真空勃起装置、药物注射治疗、低强度脉冲式超声波治疗、低强度体外冲击波治疗等。对于口服药物及其他治疗无效或不能接受已有治疗方法的患者，最后可选假体植入治疗。
6. **中医药的应用**　根据中医辨证分型，ED患者可单独使用中药治疗，或中药联合西药进行治疗。药物治疗推荐原则：对于轻度ED（IIEF评分12~21分）患者，推荐单独使用中药或者中药配合西药进行治疗；对于中度ED(IIEF评分8~11分)患者，推荐中药配合西药进行治疗；对于重度ED(IIEF评分7分以下)患者药物治疗无效，可考虑非药物治疗，对于该类患者一般不推荐单独使用中药治疗，如患者确有需求或根据临床实际判断，推荐配合使用中成药作为辅助治疗。
7. **中西医结合个体化方案**　随着中医及西医对ED病理生理与疾病过程认识的加深，中西医结合个体化治疗方案在临床上已取得良好的治疗效果。

参考文献

1. 北京中医药学会男科疾病专家共识组. 勃起功能障碍中西医融合药物治疗专家共识[J]. 中国男科学杂志,2021,4(35):59-62.
2. 中华医学会男科学分会. 中国男科疾病诊断治疗指南与专家共识(2016版)[M]. 北京:人民卫生出版社,2017.
3. 王飞翔,朱广友,夏文涛.《男性性功能障碍法医学鉴定》(GB/T 37237—2018)的应用说明[J]. 法医学杂志,2019,35(6):744-747.
4. 徐福松. 徐福松实用中医男科学[M]. 北京:中国中医药出版社,2009.
5. 张敏建,常德贵,贺占举,等. 勃起功能障碍中西医结合诊疗指南(试行版)[J]. 中华男科学杂志,2016,22(8):751-757.
6. 张敏建,郭军. 中西医结合男科学[M]. 北京:科学出版社,2011.
7. 张炎,张海涛,王忠,等. RigiScan 勃起功能障碍诊治临床应用中国专家共识[J]. 中国性科学,2019,12(28):5-10.
8. 中华中医药学会. 中医外科临床诊疗指南:阳痿病[M]. 北京:中国中医药出版社,2020.
9. 中国中西医结合学会泌尿外科专业委员会. 中西医结合诊疗勃起功能障碍专家共识[J]. 中国中西医结合外科杂志,2022,28(6):763-768.
10. CHIERIGO F,CAPOGROSSO P,DEHO F,et al. Long-term follow-up after penile prosthesis implantation-survival and quality of life outcomes[J]. J Sex Med,2019,16(11):1827-1833.
11. BURNETT A L,NEHRA A,BREAU R H,et al. Erectile dysfunction:AUA guideline[J]. J Urol,2018,200(3):633-641.
12. SULTANA A,GRICE P,VUKINA J,et al. Indications and characteristics of penile traction and vacuum erection devices[J]. Nat Rev Urol,2022,19(2):84-100.
13. HATZICHRISTOU D,HATZIMOURATIDIS K,BEKAS M,et al. Diagnostic steps in the evaluation of patients with erectile dysfunction[J]. J Urol,2002,168(2):615-620.
14. SALONIA A,BETTOCHI C,CARVALHO J,et al. EAU Guidelines on Sexual and Reproductive Health 2020[M]. The Netherlands:European Association of Urology Guidelines Office; 2020.
15. SALONIA A,BETTOCCHI C,BOERI L,et al. European association of urology guidelines on sexual and reproductive health-2021 update:male sexual dysfunction[J]. Eur Urol,2021,80(3):333-357.
16. KALYVIANAKIS D,MEMMOS E,MYKONIATIS I,et al. Low-intensity shockwave therapy for erectile dysfunction:a randomized clinical trial comparing 2 treatment protocols and the impact of repeating treatment[J]. J Sex Med,2018,15(3):334-345.
17. MIZUNO I,FUSE H,FUJIUCHI Y,et al. Comparative study between audiovisualsexual stimulation test and nocturnal penile tumescence test using RigiScan Plus in the evaluation of erectile dysfunction[J]. Urol Int,2004,72(3):221-224.
18. MULHALL J P,TROST L W,BRANNIGAN R E,et al. Evaluation and management of testosterone deficiency:AUA guideline[J]. J Urol,2018,200(2):423-432.
19. PORST H,GACCI M,BUTTNER H,et al. Tadalafil once daily in men with erectile dysfunction:an integrated analysis of data obtained from 1913 patients from six randomized,double-blind,placebo-controlled,clinical studies[J]. Eur Urol,2014,65(2):455-464.
20. SALONIA A,BETTOCCHI C,BOERI L,et al. European association of urology guidelines on sexual and reproductive health-2021 update:male sexual dysfunction[J]. Eur Urol,2021,80(3):333-357.

第二十八章

女性性功能障碍

第一节 概 述

一、西医学定义

女性性功能障碍(female sexual dysfunction,FSD)是指女性个体在性反应周期中的一个或几个阶段发生障碍或出现与性交有关的疼痛,而不能参与或不能达到其所预期的性关系,造成心理痛苦。

二、中医学概念

目前尚无女性性功能障碍的中医病名。阴冷,又称为“阴寒”“女子阴痿”“玉门冷”等,现“阴冷”多特指女性性欲低下。阴冷最早出现在《诸病源候论·虚劳病诸候》,指男女自觉阴器寒冷,甚至冷及下腹,性欲低下的一种疾病。此症似乎涵盖了现代医学中女性性欲减退或缺乏,生殖器反应丧失,性厌恶与性乐缺乏,性高潮功能障碍诸病。

三、流行病学

相对于勃起功能障碍而言,女性性功能障碍的认识和研究起步较晚。但女性由于一生中会经历妊娠、分娩、哺乳及绝经等特殊生理事件,多数女性会在这些时期遭遇性功能障碍问题。目前关于 FSD 的发病率和患病率的数据有限,国外发病率估计在 25.8%~91.0%,并在 45~64 岁期间达峰值。据 2006 年的一项研究报道,64% 的女性存在性欲低下,31% 的女性存在性唤起障碍,35% 的女性有性高潮障碍,26% 的女性存在性交疼痛。国内女性受封建传统思想教育,对性功能问题还羞于启齿,且尚未引起专业人士的足够重视,因此关于 FSD 的人群流行病学资料较少。一项针对中国 23 个省、4 个直辖市、2 个特别行政区和 5 个自治区 14 306 名 18~69 岁有性生活史的女性进行的横断面调查,发现人群中 FSD 的总发生率为 53.17%,其中性欲望障碍和性满意度障碍发生率较高,分别为 46.17%、46.97%。总之,FSD 普遍存在,且不同群体、不同特殊生理和病理时期发病率各不相同,应该得到更多的关注。

第二节 发病机制

对于 FSD,无论是否存在器质性因素,心理、家庭和社会因素都始终在起着重要作用,性观念、情感及心理失调是 FSD 的主要原因,这一点已经被广泛认同。有关自尊问题、身体形象与生殖器官发育异常问题以及与配偶关系问题,均可以影响女性的性反应。中枢与周围神经系统的病变和损伤、糖尿病引发的神经病变等也同样会导致 FSD，而性唤起障碍多与大脑皮质海马区性功能高级中枢功能异常有关；任何引起女性雌激素和雄激素水平降低的因素都可能引起 FSD。产后的 FSD 受到许多因素影响，包括分娩方式、激素水平、神经因素、心理因素、躯体疾病及药物等。与完整会阴的妇女相比，会阴切开术及会阴裂伤妇女的性欲、高潮和性满意度较低，且性交疼痛发生率较高。

第三节　病 因 病 机

中医学认为女性性功能障碍的原因在于妇女特殊的解剖、生理学特点，故有其自身的特异性。气血亏虚、气滞血瘀是病机的关键，妇女以血为本，经、孕、产、乳及性的活动都不离血，而又关乎气。五脏六腑为气血化生之源，主导与维系妇女的生理活动。其血化生于脾，总属于心，藏受于肝，施泄于肾，灌溉全身。气血调和，任通冲盛，性功能得以正常。奇经失调、胞宫功能失调是主要病机。冲、任、督、带四脉在生理上与人体生殖及性功能密切相关，若四脉受损，则有间接损伤与直接损伤两个途径。脏腑功能失常，气血失调所致的冲、任、督、带病变属于间接损伤；若致病因素直接侵犯有关经脉，则属于直接损伤。胞宫依靠脾胃之气的升举，肾气及冲、任的固护，带脉的约束，以维持其正常位置。寒、热、湿痰均可损伤胞宫，寒凝胞宫则痛经、闭经、阴冷、性交疼痛，热蕴胞宫则血妄行而崩漏、性交出血，痰浊、瘀血阻滞胞宫则致痛经、性交疼痛、阴道痉挛等。肾虚是本病发生的基础，肾是生精、化气、生血的根本，也是生长、发育、生殖的根本。肾是藏精之处、施精之所、天癸之源、冲任之本；肾系胞宫、济心、养肝、煦脾、生髓通脑。肾气盛，肾之阴阳调和，冲任二脉才能通盛，精血方能注入胞宫化为月经，阴窍才能濡润，性功能才能正常。导致女性性功能障碍的原因还有先天因素、饮食不节、跌仆、金刃损伤和手淫等。

第四节　诊断与方法

一、临床表现

女性性功能障碍的临床表现可概括为：成年女子从性唤起直到高潮出现的整个性活动过程中的异常状态。

二、病史采集

1. 性生活史　应从患者描述性问题开始。使用临床已验证的、可靠的、标准的、自我填写的问卷，常用的自填问卷有女性性功能和性功能障碍问卷。

2. 既往病史　包括关于伴随的内外科疾病、手术及创伤史、药物使用等重点问题。

3. 心理社会史　应评价社会因素、过去的性观念、过去的性虐待和性创伤、情感、人际关系等问题。对有性功能障碍的女性进行单独的心理学会诊。

三、体格检查

应根据病史提供的性医学症状有针对性地进行。具体包括：以外周生殖器为中心的检查；心理评估；测量血压和脉搏；盆底肌检查；甲状腺、乳腺及神经系统检查。

四、实验室检查

实验室检查对指导 FSD 的诊断几乎没有帮助。FSD 患者有指征做阴道 pH 测试，以明确有无阴道炎；对性欲下降或性唤起障碍的绝经后妇女可以检测激素水平，但两者间无可靠的相关性。

五、辅助检查

1. 影像学检查　可根据患者病情选择影像学检查，尤其是病史提示有原发病导致 FSD，可通过影像学检查确定病因。

2. 其他检查　可根据患者病情选择血管检查及神经学检查，尤其是病史提示有 FSD 神经疾患，可行外生殖器运动和感觉神经分布完整性的神经学检查。

六、诊断与评估要点

西医诊断标准　本共识仍沿用 2003 版 FSD 的四类分型方法：①性欲障碍，即性欲低下、性厌恶；②女性性唤起障碍；③女性性高潮障碍；④性交疼痛。

在 FSD 诊断方面，病史采集尤为重要，应从患者描述性问题开始。常用的自填问卷有女性性功能指数（Female Sexual Function Index，FSFI）量表，见表 28-1。FSFI 量表对性反应的 6 个方面进行评分，包括性要求、性唤起、性润滑、性高潮、性满足、性交疼痛。每个方面 0~6 分，总评分范围 2~36 分，评分越低，性功能越差。单项评分 <3.6 分表示这方面功能异常，总评分 <26.55 分提示性功能障碍，中国城市女性低于 23.45 分时认为有性功能障碍。

表 28-1　女性性功能指数（FSFI）量表

问题	选项	得分
1. 在过去的 4 周里，您有性需求或是性兴趣（冲动）的频率是？	5=经常 4=大多数 3=有时（多于一半） 2=一些时候（少于一半） 1=几乎没有或没有	
2. 在过去的 4 周里，您如何评价您的性需求或性兴趣程度？	5=非常高 4=高 3=温和的 2=低 1=非常低或者根本没有	
3. 在过去的 4 周里，在性活动或性交时，您多久会被唤醒？	0=没有性生活 5=几乎经常 4=大多数（大于一半） 3=有时（大约一半） 2=一些时候（小于一半） 1=几乎从不或从不	
4. 在过去的 4 周里，在性活动或性交时，您如何评价您的“性兴奋”程度？	0=没有性行为 5=非常高 4=高 3=温和的 2=低 1=非常低或者根本没有	

续表

问题	选项	得分
5. 在过去的4周里，在性活动和性交中，您对性唤起有信心吗？	0=没有性行为 5=非常高的信心 4=高信心 3=温和的信心 2=低信心 1=低信心或没有信心	
6. 在过去的4周里，您有多少次对您的性唤起满意？	0=没有性行为 5=几乎经常 4=绝大多数(多于一半) 3=有时(大概一半) 2=很少数(少于一半) 1=几乎从不或从不	
7. 在过去的4周里，您在性活动中要多久变得润滑(湿)？	0=没有性行为 5=几乎经常 4=绝大多数(多于一半) 3=有时(大概一半) 2=很少数(少于一半) 1=几乎从不或从不	
8. 在过去的4周里，您在性活动中使阴道变得润滑的困难程度是？	0=没有性行为 5=非常困难或根本不可能 4=非常困难 3=困难 2=轻微的困难 1=没困难	
9. 在过去的4周里，在性活动中您能保持润滑多长时间？会持续到结束吗？	0=没有性行为 5=几乎经常或经常 4=大多数时间(大于一半) 3=有时(大概一半) 2=少数(小于一半) 1=几乎没有或没有	
10. 在过去的4周里，在您性活动时保持润滑的困难程度是？	0=没有性行为 5=非常困难或根本不可能 4=非常困难 3=困难 2=轻微的困难 1=没困难	
11. 在过去4周里，当你过性生活时，多久使您达到性高潮？	0=没有性行为 5=几乎经常或经常 4=大多数时间(大于一半) 3=有时(大概一半) 2=少数(小于一半) 1=几乎没有或没有	

续表

问题	选项	得分
12. 在过去的4周里，当你过性生活时，您达到性高潮的困难程度是？	0=没有性行为 5=非常困难或根本不可能 4=非常困难 3=困难 2=轻微的困难 1=没困难	
13. 在过去的4周里，您对您在性活动中达到性高潮的能力满意吗？	0=没有性行为 5=非常满意 4=比较满意 3=一半满意一半不满意 2=有点不满意 1=非常不满意	
14. 在过去的4周里，您对您和性伴侣之间的亲密情感程度有多满意？	0=没有性行为 5=非常满意 4=比较满意 3=一半满意一半不满意 2=有点不满意 1=非常不满意	
15. 在过去的4周里，您对您和性伴侣之间的性关系有多满意？	0=没有性行为 5=非常满意 4=比较满意 3=一半满意一半不满意 2=有点不满意 1=非常不满意	
16. 在过去的4周里，您对您性生活总体的满意程度是？	0=没有性行为 5=非常满意 4=比较满意 3=一半满意一半不满意 2=有点不满意 1=非常不满意	
17. 在过去的4周里，在性交进行(阴茎插入阴道)时，您有疼痛或不舒服的经历吗？	0=从没有尝试插入 1=几乎经常或经常 2=大多数时候(大于一半) 3=有时(大概一半) 4=有些时候(小于一半) 5=几乎没有或没有	
18. 在过去的4周里，您在阴茎插入阴道后感到阴道疼痛或不适的频率是？	0=从没有尝试插入 1=几乎经常或经常 2=大多数时候(大于一半) 3=有时(大概一半) 4=有些时候(小于一半) 5=几乎没有或没有	

续表

问题	选项	得分
19. 在过去的4周里，您在阴茎插入阴道时或过后感到阴道疼痛或不适的程度是？	0=从没有尝试插入 1=非常高 2=高 3=轻微的 4=低 5=非常低	
	总分：	

第五节 非手术治疗

一、所有患者初始治疗措施

FSD的非手术治疗策略包括一般性教育、心理治疗、原发病治疗、康复治疗、药物治疗；同时结合中医FSD的辨证施治，制订中西医结合个体化治疗方案。

1. 一般性教育 对妇女性功能的评估，首先应进行全面的临床问诊，查明患者性功能障碍的病因，确定诱发的原因、持续的时间及确定其痛苦的程度。应帮助患者与性伴侣了解生殖系统解剖和正常的性生理反应过程，让患者了解年龄增长和血管功能衰退所引起的性生理改变，强调一般健康状况与性功能的关系，并应向患者强调戒烟戒酒对维持或恢复性功能的重要性。女性形体差或自卑的问题也是导致其低性欲的因素之一，可以通过增加自我认识和提供积极的性体验加以改善。此外，由于性欲和性兴奋是交织在一起的，增强女性的性兴奋和性快乐技巧也会增加她的性动机。

2. 心理治疗 健康的心理和人际关系是影响妇女性欲的重要因素。心理因素可以包括精神疾病（例如焦虑、抑郁、人格障碍等）、形体差、性创伤史等。治疗妇女性欲的心理方法包含性疗法、认知行为疗法（cognitive behavioral therapy，CBT）、正念干预（mindfulness-based intervention，MBI）和家庭系统治疗。

（1）性疗法：性疗法是一种专业的咨询或心理治疗，通过使用特定的技术来解决性欲、觉醒、性高潮和疼痛等问题。一般而言，性疗法是在个体、夫妇中进行的短期（约3个月）治疗。性治疗通常包括心理教育、夫妇性敏感区认知和咨询。性伴侣间的性感集中疗法（sensate focus therapy，SFT）是性治疗的核心，对性唤起障碍患者有很好的效果。

（2）认知行为疗法（CBT）：CBT的重点是让患者识别和改变不正确的性行为和认知，以达到治疗目的。

（3）正念干预（MBI）：MBI是治疗FSD潜在的有效方法。MBI是将“注意当下”与“不作评判”作为核心思想与主要方法。MBI与CBT不同之处是它专注于接受当前的思想和情绪，而CBT通常的目的是直接重构自己的思维。

（4）家庭系统治疗：基于性生活是家庭整体生活的组成部分，是家庭系统治疗的出发点，夫妇双方应加强交流与沟通，互相主动以治疗FSD。

3. 原发病治疗 对于一些由糖尿病、尿失禁等疾病引起FSD的患者，应先通过手术或者药物治疗其原发病，进而改善其性功能。

4. 康复治疗

(1) 盆底肌训练:盆底肌训练(pelvic floor muscle training,PFMT)是患者有意识地主动、节律性收缩盆底肌肉训练,从而使盆底肌群血液循环得以改善,张力得到恢复,提高阴道紧缩度,从而提高性生活质量。传统训练方法为Kegel法。

(2) 阴道电刺激:阴道电刺激(vaginal electrical stimulation,VES)通过放置于会阴部的电极通过不同频率的电流刺激,强化整个盆底肌群,并刺激盆底肌的支配神经,经神经反射增强盆底肌的收缩。阴道电刺激适用于各种因素导致的FSD。

(3) 生物反馈联合电刺激:电刺激促进盆底肌肉被动收缩,激活部分活性分子,使盆底肌细胞数量增加,血液循环得到促进,而生物反馈使患者有意识地主动收缩盆底肌肉。应用电刺激联合生物反馈对盆底肌肉进行康复训练以恢复其功能是近年来发展起来的一种治疗盆底功能障碍性疾病的有效治疗方式。

(4) 磁刺激治疗:磁刺激是替代电刺激的一种治疗方式,也是通过反复活化终端的运动神经纤维和运动终板,强化盆底肌群,从而改善女性性功能,起到治疗FSD的效果。

(5) 激光治疗:伴随着医疗技术的不断进步,现阶段激光治疗在该疾病的临床治疗中得到较广泛的应用。YAG激光在Smooth治疗模式下,产生的能量能够以热量的形式传递至黏膜表面,在不造成任何损伤和剥脱的情况下,能够将热量传递进入较深的组织层,获得约100mm深度的非剥脱热量。当阴道黏膜组织内的胶原蛋白被激光产生的热量加热后,其内部的纤维会发生收缩,继而带动组织收缩,提高治疗部位的弹性和紧致度,发挥治疗作用。

(6) 射频治疗:在FSFI的6个领域中,使用制冷剂冷却单极射频(CMRF)治疗主要是改善了阴道松弛,从而改善了患者的性唤起、润滑和性高潮。

(7) 阴蒂治疗:如性助手应用。Eros阴蒂治疗仪是美国FDA批准使用的FSD治疗器械,可增加阴蒂、阴道和骨盆血流,改善性唤起、性高潮和性满意度。

(8) 手法治疗:手法治疗能直接放松肌肉和解除肌肉紧张,松解组织粘连,调整关节的错位。目前手法治疗性功能障碍逐渐应用于临床,但国内外未见关于FSD单纯手法治疗相关文献报道。

二、药物治疗与选择

1. 激素类药物

(1) 雌激素替代治疗:对绝经期妇女,雌激素替代疗法除消除绝经期症状、防止骨质疏松外,还可缓解阴道萎缩症状、增加阴道润滑性、减少性交疼痛并有利于性高潮产生,但对性欲和性唤起的作用较弱。

(2) 雄激素:近来研究表明,雄激素(主要是T)对女性性行为特别是对由于年龄、垂体功能减退、卵巢切除术及肾上腺缺失等造成的雄激素明显降低而引起的性欲低下起关键作用。

(3) 前列腺素E1(prostaglandin E1,PGE1):为一种尿道内使用、经尿道黏膜吸收的前列腺素E1的0.01%凝胶制剂。PGE1局部应用于女性,使阴蒂最大收缩速度显著增加,舒张速度显著降低,对女性性唤起障碍的疗效呈剂量依赖性。

2. 作用于神经类药物

(1) 多巴胺受体激动剂:多项动物实验表明,多巴胺是促进性行为的神经递质之一,对去卵巢后采用雌激素维持的雌性大鼠,如果给予小剂量去水吗啡等多巴胺受体激动剂,性反应的易感性显著增加。

(2) 抗抑郁药/抗焦虑药(盐酸度洛西汀肠溶胶囊):多用于治疗性欲低下。氟西汀为选择性5-羟色胺再摄取抑制药(selective serotonin reuptake inhibitor,SSRI),可改善性功能,用于抑郁伴性功能障碍的患者。

3. 作用于血管类药物

(1) 5 型磷酸二酯酶抑制剂与左旋精氨酸:选择性 5 型磷酸二酯酶抑制剂西地那非可以减少第二信使环磷酸鸟苷(cGMP)的降解,增强 NO 介导的阴蒂海绵体和阴道平滑肌的舒张作用。硝普钠(PDE5i)和左旋精氨酸(L-arginine)可增强离体的兔阴蒂海绵体平滑肌的舒张作用。

(2) 肾上腺素受体阻滞剂:酚妥拉明可引起阴茎及阴蒂海绵体、血管平滑肌舒张。该药已被用于男性性功能障碍治疗的研究。一项绝经后女性研究结果显示,酚妥拉明可以增加阴道血流,增强性唤起能力。

(3) 氟班色林(flibanserin):是目前为止美国食品药品监督管理局(FDA)批准的第一种用于治疗绝经前性功能障碍,特别是性欲低下的药物,最近的研究显示,其对于绝经后性欲低下的女性也有效。氟班色林一方面作为 5-羟色胺 2A(5-HT 2A)受体拮抗剂,另一方面又是 5-HT 1A 受体激动剂。通过这种双向作用,既降低 5-羟色胺的抑制作用,又增强多巴胺的兴奋作用。

4. 其他类药物

(1) 非肾上腺素/非胆碱能神经递质 NO 介导阴蒂海绵体和阴道平滑肌的舒张作用,在女性性功能中起重要作用。

(2) 血管活性肠肽(vasoactive intestinal polypeptide,VIP)亦由非肾上腺素/非胆碱能神经释放,可增加阴道血流、促进阴道润滑。

(3) 最新的随机试验表明,含有 3 种低浓度血管扩张剂的外用乳膏(含有茶碱 2%、硝酸异山梨酯 0.3% 和甲磺酸双氢麦角毒碱 0.065%)对 FSD 有潜在的治疗作用,对绝经前和绝经后的 FSD 妇女可能具有更安全的治疗作用。活性乳膏主要通过增强环磷酸鸟苷(cGMP)和中枢效应发挥其有益作用,增强性功能。

第六节 辨证论治

通过望、闻、问、切四诊,了解经、带、胎、产诸病的证候和全身表现,从整体观念出发,运用中医学理论与专科知识和技能,加以综合分析,确定脏腑、气血、经络病变的病因病机,作为女性性功能障碍的中医诊断和辨证施治的依据。

1. 肾阳虚衰证 证候:性欲减退,少腹虚冷喜暖,形寒肢冷,白带清、色白,舌质淡,苔薄白,脉虚弱或沉细。治法:补肾壮阳,温补命火。选方:右归丸加减。中药:熟地黄、山药、山茱萸、枸杞子、杜仲、菟丝子、巴戟天、肉桂、当归、鹿角胶、淫羊藿、仙茅、鹿茸粉(冲服)。推荐中成药:右归丸(胶囊)。

2. 冲任虚损证 证候:性欲减退,头晕目眩,腰酸肢软,形瘦面黄,精神萎靡,失眠或嗜睡,舌质淡,脉虚弱无力。治法:温充冲任精气。选方:自拟回春丸。中药:紫河车、巴戟天、续断、狗脊、鹿角霜、补骨脂、阿胶、沉香、远志、鳖甲、龟甲、鹿茸、砂仁、木香、黄芪、淫羊藿。推荐中成药:定坤丹。

3. 肾阴不足证 证候:情迫切而高潮难至,阴部分泌液少,五心烦热,腰膝酸软,精神萎靡不振,盗汗,口燥咽干,月事少而色暗红,或头晕耳鸣,舌质红,少苔,脉沉细而数。治法:滋肾填精,养阴降火。选方:左归丸加减。中药:熟地黄、山药、山茱萸、菟丝子、枸杞子、怀牛膝、龟甲胶(烊化)、鹿角胶(烊化)、生地黄、女贞子。推荐中成药:六味地黄丸、左归丸(胶囊)。

4. 肝气郁结证 证候:性交而无快意,情绪抑郁,烦躁易怒,或胸闷善太息,神情焦虑,两胁不适，月经不调，舌苔薄白，脉弦或弦细。治法：疏肝解郁。选方：逍遥散加减。中药：当归、白芍、柴胡、白术、甘草、薄荷、橘叶、香附、枳壳、川茸、白蒺藜。推荐中成药：逍遥丸。

5. 奇经虚损证 证候：性欲高潮障碍，头晕耳鸣，腰膝酸软，精神疲惫，形瘦面黄，或素有崩漏、带下之疾，舌淡无华，脉虚弱无力。治法：温补奇经，养精气血。选方：通补奇经丸。中药：阿胶、龟甲、鳖甲、金樱子膏、桑椹子膏、乌贼骨、党参、黄芪、熟地黄、制首乌、怀山药、制冬术、川断、山茱萸、菟丝子、覆盆子、杜仲、狗脊、陈皮等30味药物组成。推荐中成药：通补奇经丸。

6. 瘀血阻络证 证候：性欲旺盛，阴门及少腹胀或刺痛，口唇紫暗，经来有暗色血块，舌质暗红或紫暗，脉细涩。治法：活血化瘀。选方：活络效灵丹加减。中药：当归、丹参、乳香、没药、知母、黄柏、生地黄、牡丹皮、水蛭（研冲）。推荐中成药：血府逐瘀胶囊。

针灸是治疗FSD安全、有效、经济、简便的方法。针刺治疗能从整体上有效缓解患者的疼痛，从而一定程度上提高女性性生活质量。常用百会、关元、曲骨、合谷、横骨、气冲、三阴交、太冲等穴。

第七节 手术治疗

治疗原发病的手术主要适用于FSD伴有Ⅲ度以上的绝经后女性盆腔器官脱垂（pelvic organ prolapse，POP）和尿失禁（urinary incontinence，UI）患者。女性生殖器整形手术（female genital cosmetic surgery，FGCS）主要包括阴道紧缩术、小阴唇缩减术、大阴唇丰满术和G点增强术、阴蒂包皮成形术等。有文献报道该类手术可以提高性生活质量，但在高质量的研究中发现，FGCS在改善性功能方面的价值仍不确定。

第八节 预防与调护

在中医“治未病”理论指导下的预防调护包括“未病先防”和“既病防变”两方面。《玉房秘诀》列出夫妇性事七忌，马王堆汉墓出土的竹简《养生方》《天下至道谈》指出房事的“七损八益”等，均提倡健康的生活方式，消除不利于心理和身体健康的行为和习惯。具体包括调摄精神，避免情绪波动；避免受寒，生活起居规律；劳逸结合，坚持适当锻炼；房事规律节制，避免过急过久；合理安排同房时机，坚持生理期、患病及初愈、饱食醉酒及劳累时不行房等。和谐健康的性生活有利于男女双方身心健康，促进家庭和睦。

第九节 专家共识与建议

1. 流行病学 女性性功能障碍基础与临床研究较少，尚无明确中医病名，中西医诊断与治疗尚无统一标准，发病率也不明确。

2. 性观念的作用 对于FSD，无论是否存在器质性因素，心理、家庭和社会因素都始终在起着重要作用，性观念、情感及心理失调是FSD的主要原因。

3. 分型方法 本共识推荐2003版FSD的四类分型方法：性欲障碍、女性性唤起障碍、女性性高潮障碍、性交疼痛。

4. FSD 的诊断　病史采集尤为重要，应从患者描述性问题开始。使用临床已验证的、可靠的、标准的、自我填写的问卷，推荐使用女性性功能指数（FSFI）量表。结合体格检查按需选择必要的实验室、影像学及神经电生理检查以进一步明确病因诊断。

5. 中西医结合诊治方案　由于 FSD 的病因繁多，治疗方法各异，推荐个体化制订中西医结合诊治方案。根据 FSD 治疗最佳证据原则，优先推荐的西医治疗策略包括：一般性教育、心理治疗、药物治疗、手术治疗、原发病治疗、康复治疗。气血亏虚、气滞血瘀是本病病机的关键，奇经失调、胞宫功能失调是本病主要病机，肾虚是本病发生的基础。根据不同证型，制订相应的治则治法及方药。

参考文献

1. 程泾. 妇科疑难病现代中医诊断与治疗[M]. 北京：人民卫生出版社，2003：650-659.
2. 金宗兰，陈萍萍，陈梅霞，等. 中国女性性功能障碍现状及影响因素分析[J]. 中国公共卫生，2021，37(11)：1616-1620.
3. 李曰庆. 女性性功能障碍诊疗学[M]. 北京：人民卫生出版社，1995.
4. 刘继红，熊承良. 性功能障碍学[M]. 北京：中国医药科技出版社，2004：319-420.
5. 娄文佳. 女性性功能障碍调查及影响因素初探[D]. 北京：北京协和医学院，2011.
6. 尹一童，夏志军，宋悦. 二氧化碳点阵激光治疗阴道松弛症疗效研究[J]. 中国实用妇科与产科杂志，2018，34(3)：290-292.
7. 张晶，陆璐，姚婷，等. 女性性功能障碍药物治疗研究进展[J]. 中国性科学，2020，29(05)：123-125.
8. 朱兰，郎景和. 女性盆底学[M]. 2 版. 北京：人民卫生出版社，2018.
9. ALCANTARA MONTERO A，SANCHEZ CARNERERO C I. Female sexual dysfunction：drug treatment options[J]. Semergen，2016，42(5)：33-37.
10. BASSON R，BERMAN J，BURNETT A，et al. Report of the international consensus development conference on female sexual dysfunction：definitions and classifications[J]. J Urol，2000，163(3)：888-893.
11. BERMAN J R，BERMAN L A，WERBIN T J，et al. Clinical evaluation of female sexual function：effects of age and estrogen status on subjective and physiologic sexual responses[J]. Int J Impot Res，1999，11(1)：S31-38.
12. CASEY P M，MACLAUGHLIN K L，FAUBION S S. Impact of contraception on female sexual function[J]. J Womens Health (Larchmt)，2017，26(3)：207-213.
13. Female Sexual Dysfunction：ACOG practice bulletin summary，NUMBER 213[J]. Obstet Gynecol，2019，134(1)：203-205.
14. HULL E M，LORRAIN D S，DU J，et al. Hormone-neurotransmitter interactions in the control of sexual behavior[J]. Behav Brain Res，1999，105(1)：105-116.
15. JAPP S，STEVE H. Pelvic floor imaging radiology[J]. 2001，218：621-641.
16. KADIOGLU P，YALIN A S，TIRYAKIOGLU O，et al. Sexual dysfunction in women with hyperprolactinemia：a pilot study report[J]. J Urol，2005，174(5)：1921-1925.
17. NAPPI R E，TERRENO E，TASSORELLI C，et al. Sexual function and distress in women treated for primary headaches in a tertiary university center[J]. J Sex Med，2012，9(3)：761-769.
18. PORTMAN D J，BROWN L，YUAN J，et al. Flibanserin in postmenopausal women with hypoactive sexual desire disorder：results of the plumeria study[J]. J Sex Med，2017，14(6)：834-842.
19. WORSLEY R，SANTORO N，MILLER K K，et al. Hormones and female sexual dysfunction：beyond estrogens and androgens-findings from the fourth international consultation on sexual medicine[J]. J Sex Med，2016，3(3)：283-290.

第二十九章

男性不育症

第一节 概　　述

一、西医学定义

男性不育症是指育龄夫妻有正常性生活且未采取避孕措施 12 个月以上，由男方因素导致女方未能自然受孕的疾病。

二、中医学概念

男女婚后同居两年以上，没有采取避孕措施而未受孕，其原因属于男方的病症。中医古籍中称“无子”“无嗣”。

三、流行病学

虽然大部分的研究认为有 15%~20% 的夫妇受到男性不育症的影响。但目前对男性不育症的发病率和患病率已经有了一些研究，结果显示，不同区域的男性不育症发病率差异很大，从 6% 至 50% 不等。

第二节 发 病 机 制

男性不育症是由多种疾病（或因素）造成的，通常根据影响生殖环节的不同，分为睾丸前、睾丸性和睾丸后三个因素，但仍有高达 60%~75% 的患者找不到病因（临床上称为特发性男性不育）。

1. 睾丸前因素　通常为内分泌性病因，患者的生育能力损害继发于体内激素水平失衡。

（1）下丘脑疾病

1）促性腺激素缺乏：卡尔曼综合征（Kallmann syndrome）是低促性腺激素型性腺功能低下的一种综合征。病变部位在下丘脑，伴嗅觉障碍或减退。由于下丘脑促性腺激素释放激素分泌障碍，促性腺激素分泌减少，继发性腺功能减退。

2）选择性促黄体素（luteinizing hormone，LH）缺乏症：又称生殖性无睾症，罕见。临床表现为不同程度的雄性化和男乳女性化的类无睾体征，患者睾丸容积正常或略大，精液减少，偶见精子。镜下可见成熟生精上皮，但睾丸间质细胞（Leydig cell）少见，血清激素检测 LH 缺乏。

3）选择性促卵泡激素（follicle stimulating hormone，FSH）缺乏症：极为罕见，垂体 FSH 不足，而

LH 正常，患者临床表现为有正常男性第二性征和睾丸容积，无精子症或极度少精子症。

4）继发于数种综合征的性腺功能低下，如 Prader-Willi 综合征和 Laurence-Moon-Biedl 综合征。

（2）垂体疾病

1）垂体功能不足：由于肿瘤、感染、梗死、手术、放射和肉芽肿性病变等影响垂体功能所致。血清性激素检测睾酮（testosterone，T）水平低下伴促性腺激素低下或正常偏低。全垂体功能障碍者，血清皮质激素低下，FSH 和生长激素水平也低下。

2）高催乳素血症（hyperprolactinemia，HPRL）：原发性高催乳素血症常见于垂体腺瘤。催乳素（prolactin，PRL）过高会引起 FSH、LH 和睾酮水平降低，导致性欲丧失、勃起功能障碍、男性乳腺增生和生精功能障碍等。

3）内源性或外源性激素异常：雄激素和/或雌激素过多、糖皮质激素过多、甲状腺功能亢进或减退。

2. 睾丸性因素

（1）先天性异常

1）染色体或基因异常：不育男性约 6% 存在遗传物质异常，随着精子总数降低，该比例逐渐增高，精子总数正常者中染色体或基因异常者为 1%，少精子症患者中为 4%~5%，无精子症患者中比例高达 10%~15%。染色体异常的有克兰费尔特综合征（Klinefelter syndrome）、XX 男性综合征（XX male syndrome）、XYY 综合征（XYY syndrome）、努南综合征（Noonan syndrome）等。基因异常的有 Y 染色体微缺失（Y chromosome microdeletion，YCMD）、囊状纤维化跨膜转导调节因子（cystic fibrosis transmembrane conductance regulator，CFTR）等。

2）隐睾：是小儿极为常见的泌尿生殖系统先天畸形。

3）雄激素功能障碍：主要为雄激素不敏感综合征和外周雄激素抵抗。前者主要为雄激素信号转导过程中某一环节出现异常，后者包括 5α-还原酶缺乏和雄激素受体异常。

4）其他少见的综合征：强直性肌营养不良症、无睾症、唯支持细胞综合征等。

（2）影响睾丸功能的其他因素

1）全身性疾病：常见引起不育的系统性疾病包括肾衰竭、肝硬化与肝功能不全、镰状细胞病等。

2）感染（睾丸炎）：青春期后的流行性腮腺炎 30% 合并睾丸炎，常为单侧，双侧发病率 10%~30%，睾丸萎缩是最常见的严重后果。

3）睾丸创伤和手术：睾丸创伤除导致睾丸萎缩外，还可以激发异常免疫反应，两者均可导致不育。睾丸血管、输精管道的医源性损伤也会导致不育。

4）血管性因素：精索静脉曲张在不育症患者中的发病率近 40%。

5）睾丸扭转：可引起睾丸缺血性损伤，损伤程度与缺血程度和持续时间有关，一侧扭转可引起对侧睾丸发生组织学变化。

6）免疫性因素：由自身抗精子抗体阳性导致的男性不育症。

3. 睾丸后因素　输精管道梗阻是男性不育症的重要病因之一，梗阻性无精子症（obstructive azoospermia，OA）在男性不育症患者中为 7%~10%。

（1）先天性梗阻：梗阻可发生于输精管道的任何部位，从睾丸网、附睾、输精管直到射精管开口。①囊性纤维化（cystic fibrosis，CF）：属常染色体隐性遗传病，几乎所有 CF 男性患者都伴有先天性双侧输精管缺如。②扬氏综合征（Young syndrome）：以三联征为主要表现，即慢性鼻窦炎、支气管扩张和梗阻性无精子症。③特发性附睾梗阻：罕见，1/3 患者存在囊性纤维变形基因突变，可能与囊性纤维化有关。④成人多囊肾疾病：属常染色体显性遗传病，当附睾或精囊有梗阻性囊肿时可导致不育。

(2) 获得性梗阻：主要为生殖系统感染、输精管结扎切除术、医源性输精管损伤及感染所致射精管口梗阻等。而疝修补术应用补片后可出现输精管周围炎症反应导致输精管梗阻。

(3) 功能性梗阻：干扰输精管和膀胱颈部神经传导的任何因素都可导致不射精或逆行射精，常见原因有神经损伤和服用某些药物等。

4. 特发性病因　特发性男性不育是指男性不育症找不到明确病因者，其影响生殖的环节可能涉及睾丸前、睾丸、睾丸后的一个或多个环节。目前倾向与遗传或环境因素等相关。

第三节　病 因 病 机

中医学认为男性不育症的病因较为复杂的，既有先天不足，又有后天的因素，但多与肾关系密切。肾藏精，主生殖，肾精的盛衰决定男子的生育能力。后天可因湿、热、寒邪外侵或内生，导致气血失调、冲任督带损伤、脏腑功能失常，产生湿热下注、寒湿凝聚、痰瘀互结等而致不育；或因饮食不节、劳逸失度、过度手淫、跌仆损伤等，使气血阴阳、脏腑经络受损，产生湿热、瘀血、痰凝、相火旺盛，肝气郁结，肝肾不足，肾阴肾阳偏衰等而致不育；或因七情内伤，使脏腑经络、阴阳气血等功能失调，产生气郁、痰凝、瘀血、肝肾亏虚等而致不育。

第四节　诊断与方法

一、病史采集

1. 性生活史　初步了解是否为性功能障碍导致的不育。了解患者性生活频率、勃起功能、射精情况等。

2. 既往史　主要包括生长发育史、过去疾病史、传染病史、用药史等。要重点询问与生育相关的疾病和因素，主要包括腮腺炎、附睾炎、睾丸炎等泌尿生殖器官感染史、手术外伤史、内分泌病史等可能影响睾丸生精功能、性功能和附属性腺功能的疾病、因素。同时要了解有无化疗、放疗以及应用影响生育的药物等情况。

二、体格检查

全身检查特别注意与内分泌、代谢、染色体异常有关的特殊体征体型，了解体毛分布情况，特殊容貌，甲状腺、乳腺发育情况及腹股沟区情况（包括瘢痕）。

1. 重点检查生殖系统　①外生殖器：阴茎发育，评估有无妨碍性交或阴道内射精的因素存在；外观有无畸形，尿道下裂，尿道上裂，尿道外口情况；阴囊外观、色泽、大小，皮肤瘢痕。②阴囊内容物检查：双侧睾丸的形状、位置、质地、大小，触诊情况（疼痛、包块、鞘膜积液情况）与阴囊皮肤的关系；双侧附睾的形态、连续性、位置、质地、大小，触诊情况（疼痛、包块、鞘膜积液情况）与阴囊皮肤的关系。③双侧精索：触诊输精管有无缺如、连续性、质地、结节、粗细；有无精索团块，静脉曲张、鞘膜积液，精索与阴囊皮肤的关系。

2. 直肠指检　前列腺、精囊。

三、辅助检查

1. 实验室检查

（1）精液分析：诊断男性生育能力低下至少需要两次异常的精液分析结果。鉴于精子生成周期，两次检查至少应间隔 3 个月，见表 29-1 及表 29-2。

表 29-1 《WHO 人类精液及精子-宫颈黏液相互作用实验室检验手册》第五版

参数	参考值下限
精液体积/ml	1.5（1.4~1.7）
精子总数/10^6·一次射精$^{-1}$	39（33~46）
精子浓度/10^6·ml^{-1}	15（12~16）
总活力（PR+NP）/%	40（38~42）
前向运动（PR）/%	32（31~34）
存活率（活精子）/%	58（55~63）
精子形态学（正常形态）/%	4（3~4）
pH	≥7.2
过氧化物酶阳性白细胞/10^6·ml^{-1}	<1.0
MAR（与颗粒结合的活动精子）/%	<50
免疫珠试验（与免疫珠结合的活动精子）/%	<50
精浆锌/μmol·一次射精$^{-1}$	≥2.4
精浆果糖/μmol·一次射精$^{-1}$	≥13
精浆中性葡萄糖苷酶/mU·一次射精$^{-1}$	≥20

表 29-2　各种精液状态及诊断名称描述

诊断	精液状态
正常精子（normozoospermia）	精子总数（或浓度，取决于报告结果）、前向运动（PR）精子百分率和正常形态精子百分率分别等于或高于 39×10^6/一次射精（15×10^6/ml）、32% 和 4%
无精子症（azoospermia）	精液中无精子
无精液症（aspermia）	无精液（没有精液射出或逆行射精）
隐匿精子症（cryptozoospermia）	新鲜精液制备玻片中无精子，离心沉淀物中可观察到精子
少精子症（oligozoospermia）	精子总数（或浓度，取决于报告结果）低于 39×10^6/一次射精（15×10^6/ml）
死精子症（necrozoospermia）	精液中活精子百分率低，不活动精子百分率很高（经过特殊染色）
弱精子症（asthenozoospermia）	前向运动（PR）精子百分率低于 32%
畸形精子症（teratozoospermia）	正常形态精子百分率低于 4%
血精症（hematospermia）	精液中有红细胞
白细胞精液症（脓性精液症）［leukocytospermia（pyospermia）］	精液中的白细胞数超出 1.0×10^6/ml
弱畸精子症（asthenoteratozoospermia）	前向运动（PR）精子百分率和正常形态精子百分率分别低于 32% 和 4%
少弱精子症（oligoasthenozoospermia）	精子总数（或浓度，取决于报告结果）和前向运动（PR）精子百分率分别低于 39×10^6/一次射精（15×10^6/ml）和 32%

续表

诊断	精液状态
少畸精子症(oligoteratozoospermia)	精子总数(或浓度,取决于报告结果)和正常形态精子百分率分别低于 39×10^6/一次射精(15×10^6/ml)和4%
少弱畸形精子症(oligoasthenoteratozoospermia)	精子总数(或浓度,取决于报告结果)、前向运动(PR)精子百分率和正常形态精子百分率分别低于 39×10^6/一次射精(15×10^6/ml)、32%和4%

注:精浆生化的相应指标应同时列出,如白细胞、葡萄糖苷酶、果糖等。

(2) 其他实验室检查

1) 性激素及相关内分泌激素检查:下丘脑-垂体-性腺轴激素异常是男性不育的公认原因,代表男性无精子症评估的必要组成部分。高催乳素血症可引起睾酮水平降低,性欲减退和阴茎勃起障碍,但一般不出现精液异常,除非较大的垂体病变,可影响LH、FSH。检测抑制素B(inhibin B)可进一步评估男性生精功能。怀疑由系统性疾病所致的不育,应进行相应的检查。检测血糖以排除有无糖尿病;甲状腺功能的测定可了解有无甲状腺功能的异常;肾上腺激素的测定可了解有无相应的内分泌疾病。

2) 病原学检查:男性生殖道内的感染及相关炎症反应占男性不育的6%~10%,如由性传播病原体,例如沙眼衣原体(CT)或典型尿路病原体,例如大肠埃希菌引起的逆行感染,在该病的病因中起着关键作用。

(3) 遗传学检查

1) 染色体检查:染色体检查常通过外周血白细胞的核型进行鉴定,主要用于检测男性患者是否存在染色体核型异常的情况。

2) 基因检测:基因检测主要检查导致不育的基因突变。基因检测一代测序主要包括RT-PCR与Sanger测序,在测序深度与准确度方面具有优势。二代测序又称为高通量测序,可更加高效地对基因进行鉴别,但是劣势在于测序深度与准确度不足。

2. 性交后试验 对自然妊娠无检测价值,但可帮助评价性生活的有效性。常用于怀疑性功能障碍,患者不能提供精液样本用于分析者。

3. 生殖系统影像学检查

(1) 超声检查:男性生殖系统超声检查可初步了解有无生殖系统先天的发育异常,如隐睾、小睾丸、先天性输精管缺如、先天性精囊缺如等。阴囊超声也可对梗阻所致不育有很好的筛查意义,并可对梗阻的部位作出初步判断,但这些有赖于超声医生的经验及水平。阴囊超声对于精索静脉曲张与其他睾丸病变有鉴别意义,也可以发现睾丸肿瘤、局灶钙化、网状睾丸或附睾囊肿。附睾的超声影像有助于了解梗阻情况。经直肠超声检查(transrectal ultrasonography,TRUS),对射精量减少、逆行射精、盆腔痛、排尿异常、前列腺包块的患者有一定价值。

(2) 特殊检查

1) 核磁共振检查:在无创伤的精囊形态学诊断方面具有价值,但无法完全替代输精管道造影。

2) CT检查:不作为常规推荐,但对生殖系统肿瘤如睾丸肿瘤或盆腔肿瘤的诊断意义较大,也对部分梗阻性无精如精囊结石等具有一定意义。

3) 输精管道造影:为有创伤性检查技术,不常规推荐。但在确切了解输精管道远睾丸段的管道(输精管、精囊、射精管)状况方面有不可替代的直接诊断作用。

4) 睾丸活组织检查:对不确定患者是否患有梗阻性或非梗阻性无精子症,应首先进行诊断性睾丸活检或穿刺。

5）精囊镜检查：为有创伤性检查技术，仅以诊断为目的时不作为常规推荐。但对于疑似后尿道、射精管开口的病变，具有一定的诊断价值。

第五节 非手术治疗

男性不育症的治疗原则包括病因治疗、个体化治疗、足疗程治疗和夫妻同治。对于不育症患者，应在综合性诊断分析后，制订药物、手术或者辅助生殖技术治疗等个体化诊疗方案。其中，药物治疗应该足疗程，至少覆盖1~2个生精周期（3~6个月）。

1. 药物治疗

（1）抗氧化剂：维生素E、左卡尼汀、辅酶Q10、N-乙酰半胱氨酸、锌等抗氧化药物能对抗活性氧（ROS）所致的脂质过氧化损伤，保护精子的结构与功能，提高精子活力。

（2）抗雌激素：雌激素受体拮抗剂氯米芬、他莫昔芬能通过阻断雌激素的负反馈效应，促进促性腺激素的分泌，刺激睾酮产生及精子生成。

（3）芳香化酶抑制剂：适用于睾酮和睾酮/雌激素比值均低的不育症患者。常用药物为来曲唑和阿那曲唑，其通过抑制睾酮转化为雌二醇（estradiol，E2），维持睾酮水平，促进精子成熟和增加精子数量。芳香化酶抑制剂能改善精子参数，安全性及耐受性好，但仍需更大规模的临床试验进一步证实其疗效。

（4）抗感染治疗：对前列腺炎、睾丸炎、附睾炎等附属性腺感染的不育症患者，可根据其细菌学检查结果，使用敏感抗生素抗感染治疗，可以提高精子质量。

（5）内分泌治疗：内分泌治疗是低促性腺激素性性腺功能减退症相关的非梗阻性无精子症（non-obstructive azoospermia，NOA）患者的一线治疗。常用的促性腺类激素药物包括人绒毛膜促性腺激素（human chorionic gonadotropin，HCG）、人绝经期促性腺激素（human menopausal gonadotropin，HMG）或重组促卵泡激素（FSH）。单用HCG或联合FSH（重组或纯化）的促性腺激素治疗通常能在3~6个月内促使低促性腺激素性性腺功能减退症患者产生精子。此外，对于性腺功能正常的特发性男性不育患者，单独使用FSH/HMG或与HCG联合使用，也可提高其伴侣的临床妊娠率。

（6）其他：雄激素治疗不能改善不育症患者的精子参数和提高妊娠率，目前不推荐使用雄激素治疗。

2. 辅助生殖技术 辅助生殖技术（assisted reproductive technology，ART）包括人工授精、体外受精-胚胎移植（in vitro fertilization-embryo transfer，IVF-ET）、卵胞质内单精子注射（intracytoplasmic sperm injection，ICSI）及其衍生技术。对于不适宜药物或手术治疗，或治疗无效的患者，根据不育夫妇的具体情况选择合适的ART是可能实现妊娠的唯一有效方式。

取精联合IVF/ICSI是治疗男性不育症的有效方法之一，取精技术包括经皮附睾精子抽吸术（percutaneous epididymal sperm aspiration，PESA）、显微附睾精子抽吸术（microsurgical epididymal sperm aspiration，MESA）、经皮睾丸精子抽吸术（testicular sperm aspiration，TESA）、睾丸取精术（testicular sperm extraction，TESE）等。梗阻性无精子症（obstructive azoospermia，OA）患者可选择经睾丸或附睾取精，取精技术和精子来源（睾丸、附睾或输精管）对于采用IVF/ICSI获得的妊娠率无显著影响，但MESA可能提供更高的活产率。而NOA患者睾丸则是唯一靶标。NOA患者显微睾丸取精术（microdissection testicular sperm extraction，mTESE）的取精率优于传统TESE和TESA。

第六节 辨证论治

男性不育症的中医治疗原则是以辨证论治为纲，注重调整脏腑之阴阳，其中以肾之阴阳为主，补充肾之精气，疏通精道。虚证以补肾为主，兼顾其他脏腑；实证以疏导为主，可用疏肝解郁、活血化瘀、清热利湿等治法；虚实夹杂当以攻补兼施，灵活变通。对于无证可辨的男性不育症患者，在辨精论治、辨体质论治、微观辨证等多种辨证方法的协同下，更多地可从虚、从瘀、从肾论治。

1. 肾阳虚衰证 证候：性欲减退，阳痿早泄，精子数少、成活率低、活动力弱，或射精无力，伴腰酸腿软，疲乏无力，小便清长，舌质淡，苔薄白，脉沉细。治法：温补肾阳，益肾填精。选方：金匮肾气丸合五子衍宗丸或羊睾丸汤加减。中药：肉桂、附子、熟地黄、山茱萸、茯苓、泽泻、牡丹皮、山药、枸杞子、覆盆子、菟丝子、五味子、车前子。推荐中成药：金匮肾气丸、右归胶囊、复方玄驹胶囊、八子补肾胶囊、龙鹿丸。

2. 肾阴亏虚证 证候：遗精滑泄，精液量少，精子数少，精子活动力弱，或精液黏稠不化，畸形精子较多，头晕耳鸣，手足心热，舌质红，少苔，脉沉细。治法：滋补肾阴，益精养血。选方：左归丸合五子衍宗丸加减。中药：山药、山茱萸、菟丝子、枸杞子、牛膝、鹿角胶、覆盆子、五味子、车前子。推荐中成药：六味地黄丸、五子衍宗丸、左归胶囊（丸）。

3. 肝郁气滞证 证候：性欲低下，阳痿不举，或性交时不能射精，精子稀少、活动力下降，精神抑郁，两胁胀痛，嗳气泛酸，舌质暗，苔薄，脉弦细。治法：疏肝解郁，温肾益精。选方：柴胡疏肝散合五子衍宗丸加减。中药：柴胡、枳壳、白芍、甘草、香附、川芎、枸杞子、覆盆子、菟丝子、五味子、车前子。推荐中成药：逍遥丸、疏肝益阳胶囊。

4. 湿热下注证 证候：阳事不兴或勃起不坚，精子数少或死精子较多，小腹急满，小便短赤，舌苔薄黄，脉弦滑。治法：清热利湿。选方：程氏萆薢分清饮加减。中药：萆薢、石菖蒲、黄柏、茯苓、丹参、泽泻、滑石、通草。推荐中成药：萆薢分清丸、龙金通淋胶囊。

5. 气血两虚证 证候：性欲减退，阳事不兴，或精子数少、成活率低、活动力弱，神疲体倦，面色无华，舌质淡，苔薄白，脉沉细无力。治法：补益气血。选方：十全大补丸加减。中药：熟地黄、白芍、当归、川芎、炙甘草、人参、白术、茯苓、黄芪。推荐中成药：归脾丸、十全大补丸、龟龄集胶囊。

中医其他特色疗法。针灸：选取关元、归来、足三里、命门、肾俞等穴位随证加减。穴位敷贴：选用九香虫、枸杞子、黄精、菟丝子、肉苁蓉各等份，打粉后用蜂蜜调成膏状，贴于双侧肾俞及神阙穴。穴位注射：选取三阴交、足三里、阳陵泉等穴位。

第七节 手术治疗

1. 精索静脉曲张 临床型精索静脉曲张伴有精液异常的不育症患者，可选择行手术治疗，不推荐对亚临床型及精液正常的精索静脉曲张患者行手术治疗。

2. 梗阻性无精子症 显微外科重建旨在使OA患者恢复生育能力。经阴囊或腹股沟输精管-输精管吻合术可用于输精管切除术后的输精管梗阻、因腹股沟或阴囊手术（如疝修补术、鞘膜切除术）所致的医源性输精管损伤及感染或外伤引起的孤立性输精管梗阻。输精管附睾吻合术适用于特发性附睾梗阻、由于长时间输精管梗阻引起的继发性附睾梗阻或手术操作（如附睾抽吸）等医源性附睾梗阻。经尿道射精管切开术可解除终止于前列腺尿道部的远端射精管梗阻，术中可同步应用经尿道超声以确定梗阻部位，避免直肠损伤。此外，射精管梗阻还可选择内镜下激光辅助射精管切除术、精囊镜检查或球囊扩张术等。

第八节　预防与调护

1. 加强自我保护意识　男性不育症患者要加强自我保护意识，尤其应做好职业防护。如果经常接触放射性物质、高温及毒物，一定要严格按照操作规定和防护章程作业。如果近期想要孩子，最好能够脱离此类工作半年后再生育。

2. 注意生殖器官的保护　睾丸是一个很娇嫩的器官，它的最佳工作温度要比人的体温低1℃左右，如果温度高，就会影响精子的产生，所以任何能够使睾丸温度升高的因素都要避免，如长时间骑自行车、泡热水澡、穿牛仔裤等。

3. 养成健康的生活与饮食习惯　男性不育症患者应禁烟禁酒，改变不良的生活、饮食及作息习惯。

第九节　专家共识与建议

1. 病因整体观念　男性不育症可能是全身性疾病的一种局部表现，现代医学或中医学全身性整体评估有利于男性不育症的诊断与治疗。

2. 夫妻同治原则　男性不育症的治疗包括病因治疗、个体化治疗、足疗程治疗，特别强调夫妻同治原则。

3. 中医辨证要点　中医学认为不育症与肾、心、肝、脾等脏器有关，而与肾脏关系最为密切，而单纯的湿热、血瘀、肝郁等病机也是在影响到肾藏精功能的基础之上导致男性不育的。因此男性不育症的病机应该以肾虚为本，湿热、血瘀、肝郁等为标，即本虚标实。对于无证可辨的患者，可结合辨精论治、辨体质论治、辨微观论治等。

4. 中医药的应用　男性不育症的中医治疗原则是以辨证论治为纲，注重调整脏腑之阴阳，其中以肾之阴阳为主，补充肾之精气，疏通精道。除辨证论治外，还可根据精液检查情况“辨精用药”，如精子成活率低、活动力差者，加淫羊藿、巴戟天、菟丝子、生黄芪；死精、畸形精子多者，加土茯苓、蚤休；精液中有脓细胞者，加蒲公英、红藤、黄柏；精液不液化而呈团块状者，加泽泻、牡丹皮、麦冬、当归、生地黄等。中药在辅助生殖技术中的应用也可以有效提高辅助生殖技术的成功率。

5. 药物疗程及转诊　男性不育症的药物治疗应该足疗程，至少覆盖1~2个生精周期（3~6个月）。对于药物治疗2个生精周期（6个月）且高龄的不育症患者不建议继续保守治疗，推荐采取恰当的辅助生育技术。

6. 中西医结合个体化治疗方案　对于不育症患者，应当做到综合性诊断分析，结合患者病因、生活方式、工作环境以及配偶的具体情况，制订中西医药物治疗、手术治疗或者辅助生殖技术等个体化治疗方案。

参考文献

1. 李曰庆,何清湖. 中医外科学[M]. 北京:中国中医药出版社,2012.
2. 秦国政. 中医男科学[M]. 北京:科学出版社,2017
3. 王琦. 王琦临床医学丛书[M]. 北京:人民卫生出版社,2003.
4. 吴恒亚. 中医外科学[M]. 北京:人民卫生出版社,2010.
5. 徐福松. 男科临证指要[M]. 北京:人民卫生出版社,2008.
6. ABDELBAKI S A,SABRY J H,AL-ADL A M,et al. The impact of coexisting sperm DNA fragmentation and seminal oxidative stress on the outcome of varicocelectomy in infertile patients:a prospective controlled study[J]. Arab J Urol, 2017,15(2):131-139.
7. BEHRE H M. Clinical use of FSH in male infertility[J]. Front Endocrinol(Lausanne),2019,10:322.
8. DEL GIUDICE F,BUSETTO G M,DE BERARDINIS E,et al. A systematic review and meta-analysis of clinical trials implementing aromatase inhibitors to treat male infertility[J]. Asian J Androl,2020,22(4):360-367.
9. CHUA M E,ESCUSA K G,LUNA S,et al. Revisiting oestrogen antagonists (clomiphene or tamoxifen) as medical empiric therapy for idiopathic male infertility:a meta-analysis[J]. Andrology,2013,1(5):749-757.
10. COLPI G M,FRANCAVILLA S,HAIDL G,et al. European academy of andrology guideline management of oligo-astheno-teratozoospermia[J]. Andrology,2018,6(4):513-524.
11. GHANEM H,SHAEER O,EL-SEGINI A. Combination clomiphene citrate and antioxidant therapy for idiopathic male infertility:a randomized controlled trial[J]. Fertil Steril,2010,93(7):2232-2235.
12. JUNG J H,SEO J T. Empirical medical therapy in idiopathic male infertility:promise or panacea? [J]. Clin Exp Reprod Med,2014,41(3):108-114.
13. KIM H J,SEO J T,KIM K J,,et al. Clinical significance of subclinical varicocelectomy in male infertility:systematic review and meta-analysis[J]. Andrologia,2016,48(6):654-661.
14. KROESE A C,DE LANGE N M,COLLINS J A,et al. Varicocele surgery,new evidence[J]. Hum Reprod Update,2013, 19(4):317.
15. MIYAOKA R,OROSZ J E,ACHERMANN A P,et al. Methods of surgical sperm extraction and implications for assisted reproductive technology success[J]. Panminerva Med,2019,61(2):164-177.
16. PRACTICE COMMITTEE OF THE AMERICAN SOCIETY FOR REPRODUCTIVE MEDICINE IN COLLABORATION WITH THE SOCIETY FOR MALE R,UROLOGY. ELECTRONIC ADDRESS A A O. The management of obstructive azoospermia:a committee opinion[J]. Fertil Steril,2019,111(5):873-880.
17. PRACTICE COMMITTEE OF THE AMERICAN SOCIETY FOR REPRODUCTIVE MEDICINE. ELECTRONIC ADDRESS A A O. Management of nonobstructive azoospermia:a committee opinion[J]. Fertil Steril,2018,110(7):1239-1245.
18. SMITS R M,MACKENZIE-PROCTOR R,YAZDANI A,et al. Antioxidants for male subfertility[J]. Cochrane Database Syst Rev,2019,3(3):CD007411.

第三十章 早泄

第一节 概 述

一、西医学定义

国际性医学学会(International Society of Sexual Medicine,ISSM)第一次采用循证医学定义早泄(2008年),指出早泄(premature ejaculation,PE)是一种功能障碍,它有以下几个特征:①射精总是或几乎总是在阴道插入之前或大约1分钟内发生(原发性PE),或临床上出现明显令人烦恼的射精潜伏期缩短,通常约为3分钟或更短时间(继发性PE);②多次或每次插入阴道后,无延长射精的能力;③对个人造成如痛苦、烦恼、沮丧和/或避免性亲密的负面影响。ISSM依据循证医学证据对阴道内射精潜伏时间(intravaginal ejaculation latency time,IELT)进行量化(即1分钟),这是早泄定义的关键。虽然ISSM的IELT尚存在争议,但临床诊断标准依据的就是循证医学证据,因此本专家共识推荐并依据国际性医学学会(ISSM)的定义。

二、中医学概念

中医古籍将早泄称为“鸡精”,主要表现为“未交即泄,或乍交即泄”。

三、流行病学

由于没有公认的时间(IELT)界定,早泄很难进行大样本量的流行病学研究。几项根据DSM-Ⅳ定义进行的流行病学调查显示,在美国早泄的患病率是20%~30%。美国国民健康和社会生活调查(national health and social life survey,NHSLS)提示18~59岁男性PE患病率达31%。基于互联网的PEPA调查(PE患病率和认知度)显示,PE患病率为22.7%(美国为24.0%,德国为20.3%,意大利为20%)。国内学者调查早泄在我国的发病率,结果显示达到25.8%。

第二节 发 病 机 制

目前PE的病因尚未完全明确。近年来,学者的研究结论多倾向于PE是由几种因素共同导致的。这些因素包括:阴茎头敏感度高、射精中枢兴奋性增高、中枢性5-羟色胺受体的敏感性高、焦虑、不良性经历、睾酮水平较高、维生素D和维生素B_{12}缺乏症、糖尿病、代谢综合征、催乳素水平较低、甲状腺功能失调、前列腺炎、遗传倾向、整体健康状况较差和肥胖等。

原发性 PE 是由中枢和外周神经的 5-羟色胺、多巴胺能、催产素能、内分泌、遗传和表观遗传因素复杂的相互作用介导的。继发性 PE 可能是由心理问题（如性行为焦虑，心理或人际关系问题）和/或合并疾病（包括 ED、前列腺炎和甲状腺功能亢进症等）引起的。很大一部分 ED 患者同时也患有 PE。与 ED 相关的高度焦虑表现可能会使 PE 症状进一步恶化。

PE 可分为原发性和继发性两大类。近年来，有学者提出与上述两种 PE 不同的另外两种 PE 综合征，即境遇性 PE 和 PE 样射精功能障碍。

1. 原发性 PE 其临床特征是：①尝试性交时总是或几乎总是出现；②与任何性伴侣性交时均出现；③从初次性交开始一直如此；④射精潜伏期大多数在 1 分钟以内；⑤不能控制射精（非必须）。

2. 继发性 PE 其临床特征是：①一生中的某个时期出现射精过早；②发病前射精潜伏期正常；③不能控制射精；④常具有明确病因（包括勃起功能障碍、慢性前列腺炎、甲状腺功能不全等疾病，及心理或人际关系问题）。

3. 境遇性 PE 又称自然变异性 PE，其临床特征是：①无规律的射精过早；②延迟射精能力低下，在射精即将来临时抑制射精的能力降低或消失；③在延迟射精能力降低的同时，伴有射精潜伏期缩短。

4. 主观性早泄（subjective PE） 也称为 PE 样射精功能障碍，其临床特征是：①性交时主观感受发生射精过快和射精缺乏控制；②实际阴道内射精潜伏时间（IELT）在正常范围；③延迟射精能力低下，在射精即将来临时抑制射精的能力降低或消失；④对自我射精控制能力的认识并非其他疾病所引起。

第三节 病因病机

中医学认为早泄乃五脏功能失常所致，肾失所固，肝失疏泄，心失所主，脾失统摄，肺失宣降，皆可导致早泄。肾的封藏功能正常，则精液之施泄有度；如恣情纵欲，房事不节，施泄太过，或累犯手淫，以致损伤肾气，使封藏失职，精关不固，引起早泄。精藏于肾，主宰在心，升摄在脾；若劳倦伤神，思虑过度，则伤心脾，脾失健运，或中气下陷，脾失统摄，故而早泄。饮食厚味，煎炒炙爝，湿热内生，或外感湿热之邪，下注精室，精不守舍，而致早泄。恐则气下，惊则气乱，忧思气结，情志所伤，气机逆乱，精关不固，故而早泄。证型可分湿热下注、阴虚火旺、肾气不固、心脾两虚、肝郁化火。

第四节 诊断与方法

一、病史采集

病史采集包含一般疾病史及性生活史。问诊的内容应包括既往和当前性关系，如婚姻状况（已婚、未婚、离异、丧偶）、性生活频率、有无固定性伴侣及手淫情况等，也需询问射精的起始和持续时间、早泄发生是情境性的（在特定环境下，或与特定伴侣）还是一贯性的，应关注 IELT、性刺激程度、对性生活和生活质量的影响，以及药物使用或滥用情况。同时，应注意患者除早泄外有无合并其他性功能障碍，如性欲减退、勃起功能障碍、射精异常、无性高潮、射精痛等，临床上往往多种性功能障碍同时存在。既往内外科病史、手术及创伤史、服药情况和烟酒毒等不良嗜好。患者的服药史重点关注苯丙胺、多巴胺能等可导致 PE 的药物。

二、早泄问题指数评分

1. 早泄诊断工具(premature ejaculation diagnostic tool,PEDT) PEDT 是目前国际上评价早泄最常用的量表。尤其在检测治疗结果时,早泄评估量表依然是评估原发或继发性 PE 的优选。总的来说,这些评估量表是良好的辅助诊断工具,但仍无法取代医生所进行的详细病史询问。PEDT 总分≥11 分可以诊断为早泄,9 分或 10 分可能诊断为早泄,≤8 分患早泄的可能性较低,见表 30-1。

表 30-1 早泄诊断工具(PEDT)

项目	0	1	2	3	4
1. 控制射精对你来说有多大困难?	没有困难	有些困难	中等困难	非常困难	极其困难
2. 是否在你想射精前就射精了?	从来不	少于 1/4	约 1/2	超过 3/4	一直如此
3. 很少的刺激就射精?	从来不	少于 1/4	约 1/2	超过 3/4	一直如此
4. 在你想射精前就射精让你感到沮丧吗?	几乎不	很少	中等	非常	极其
5. 你有多关心性交时间没有使你的伴侣得到性满足?	几乎不	很少	中等	非常	极其

2. 其他早泄的评分量表 2020 年 EAU 早泄指南推荐用于描述 PE 特征和确定治疗效果的其他问卷包括早泄简表(premature ejaculation profile,PEP),见表 30-1,早泄指数(index of premature ejaculation,IPE)和男性性健康问卷-射精功能障碍(male sexual health questionnaire-ejaculatory dysfunction,MSHQ-EjD)。在日常临床实践中可以选择使用。

三、体格检查

体格检查重点是男性外生殖器检查,是否伴随包皮过长、包茎、阴茎头包皮炎、阴茎弯曲畸形、阴茎硬结症等生殖器异常。直肠指检注意前列腺大小、质地,及有无结节、压痛等。

四、实验室检查

1. 常规检查 血尿常规、前列腺液常规、生化等常规检查有助于患者发现尿道炎、前列腺炎、糖尿病、肝肾疾病、血脂代谢异常等相关慢性疾病。

2. 选择性检查

(1) 性激素测定:特别是早泄伴有勃起功能障碍的患者都应检测性激素常规。

(2) 糖耐量试验:糖尿病既会影响患者的自主神经功能,又会导致患者微小血管的病变而影响阴茎血流量,最终导致早泄、勃起功能障碍等。

(3) 甲状腺功能检查:在极少的患者中,研究发现甲状腺激素与继发性早泄有关联,甲状腺激素水平恢复正常后的甲状腺功能亢进症患者其继发性早泄的发病率由 50% 降到了 15%。但研究认为甲状腺功能亢进症对原发性早泄没有影响。

五、选择性辅助检查

1. IELT 定义 即阴茎插入阴道到射精开始的时间,可以通过秒表测量或自我评估。IELT 对射精的自我控制有显著的直接影响,但是对射精相关的个人苦恼和性交满意度无显著影响。

2. 阴茎神经电生理检查 阴茎背神经躯体感觉诱发电位(dorsal nerve somatosensory evoked potential,DNSEP)和阴茎头躯体感觉诱发电位(glans penis somatosensory evoked potential,GPSEP)值低的患者,考虑阴茎背神经敏感;对于皮肤交感反应(SSR)值低的患者,考虑交感神经中枢敏感。但该检测方法尚处于研究阶段,需要更多临床数据的支持。

3. 影像学检查 有下尿路症状或慢性盆腔疼痛者首选泌尿系超声,必要时可行盆腔 MRI 或 CT 检查;有神经系统症状或体征者建议行腰骶部 X 线、MRI 或 CT 等检查或者请相关科室会诊。

六、早泄诊断指标

1. 射精潜伏期短。射精总是或者几乎总是发生在阴茎插入阴道 1 分钟以内(原发性 PE),或临床上出现明显令人烦恼的射精潜伏期缩短,通常约为 3 分钟或更短时间(继发性 PE)。
2. 射精不能自控。
3. 性生活苦恼。比如苦恼、忧虑、挫折感或逃避性活动等。
4. 妨碍与人交流。

七、早泄的鉴别诊断

1. 早泄(PE)和勃起功能障碍(ED) 早泄是指射精过快,一般指阴茎还没有插入阴道就射精,或是射精潜伏期明显过短,一般短于 1 分钟。而勃起功能障碍主要是指性生活时不能勃起,或勃起硬度不能完成性生活。一个是时间问题,一个是硬度问题。

2. 早泄与遗精 遗精是指在无性交状态下精液的自遗自泄,当进行性交时射精可以是完全正常的,临床分有梦之遗和无梦之遗。早泄则是指在进行性交时,阴茎刚插入阴道或尚未插入阴道即射精,不能完成正常性交。

第五节 非手术治疗

PE 的治疗需要医生对患者的病情进行充分评估,包括 IELT、出现 PE 症状的时间和频率、患者对射精的控制力和性生活的满意程度,以及是否合并有其他生理或心理疾病等。针对不同类型的 PE 患者,医生应当选择合适的治疗方案。原发性 PE 推荐使用选择性 5-羟色胺再摄取抑制药(SSRI)。原发性 PE 患者不首先推荐心理(行为)治疗,但有必要接受正确的性健康教育,长期服用药物的患者应定期复查。继发性 PE 患者常合并其他疾病,患者需要治疗原发性疾病,同时推荐 SSRI、局部麻醉剂治疗。自然变异性 PE 和 PE 样射精功能障碍首先推荐心理治疗,提供性健康教育和心理咨询,让患者及其性伴侣对性生活有正确的认识,消除性活动中的紧张焦虑情绪。如这些措施无效或效果不佳,可辅助使用延迟射精药物。

一、心理行为治疗

心理治疗对部分 PE 患者很重要,特别是由心理社会因素诱发 PE 的患者。心理咨询的目的是帮助患者正确认识性生活,学会控制和延迟射精,增强对性生活的自信,消除对性生活的紧张和焦虑情绪,增进与性伴侣的沟通和交流。行为治疗最常用的是“动-停法(stop-start technique)”和“挤压法(squeeze technique)”,但心理(行为)治疗的效果目前还存在争议。

二、口服药物治疗

1. SSRI 是临床常用的抗抑郁药物，目前研究发现这类药物对 PE 有一定的治疗效果。SSRI 类药物包括两类：①按需治疗药物，达泊西汀；②规律治疗药物，如西酞普兰、帕罗西汀、舍曲林等。达泊西汀是目前唯一获得批准治疗 PE 适应证的药物，临床上应用最为广泛。达泊西汀起效迅速，药物半衰期短，体内清除速度快，因此成为 SSRI 按需治疗的一线推荐药物。有研究表明，30mg 组和 60mg 组的 IELT 分别为治疗前的 2.5 倍和 3.0 倍，两种达泊西汀方案均在首次剂量时起效。常见不良反应有恶心、腹泻、头痛和头晕等。规律治疗的 SSRI 大约在 5~10 天后起效，2~3 周后达到最佳效果，并需要长期维持用药。

药物治疗早泄的疗程没有确切规范的标准，临床经验建议治疗 1~3 个月为 1 个疗程，可治疗 1~3 个疗程。如减药后症状反复，在监测药物不良反应的前提下，可考虑选择长期服用。由于此类药物骤停可能产生撤药反应，停药时应采用逐步减停的方式缓慢停药。常见的不良反应包括虚弱、疲乏、恶心、腹泻等。有研究报道，此类药物连续使用超过 3 个月，可能引起精子质量下降。因此临床上使用应该权衡利弊，注意评估不良反应发生情况，制订个体化方案。

2. 5 型磷酸二酯酶抑制剂（PDE5i） 单独应用 PDE5i 治疗 PE 的效果存在争议，但有证据显示西地那非联合舍曲林治疗 PE，比单用舍曲林的疗效更好。对于合并有勃起功能障碍的 PE 患者，可联合采用 PDE5i 治疗；对不伴有勃起功能障碍的 PE 患者，不推荐 PDE5i 作为首选治疗药物。

3. 其他药物及治疗方法 α 受体阻滞剂莫达非尼可能有延缓射精的功效；催产素受体拮抗剂在延迟射精方面是安全有效的，但仍需进一步地循证医学证实。

三、局部麻醉药物治疗

在阴茎表面使用局部麻醉药物，如利多卡因、丙胺卡因、苯佐卡因、奥布卡因等，单独或联合使用能降低阴茎的敏感性，可延长 IELT。但同时局部麻醉药物的使用也可能导致部分患者因阴茎麻木而影响勃起。在未使用避孕套时，还可能导致性伴侣出现阴道麻木感，并失去性生活兴趣。如果患者或其性伴侣对该局部麻醉药物过敏，则绝对禁用。

四、其他治疗方法

1. 龟头注射 采用玻尿酸进行龟头皮下注射填充，可降低龟头敏感性，并可使龟头增大，适当改变外观，但填充材料具有一定的可吸收性，效果维持多为 3 个月左右，因此需要定期补充注射。在药物疗效欠佳，并以外周敏感性高为主的 PE 患者，可考虑使用此法。

2. 仿生脱敏治疗 采用阴茎海绵体负压吸引联合药物水浴的方法，对早泄患者进行仿生脱敏治疗。通过模拟对阴茎反复按摩刺激，降低龟头及阴茎的敏感性，提高射精敏感阈值，延长射精时间，达到治疗早泄的目的，原理类似于行为治疗，操作简单，患者愿意接受；同时采用中药药液或特定配方进行药浴，降低局部敏感性，类似于局部麻醉药物治疗。

3. 盆底肌训练 采用盆底肌训练，如 Kegel 法。强化盆底肌群力量对于射精控制力的提高尚有一定的争议。

第六节　辨 证 论 治

中医治疗应辨别虚实，早期多属实证，多用泻法，以清利为主，如清肝泻火，利湿涩精等。早泄日久，久病体虚，以虚证为多，多用补法，以补肾为主，如养心健脾，安神摄精；滋阴降火，补肾涩精；补肾助阳，益气固精。亦见虚实夹杂者，宜攻补兼施。

1. 湿热下注证　证候：早泄，阳事易举，胸闷胁胀，肢体困重，两目干涩，口苦纳呆，阴部湿痒，小便短赤，舌质红，苔黄腻，脉滑数。治法：清肝泻火，利湿涩精。选方：龙胆泻肝汤加减。中药：龙胆草、生地黄、当归、柴胡、泽泻、车前子、木通、黄芩、栀子、甘草。推荐中成药：龙胆泻肝丸、龙金通淋胶囊。

2. 阴虚火旺证　证候：早泄，性欲亢进，五心烦热，潮热盗汗，目赤耳鸣，眩晕头痛，腰膝酸软，舌红，少苔，脉细数。治法：滋阴降火，补肾涩精。选方：三才封髓丹合知柏地黄丸加减。中药：天冬、熟地黄、人参、黄柏、砂仁、甘草、肉苁蓉、知母、山药、山茱萸、牡丹皮、龙骨、牡蛎。推荐中成药：知柏地黄丸、大补阴丸。

3. 肾气不固证　证候：早泄，性欲淡漠，腰膝酸软，面色无华，小便清长，或阳事举而不坚，舌质淡，苔薄白，脉细弱。治法：补肾助阳，益气固精。选方：金锁固精丸加减。中药：沙苑子、芡实、莲须、龙骨、牡蛎、莲肉。推荐中成药：金锁固精丸、龟龄集胶囊。

4. 心脾两虚证　证候：早泄，性欲减退，失眠多梦，倦怠乏力，面色无华，心悸怔忡，头昏健忘，食少纳呆，腹胀便溏，或形体肥胖，舌质淡，舌体胖大边有齿痕，苔薄白，脉细弱。治法：养心健脾，安神摄精。选方：归脾汤加减。中药：白术、茯苓、当归、黄芪、远志、龙眼肉、酸枣仁、人参、木香、炙甘草。推荐中成药：归脾丸、补中益气丸。

5. 肝郁化火证　证候：早泄，情志抑郁，胸胁胀满，善太息，或急躁易怒，少寐多梦，面红目赤，口苦咽干，耳鸣如潮，尿黄便结，舌红，苔黄，脉弦数。治法：疏肝解郁，泻火涩精。选方：丹栀逍遥散加减。中药：牡丹皮、栀子、当归、白芍、白术、柴胡、茯苓、甘草、煨姜、薄荷。推荐中成药：丹栀逍遥丸。

中医其他治疗。熏洗法：常用蛇床子、地肤子、丁香、细辛等中药局部熏洗。针灸治疗：取穴为2组，第1组为气海、关元、中极、三阴交；第2组为肾俞、气海俞、关元俞、会阳。加减：肾阴虚，加大赫、太溪；肾阳虚，加命门、阳池；湿热重，加蠡沟、秩边；肝气不舒，加太冲、肝俞；失眠多梦，加百会、内关；会阴胀痛不适，加会阴穴。2组穴位交替使用，每日或者隔日1次。一般用平补平泻手法，每次留针20~30分钟，15次为1个疗程。虚象明显者用补法，气滞血瘀或者湿热较重者用泻法。也可以配合艾灸疗法。

第七节　手 术 治 疗

早泄患者的手术治疗主要包括：包皮环切术、系带埋线术、A型肉毒毒素球海绵体肌注射术、星状神经节阻滞术、调节阴茎背神经活动性的脉冲射频阴茎背神经调节术，以及CT引导下阴茎背神经冷冻消融术等。

第八节　预防与调护

1. **正确认识早泄**　不把新婚、未婚、久旷房事出现射精过快归于PE。很多男性混淆了ED和早泄的症状，误认为早泄就是ED，或是把ED认为是早泄。而对有些人，早泄和ED可能是共病。所以，在临床上首先要根据ED和PE的各自诊断标准明确诊断，然后才能够进行正确的治疗。

2. **科学应对早泄**　疲劳状态下射精过快，应注意劳逸结合，有利于提高射精控制力；学习性知识，掌握性技巧，如动停结合等技巧，有助于延长射精潜伏期；重视性伴侣在诊疗中的价值，性伴侣的准备、阴道内及全身的反应也是影响男性射精快慢的重要因素。有研究资料显示，PE在糖尿病、抑郁症的患者群体中有较高的发病率，因此积极治疗基础病、控制血糖、调畅情志，对于PE的防治也有重要意义。

第九节　专家共识与建议

1. **诊治仍较困惑**　PE仍是最常见的男性性功能障碍，目前我国PE患者在初诊时，往往以非PE主诉居多，临床上容易出现对PE的漏诊。同时，PE的治疗较为复杂，由于治疗方法欠妥、缺少沟通等造成治疗无效的病例已引起许多医师重视。因此，如何正确选择PE的治疗方法，为PE患者制订最佳诊疗方案是临床医师面临的重要难题。

2. **强调心理干预**　性心理干预是早泄治疗中重要的手段，无论是行为干预、认知干预，还是集中在伴侣身上，都旨在训练控制（延迟）射精的技术，获得对性行为的信心，减少焦虑，促进伴侣之间的沟通和问题的解决。

3. **早泄与勃起功能障碍常常并存**　依据病史和性生活史，通常包括IELT明显缩短、射精控制能力差，以及由此导致的苦恼、回避性生活和人际交往困难等方面的问题。其中IELT是评价PE重要的客观指标。临床中，PE与ED往往同时存在，需加以鉴别。

4. **实验室检查的选择**　实验室和神经生理检测不推荐给所有早泄患者，仅当患者病史、性生活史或体格检查有异常发现时才选用。

5. **早泄分型有助于疗效预期**　对于原发性PE患者，不推荐单独使用行为治疗，必须将药物治疗作为一线治疗；而对于继发性PE患者，首先治疗原发病，例如ED、前列腺炎、LUTS、焦虑症、甲状腺功能亢进症；各种行为治疗可能在治疗自然变异性PE和主观性PE方面是有效的；对于药物治疗或联合药物治疗感到不适的PE患者，也可以考虑联合心理治疗。

6. **正确谨慎使用药物**　对PE合并严重抑郁症的患者（特别是与自杀意念相关的人）使用SSRI时要谨慎，建议心理科会诊。对每日服用SSRI的患者应避免突然停药或快速减量，以防止SSRI戒断综合征的发生。此外，备孕的PE患者应慎用这些药物。

7. **选择性阴茎背神经切断术**　是目前治疗PE的一种外科手段，如果严格掌握手术适应证，并排除禁忌证，部分患者会有一定的获益。由于该手术缺乏大样本量、多中心的研究，且随访时间较短，尚需进一步的高等级临床研究验证其疗效。

8. **中医药应用**　应用中医药治疗的患者，以继发性早泄为宜。原发性早泄的中医药干预疗效尚缺乏大样本量、多中心的研究。有明显中医证候表现的早泄患者，可以采取中药联合盐酸达泊西汀口服。对于阴茎头敏感的患者，也可以采取中药浸泡阴茎头部以降低敏感性。对于部分阴茎系带和或阴茎腹侧敏感的患者，可以采取穴位埋线治疗。

参考文献

1. 毕焕洲，赵永厚. 中医诊治早泄的循证医学研究[J]. 辽宁中医杂志，2013，40(7)：1327-1330.
2. 陈剑飞，金保方，李相如，等. 徐福松教授辨治早泄经验[J]. 南京中医药大学学报，2008，24(6)：366-369.
3. 郭军，张春影，吕伯东. 早泄的诊断与治疗[M]. 北京：人民军医出版社，2011.
4. 裴景堂，张宛玉. 五倍子细辛酊治疗早泄的临床观察[J]. 中国男科学杂志，2008，22(12)：64.
5. 谈建新，李楠. 穴位埋线治疗早泄 60 例[J]. 光明中医，2011，26(4)：764-765.
6. 张春影，姚志敏，范帅，等. 原发性早泄病人阴茎头兴奋性与阴茎背神经局部解剖学关系[J]. 中国男科学杂志，2016，30(12)：47-50.
7. 张炎，李付彪，邓军洪，等.. 中国早泄患者门诊流程指南[J]. 中国性科学，2021，30(12)：1-5.
8. 张敏建，张春影，金保方，等. 早泄中西医结合诊疗指南（试行版）[J]. 中华男科学杂志，2018，24(2)：176-181.
9. 中国中医药信息学会男科分会. 早泄中西医结合多学科诊疗指南（2021 版）[J]. 中国男科学杂志，2021，35(3)：66-70.
10. 中华医学会男科学分会. 早泄诊断与治疗指南[J]. 中华男科学杂志，2022，28(7)：656-665.
11. AMERICAN PSYCHIATRIC ASSOCIATION. Diagnostic and statistical manual of mental disorders (DSM-5) [M]. 5th. Washington: American Psychiatric Association, 2013: 443-446.
12. ALTHOF S E, MCMAHON C G, WALDINGER M D, et al. An update of the international society of sexual medicine's guidelines for the diagnosis and treatment of premature ejaculation (PE) [J]. Sex Med, 2014, 2(2): 60-90.
13. BARBONETTI A, D'ANDREA S, CAVALLO F, et al. Erectile dysfunction and premature ejaculation in homosexual and heterosexual men: a systematic review and meta analysis of comparative studies[J]. J Sex Med, 2019, 16(5): 624-632.
14. MCMAHON C, KIM S W, PARK N C, et al. Treatment of premature ejaculation in the Asia-Pacific region: results from a phase Ⅲ double-blind, parallel-group study of dapoxetine[J]. J Sex Med, 2010, 7(1): 256-268.
15. MCMAHON C G, ALTHOF S E, WALDINGER M D, et al. An evidence based definition of lifelong premature ejaculation: report of the international society for sexual medicine (ISSM) ad hoc committee for the definition of premature ejaculation [J]. J Sex Med, 2008, 5(7): 1590-1606.
16. ST LAWRENCE J S, MADAKASIRA S. Evaluation and treatment of premature ejaculation: a critical review[J]. Int J Psychiatr Med, 1992, 22(1): 77-97.
17. WALDINGER M D, SCHWEITZER D H. Changing paradigms from a historical DSM-Ⅲ and DSM-Ⅳ view toward an evidence-based definition of premature ejaculation. part Ⅰ-validity of DSM-Ⅳ-TR[J]. J Sex Med, 2006, 3(4): 682-692.
18. WALDINGER M D. The need for a revival of psychoanalytic investigations into premature ejaculation[J]. J Mens Health Gend, 2006, 3(4): 390-396.

第三十一章

血精症

第一节　概　述

一、西医学定义

血精(hematospermia)是指性生活、手淫或遗精时排出的精液中含有血液,可分为肉眼血精和镜下血精。临床上,多数患者是由于发现精液中出现肉眼可见的血精而就诊,血精是泌尿男科中一种常见的临床症状。血精是一种良性的、自限性疾病,大多数患者的血精症状可以自愈,仅少部分患者血精可持续存在或复发。

二、中医学概念

血精在中医学中归属于"赤白浊""血精""行房出血"等范畴。中医文献描述血精首见于《诸病源候论·虚劳精血出候》。血精病位在精室,其属男子胞,与肝、肾关系密切,涉及心、肺、脾。

三、流行病学

血精症可出现于青春期发育后的任何年龄,以30~40岁性活动旺盛的青壮年多见。血精大约占泌尿外科所有症状的1%。由于男性常不会留意精液的情况,故其在整个人群中的发病率并不清楚。有研究显示在26 000余例因进行前列腺癌筛查而就诊的男性中发现存在血精的比例为0.5%。前列腺癌患者中血精的发生率为13.7%。大多数患者血精症状具有一定自限性,约90%的患者症状可自行消失,平均自然病程约1.5个月。对于40岁以上有持续性或复发性血精的患者,泌尿生殖系统恶性肿瘤可能是血精的病因,患病率约为3.5%。

第二节　发病机制

血精的病理生理改变可归纳为感染、炎症、外伤、肿瘤、全身性疾病导致的凝血功能障碍以及射精管梗阻后,射精时精囊、射精管、尿道及盆底肌群的强烈收缩使精囊内壁张力增高等因素引起毛细血管破裂或血管通透性增加导致出血,发生血精。

1. 血精的病因与分类　依据发生血精的病因不同,其分类包括:①行为因素,过度手淫或纵欲,长时间禁欲,剧烈性行为等;②炎症,附睾炎、睾丸炎、尿道炎、精囊炎(seminal vesiculitis,SV)、前列腺炎、黄色肉芽肿性前列腺炎;③感染,肠球菌、淋病奈瑟球菌、结核分枝杆菌、人类免疫缺陷病毒、巨细胞病毒、单纯疱疹病毒、寨卡病毒、衣原体、支原体、梅毒螺旋体、包虫病、血吸虫等的感染；④结石，精囊结石、前列腺小囊结石、射精管结石、前列腺结石、尿道结石、膀胱结石和输尿管结石；⑤囊肿，射精管囊肿（cyst of ejaculatory duct）、精囊囊肿、前列腺小囊囊肿、米勒管囊肿等；⑥梗阻，精囊扩张、精囊憩室、射精管梗阻、尿道狭窄、良性前列腺增生等；⑦良性肿瘤，如后尿道、精囊乳头状瘤，精阜、前列腺部尿道腺瘤样息肉，精囊腺肌症，尿道口尖锐湿疣，睾丸血管平滑肌瘤，精索或前列腺小囊肿瘤；⑧恶性肿瘤，如精囊腺癌、精囊癌、导管内癌、黑色素瘤、前列腺癌、前列腺精囊肉瘤、睾丸癌、精囊卵黄囊瘤、肾癌、膀胱小细胞癌、精囊转移肿瘤等；⑨血管因素，前列腺部尿道血管畸形、动静脉瘘、精索海绵状血管瘤、后尿道血管瘤、前列腺静脉曲张等；⑩创伤因素，剧烈性交或过度手淫所致创伤，会阴部、外生殖器、骨盆创伤；⑪医源性因素，口服阿司匹林，前列腺药物注射，前列腺穿刺术后，尿道扩张或插管，留置导尿管，痔疮硬化治疗后，前列腺射频、高频超声、冷冻、热疗、放疗（内照射，外照射）后，睾丸切除术后，输精管结扎术后，输尿管支架植入术后，前列腺动脉栓塞术后，HIV 蛋白酶抑制剂治疗后等；⑫全身性疾病，先天性疾病如精囊发育不全，凝血障碍性疾病如凝血酶原缺乏症、血友病、血管性血友病、Zinner 综合征伴精囊发育不良、Klippel-Trenaunay 综合征、出血体质，后天性疾病包括淀粉样变性、白血病、淋巴瘤、高血压、慢性肝病、肝硬化、高尿酸血症、肾血管疾病、紫癜、坏血病等。

2. 血精病因的风险性评估　在对发生血精的风险因素评估中，需要重点评估是否存在下列发生血精的风险信息：①患者年龄（>40 岁）；②反复或持续性血精；③前列腺癌风险因素（如阳性家族史）；④全身性症状（如体重减轻、厌食、骨痛）；⑤对 40 岁以下患者，应该重点评估其行为相关性危险因素或感染性因素；⑥对 40 岁以上患者，应该考虑生殖道新生物或结构异常。

第三节　病 因 病 机

血精是指各种原因所引起的精室血络受损，血溢脉外，随精而出的疾病。血精病位在精室，其属男子胞。血精与肝、肾关系密切，涉及心、肺、脾。病理性质可虚，可实，或虚实夹杂。因湿热毒邪外袭，或饮食不节而酿生湿热，循经下移，灼伤精室血络而致血精；或因气机不畅，瘀血内停，或跌仆损伤，血溢脉外，阻滞精室，日久败精瘀血聚集而酿生湿热瘀浊，与气血相结于血脉所致血精；或因房劳过度，耗伤肾阴，虚火下扰精室而迫血妄行，血溢脉外所致血精；或因年轻人相火旺盛，过度手淫或强力入房而伤及血络，血随精出；或因气血不足，脾气受损，则气不摄血，血溢脉外，随精并出，可致血精；或因劳倦过度、久病体虚、房事不节等，损伤脾肾，或血精日久不愈，反复发作，病及脾肾，脾虚不能摄血，肾虚不能固精，则精血俱出。

依据血精临诊辨证的特点和个体临床证候，中医学将血精分为湿热下注证、气滞血瘀证、阴虚火旺证、心脾两虚证、脾肾亏虚证等。

第四节　诊断与方法

一、病史采集

重要病史的询问是评估血精的第一步。血精主要表现为精液呈血性。临床上首先需要鉴别真性血精和假性血精。假性血精是指患者主要存在血尿而误认为血精，或出血来自患者的性伴侣。少数患者还可存在尿频、尿急、射精痛、高潮缺乏、无精子症或少弱精子症等伴发症状。如患者特征性临床表现为性交后或勃起后血尿，常提示存在前列腺部尿道血管异常或后尿道血管瘤；如患者表现为射精痛、射精不畅或精液量显著减少，则可能提示存在精道感染或炎症、射精管梗阻、精道结石等；如患者存在出血性疾病或服用抗凝药物，则常提示全身性出血倾向导致血精。因此，血精的特征、伴发症状、外伤史、用药史及相关治疗史等均可为病因诊断提供重要线索和依据。

二、体格检查

除常规检查外，要特别注意血精患者腹股沟区、外生殖器和尿道外口的情况。注意包皮系带是否有撕裂从而导致血精；检查输精管有无结节、肿块和压痛；检查睾丸、附睾有无肿块、压痛，注意排除睾丸肿瘤所致血精；对所有血精患者均应行直肠指检，以除外直肠和前列腺肿块，直肠指检后注意尿道外口有无滴血或血迹。

三、辅助检查

1. 实验室检查　尿液检查包括尿液常规分析、尿液病原体培养和药物敏感试验；精液检查包括精液常规和病原学检测。精液常规检查可以通过精液颜色、体积、pH，精子活力，有无红细胞、白细胞等指标，判断血精的严重程度、射精管有无梗阻以及是否存在潜在感染等。而精液的病原学全套检查则有利于排除或明确生殖道感染，感染的病原体是什么，以及如何选择敏感抗生素。也可进行前列腺液常规检查和病原体培养协助诊断。由于少数前列腺肿瘤患者是以血精为首发症状的，因此，对于年龄在40岁以上的顽固性血精患者，进行前列腺特异性抗原（PSA）检查，有利于排除前列腺肿瘤。此外，做血常规、肝功能、肾功能、凝血功能和电解质检查，以除外慢性病和出血性体质引起的血精。

2. 影像学检查

(1) 经直肠超声检查（TRUS）：TRUS是一种安全、便捷、高效、价廉、无创且无辐射的检查手段，可显示前列腺、射精管、输精管壶腹及精囊区域的形态和结构的改变，准确判断该区域有无结石、囊肿、炎症性改变，以及息肉或肿瘤等软组织肿块，初筛可明确大部分血精患者的病因。因而，TRUS常常是血精患者基本及首选的影像学检查。

(2) 计算机体层扫描（computed tomography，CT）：CT对血精的病因学诊断价值远不及TRUS和MRI，但有利于排除尿石症、膀胱肿瘤等因素所导致的血精。

(3) 磁共振成像（magnetic resonance imaging，MRI）检查：MRI对软组织的分辨力强，能够精确显示前列腺、射精管、输精管壶腹及精囊区域的解剖图像和结构变化，尤其是精囊内信号强度的改变，对顽固性血精的病因和定位诊断以及后续治疗选择均具有重要价值，是男性性腺、附属性腺及其导管系统影像学检查的金标准。MRI对血精诊断的最大优势是能够明确显示精囊和前列腺区域的出血性改变，尤其是其T_2WI可清晰显示精囊区域精细的结构与信号改变。顽固性血精患者MRI影像常见的特征性改变有：①精囊内出血性信号强度改变，陈旧性出血，T_1WI和T_2WI均呈中等至高强度的信号影；新鲜出血，T_1WI呈明显高信号影，T_2WI呈明显中低信号影，与正常生理状态下精囊内信号强度正好相反。②精囊增大或囊性扩张，单侧或双侧精囊宽度超过1.7cm，或精囊内腺管结构呈囊状扩张，管径>5mm，可伴有或不伴有精囊内信号强度的异常改变。③精道远端区域囊肿，可以是原发性囊肿，也可以是继发于射精管梗阻导致的近端囊性扩张。囊肿既可以是导致梗阻的原因，也可能是梗阻所致的结果。精道远端区域常见的囊肿包括：前列腺小囊囊肿，米勒管囊肿，射精管囊肿，精囊囊肿。④精道远端区域结石形成。同时，盆腔MRI检查有利于鉴别前列腺、精囊、睾丸等部位的肿瘤因素所致的血精。

(4) 精道造影：精道造影主要应用于可疑梗阻性无精子症患者，但精道造影是一种有创性检查，有导致继发性精道梗阻的可能性，因此在男性不育症的诊治中，目前均不作为推荐检查项目，亦很少用于血精的诊断。

3. **精囊镜检查**　精囊镜技术主要对射精管、精囊、输精管壶腹及其周围结构进行直接观察和相应治疗。精囊镜技术既是一种精道远端常见疾病的病因学诊断技术，又是一种针对病因的微创性手术治疗技术。基于其临床应用安全、有效，具有独特的技术优势，已经成为射精管梗阻、精道结石、顽固性血精等常见精道远端疾病的诊治新手段。

第五节　非手术治疗

血精的保守治疗适用于由非梗阻、非肿瘤因素引起的血精。常采取的保守治疗方法包括一般性治疗、抗生素治疗和其他药物治疗。

一、一般性治疗

40 岁以下的血精患者大多数是良性病变所致，呈自限性过程，可自愈。因而，对该类患者仅需要进行基本的临床评估，排除泌尿系感染或炎症。如果没有发现病理性因素，治疗方面的选择主要如下。

1. **心理治疗**　通过耐心讲解，消除患者的恐惧心理，缓解患者的焦虑情绪。

2. **个人生活习惯的调节**　应保持良好的生活习惯，宜清淡饮食，忌辛辣刺激食物及饮酒；忌过度频繁和剧烈的性生活；忌过度手淫；避免长时间性刺激、久而不射、性交中断；避免长时间憋尿等。

3. **随访观察**　单次偶发的血精，尤其是有明显诱发因素者，去除诱发因素后，往往可自愈。治疗方面仅需等待观察即可。

二、抗生素治疗

引起血精的常见病因为微生物所致的感染或炎症，故精道内存在明确病原体感染者，应选用敏感抗菌药物，多数能获得满意疗效。治疗前可取前列腺液或精液进行微生物培养，根据培养结果和药敏试验结果选用药物。对于可疑感染但细菌培养呈阴性的患者，可进行 2 周左右经验性抗生素治疗。因该类患者多为衣原体或拟杆菌属感染，故应用大剂量四环素类或甲硝唑类药物治疗，往往可以取得较好的效果。必要时可两种抗菌药联用。有文献显示，合理运用抗生素可以缓解绝大多数由感染因素所致的血精症状。单纯疱疹病毒或人乳头状瘤病毒感染引起的血精在临床上相对少见，这类患者可给予抗病毒治疗。泌尿生殖系结核感染导致的血精，需积极抗结核治疗，必要时辅以手术切除结核病灶。

三、其他药物治疗

近年来研究表明，5α-还原酶抑制剂非那雄胺、度他雄胺在治疗血精上有一定疗效。有学者认为，非那雄胺对后尿道腺瘤及异位前列腺组织引起的血精可能有效。鉴于下尿路生殖道的炎症尤其是精囊炎和前列腺炎是引起血精的主要原因之一，因而有学者认为抗生素和非那雄胺联合应用是治疗炎症性血精的有效方法，效果优于单独应用非那雄胺。但临床上对有生育需求的年轻血精患者选择5α-还原酶抑制剂需谨慎。对伴有射精痛、会阴部隐痛不适症状的患者可选用非甾体抗炎镇痛药。对伴有尿频、尿急等LUTS者可选用α受体阻滞剂等药物对症治疗。

第六节　辨证论治

1. **湿热下注证**　证候：精液呈红色、暗红色或棕褐色，伴尿频、尿急、尿痛，小腹、会阴、腰骶部疼痛，口干而黏，舌质红，苔黄腻，脉弦滑。治法：清热凉血，化湿导浊。选方：加味四妙汤加减。中药：黄柏、牛膝、生薏苡仁、苍术、土茯苓、车前草、牡丹皮、小蓟、板蓝根等。推荐中成药：龙胆泻肝丸、四妙丸、血尿安胶囊。

2. **气滞血瘀证**　证候：精中带血，色暗红，射精后小腹、会阴部坠胀疼痛，同时可伴有压痛，舌质暗，苔薄，脉涩。治法：活血化瘀，疏通精道。选方：血府逐瘀汤加减。中药：桃仁、红花、当归、生地黄、牛膝、川芎、桔梗、赤芍、枳壳、甘草、柴胡等。推荐中成药：血府逐瘀丸。

3. **阴虚火旺证**　证候：血精，色鲜红、量少，腰膝酸软，潮热盗汗，耳鸣，舌质红，苔少，脉细数。治法：滋阴降火，凉血止血。选方：二至地黄汤加减。中药：女贞子、墨旱莲、熟地黄、山药、山茱萸、赤芍、茯苓、泽泻等。推荐中成药：二至丸合六味地黄丸、知柏地黄丸、大补阴丸。

4. **心脾两虚证**　证候：血精质稀而色淡，心悸失眠，健忘多梦，纳少便溏，舌质淡，苔薄腻，脉虚数。治法：补养心脾，益气摄血。选方：归脾汤加减。中药：白术、人参、黄芪、当归、甘草、茯苓、远志、酸枣仁、木香、龙眼肉、生姜、大枣等。推荐中成药：归脾丸、人参养荣丸。

5. **脾肾亏虚证**　证候：血精反复发作，日久不愈，肢体乏力，面色无华，头晕腰酸，舌淡胖，苔薄，脉沉细。治法：补脾益肾，养血止血。选方：右归丸合黄土汤加减。中药：熟地黄、山药、山茱萸、枸杞子、鹿角胶、菟丝子、杜仲、当归、附子、肉桂、甘草、白术、阿胶、黄芩、侧柏叶等。推荐中成药：右归丸、金匮肾气丸。

第七节　手术治疗

一、血精的精囊镜治疗

精囊镜治疗，包括对精囊、射精管及其周围囊肿的冲洗、切开、烧灼、止血、扩张、引流、清除积血和结石、活检等操作。引起顽固性血精的精道远端区域常见致病原因包括炎症、感染、射精管区域先天性或继发性囊肿压迫、继发性结石形成所导致的精道梗阻或引流不畅，因此，精囊镜技术的诊治思路和目的是明确射精管的通畅状态，去除导致梗阻的潜在因素，疏通生殖道，改善精囊引流，达到解除梗阻及治愈血精的目的。

1. 精囊镜手术适应证

(1) 持续或反复发作的顽固性血精症状，病史超过3个月，经4周以上抗生素及相关规范药物治疗无效者。

(2) 显著精液异常，如精液量显著减少，水样精液伴无精子症、少精子症、弱精子症等，经精浆生化和影像学检查高度怀疑射精管存在梗阻者。

(3) 慢性前列腺炎、精囊炎，伴局部慢性顽固性疼痛，包括射精痛、睾丸疼痛，腰骶部、会阴部胀痛不适等，经非手术治疗无效者。

(4) 经相关检查高度怀疑存在射精管区域畸形、囊肿、结石、炎性病变，并伴有明显临床症状，经保守治疗无效者。

(5) 怀疑生殖道肿瘤性病变，需要进一步明确者。

2. 精囊镜应用的术中术后注意事项

(1) 术中避免精道意外损伤，包括射精管口和射精管的损伤，精囊损伤相对少见。若术中进行了射精管远端切开性操作，术后则可能出现射精管口粘连狭窄或再发梗阻。术中进行射精管口或囊肿切开时，需要特别注意避免损伤直肠，故在进行该类操作时须注意动作力求轻柔，进行精准的薄层电切。一旦发生直肠损伤，需禁食水、加强营养支持及预防性抗感染治疗，严重者需行乙状结肠造瘘、直肠修补术。

(2) 术后常规留置导尿管，引流尿液 24~48 小时，保持导尿管引流通畅。若术中有局部出血、损伤，可适当延长留置导尿管时间并进行膀胱冲洗。

(3) 常规预防性抗感染治疗 1~3 天，避免尿液反流而导致生殖系感染。

(4) 对于因精道狭窄而行精囊镜手术的患者，或者术中进行了射精管有创性操作的患者，建议术后早期（从第二天开始）进行力量适度的经直肠精囊按摩，每日 1~2 次，维持 1~2 周，并同时鼓励患者尽早恢复排精和性生活，以保证精囊液的通畅引流，减少和防止射精管开口的炎性粘连和再狭窄。

二、其他治疗

精囊癌及前列腺癌引起血精的患者，根据肿瘤分期不同选择不同的治疗方法，如根治性切除术或放射治疗，晚期前列腺癌可选择内分泌治疗。如存在膀胱肿瘤或睾丸肿瘤，则需要根据相关诊治指南进行规范治疗。

第八节　预防与调护

1. **保守治疗**　血精的保守治疗适用于由非梗阻、非肿瘤因素引起的偶发性血精，可以采取中西医结合的方案进行治疗，其间应根据病情变化及时调整治疗方案。

2. **抗生素应用**　引起血精的常见病因为微生物所致的感染或炎症，故精道内存在明确病原体感染者，可选用有效抗菌药物，多数能获得满意疗效。但在没有明确感染的情况下，避免滥用抗生素等药物，以免引起菌群失调、肝肾功能受损，从而加重病情。

3. **中医药治疗**　血精的中医治疗需根据病程长短侧重有所不同。血精初期多为实热证，宜行凉血止血之法；中期多瘀而化热，宜活血祛瘀、凉血止血；后期多气血亏虚，多宜补养气血、化瘀生新。

4. **手术的选择**　对于持续或反复发作的顽固性血精症状，病史超过 3 个月，经 4 周以上抗生素及相关规范药物治疗无效者，或经相关检查高度怀疑存在射精管区域畸形、囊肿、结石、炎性病变，以及怀疑生殖道肿瘤性病变者，可考虑进行手术治疗。

5. **适度排精**　在血精预防方面除后尿道血管瘤因素导致的血精伴血尿情况外，一般建议适度规律性排精，不提倡禁欲。根据西医炎症引流和中医“腑以通为用”的原则，建议在不伴有射精痛时可以选择每周排精 1~2 次，一方面可以反映药物治疗效果，及时观察精液中血液的量、颜色等性状变化，指导临床治疗；另一方面也可以促使精囊的炎症物质或陈旧性出血尽快排出，减少局部刺激。

6. **生活与饮食**　清淡饮食，忌食辛辣刺激性食物，戒除烟酒等不良嗜好。

血精是男科的常见病，反复血精常会造成患者的恐慌，并对身心健康造成影响。中医、西医独立治疗本疾病存在各自的优势及不足，中西医结合精准化诊疗，身心同调，常能迅速取得满意疗效，值得临床进一步推广。运用中西医结合方式可以为血精的诊治提供新思路、新方向、新方法。

第九节　专家共识与建议

1. 主要因素　血精的评估主要考虑下列三项关键因素，患者年龄、症状持续时间和发作频率、相关伴随症状。40 岁以下的血精患者大多数是良性病变所致，常呈自限性过程，多可自愈。应该重点评估其行为相关性危险因素或感染性因素。40 岁及以上顽固性血精患者应考虑到生殖道新生物或结构异常，需要详细检查以除外精道恶性肿瘤。

2. 真假辨别　临床上首先需要鉴别真性血精和假性血精，假性血精是指患者主要存在血尿而误认为血精，或出血来自患者的性伴侣。少数血精患者还可存在尿频、尿急、射精痛、高潮缺乏、无精子症或少弱精子症等伴发症状。

3. 虚实辨证　血精的中医辨证首分虚实两端，实证中需分清湿热、瘀滞，虚证中需细分气、血、阴、阳。治则与辨证相应，兼顾虚实，虚则补之，实则泻之，虚实夹杂则分清主次，不能一概而论，滥用清热解毒之法。

参考文献

1. 吕伯东，黄晓军，靳风烁，等. 中西医结合诊疗血精专家共识[J]. 中国中西医结合外科杂志，2022，28(5)：603-607.
2. 李波军，李珂，张超，等. 顽固性血精患者 MRI 影像特征研究[J]. 第三军医大学学报，2013，35(17)：1853-1857.
3. 李彦锋，李铮，夏术阶. 射精管梗阻与精道内镜技术专家共识[M]. 北京：中国医药科技出版社，2017.
4. 廖良功，李彦锋. 精道远端区域常见病变及精囊镜诊治技术[J]. 中华医学杂志，2016，96(36)：2849-2853.
5. 刘慧英，闵杰，贺慧娥，等. 名医群体辨治血精(精囊炎)方药规律探析[J]. 湖南中医药大学学报，2019，339(12)：1470-1475.
6. 马健雄，王彬，李海松，等. 李曰庆治疗血精药对浅析[J]. 中华中医药杂志，2021，36(10)：5946-5950.
7. 秦国政. 中医男科学[M]. 北京：科学出版社，2017.
8. 世界中医药学会联合会男科专业委员会. 中医药治疗血精症专家共识[J]. 中医药信息，2019，36(1)：99-101.
9. 王磊，刘智勇，许传亮，等. 经尿道精囊镜诊治顽固性或复发性血精 162 例临床资料分析[J]. 中华男科学杂志，2013，19(3)：531-534.
10. 肖恒军，闫卫鑫，陆敏华，等. 精囊镜技术治疗射精管梗阻性无精子症：附 36 例报告[J]. 中华腔镜泌尿外科杂志(电子版)，2016，10(5)：48-51.
11. CHEN R，WANG L，SHENG X，et al. Transurethral seminal vesiculoscopy for recurrent hemospermia：experience from 419 cases[J]. Asian J Androl，2018，20(5)：438-441.
12. FURUYA S，MASUMORI N，TAKAYANAGI A. Natural history of hematospermia in 189 Japanese men[J]. Int J Urol，2016，23(11)：934-940.
13. GUO S，XIE D，HE X，et al. The application of pediatric ureteroscope for seminal vesiculoscopy[J]. Minim Invasive Surg，2015：946147.
14. HUANG Z M，LI Y F，WANG Q，et al. Clinical characteristics and endoscopic treatment of hematospermia with postcoital hematuria[J]. BMC Urol，2020，20(1)：78.
15. KANG P M，SEO W I，YOON J H，et al. Transutricular seminal vesiculoscopy in the management of symptomatic midline cyst of the prostate[J]. World J Urol，2016，34(7)：985-992.

16. LI B J, ZHANG C, LI K, et al. Clinical analysis of the characterization of magnetic resonance imaging in 102 cases of refractory haematospermia[J]. Andrology, 2013, 1(6): 948-956.

17. LI Y F, LIANG P H, SUN Z Y, et al. Imaging diagnosis, transurethral endoscopic observation, and management of 43 cases of persistent and refractory hematospermia[J]. J Androl, 2012, 33(5): 906-916.

18. LIAO L G, LI Y F, ZHANG Y, et al. Etiology of 305 cases of refractory hematospermia and therapeutic options by emerging endoscopic technology[J]. Sci Rep, 2019, 9(1): 5018.

19. PAPOUTSOGLOU N, BURGER M, RIEDMILLER H. Persistent painless hemospermia due to metastatic melanoma of the right seminal vesicle[J]. BMC Urology, 2013, 13(1): 43-46.

20. SUH Y, GANDHI J, JOSHI G, et al. Etiologic classification, evaluation, and management of hematospermia[J]. Transl Androl Urol, 2017, 6(5): 959-972.

第三十二章

阴茎异常勃起

第一节 概 述

一、西医学定义

阴茎异常勃起(priapism)是指在无性欲和/或无性刺激下,发生阴茎持续勃起,时间超过 4 小时,射精后未能疲软,可伴或不伴疼痛的阴茎勃起,是泌尿外科急症中一种相对少见的阴茎血流动力学障碍性疾病。本病可发生于任何年龄,但以青壮年多见,常与某些特定病因有关。本病临床上较为少见,国内外调查报道发病率较低。

二、中医学概念

阴茎异常勃起属于中医学的"阳强""纵挺不收""强中病""阳强不倒"等范畴。病因可分为虚实两端,虚者多因房事过度,肾阴亏损,导致阴虚阳亢;或妄用壮阳之品,消灼肾阴,宗筋失制所致。实者多因湿热下注,或跌扑损伤,导致瘀血停积阴部而成。

三、流行病学

自 1824 年 Callaway 首次报告阴茎异常勃起以来,该病一直被认为是一种少见的疾病。随着阴茎海绵体血管活性药物的应用,本病发病率逐年上升,约为 8%。阴茎异常勃起发病年龄多见于 5~50 岁,发病高峰在 5~10 岁和 20~25 岁,前者主要见于镰状细胞贫血儿童。在老年男性,大多数阴茎异常勃起病例为特发性。国外研究显示,普通人群中阴茎异常勃起的年发病率为 1.5/10 万人,40 岁以上人群年发病率为 2.9/10 万人。患有镰状细胞病的男性终身发生缺血性阴茎异常勃起的概率为 29%~42%。在青少年和年轻男子中,阴茎异常勃起的发生率为 35%,其中 72% 有顽固性阴茎异常勃起的病史。

第二节 发 病 机 制

根据阴茎血流动力学,目前阴茎异常勃起主要分为缺血性阴茎异常勃起(ischaemic priapism)(低流量性或静脉阻塞性)、非缺血性阴茎异常勃起(nonischemic priapism)(高流量性或动脉性)和顽固性(复发性或间歇性)阴茎异常勃起三类。缺血性阴茎异常勃起是最常见的阴茎异常勃起亚型,占所有阴茎异常勃起的 95% 以上。非缺血性阴茎异常勃起的流行病学资料都来自一些小样本的案例报道。

顽固性阴茎异常勃起缺乏强有力的流行病学研究。

1. 缺血性阴茎异常勃起　缺血性阴茎异常勃起，又称静脉性阴茎异常勃起。病理学基础是海绵体阻塞，静脉输出的梗阻妨碍动脉注入。常见病因如血液病、副肿瘤综合征以及一些药物的使用，但在大多数病例中都无法明确病因。镰状细胞贫血患者常发生阴茎异常勃起，主要是由于镰状细胞引起阴茎静脉回流障碍。肿瘤细胞浸润不会引起阴茎异常勃起，但静脉回流受阻或海绵窦受侵犯可引起淤滞及血栓形成。已报道转移至阴茎并引起阴茎异常勃起的肿瘤有白血病、前列腺癌、肾癌及黑色素瘤。阴茎海绵体内注射勃起药物后可能发生缺血性阴茎异常勃起（0.4%~35%）。以罂粟碱为基础的联合用药的风险更高，而前列腺素 E1 注射后阴茎异常勃起的风险小于 1%。大多数使用 PDE5i 后发生阴茎异常勃起的男性同时存在缺血性阴茎异常勃起发生的其他危险因素，因此 PDE5i 的使用通常不被视为独立的危险因素。此外，使用可卡因、抗高血压药（胍乙啶、α 肾上腺素受体阻滞剂等）、抗抑郁药、雄激素补充治疗等也可引起阴茎异常勃起。

2. 非缺血性阴茎异常勃起　非缺血性阴茎异常勃起（动脉性阴茎异常勃起），常因海绵体动脉撕裂，在动脉和窦状组织腔隙之间形成一个瘘管，从而引起会阴部或阴茎损伤。这种不可控的血液流动会导致持续的勃起，其可能机制涉及湍流血流对内皮型一氧化氮合酶的刺激。性刺激后部分勃起增强，小梁平滑肌完全松弛，激活小静脉闭塞机制。在外伤后和阴茎异常勃起发生之间通常会有一个时间间隔，可能长达 2~3 周。这可能是由受损动脉的痉挛或缺血性坏死导致的，因为瘘管只有在痉挛消退或缺血段破裂时才会发展。

3. 顽固性（复发性或间歇性）阴茎异常勃起　顽固性阴茎异常勃起的病因与缺血性阴茎异常勃起相似。虽然镰状细胞病是最常见的原因，但也有特发性病例以及由神经疾病引起的病例的报道。此外，患有急性缺血性阴茎异常勃起的男性，特别是持续时间超过 4 小时的阴茎异常勃起，有发展为顽固性阴茎异常勃起的风险。最近，几项研究提出其可能的机制包括炎症、细胞黏附、NO 代谢、血管反应性和凝血。

第三节　病 因 病 机

中医认为本病乃宗筋受损所致。青壮年多实证，病位在肝；老年或病弱之人多虚证，病位在肾；本虚标实当为肝郁肾虚，故本病多责之肝肾。病因可分为虚实两端：虚者多因房事过度，肾阴亏损，导致阴虚阳亢；或妄用壮阳之品，消灼肾阴，宗筋失制所致。实者多因湿热下注，或跌扑损伤，导致瘀血停积阴部而成。

阳强为病，多为阴虚相火妄动，或由气滞、血瘀阻塞筋脉，证多虚实夹杂。如素禀阴虚，房事不节，或服丹石壮阳药，易阴虚则阳亢，相火妄动；肝气郁结或暴怒伤肝，则肝火亢盛或气郁化火；好酒贪杯，嗜食肥甘厚味、辛辣炙煿之品，则易蕴生湿热；忍精不泄，则败精宿腐，瘀阻窍道；阴部外伤，血络受损，则瘀血停聚。热毒瘀血阻于宗筋是阴茎异常勃起的病理基础，而茎络瘀阻是阴茎异常勃起病变过程中必然出现的病理转归。根据阴茎异常勃起的辨证特点，中医证型可分为肝郁火盛证、气血两虚证、肝经湿热证、阴虚火旺证。

第四节　诊断与方法

一、病史采集

1. 缺血性阴茎异常勃起　全面地掌握病史是阴茎异常勃起诊断的关键，病史必须明确询问镰状细胞病或任何其他血液系统疾病，以及骨盆、生殖器或会阴部外伤史。必须详细询问性交史，包括勃起持续时间、是否疼痛及程度、既往用药情况、是否发生过异常勃起及最后一次异常勃起前的勃起功能等在内的相关情况。病史有助于确定阴茎异常勃起的潜在亚型。缺血性阴茎异常勃起通常与进行性阴茎疼痛及勃起僵硬有关；而非缺血性阴茎异常勃起通常是无痛的，无勃起僵硬。

2. 非缺血性阴茎异常勃起　在非缺血性阴茎异常勃起的诊断中，全面询问病史是十分必要的。当勃起不完全僵硬且不伴有疼痛时，就应怀疑非缺血性阴茎异常勃起。它可能与性刺激后的完全勃起有关，还可能发生在有性交创伤或阴茎钝挫伤的病史时。成人和儿童创伤后非缺血性阴茎异常勃起的发病时间可能在最初受伤后延迟数小时至数周。性交的因素通常首先考虑。

3. 顽固性（复发性或间歇性）阴茎异常勃起　全面地询问病史，这是十分必要的。有反复发作的长时间勃起病史。阴茎异常勃起发作通常在睡觉时发生，醒来时不会消肿。阴茎异常勃起伴随疼痛可能是患者就诊的首要原因。

二、体格检查

1. 缺血性阴茎异常勃起　在缺血性阴茎阴茎异常勃起中，无论阴茎坚硬还是柔软，龟头是柔软的。同时患者会感到剧痛。盆腔检查可能发现潜在的盆腔或泌尿生殖系统恶性肿瘤。

2. 非缺血性阴茎异常勃起　在非缺血性阴茎异常勃起中，阴茎肿胀但不完全僵硬。腹部、阴茎和会阴检查可能会提示外伤史。

3. 顽固性（复发性或间歇性）阴茎异常勃起　顽固性阴茎异常勃起的疼痛和阴茎僵硬与缺血性阴茎异常勃起类似，但一般持续的时间较短。异常勃起后阴茎组织通常是正常的，但在某些情况下也可以发现纤维化。极少数情况下，阴茎可能会变大，这种情况被称为 megalophallus（巨大阴茎）症。

三、辅助检查

1. 实验室检查　实验室检查应包括全血血细胞计数、血细胞分类以及凝血谱，用于评估贫血和检测血液学异常。

从海绵体动脉抽出的血液为暗红的缺氧性血液。血气分析对于鉴别缺血性和非缺血性阴茎异常勃起至关重要。应根据病史、体格检查和实验室检查结果进一步完善实验室检查，包括诊断镰状细胞贫血或其他血红蛋白病的具体检测（例如血红蛋白电泳），或在怀疑使用成瘾性药物时进行尿液和血浆的毒理学研究。

2. 影像学检查

(1) 彩色多普勒超声检查：建议将阴茎和会阴的彩色多普勒超声检查作为血气分析的替代或辅助手段，用于区分缺血性和非缺血性阴茎异常勃起。必要时在缺血性阴茎异常勃起抽血前应进行阴茎扫描，以防止异常血流类似非缺血性阴茎异常勃起的情况。

建议检查阴茎和会阴。在缺血性阴茎异常勃起时，海绵体动脉血流减少。海绵体动脉搏动的恢复会促进消肿。抽吸后，反应性充血可能发展为近端高动脉血流量，这可能误导诊断为非缺血性阴茎异常勃起。

(2) 磁共振成像(MRI)检查:阴茎MRI可用于阴茎异常勃起的诊断评估,并在一些缺血性阴茎异常勃起病例中,有助于评估阴茎海绵体的损伤和阴茎纤维化的程度。在一项对38名缺血性阴茎异常勃起患者进行的前瞻性研究中,当与海绵体活检相关联时,MRI预测坏死平滑肌的灵敏度为100%。在这项研究中,所有MRI显示平滑肌存活的患者在临床随访中均保持了勃起功能,平滑肌坏死的那一组患者接受早期假体修复。

(3) 阴部动脉造影:阴部动脉造影可在非缺血性阴茎异常勃起海绵体动脉损伤部位显示特征性的红色信号。但是,由于是有创操作,有栓塞的风险,因此多用于非缺血性阴茎异常勃起的治疗。

顽固性阴茎异常勃起的影像学检查没有特殊之处,同样推荐阴茎和会阴部彩色多普勒超声、MRI检查,可以用于鉴别非缺血性阴茎异常勃起和缺血性阴茎异常勃起。

第五节　非手术治疗

一、缺血性阴茎异常勃起治疗

急性缺血性阴茎异常勃起是一种急症,必须立即采取紧急干预措施,应该遵循按流程分阶段的治疗方法。所有治疗的目的都是消除阴茎水肿、止痛,以防对阴茎海绵体造成不可逆的损伤。

儿童应减少苯肾上腺素的用量。它可能导致明显的高血压,在患有心血管疾病的男性中应谨慎使用。建议所有患者在服药期间和服药后60分钟内监测脉搏、血压和心电图(ECG)。有脑血管病病史和明显高血压的男性禁忌使用该药。

1. 一般性治疗　强烈推荐缺血性阴茎异常勃起持续时间超过4小时首先考虑一线治疗而不是任何手术治疗。相反,没有证据表明在72小时后采取一线治疗对于缓解异常勃起存在任何益处。既往研究描述了几种一线治疗方法,包括锻炼、射精、冰袋、冷水浴和冷水灌肠。然而,缺乏证据证明这些措施有好处。部分异常勃起通常通过止痛治疗可以解决,而很少需要手术干预。

2. 阴茎神经阻滞/全身镇痛　阴茎麻醉/全身镇痛的治疗方案包括:背神经阻滞、环状阴茎阻滞、皮下局部阴茎干阻滞、口服清醒镇静剂(适用于儿科患者)。

3. 用0.9%生理盐水溶液抽吸±灌洗　对持续超过4小时的异常勃起的首次干预为阴茎抽血,抽血可以通过阴茎龟头或通过阴茎近端外侧的经皮针穿刺,使用16G或18G针头或蝴蝶针进行。针必须穿透皮肤、皮下组织和白膜,才能从海绵体引流血液。

4. 用0.9%生理盐水抽吸±灌洗结合海绵体内注射药物　这种联合治疗目前被认为是治疗缺血性阴茎异常勃起的标准疗法。药物包括拟交感神经药物或α肾上腺素受体激动剂。海绵体内拟交感神经药物的选择包括苯肾上腺素、去甲肾上腺素、麻黄素、肾上腺素、间氨基酚和亚甲蓝,有效率高达80%。

5. 其他药物　口服特布他林。

6. 镰状细胞病性阴茎异常勃起的治疗　镰状细胞病性阴茎异常勃起必须紧急处理。

二、非缺血性阴茎异常勃起治疗

非缺血性阴茎异常勃起的治疗并不紧急,因为海绵体组织不缺氧。因此,可以与患者进行讨论选用恰当的治疗方法,并让他们了解治疗的风险和并发症。

1. **一般性治疗** 保守治疗方案包括会阴部位冰敷或会阴特定部位的压迫。

2. **选择性动脉栓塞** 选择性动脉栓塞可以使用自体血栓、凝胶泡沫或海绵，或更永久性的物质，如线圈或丙烯酸胶水。

三、顽固性（复发性或间歇性）阴茎异常勃起治疗

治疗顽固性阴茎异常勃起患者的首要目标是控制病程，防止其进一步发展成缺血性阴茎异常勃起，这是常规治疗方案所不能解决的。

1. **一般性治疗** α肾上腺素受体激动剂，可被用作一线用药。循环睾酮的激素调控，激素调控的目的是降低循环中的睾酮水平，以抑制雄激素对阴茎勃起的作用。此外，还有一些药物治疗，如地高辛、间羟异丁肾上腺素、加巴喷丁、巴氯芬、羟基脲、PDE5i 等。

2. **海绵体内注射** 最常用的药物是苯肾上腺素和去甲肾上腺素（如治疗缺血性阴茎异常勃起所述）。组织型纤溶酶原激活物（TPA）是一种分泌型丝氨酸蛋白酶，能将酶原前的纤溶酶原转化为纤溶酶，起到纤溶酶的作用。

第六节 辨证论治

1. **肝郁火盛证** 证候：阴茎持续勃起，多因情志不遂，郁怒不畅或暴怒伤肝，致肝火亢盛或气郁化火，肝火循经下扰，肝之经脉伤于热则纵挺不收，而发为强中。治法：清肝泻火，化瘀通络。选方：当归龙荟丸（《丹溪心法》）加减。中药：当归、龙胆草、大栀子、黄连、黄柏、黄芩、大黄、芦荟、青黛、木香、麝香。推荐中成药：黄连羊肝丸。

2. **气血两虚证** 证候：阴茎持续勃起，多有虚劳、血证等，茎举过久，气血瘀滞；或阴部外伤，血络受损，瘀血停聚，茎络被阻，故成阳强不倒。治法：补益心脾，化瘀通络。选方：归脾汤（《济生方》）加减。中药：白术、茯神、黄芪、龙眼肉、酸枣仁、人参、木香、甘草、当归、远志。推荐中成药：归脾丸、人参养荣丸。

3. **肝经湿热证** 证候：好酒贪杯，嗜食肥甘厚味、辛辣炙煿之品，极易蕴生湿热，湿热循厥阴之脉下注阴器，充斥内扰，引动龙雷之火，以致阳强不倒。治法：清泄肝胆湿热，凉血化瘀通络。选方：龙胆泻肝汤（《医方集解》）加减。中药：龙胆草、栀子、黄芩、木通、泽泻、车前子、柴胡、甘草、当归、生地黄。推荐中成药：丹栀逍遥散、龙胆泻肝丸。

4. **阴虚火旺证** 证候：素禀阴虚，房事不节，淫欲过度，或服丹石壮阳药，燥热积于肾中，耗伤肾阴，导致肾阴亏损。阴虚则阳亢，相火妄动，肝阳恣纵，故阳强不得收。治法：滋阴潜阳，化瘀通络。选方：荠苨丸（《济生方》）加减。中药：荠苨、大豆、茯神、磁石、玄参、瓜蒌根、石斛、地骨皮、熟地黄、鹿角、沉香、人参。推荐中成药：知柏地黄丸。

另外，不同证型还可选择不同的针灸治疗。肝郁火盛：取穴肝俞、胆俞、太冲、三阴交、行间，用泻法，以清肝泻火。气血两虚：取穴阴陵泉、关元、肾俞，用平补平泻法，以化瘀通络。肝经湿热：取穴太冲、三阴交、行间、膀胱俞、阳陵泉，用泻法，以平肝泻火、清利湿热。阴虚火旺：取穴太溪、水泉、行间、太冲、中极、曲骨，用平补平泻法，以滋阴清热。

其他中医特色外治方法：刮痧疗法、穴位放血疗法、中药外用湿敷。

第七节　手 术 治 疗

一、缺血性阴茎异常勃起手术治疗

手术治疗主要是指阴茎分流术等手术治疗，阴茎分流手术的目的是使血液从海绵体流出，从而恢复这些结构内的正常循环。

1. 分流手术　包括：①经皮远端（龟头部）分流术，如 Winter 术式、Ebbehoj 术式、T-shunt 术式；②开放式远端（龟头部）分流术，如 Al-Ghorab 术式、Burnett 术式（蛇形操作）；③开放式近端（体腔）分流术，如 Quackles 术式；④静脉吻合术/分流术，如 Grayhack 术式。

2. 立即植入阴茎假体。

3. 缺血性阴茎异常勃起后非急性后遗症的外科治疗，可以考虑进行阴茎假体植入手术及窄基假肢装置、移植物进行阴茎重建术。

二、非缺血性阴茎异常勃起手术治疗

可以在彩色多普勒超声引导下经皮下选择性结扎瘘管。

第八节　预防与调护

由于缺乏可靠的指标来预测阴茎异常勃起，对于阴茎异常勃起而言，预防的重点应当是监测高风险人群，并提高医务人员对该疾病发生的警觉性。血液病患者如白血病、红细胞增多症和镰状细胞贫血具有更高的阴茎异常勃起发生率。对于接受海绵体内注射治疗的患者，在勃起期间（2~3 小时）推荐使用交感神经模拟药物（如酚妥拉明或羟肟胺）以预防异常勃起。脊髓损伤、盆腔肿瘤压迫或盆腔手术、会阴或阴茎外伤（如骑马伤）以及其他因素也可能导致阴茎异常勃起。

阴茎异常勃起，通常是由神经、心理和生理因素等综合因素引起的。采用一些可能有助于缓解阴茎异常勃起的调护方法，可预防和减少复发。

1. 改变生活方式　适度运动，有氧运动（慢跑、游泳、跳绳等）、无氧运动（肌肉训练）和拉伸放松（肌肉关节拉伸、太极拳、八段锦等）相结合，保持健康的饮食习惯，减少刺激性食物摄入，避免过度饮酒等不良生活习惯。

2. 缓解压力　通过放松技巧，如深呼吸、渐进性肌肉松弛法、冥想、深度睡眠等来减少焦虑和紧张情绪。

3. 寻求支持　咨询专科医师，由专科医师指导患者进行阴茎勃起功能影响因素的评估，改善风险因素（尽可能）以免复发。或寻求专业心理治疗师或性治疗师的帮助。

4. 调节激素水平　如果阴茎异常勃起与激素水平有关，可以考虑进行激素调节治疗。

第九节　专家共识与建议

1. 阴茎异常勃起可发生于任何年龄段，但临床上较为少见。按照血流动力学不同，阴茎异常勃起可分为缺血性阴茎异常勃起、非缺血性阴茎异常勃起和顽固性阴茎异常勃起三类。中医认为阴茎异常勃起与肾阴亏虚、肝气郁结、气滞血瘀等有关，热毒瘀血阻于宗筋是阴茎异常勃起的病理基础。

2. 完整的病史采集与体格检查可初步鉴别阴茎异常勃起的三种类型。特别是勃起持续时间，有无勃起疼痛、使用过帮助勃起的药物及外伤史等。实验室检查应做相关血液学指标检测，阴茎及会阴部彩色多普勒超声检查可帮助鉴别类型，阴茎的 MRI 可以评估及预测海绵体平滑肌的活性。中医认为本病乃宗筋受损所致。病因可分为虚实两端：虚者多因房事过度，肾阴亏损，导致阴虚阳亢；或妄用壮阳之品，消灼肾阴，宗筋失制所致。实者多因湿热下注，或跌扑损伤，导致瘀血停积阴部而成。

3. 急性缺血性阴茎异常勃起是一种急症，必须尽早（4~6 小时内）处理，应该遵循按流程分阶段的治疗方法。治疗目的是消除阴茎水肿、止痛，以防对阴茎海绵体造成不可逆的损害。目前 0.9% 生理盐水抽吸±灌洗结合海绵体内注射药物被认为是治疗缺血性阴茎异常勃起的标准疗法，持续时间超过 72 小时可考虑手术治疗，儿科患者可考虑阴茎神经阻滞/全身镇痛。

4. 中医药治疗阴茎异常勃起疗效显著。房事不节，淫欲过度，耗伤肾阴，导致肾阴亏损，以补肾阴为主。情志不遂，郁怒不畅或暴怒伤肝，致肝火亢盛或气郁化火，以疏肝为主。好酒贪杯，嗜食肥甘厚味、辛辣炙煿之品，极易蕴生湿热，湿热循厥阴之脉下注阴器，以清泄肝胆湿热为主。跌仆损伤，茎伤血瘀；茎举过久，气血瘀滞；或阴部外伤，血络受损，瘀血停聚，茎络被阻，以活血通路为主。

5. 专家组认为阴茎异常勃起是泌尿男科急症，应尽早救治。早期（24 小时以内）可考虑中西结合治疗，发挥各自优势，而且中医药在其后期康复阶段更具优势。

参考文献

1. 刘保兴，辛钟成，郭应禄. 阴茎异常勃起诊断与治疗[J]. 中国男科学杂志，2007，21(4)：62-64.
2. 刘建国，金保方，李相如，等. 徐福松教授辨治阴茎异常勃起经验[J]. 南京中医药大学学报，2009，25(3)：219-222.
3. 王劲松，徐福松. 阴茎异常勃起的中医药疗法综述[J]. 河南中医药学刊，1997，12(2)：24-26.
4. 王颖，杨玉赫，冷德生，等. 中医药治疗阳强的研究进展[J]. 中医药导报，2019，25(10)：127-130.
5. 王昭辉，潘俊，白遵光，等. 阴茎异常勃起的中西医诊疗策略：附 6 例临床报道[J]. 新中医，2015，47(1)：90-91.
6. RALPH O，SHROFF N，JOHNSON M J，et al. Malignancy：a rare，important and poorly understood cause of priapism[J]. Sex Med Rev，2021，9(2)：312-319.
7. INGRAM A R，STILLINGS S A，JENKINS L C. An update on non-ischemic priapism[J]. Sex Med Rev，2020，8(1)：140-149.
8. LIGUORI G，RIZZO M，BOSCHIAN R，et al. The management of stuttering priapism[J]. Minerva Urol Nefrol，2020，72(2)：173-186.
9. WANG L L，BERRONDO C. Idiopathic non-ischemic priapism in an infant：a case report[J]. Urol Case Rep，2020，33：101428.
10. RALPH D. Managing prolonged ischaemic priapism[J]. BJU Int，2020，126(4)：407.
11. ADAMS L A，EVANS D D. Management of priapism in the emergency department[J]. Adv Emerg Nurs J，2022，44(2)：121-126.
12. ALNAJJAR H M，MUNEER A. Recent advances in understanding and treating priapism[J]. Fac Rev，2022，11：23.
13. HWANG T，SHAH T，SADEGHI-NEJAD H. A review of antipsychotics and priapism[J]. Sex Med Rev，2021，9(3)：464-471.
14. VAGNONI V，FRANCESCHELLI A，GENTILE G，et al. High-flow priapism after T-shunt and tunneling in a patient with ischemic priapism[J]. Turk J Urol，2020，46(6)：488-491.

15. CHEN B H, CHEN C F, LEE C C, et al. Prolonged penile erection: a case report of ischemic priapism[J]. Asian J Surg, 2022, 45(12): 3021-3022.

16. BIVALACQUA T J, ALLEN B K, BROCK G B, et al. The diagnosis and management of recurrent ischemic priapism, priapism in sickle cell patients, and non-ischemic priapism: an AUA/SMSNA guideline[J]. J Urol, 2022, 208(1): 43-52.

17. SATODIYA R, YACOUB A. Priapism in sickle cell trait with high sensitivity to multiple psychotropic medications[J]. J Clin Psychopharmacol, 2020, 40(6): 638-640.

18. MUNSHI F I, KWON Y S, GIBBENS D T, et al. High-flow priapism treated with selective embolization of a helicine branch of the penile artery: a case report and selected review of the literature[J]. Urol Ann, 2020, 12(1): 103-105.

19. WANG H, DHAR A, WANG A. Corpora cavernosum abscess and corporoglanular fistula following penile shunts for ischemic priapism[J]. Urol Case Rep, 2023, 47: 102341.

20. PEREIRA P D S, PEREIRA D A, CALMASINI F B, et al. Haptoglobin treatment contributes to regulating nitric oxide signal and reduces oxidative stress in the penis: a preventive treatment for priapism in sickle cell disease[J]. Front Physiol, 2022, 13: 961534.

第三十三章

阴茎硬结症

第一节 概　述

一、西医学定义

阴茎硬结症(induratio plastica of penis),又称佩伦涅病(Peyronie disease,PD),是以阴茎白膜内形成纤维样斑块为特征的男科疾病,以阴茎海绵体单个或多个结节或条索状硬结、勃起疼痛、阴茎变形弯曲、勃起功能障碍为主要表现。临床上早期可表现为阴茎海绵体可触及斑块状结节,局部及阴茎勃起疼痛;后期可以出现阴茎弯曲或扭曲,阴茎长度减少,阴茎麻木及勃起功能障碍等。

二、中医学概念

古代中医文献无阴茎硬结症病名,本病属中医学"阴茎痰核""玉茎结疽"等范畴。本病病位在阴茎(阴器),属于前阴疾病。多表现为阴茎内硬结如核,推之不移,不痛、不热、不溃,平素阴茎酸痛,重者勃起阴茎掣痛,而排尿如常。

三、流行病学

阴茎硬结症(PD)的流行病学数据有限,已公布的患病率为0.4%~7.1%,在ED和糖尿病患者中患病率更高。最近的一项调查表明,在美国确定的和可能的PD患病率分别为0.7%和11%,这表明PD是一种未被充分诊断的疾病。阴茎硬结症的最小发病年龄为18岁,最大为80岁,通常典型的发病年龄为50~60岁,约占发病率的2/3。因此PD在年轻男性(<40岁)中的患病率明显低于老年男性。

第二节 发病机制

PD的病因目前尚不清楚。可能与掌纤维瘤病(Dupuytren挛缩)、足底筋膜挛缩、鼓室硬化、创伤、尿道器械操作、糖尿病、痛风、Paget病、感染、结缔组织病、自身免疫病以及使用β受体阻滞剂有关。这一疾病表现出家族遗传倾向,2%的PD患者具有家族史,包括PD和Dupuytren挛缩在内的纤维化特质的遗传基础已逐渐被理解。然而,反复的微血管损伤或白膜损伤仍然是解释该病的病因最被广泛接受的假说。异常的伤口愈合导致结缔组织重塑为纤维化斑块。阴茎斑块形成会导致阴茎弯曲,如果弯曲严重,则可能会影响性交。

PD早期在白膜与海绵体之间的血管周围有炎症细胞浸润,形成袖口状结构,相继发生纤维化,在一些严重病例可形成钙化灶。炎症细胞浸润包括T淋巴细胞、巨噬细胞以及其他血浆细胞,最终启动细胞因子系统,导致纤维化的形成。这些炎性浸润与活跃的细胞因子系统(特别是TGF-β_1和成纤维细胞生长因子)在此过程中发挥的重要作用有关,如何合理调节这些因子为以后的治疗提供了方向。疾病可以分为两个阶段,第一阶段是活动性炎性阶段(急性期痛性勃起,结节/斑块);第二阶段是纤维化/钙化阶段(慢性或稳定期),形成了可触及的硬斑块(疾病稳定)。

PD可以分为三种类型,具体如下:一型是指没有明显的临床症状或存在一定的阴茎弯曲,但并不影响正常的性生活;二型是指阴茎的硬结导致阴茎弯曲加重,出现性交疼痛,甚至无法完成性生活;三型是指在阴茎硬结的基础之上伴有勃起功能障碍。

第三节 病因病机

本病病位在阴茎(阴器),阴茎乃宗筋汇聚之处,中医认为肝主筋,故与肝关系密切;同时阴茎系精道通过之处,足少阴循阴股,结于阴器,故有"肾主阴器"之说;《素问·厥论》"前阴者,宗筋之所聚,太阴阳明之所合也",而阳明主润宗筋。故多数医家认为本病的病因病机主要与肝、脾、肾脏腑经络及宗筋的功能失调有关,痰湿气血瘀阻为本病的基本病理变化。

本病目前尚无统一的辨证分型,多数医家结合各自的临床经验,提出了不同的分型原则。但多数学者基于标病兼顾本病的病因病机特点,目前比较倾向分为痰浊凝结证、痰瘀互阻证、阴虚痰火证、气虚血瘀证四型。

第四节 诊断与方法

一、病史采集

详细询问患者的婚姻史、性生活史及其他疾病史。评估是否存在相关的危险因素,例如阴茎损伤或外伤以及全身性血管疾病;临床医生应重点区分疾病的活动期与稳定期,疼痛稳定和阴茎弯曲稳定至少3个月是疾病稳定、转诊接受特定药物治疗以及进行手术干预的公认标准;了解斑块存在的时间、大小变化、质地变化以及有无疼痛;评估阴茎弯曲角度以及阴茎弯曲的方向;正确评估阴茎勃起功能。

二、体格检查

首先应从生殖系统评估开始,然后扩展到手和脚,以检测足底筋膜可能的Dupuytren挛缩或Ledderhosen瘢痕形成。进行阴茎检查以评估可触及的结节或斑块的存在。斑块大小与阴茎弯曲度之间没有相关性。拉伸或勃起的阴茎长度的测量很重要,因为它可能会影响后续的治疗决策和潜在的法医学意义。

重点客观评估勃起时阴茎斑块结节、阴茎弯曲畸形情况。可通过几种方法来进行评估,包括使用真空辅助的勃起试验或使用血管活性药物的阴茎海绵体血管活性药物注射试验进行自然勃起的检测。目前认为阴茎海绵体血管活性药物注射试验是较好的方法,能够诱发与性刺激时相似或更好的勃起状态,通常在体内注射血管活性药物(例如前列腺素、酚妥拉明、罂粟碱,或这些药物的某种混合物即 Trimix)后进行评估。为获得更可靠的数据,可重复使用血管活性药物以实现最大程度的身体平滑肌松弛和实现最佳质量的勃起。主要评估勃起状态下的斑块大小、质地、方向、位置,阴茎弯曲程度、方向(背、腹、外侧或某种组合)、位置。

三、实验室及辅助检查

1. 实验室检查 血、尿常规检查是阴茎硬结症最基本、最重要的检查。结合病史可选择血液生化指标、自身抗体、基因等检测。

2. 辅助检查 ①超声检查:具有简单、可重复、无创伤性等优点,易被患者所接受,可作为 PD 有价值和首选的检查方法。PD 声像图特征性表现是在阴茎海绵体白膜区见等回声或高回声结节,超声能够确定病变的位置,显示斑块的大小、形态。②可选择检查:高分辨率彩色多普勒超声检查可快速客观地测定阴茎血流动力学和病变的解剖结构。勃起状态的药物腔内造影检查通常表现为阴茎畸形、局部变化及特定部位的异常静脉引流。磁共振检查具有良好的软组织分辨能力,可以更好地显示阴茎大体形态。

第五节 西医非手术治疗方法

阴茎硬结症急性期一般采用非手术治疗,但迄今为止,仍未发现令人满意的药物或物理手段。

一、药物治疗

临床上常用口服药物包括维生素 E、己酮可可碱、对氨基苯甲酸、PDE5i 和秋水仙碱等,还有在病灶内注射用药,如维拉帕米、干扰素等,对症状的改善有一定的作用。近期有研究表明溶组织梭菌胶原酶(collagenase clostridium histolyticum,CCH)病灶内注射可改善阴茎弯曲,减少疼痛。还有研究表明,西地那非、伐地那非或他达拉非等 PDE5i 可能通过其抗纤维化及潜在的阴茎瘢痕重塑作用来控制阴茎硬结症,但需进行进一步的研究。

有人指出,阴茎硬结症与血清睾丸激素水平低有关。来自 Cavallini 及其同事的最新研究表明,与睾丸激素水平正常的 PD 男性相比,性腺功能减退的 PD 男性的斑块面积更大,阴茎弯曲更为严重。另外,研究发现患有 PD 的男性比健康对照者具有更低的可生物利用的血清睾酮与游离睾酮的比率。补充睾酮也被证明可以提高病灶内维拉帕米治疗的疗效。

二、物理治疗

有报道使用低剂量放射治疗和低强度体外超声波(冲击波)治疗阴茎硬结症取得了很好的疗效。目前低强度体外超声波(冲击波)在临床上应用较为广泛,阴茎硬结症通过体外冲击波治疗后,在不同组织的交界面处产生不同的机械应力效应,产生能量梯度差及扭拉力,使组织间松解,分离粘连、伸展挛缩,硬结变软变小。另外通过低强度体外冲击波治疗后,阴茎疼痛缓解。通常可采用每周治疗 2 次,最初 3 周连续进行,之后休息 3 周,然后再治疗 3 周。但能量治疗可能会对身体(勃起)组织和神经血管结构产生潜在的损害,但整体而言,低能量、轻微刺激且在短时间治疗的前提下,损伤非常有限。为了明确这些方法在治疗阴茎硬结症中的安全性和有效性,还需要进一步的大样本临床试验验证。

另外有报道使用真空疗法和外部阴茎牵引来机械矫正阴茎硬结症的阴茎弯曲。初步研究表明使用真空负压泵 12 周后，阴茎长度、弯曲角度和疼痛在统计学上有显著改善。这些方法使用安全，可减少接受手术的患者人数。

第六节 辨证论治

本病总的治则为扶正祛邪、软坚散结。具体的治法多采用理气化痰，软坚散结；理气活血，化痰散结；滋阴降火，化痰散结；益气活血，化瘀通络，并根据兼症随证施治。

一、内治法

1. 痰浊凝结证 证候：阴茎背侧可触及条索状结块，皮色不变，无明显压痛，阴茎勃起时可发生弯曲或疼痛，甚则影响勃起功能，舌质淡，边有齿痕，苔薄白，脉弦滑。治法：理气化痰，软坚散结。选方：海藻玉壶汤加减。中药：海藻、昆布、贝母、半夏、青皮、陈皮、当归、川芎、独活、连翘、甘草、白芥子。痛甚者，加醋延胡索、川楝子、小茴香；小腹冷凉，四肢怕冷者，加细辛、干姜、巴戟天、补骨脂；勃起困难不坚者，加蜈蚣、地龙、鹿角胶。推荐中成药：海藻玉壶丸、消瘰丸、散结灵片、桂枝茯苓丸等。

2. 痰瘀互阻证 证候：阴茎背侧硬结，按之如软骨，有轻度疼痛，勃起疼痛或弯曲，少腹坠胀，甚则勃起困难或者不能持久，舌有瘀点，苔薄，脉沉弦。治法：理气活血，化痰散结。选方：橘核丸合活络效灵丹加减。中药：橘核、荔枝核、海藻、昆布、海带、桃仁、红花、延胡索、厚朴、木香、丹参、川楝子、乳香、没药、肉桂。若瘀痛较甚，加三棱、莪术；阴寒甚者，重用肉桂、木香，或加吴茱萸、小茴香、黑附片；湿重者，加苍术、茯苓、白芥子；阴茎红肿湿痒者，去肉桂，加败酱草、红藤、土茯苓、车前子等。推荐中成药：小金丹、活络效灵丹、阳和丸等。

3. 阴虚痰火证 证候：阴茎背侧硬结，硬结表面皮肤微红、微痛，或有全身低热、咽干、腰腿酸软无力等，舌红，苔薄，脉细数。治法：滋阴降火，化痰散结。选方：知柏地黄丸合消瘰丸加减。中药：熟地黄、山药、山茱萸、牡丹皮、茯苓、泽泻、知母、黄柏、龟甲、玄参、牡蛎、乳香、没药、穿山甲、浙贝母。若见口干舌燥，目干涩，可加生地黄、枸杞子、夏枯草等滋水清肝；腰骶酸痛剧者，加桑寄生、杜仲、狗脊；若小腹胀满，加乌药、川楝子行气止痛。推荐中成药：知柏地黄丸、消瘰丸等。

4. 气虚血瘀证 证候：阴茎背侧硬结，按之如软骨，有轻度疼痛，勃起疼痛或弯曲，严重者早泄或勃起不坚，伴见乏力、头晕、便溏等，舌质淡，边有瘀点或者瘀斑，脉细弦或涩。治法：益气活血，化瘀通络。选方：补阳还五汤加减。中药：黄芪、当归尾、赤芍、地龙、川芎、桃仁、红花、鳖甲、水蛭、白芥子。若畏寒肢冷，加熟附子、干姜；夜尿频多者，加益智仁、乌药、山药；腰酸膝软者，酌加山茱萸、巴戟天、鹿角胶。推荐中成药：川蛭通络胶囊、桂枝茯苓丸、血府逐瘀丸等。

二、外治法

1. 常用小茴香、延胡索、白芥子、丁香、乌药、乳香、没药、细辛等中药局部熏洗。

2. 针灸治疗取穴 常选用肾俞、会阳、气海、关元、会阴、中极、三阴交、足三里、丰隆、血海。一般用平补平泻手法，每次留针 30~40 分钟，10 次为 1 个疗程。也可以配合艾灸疗法。

第七节　手术治疗

疾病早期(急性炎症期)是最佳治疗期,治疗只能起到缓解疼痛、部分缩小斑块、改善阴茎畸形及提高阴茎勃起功能;一旦斑块稳定或钙化,阴茎严重畸形且影响性生活,需要手术治疗。

1. 手术适应证　在病情稳定至少 3 个月之后,药物治疗无效且存在明显的阴茎弯曲和/或性功能障碍,可以考虑手术治疗。手术的目的是矫正曲率并使患者有满意的性生活。建议具体选择外科手术方式应该考虑如下:阴茎长度评估,弯曲严重程度和勃起功能状态,包括勃起功能障碍患者对药物治疗的反应。患者对手术的期望也必须包含在术前评估中。

2. 手术治疗

(1) 阴茎短缩手术:①Nesbit 术,1965 年,Nesbit 首先采用阴茎弯曲凸面白膜开窗缝合的方法治疗先天性阴茎弯曲获得成功,该术式被称为 Nesbit 手术。如果阴茎长度足够,勃起功能正常,首选 Nesbit 术。Nesbit 手术要点:在阴茎最大弯曲的对侧凸面,切除椭圆形白膜,缝合白膜,缩短硬结对侧的阴茎海绵体,使两侧阴茎海绵体在勃起时等长、对称。主要缺点是阴茎部分短缩。②白膜折叠法,是 Nesbit 术的一种改良,其目的是减少对勃起组织的创伤,减少并发症。但是从长期结果看,还是原始 Nesbit 术效果比较可靠。Lue 首先提出了阴茎白膜折叠缝扎术(十六点缝合法),不切除阴茎白膜,仅折叠对侧白膜。术中人工勃起,在阴茎凸面中点两侧各取 4 点,形成两条平行于阴茎的缝扎线以折叠白膜。这种方法操作简单,是目前比较常用的手术方式。对于先天性阴茎弯曲患者的效果不持久,但对阴茎硬结症患者有较好的效果。缺点为术后阴茎缩短,许多患者往往对此不能接受。也有一些学者认为使用阴茎白膜折叠缝扎术,因阴茎勃起使缝线受到较大张力,导致缝线断裂或吸收,出现较高的阴茎弯曲复发率,且缝线因白膜厚而致密,形成较大的缝线硬结。

(2) 阴茎海绵体硬结切除+补片植入术:对于斑块较大或弯曲严重的阴茎硬结症患者往往采用斑块切除补片植入法。1974 年 Devine 和 Horton 描述了切除斑块,进行真皮移植矫正阴茎硬结症所致畸形的手术方法。此后报道了多种移植材料和技术。移植材料的选择不仅需要填补缺损的白膜,还应接近白膜的硬度和弹性,使术后阴茎勃起时局部无隆起,触摸光滑。曾使用过的补片材料包括自体真皮、阔筋膜、脂肪组织、睾丸鞘膜、腹直肌前鞘、人工材料等,但至今尚未找到理想的移植材料。术中切除斑块,常导致术后 ED,尤其是切除较大的斑块后,几乎不可避免(12%~100%)地会发生术后 ED。这被认为是一种与斑块相关的静脉性 ED。

(3) 阴茎假体植入术:阴茎假体植入通常用于治疗有重度勃起功能障碍的阴茎硬结症患者,尤其适用于对 PED5i 治疗无反应的患者。所有类型的阴茎假体中,可膨胀性阴茎假体似乎对这些患者最有效。大多数具有轻至中度阴茎弯曲的患者仅通过置入气囊就可以获得良好的效果。在某些严重畸形的情况下,术中通过充气气囊重塑阴茎形态已被推荐为有效的治疗方式之一。术中通常在置入气囊后人工反向弯曲阴茎 90 秒,术中可闻破裂声。如治疗后阴茎弯曲度小于 30°,则不再建议进一步治疗,因为假体将起到组织扩张器的作用,并在假体使用几个月后完全修正弯曲。虽然这种技术在大多数患者中是有效的,但为了实现充分的矫正,可能需要进行 Nesbit 术或折叠术、斑块切除或切开术和移植术。接受阴茎假体植入的 PD 男性应被告知潜在的阴茎长度损失和残余弯曲,这两种情况通常不会干扰性交,但可能会降低满意度。

第八节　预防与调护

阴茎白膜的损害(反复发作的微血管损伤或外伤)是目前公认的假说,因此尽量避免阴茎外伤或者炎症损伤白膜可以预防阴茎硬结症。过度或过强而频繁的性刺激、过于暴力的自慰、特殊体位的自慰等易造成阴茎海绵体白膜损伤,应尽量避免。避免尿道侵入性操作引起的阴茎尿道海绵体损伤。

第九节　专家共识与建议

1. 正确评估病史　详细记录阴茎硬结症患者的病史和性生活史,包括病程、勃起疼痛、阴茎畸形、因阴茎畸形和勃起功能障碍(ED)而导致的阴道性交困难。

2. 重点体格检查　包括评估阴茎各部位可触及的斑块、伸直或勃起的阴茎长度、弯曲程度(自拍,真空辅助勃起试验或药物诱发的勃起)。

3. 精确评估阴茎形态及勃起　临床上可使用针对阴茎硬结症的特定问卷。常使用超声评估斑块数量、位置与大小。在伴有ED情况下,可使用彩色多普勒超声检查以确定阴茎血流动力学和血管解剖结构。

4. PD的保守治疗　主要用于疾病的早期阶段,以缓解症状并预防疾病进展。目前常用肉碱、维生素E、对氨基苯甲酸钾和己酮可可碱等口服治疗PD,但缺乏充分的循证医学依据。非甾体抗炎药可用于治疗急性期疼痛。

5. 可选择的药物疗法　病灶处干扰素、溶组织梭菌胶原酶的注射治疗可使稳定期的PD阴茎弯曲度、斑块直径和斑块长度明显减少。由于存在包括组织萎缩、皮肤变薄和免疫抑制等不良反应,不再推荐使用类固醇的病灶内治疗。此外,目前也缺乏可靠的循证医学证据支持病灶内透明质酸或肉毒毒素的治疗。

6. 可选择的物理疗法　可使用低强度体外超声波(冲击波)治疗PD,尤其是治疗早期PD可取得良好的疗效。阴茎牵引疗法单独使用或联合注射疗法可能会降低阴茎弯曲度并增加阴茎长度。由于缺乏可靠的循证医学证据,不建议使用离子电渗疗法。

7. 中医药的应用　疾病早期应用西医的同时辅用通经活络、活血化瘀、化痰散结的方药在改善症状、软化缩小结节方面会取得更好的疗效,但需更多的研究来证明。

8. 联合应用中西医治法治疗PD取得了一定的疗效。在口服维生素E软胶囊的基础上,加服桂枝茯苓丸、海藻玉壶汤,并外涂外治的软坚酒等,较单药治疗取得更好的疗效,但研究有明显的局限性,还需要进一步的临床验证。

参考文献

1. 黄健. 中国泌尿外科和男科疾病诊断治疗指南(2019版)[M]. 北京:科学出版社,2020.
2. 李承功. 周智恒男科疾病治验举隅[J]. 中医药临床杂志,2019,31(8):1440-1442.
3. 李海松,韩富强,王彬. 男科络病初探[J]. 北京中医药大学学报,2009,32(10):719-720.

4. 李宏军,黄宇烽. 实用男科学[M]. 北京:科学出版社,2015.
5. 林浩成,张海涛,姜辉. 溶组织羧菌胶原酶治疗阴茎硬结症:一种新的微创有效的治疗方法[J]. 中华男科学杂志,2017,23(9):771-775.
6. 彭明健. 健脾化痰法治疗肥胖患者阴茎硬结症 20 例[J]. 福建中医药,2016,47(1):63.
7. 任国庆,崔云,陶方泽,等. 中医药治疗阴茎硬结症临床研究进展[J]. 浙江中西医结合杂志,2017,27(12):1109-1111.
8. 杨应国,徐和平,周晓皮,等. 真空负压联合药物治疗阴茎硬结症的疗效探讨[J]. 现代诊断与治疗,2018,29(17):2789-2790.
9. 翟照永,孙自学. 茎核消汤治疗阴茎硬结症临床研究[J]. 中医学报,2013,287(178):397-398.
10. 张根群. 三法联合治疗阴茎硬结症 18 例临床观察[J]. 中国民间疗法,2019,27(9):85-86.
11. 郑军状,崔云,江大为,等. 崔云运用"肝肾同源"理论治疗男科疾病经验[J]. 江西中医药大学学报,2016,28(5):23-26.
12. CHUNG E,GILLMAN M,RUSHTON D,et al. Prevalence of penile curvature:a population-based cross-sectional study in metropolitan and rural cities in Australia[J]. BJU Int,2018,122(5):42-49.
13. NEHRA A,ALTEROWITZ R,CULKIN DJ,et al. Peyronie's disease:AUA Guideline[J]. J Urol,2015,194(3):745-753.
14. SALONIA A,BETTOCHI C,CARVALHO J,et al. EAU Guidelines on Sexual and Reproductive Health 2020[M].The Netherlands:European Association of Urology Guidelines Office; 2020.
15. ZIEGELMANN M J,BAJIC P,LEVINE L A. Peyronie's disease:contemporary evaluation and management[J]. Int J Urol,2020,27(6):504-516.
16. TSAMBARLIS P,LEVINE L A. Nonsurgical management of Peyronie's disease[J]. Nat Rev Urol,2019,16(3):172-186.
17. COCCI A,DI MAIDA F,CITO G,et al. Comparison of intralesional hyaluronic acid vs. verapamil for the treatment of acute phase Peyronie's disease:a prospective,open-label non-randomized clinical study[J]. World J Men's Health,2021,39(2):352-357.
18. REDDY A G,DAI M C,SONG J J,et al. Peyronie's disease:an outcomes-based guide to non-surgical and novel treatment modalities[J]. Res Rep Urol,2023,15:55-67.

第三十四章

精索静脉曲张

第一节 概　　述

一、西医学定义

精索静脉曲张(varicocele,VC)是精索静脉回流受阻或静脉瓣膜功能紊乱导致的精索内蔓状静脉丛的异常扩张、伸长和迂曲,是泌尿外科、男科临床常见疾病,也是导致男性不育的常见原因之一。

二、中医学概念

中医学中并无精索静脉曲张之名,该病属于中医学“筋瘤”“筋疝”的范畴。

三、流行病学

精索静脉曲张,在男性中的总体发病率为10%~15%。年龄是决定精索静脉曲张发病率的重要因素,年龄越高,发病率相应增高。研究报道青春期前儿童发病率为2%~11%,青少年发病率为9.5%~16.2%,青春期后期为9%~26%。Akbay等调查了2~19岁的4 052名男孩,结果发现,2~10岁患病率小于1%,11~14岁为7.8%,15~19岁为14.1%。需要注意的是,Jessica等的研究发现,未成年人发生精索静脉曲张的群体中,合并“胡桃夹现象”的比例为56.2%(77/137)。精索静脉曲张也是导致男性不育最常见的病因,在男性不育症患者群体中,原发性不育群体的精索静脉曲张发病率为19%~41%,继发性不育群体的精索静脉曲张发病率为45%~81%。

第二节 发 病 机 制

精索静脉曲张的病因是多因素的,其中人的直立姿势导致的精索内静脉压力梯度增加、精索内静脉瓣膜功能不全或缺如、管壁内神经细胞数量减少等是引起精索静脉曲张的重要因素。左侧精索静脉曲张更为常见,主要是由于左侧精索内静脉以直角汇入肾静脉,使得左侧精索内静脉的静水压升高并转移到精索静脉丛,引起精索静脉丛曲张;而右侧精索内静脉以锐角直接进入下腔静脉,可以减小血流紊乱和反流压,降低右侧精索静脉曲张的发生率。位于主动脉和肠系膜上动脉之间的左肾静脉受压,引起左生殖静脉高压是导致精索静脉曲张的另一因素(胡桃夹现象)。少数情况下,腹膜后肿瘤、巨大肾积水、异位血管、腔静脉病变可引起继发性精索静脉曲张。

VC是精索内静脉异常的一种疾病,按照病因分类,可分为原发性和继发性两大类。原发性VC

是指由解剖学因素和发育不良所致的精索静脉曲张。由腹腔内或腹膜后肿瘤、肾积水或异位血管压迫上行的精索静脉导致的单侧或双侧精索静脉曲张，称为继发性精索静脉曲张。

临床上将精索静脉曲张分为四级。

0级：无精索静脉曲张症状表现，Valsalva试验不能出现，经彩色多普勒超声检查可发现轻微的精索静脉曲张，静脉管径超过2mm。

Ⅰ级：触诊不明显，但Valsalva试验时可出现。

Ⅱ级：在触诊时极易触及扩张静脉，但不能看见。

Ⅲ级：患者站立时能看到扩张静脉在阴囊皮肤突现，如团状蚯蚓，容易摸到。

第三节 病因病机

精索静脉曲张属于中医学“筋瘤”“筋疝”的范畴。中医认为精索静脉曲张多与瘀血、湿热、肝气郁结、肾气亏虚有关，病位在肝、肾、脾诸脏。换言之，寒、湿、热、瘀蕴结筋脉，脉络瘀阻，气血瘀滞，阻于络道，血脉无以荣养，血脉不通、瘀滞回流不畅而成筋瘤。

现代中医学者认为，VC病机虚实夹杂，以肝肾亏虚为本，湿、热、寒、瘀为标，病位主要在阴囊，与肝、肾、脾密切相关。临床常见证型可归为湿热下注、寒凝肝脉、瘀血阻滞、气虚下陷、肝肾亏虚。

第四节 诊断与方法

一、病史采集

多数患者无症状，仅在体检或因不育症就诊时检查出。部分患者可有症状，表现为阴囊坠胀不适或坠痛，疼痛可向腹股沟区、下腹部放射，久站、步行后症状加重，平卧位或休息后症状缓解或消失。

二、体格检查

体格检查是诊断精索静脉曲张的主要方法。检查应在温暖的房间内进行，患者应采用仰卧位和站立位，视诊或触诊时阴囊可见蚯蚓状曲张静脉。应当注意的是当患者仰卧位时，精索静脉曲张没有缩小，应当考虑继发性精索静脉曲张的可能。

三、辅助检查

1. 实验室检查 推荐进行精液常规分析和睾丸容积测量。精液如检出不成熟精子，可确定睾丸功能异常。在精索静脉曲张的检查中，为了解睾丸是否受损及是否具备手术指征，睾丸的大小必须测量。多数学者认为，B超是测量睾丸大小最为准确的方法。对伴有不育的患者应查血清或精液抗精子抗体。

2. 影像学检查

(1) 超声检查：阴囊超声检查可以提供高分辨率图像和描述睾丸大小、形态及邻近组织的血流状态，具有高灵敏度和特异度，且为无创性，已经成为评价阴囊和睾丸病理变化的首选。目前根据超声对精索静脉曲张分级，存在多种分级系统，其中 Sarteschi 法和 Dubin 法是最常用的分级方法。

(2) 静脉造影：静脉造影术通常被认为是最敏感的检查，但由于其具有侵入性和假阳性，目前很少使用。

(3) 热成像和闪烁扫描术：临床很少使用。

(4) CT 和 MRI：在诊断精索静脉曲张方面的作用小，在继发性精索静脉曲张中可选择。

第五节　非手术治疗

精索静脉曲张的西医治疗方法根据原发性精索静脉曲张和继发性精索静脉曲张而选择不同。对于原发性精索静脉曲张，治疗方法的选择应根据患者是否伴有不育（结合精液质量情况以及其配偶生育力情况）、是否有临床症状、精索静脉曲张程度、有无其他并发症等情况来加以综合考虑。治疗方法包括保守治疗（一般性治疗、药物治疗）和手术治疗。

一、一般性治疗

一般性治疗主要指生活方式和饮食的调节、物理疗法等。一般为控制烟酒、清淡饮食、生活规律、避免长久站立和过多的剧烈增加腹压的运动，同时阴囊局部降温贴和阴囊托法等。

二、药物治疗

针对改善血管功能的药物有七叶皂苷类、黄酮类和迈之灵，主要作用机制为抗炎、抗氧化、抗渗出、恢复静脉管壁的弹性和收缩功能。对于有临床不适症状的精索静脉曲张可考虑用非甾体抗炎药，如吲哚美辛、布洛芬等，以缓解疼痛症状。

第六节　辨证论治

中医学认为本病的病机是肝肾亏虚、气滞血瘀、络脉阻滞，以精索静脉丛的扩张、弯曲、伸长为主要表现，属于中医学“筋瘤”范畴。治疗原则以滋补肝肾、疏肝理气、活血化瘀、通经活络、清热利湿为主。

1. 寒凝肝脉证　证候：阴囊单侧或双侧坠胀不适，阴囊内有蚯蚓团状物，站立时加重且明显，平卧时减轻或消失，阴囊、阴茎、少腹冷痛，形寒肢冷，舌质淡红，苔白，脉沉细。精液检查可见精子数目减少，精子活动力降低。治法：温经散寒，活血通络。选方：当归四逆汤加减。中药：当归、桂枝、芍药、细辛、通草、甘草、大枣等。推荐中成药：附子理中丸合少腹逐瘀丸。

2. 瘀血阻滞证　证候：阴囊青筋粗大，盘曲成蚯蚓状，瘀久入络，引及睾丸、少腹、腰部坠胀疼痛，舌质暗红，苔薄白，脉涩。治法：化瘀活血，通络止痛。选方：桃红四物汤合失笑散加减。中药：桃仁、红花、当归、延胡索、熟地黄、白芍、川芎、川牛膝、丹参、五灵脂、蒲黄等。推荐中成药：桃红四物丸合少腹逐瘀丸。

3. 湿热下注证　证候：精索静脉盘曲成团，精索粗肿，有时会有烧灼疼痛感，阴囊部微红，尿黄、排尿涩痛，伴身体沉重、腹部痞满、口中黏腻，舌质红，苔黄腻，脉弦滑。治法：清热化湿，活血通络。选方：防己泽兰汤加减。中药：防己、泽兰、香附、续断、红花、当归、柏子仁、赤芍、牛膝、延胡索等。推荐中成药:龙胆泻肝丸等。

4. **肝肾亏虚证**　证候:阴囊单侧或双侧筋脉暴露,有下坠胀痛感,疼痛可沿腹股沟放射,患侧睾丸缩小,伴有头晕耳鸣、夜寐不安、腰膝酸软、神疲乏力,舌质淡,苔薄白,脉沉细。精液检查可见精子数目减少,精子活动力降低。治法:补肝益肾,化瘀通络。选方:左归丸合桂枝茯苓丸加减。中药:熟地黄、龟甲胶、鹿角胶、枸杞子、菟丝子、山茱萸、山药、牛膝、桂枝、茯苓、牡丹皮、桃仁、芍药等。推荐中成药:左归丸合桂枝茯苓丸。

5. **气虚下陷证**　证候:阴囊坠胀,疼痛隐隐,可向下腹部或腹股沟放射,囊内筋络暴露于外,行走或站立时间过长或大量负重体力劳动后加重,神疲懒言,纳少,便溏,舌质淡,舌边有齿痕,脉沉细。精液检查可见精子数目减少,精子活动力降低。治法:补中益气,化瘀止痛。选方:补中益气汤合少腹逐瘀汤加减。中药:黄芪、党参、甘草、白术(炒)、当归、升麻、柴胡、陈皮、小茴香、干姜、延胡索、川芎、肉桂、赤芍、蒲黄、五灵脂等。推荐中成药:补中益气丸合少腹逐瘀丸。

第七节　手术治疗

一、手术适应证

目前各个指南和专家共识基本达成一致意见的是对于成年临床型精索静脉曲张患者,符合下述条件之一可以选择手术治疗:①男性不育症患者多次精子质量异常,女方生育力正常或可纠正;②精索静脉曲张所伴发的相关症状(如会阴部或睾丸的坠胀疼痛等)较严重,明显影响生活质量,经保守治疗改善不明显;③Ⅱ级或Ⅲ级精索静脉曲张,血清睾酮水平明显下降,排除其他疾病所致者。术前均应明确告知患者术后不能完全改善,或者改善不显著,或者复发可能。

对于亚临床型的精索静脉曲张患者,一般推荐保守治疗。

对于双侧精索静脉曲张患者,如果双侧均为亚临床型,不推荐手术治疗;如一侧为Ⅱ级或Ⅲ级,对侧为Ⅰ级或亚临床型,建议只进行较严重侧手术;如双侧均为Ⅱ级或Ⅲ级,建议同时进行双侧手术。

对于青少年型原发性精索静脉曲张手术指征,目前比较一致的意见是:①Ⅱ、Ⅲ级精索静脉曲张;②患侧睾丸容积低于健侧 20% 或以上,或两侧睾丸容积差别>2ml;③睾丸生精功能下降;④由精索静脉曲张引起较严重的相关症状者;⑤双侧精索静脉曲张;⑥孤立睾丸的精索静脉曲张。对于青少年患者,在考虑进行手术治疗时应充分和患者及家长沟通。

二、手术方式

1. **经腹股沟途径精索内静脉高位结扎术**　手术位置在腹股沟管,解剖变异小,但精索内静脉分支较多,肉眼下精索内动脉不容易辨认,如果损伤则术后有睾丸萎缩可能。复发率偏高,可达10%~15%。

2. **经腹膜后精索内静脉高位结扎术**　较经腹股沟途径该手术位置更高,集束结扎精索内脉管丛,复发率偏低。缺点是肉眼不能保护精索内动脉,另外淋巴管易损伤,术后易出现鞘膜积液和阴囊水肿。

3. **腹腔镜下精索静脉高位结扎术**　腹腔镜手术优点是损伤小,可以同时处理双侧,对肥胖患者和有腹股沟手术史患者也更适用。缺点是有造成一些腹腔内脏器如肠管、膀胱、腹腔血管损伤的可能,另外术者需要一定的腹腔镜下操作水平,费用也会较传统开放手术偏高。

4. 精索静脉介入手术栓塞　采用介入方法来进行精索内静脉栓塞或注入硬化剂，不过受精索内静脉血管交通支较多、血管变异情况、术者水平、栓塞平面等因素影响，术后复发率也达 9% 左右，国内目前开展相对较少。

5. 显微镜下精索静脉结扎术　近年来显微镜下手术已经越来越受到推荐，相对于其他几种术式，显微结扎可以确切保护睾丸动脉、精索内淋巴管，术后复发率最低（0.5%~4%），并发症最少，切口小（1~3cm），住院时间短。但由于开展该手术的医师需经过专门的显微外科手术培训，手术需配备专业的手术显微镜，因此开展该手术应综合考虑医院的条件、术者经验等因素。手术过程：患者取平卧位，麻醉可选择局麻或者全麻，腹股沟或腹股沟下切口暴露提出精索，纵行切开精索外筋膜，暴露精索内容物，分离并保护输精管及其脉管系统，在手术显微镜下放大精索内血管丛，双重结扎并剪断所有精索内静脉属支，保护睾丸动脉、淋巴管，关闭精索外鞘膜，回纳精索。

三、术后疗效评估

1. 精液质量和睾酮水平　术后 3 个月可以开始复查精液质量和睾酮水平，观察手术对生育力和内分泌激素的改善情况。精索静脉曲张会影响精液质量和精子活动力，大部分研究认为手术能显著提高患者的精液质量，甚至逆转精子 DNA 损伤。对于不育患者，一般大多数精液质量的提高出现在 6 个月以后。一般患者术后 1 个月即可有性生活并尝试妊娠，而不一定要等到精液参数到正常参考范围内。在治疗和随访过程中要关注女性伴侣的生育力情况。

2. 临床症状缓解　对于术前以疼痛不适为主要症状的精索静脉曲张患者，术前需要详细地询问病史及检查来排除其他病因，手术对疼痛的完全缓解率为 50%~94%。因为精索静脉曲张不是引起睾丸疼痛的唯一病因，因此术后部分患者即使在未检测到精索静脉曲张复发情况下仍有疼痛，这部分患者可以考虑保守治疗或者在详细告知的情况下选择显微镜下精索去神经术。

对于继发性精索静脉曲张，应积极寻找和治疗原发病。继发性精索静脉曲张目前的主要原因有“胡桃夹现象”“腹膜后肿瘤压迫静脉”等。其中又以“胡桃夹现象”最为常见，在青少年精索静脉曲张中发病率高达 30%，并且推荐左肾血管彩超检查作为精索静脉曲张患者的常规筛选检查。“胡桃夹现象”合并左侧精索静脉曲张的治疗尚无统一标准，目前比较一致的意见是：对于有临床症状，如血尿、蛋白尿和左侧腰痛，2 年以上无缓解或加重才考虑通过手术治疗（血管支架治疗、左肾血管重建术等）来解除左肾静脉受压；而对于仅有胡桃夹影像学表现（左肾静脉受压）而无临床综合征（血尿、蛋白尿、腰痛）的青少年精索静脉曲张建议先行精索静脉曲张手术，手术方式目前推荐行显微镜下精索静脉低位结扎术（或+左精索内静脉-腹壁下静脉分流术）。对于“腹膜后肿瘤压迫静脉”引起的继发性精索静脉曲张，可以通过手术切除肿瘤等方式来解除左肾静脉受压。

第八节　预防与调护

根据现代药理研究和临床观察的结果，一些中草药、食物或饮料具有体外或体内杀伤精子或抑制精子生长的作用，应该避免在治疗精索静脉曲张性不育时使用或食用。杀伤精子或抑制精子的药物有苦参、雷公藤、七叶一枝花、地龙、三棱、山慈菇、土贝母、益母草、番木瓜、蛇床子、山海棠、佛顶珠、桃叶、满天星、肥皂草、猪胆汁等。

久站、高强度的运动或训练可使机体的腹压增高，影响血液循环并造成血液回流障碍，从而诱使精索静脉发生曲张。而一些因工作性质需要久站的人群，如教师、礼仪人员等，同样是精索静脉曲张的高危人群。此外，长期慢性咳嗽、排尿困难、痔疮、腹胀等可能导致腹压增加，从而诱发甚至加剧精索静脉曲张。应保证适当运动，避免久坐和长时间骑自行车和开车等。定时排便，防止大便干结。

饮酒是影响精索静脉曲张的因素之一。本研究单因素分析结果显示：与不饮酒的患者相比，饮酒的 VC 患者曲张程度较重，且 77.8% 的饮酒患者为Ⅱ度和Ⅲ度曲张。而多因素分析结果提示饮酒是加重精索静脉曲张程度的独立危险因素。因此，引导易感人群养成健康的生活方式、摒弃烟酒可有效预防 VC。

第九节　专家共识与建议

1. 超声诊断是首选方法　精索静脉曲张是泌尿外科、男科临床常见疾病，总体发病率约为 15%，原发性不育群体的精索静脉曲张发病率为 19%~41%，属于中医学“筋瘤”“筋疝”的范畴。精索静脉曲张通常见于左侧；患者多数无症状，表现为阴囊部无痛性蚯蚓状团块，或有阴囊坠胀不适或坠痛。诊断时首选超声检查。

2. 中西医结合治疗　对于亚临床型的精索静脉曲张患者，一般推荐保守治疗。西医主要应用改善血管功能的药物进行治疗。中医常用当归四逆汤加减、桃红四物汤合失笑散加减、防己泽兰汤加减、左归丸合桂枝茯苓丸加减，及补中益气汤合少腹逐瘀汤加减治疗。

3. 手术指征及方法　男性不育症患者多次精子质量异常、精索静脉曲张所伴发的相关症状较严重，明显影响生活质量，经保守治疗改善不明显的，推荐手术治疗，目前常用精索静脉结扎术。

4. 中医药应用　中医药治疗精索静脉曲张性不育的最终目的，在于改善睾丸生精内环境，提高精子质量，而不在于使曲张的静脉消失或改善。

参考文献

1. 崔天薇，刘保兴，高云霄，等. 精索静脉曲张中医证型分布及其对睾丸功能影响初探[J]. 中国性科学，2018，27(6)：110-113.
2. 邓嘉帅，江泳. 从“厥阴有余”辨治精索静脉曲张[J]. 中国中医基础医学杂志，2022，28(10)：1593-1686.
3. 刘毅东，王鸿祥. 精索静脉曲张手术治疗安全共识[J]. 现代泌尿外科杂志，2019，24(06)：429-433.
4. 郭孝伟，耿强，郭军，等. 郭军教授基于络病理论辨治精索静脉曲张性不育经验[J]. 中国性科学，2022，31(7)：130-133.
5. 孙强，高坪. 精索静脉曲张的中医证候分型[J]. 世界最新医学信息文摘，2016，16(72)：222.
6. 杨雪芹，马超，王岩斌. 精索静脉曲张中医证型以及相关因素研究进展[J]. 新疆中医药，2017，35(6)：143-145.
7. CLAVIJO R I，CARRASQUILLO R，RAMASAMY R. Varicoceles：prevalence and pathogenesis in adult men[J]. Fertil Steril，2017，108(3)：364-369.
8. DAMSGAARD J，JOENSEN U N，CARLSEN E，et al. Varicocele is associated with impaired semen quality and reproductive hormone levels：a study of 7 035 healthy young men from six European countries[J]. European urology，2016，70(6)：1019-1029.
9. HASSANIN A M，AHMED H H，KADDAH A N. A global view of the pathophysiology of varicocele[J]. Andrology，2018，6(5)：654-661.
10. KANG C，PUNJANI N，LEE R K，et al. Effect of varicoceles on spermatogenesis[J]. Semin Cell Dev Biol，2022，121(1)：114-124.
11. CHO P S，YU R N，PALTIEL H J，et al. Clinical outcome of pediatric and young adult subclinical varicoceles：a single-

institution experience[J]. Asian J Androl, 2021, 23(6): 611-615.

12. JOENSEN U N, JENSEN C F S, WIBORG M H., et al. Varicocele testis[J]. Ugeskr Laeger, 2020, 182(19): V10190550.
13. PAICK S, CHOI W S. Varicocele and testicular pain: a review[J]. World J Mens Health, 2019, 37(1): 4-11.
14. PARK Y S, LEE S H, CHOI H W, et al. Abnormal human sperm parameters contribute to sperm DNA fragmentation in men with varicocele[J]. World J Mens Health, 2018, 36(3): 239-247.
15. YIAKOUMOS T, KALBLE T. Varicocele in children and adolescents-conservative vs. surgical treatment? [J]. Urologe A, 2020, 59(3): 284-288.
16. BERTOLOTTO M, CANTISANI V, DRUDI F M, et al. Varicocoele. classification and pitfalls[J]. Andrology, 2021, 9(5): 1322-1330.
17. SU J S, FARBER N J, VIJ S C. Pathophysiology and treatment options of varicocele: an overview[J]. Andrologia, 2021, 53(1): e13576.

第三十五章

男性迟发性性腺功能减退症

第一节　概　　述

一、西医学定义

男性迟发性性腺功能减退症(late onset hypogonadism in male，LOH)，是一种由性腺功能衰退等原因导致雄激素缺乏，从而出现的一系列临床和生物化学综合征。主要特征包括血清睾酮水平低下以及由此引发的一系列典型的临床症状和体征。LOH 能严重影响身体多种器官及系统的功能和患者的生活质量。

二、中医学概念

中医学虽无对应病名，但对本病的认识较早，可将其归属于“虚劳”“郁症”“阳痿”“脏躁”“眩晕”“心悸”等范畴，多指在男子“六八”到“八八”这一从中年向老年过渡阶段所表现出的症状。

三、流行病学

由于目前国内外尚没有统一的 LOH 诊断标准，因此 LOH 的准确发病率仍不清楚，不同研究报道的发病率也存在一定差异。但是随着人口老龄化，推测其发病率也在逐年增加。近 20 年来，结合症状和血清睾酮诊断 LOH 的队列研究主要包括马萨诸塞州男性增龄研究(the Massachusetts male ageing study，MMAS)和欧洲男性老龄化研究(the European male ageing study，EMAS)。MMAS 结果显示，在 40~69 岁的男性人群中，使用血清总睾酮水平低于 200ng/dL 的临界值，具有 3 个或更多雄激素缺乏症状的男性 LOH 的患病率分别为 6% 和 12.3%。研究最后指出，在 40~69 岁的美国男性中，粗略发病率是 12.3/(1 000 人·年)。在 EMAS 中，如果以男性的血清睾酮低于 11nmol/L(约 320ng/dL)的阈值，并且出现 3 种性腺功能减退症状为诊断标准，观察到 40~79 岁男性的 LOH 患病率为 2.1%。如果不考虑性腺功能减退症状，队列中生化诊断 LOH 的患病率为 17%。巴尔的摩的一项纵向研究对 890 例年龄跨度达到 30 岁的男性进行了连续 5 年的观察，证明中老年男性血清睾酮水平随年龄增加而下降，80 岁以上男性 LOH 的发生率是 50 岁以下男性的 5~10 倍。Feldman 等研究显示，如以血清总睾酮为标准，55 岁以上男性中有 22% 存在性腺功能低下；如以血清游离睾酮水平为标准，50 岁以上男性中性腺功能低下的发病率就增至 50%。一项针对欧洲 8 个中心的 3 369 例 40~79 岁男性研究发现，LOH 的发生率达到 23.3%，其中继发性、原发性和代偿性的 LOH 发生率分别为 11.8%、2.0% 和 9.5%。国内针对 LOH 的流行病学研究仍处于起步阶段，尚无大规模的流行病学研究，仅有部分地区范围内的筛查，因此我国 LOH 的发病率也尚无确切数据。国内对于 LOH 的筛查研究主要以中老年男性雄激素缺乏调查表(ADAM)(见表35-1)和老年男性症状问卷(AMS)(见表35-2、表35-3、表35-4)、男性迟发性睾丸功能减退症状调查表(SILOH)(见表35-5)为诊断依据。针对40~70岁男性人群,浙江、上海、四川等地的研究显示ADAM筛查LOH患病率为62.86%~84.63%,而利用AMS筛查LOH患病率为23.05%~62.21%,具有地区差异性。另一项以血清学为诊断标准的研究评估了长沙40~70岁男性人群中LOH发病率。以年轻男性血清指标10%位数为切点值,即总睾酮2.80ng/ml、游离睾酮0.06ng/ml、生物活性睾酮1.34ng/ml为标准,发病率分别为19.66%、33.32%以及27.12%。目前国内的LOH流行病学研究由于存在地区的局限性、样本量不足、缺乏统一的诊断标准等问题,结果差异较大,但是目前的研究均显示LOH发病率与年龄呈正相关。

表35-1 中老年男性雄激素缺乏调查表(Questionnaire for Androgen Deficiency in Aging Male,ADAM)

调查内容
1. 是否有性欲减退?
2. 是否有体能下降?
3. 是否有体力和/或耐力下降?
4. 是否有身高降低?
5. 是否有生活乐趣降低?
6. 是否有忧伤和/或脾气不好?
7. 是否有勃起不坚?
8. 体育运动能力最近是否有下降?
9. 餐后是否爱打瞌睡?
10. 最近的工作表现是否不佳?

注:对每个问题回答"是"或"否",问题1或问题7或任何3个其他问题回答"是"即定为阳性问卷。ADAM调查表的灵敏度为88%,特异度为60%。

表35-2 老年男性症状问卷(the Aging Male Symptoms-Questionaire,AMS)

下列哪些症状已经发生在您的身上?请将您的答案标示在相应空格中。如果您并没有下列所描述的症状,请将答案标示在"无症状"的空格中。

症状	无症状 1	轻微 2	中度 3	严重 4	非常严重 5
1. 感到总体健康状况下降(总体健康状况,主观感受)					
2. 关节痛与肌肉痛(腰痛,关节痛,四肢痛,全背痛)					
3. 多汗(非预期的或突然的阵汗,非劳力性潮热)					
4. 睡眠障碍(入睡困难,睡眠过程障碍,早醒和感觉疲劳,睡眠不好,失眠)					
5. 需要增加睡眠时间,常常感到疲劳					
6. 烦躁易怒(爱发脾气,为小事生气,情绪化)					
7. 神经质(内心压力大,焦虑,烦躁不安)					
8. 焦虑不安(感到惊恐)					
9. 体力极差,缺乏活力(表现总体下降,活动减少,对休闲活动缺乏兴趣,感到做事少和收获少,感到必须强迫自己参加一些活动)					

续表

症状	无症状 1	轻微 2	中度 3	严重 4	非常严重 5
10. 肌肉力量减少(感到无力)					
11. 情绪忧郁(情绪低落,忧伤,几乎落泪,缺乏动力,情绪波动,感到做什么事都没有意思)					
12. 感到个人已走了下坡路					
13. 感觉到精疲力竭,人生已到了最低点					
14. 胡须生长减少					
15. 性生活的能力及频率减少					
16. 晨间勃起次数减少					
17. 性欲减退(性活动失去愉悦感,缺乏性交欲望)					
除上述症状之外,您是否还有其他的症状?如果有请描述:					

表 35-3 老年男性症状评分(the Aging Male Symptoms-Questionaire,AMS)评分表

序号	分值	心理学分量表	躯体分量表	性分量表
1			√	
2			√	
3			√	
4			√	
5			√	
6		√		
7		√		
8		√		
9		√	√	
10		√	√	
11		√		
12				√
13		√		
14				√
15				√
16				√
17				√

以上每项症状的评分:没有=1 分,轻度=2 分,中度=3 分,重度=4 分,极重=5 分;所有症状评分累加为总分。总分评价如表 35-4 所示。

表 35-4 总分评价表

总分	17~26 分	27~36 分	37~49 分	≥50 分
症状严重程度	无	轻度	中度	重度

注:该量表可以作为治疗效果的独立预测指标。阳性预测率为 89%,阴性预测率 59%,灵敏度 96%,特异度 30%。

表 35-5　男性迟发性睾丸功能减退症状调查表(SILOH)

症状	问题	得分
体能症状	1. 是否感到容易疲劳?	
	2. 是否有肌肉或骨关节痛?	
精神神经症状	3. 是否有潮热阵汗?	
	4. 是否有烦躁易怒?	
	5. 是否有无原因的惊恐不安?	
	6. 是否有记忆力减退?	
	7. 是否失去生活的乐趣?	
性功能症状	8. 是否对女性失去兴趣?	
	9. 是否对性生活感到厌倦?	
	10. 是否有晨间自发勃起消失?	
	11. 是否有勃起功能障碍?	
	12. 是否有胡须或阴毛脱落?	

注:以最近 6 个月的个人感受为依据,该项症状半数以上时间有记 1 分,半数时间有记 2 分,少数时间有记 3 分,没有记 4 分。总分≤18 分为重度症状,>18~24 分为中度症状,>24~36 分为轻度症状,>36 分为正常。有轻度症状以上的患者应怀疑存在 LOH,需要进一步做血清睾酮测定。

第二节　发 病 机 制

从西医角度来讲,睾酮是维持男性性征的激素,而睾酮水平的下降是 LOH 的基本生理变化,由此导致一系列临床症状的发生,因此所有可能引起睾酮下降的因素都是该疾病的病因。目前临床从以下四个方面揭示 LOH 的病因:睾丸前因素、睾丸因素、睾丸后因素及其他。

一、睾丸前因素

睾酮由睾丸和肾上腺分泌,并以前者为主。下丘脑-垂体-睾丸轴在男性生理过程中起着非常重要的作用。性腺轴功能和结构的任何变化都会影响睾酮的产生。血清生殖激素主要包括促卵泡激素(FSH)、促黄体素(LH)、催乳素(PRL)、睾酮(T)、雌二醇(E_2)。下丘脑分泌的促性腺激素释放激素(gonadotropin-releasing hormone,GnRH)以间歇性脉冲的形式释放到垂体门系统中,促进后者分泌 LH 和 FSH。LH 通过睾丸中的特定受体将激素信息传递给 Leydig 细胞,从而促进后者合成睾酮。任何导致缺乏 GnRH 或其脉冲频率和幅度异常的因素都可能导致睾酮合成障碍。研究表明,随着年龄的增长,下丘脑分泌 GnRH 的功能将不同程度地降低,LH 的脉冲频率增加,脉冲幅度减小。血清睾酮水平降低但 LH 水平却没有相应升高,这表明存在下丘脑垂体负反馈调节功能的下降。

二、睾丸因素

Leydig 细胞(睾丸间质细胞)是睾丸中睾酮合成的场所。随着年龄的增长,男性的睾酮含量下降,但 Leydig 细胞数目并没有明显变化,因而睾酮含量的下降与睾丸及 Leydig 细胞功能状态密切相关。睾酮的合成是一个非常复杂的过程,需要 LH 与位于 Leydig 细胞的细胞膜上的 LH 受体结合,通过一系列酶联反应激活和调节胆固醇进入细胞质,并最终在一系列睾酮合成酶的作用下完成生物转化。研究表明 Leydig 细胞的睾酮分泌减少是由于细胞信号传递系统失调,或者是由于 Leydig 细胞的类固醇合酶的生理活性下降。老年人的生理状况发生一系列变化或由于其他疾病的影响，流向睾丸的血流减少，从而改变了类固醇合酶的活性或 Leydig 细胞合成睾酮的能力。另外，随着机体衰老，人体内 ROS 等自由基清除障碍，直接破坏 Leydig 细胞功能，降低其睾酮合成能力。

三、睾丸后因素

睾酮在人体中存在两种状态：一是具有生物活性的生物可利用睾酮（bioavailable testosterone，Bio-T），包括游离睾酮（free testosterone，FT）和白蛋白结合睾酮（albumin bound testosterone，Alb-T）；二是无生物活性的性激素结合球蛋白结合睾酮（SHBG-bound testosterone，SHBG-T）。研究表明，中老年男性的 Bio-T 随着年龄的增长而降低，而无生物活性的 SHBG-T 则每年增加 1.2%。

四、其他因素

此外，本病主要与增龄密切相关，年龄是发病的重要危险因素。衰老使雄激素受体的敏感性或受体水平下调，这可以解释部分雄激素水平正常的老年男性同样可能出现 LOH 临床症状。同时，药物、疾病、肥胖以及不良的生活方式也是诱发 LOH 的重要原因。滥用药物（如阿片类制剂、糖皮质激素等）直接影响睾酮分泌；慢性疾病（如糖尿病、严重肝肾功能异常等）可加快健康男性睾酮水平的降低速度 10%~15%；过度肥胖可加速睾酮向雌激素的转化；吸烟和酗酒等不良生活习惯都可影响睾丸的血流动力学，损害其功能。同时，精神心理状态、家庭状况等均与本病发病相关。

第三节　病 因 病 机

古代医籍对相关症状的描述最早见于《黄帝内经》。如《素问·上古天真论》曰："丈夫……五八，肾气衰，发堕齿槁；六八，阳气衰竭于上，面焦，发鬓颁白；七八，肝气衰，筋不能动，天癸竭，精少，肾脏衰，形体皆极；八八，则齿发去。"唐代孙思邈在《千金翼方·养老大例》的描述则更为详尽，曰："人年五十以上，阳气日衰，损与日至，心力渐退，忘前失后，兴居怠惰，计授皆不称心。视听不稳，多退少进，日月不等，万事零落，心无聊赖，健忘瞋怒，情性变异，食饮无味，寝处不安。"

在中医学的认识中，本病的病因病机主要是肾脏亏虚，病位主要在肾，可涉及肝、心、脾等脏腑。中医理论认为肾藏精，主生长发育与生殖，当男性进入中老年后，肾精匮乏，天癸渐竭，气血由盛而枯，形体由强而弱，性功能和生殖能力由旺而衰；肾虚致肾水不能涵养肝木，以致肝气郁结，继而出现诸如失眠健忘、缺乏自信、多愁善感、烦躁易怒、自卑胆怯、注意力不集中、缺乏生活激情及幸福感等各种症状；肝郁犯脾，影响脾之运化，令气血生化乏源，四肢肌肉失于濡养，出现乏力、体能及精力下降；肝气郁结可导致心气匮乏，肾水不足又可致使心肾不交，故而心神受扰，出现心悸不安、潮热汗出等症状。综上所述，中医学认为本病以肾气渐衰、精血不足、肾阴阳失调为本，而与心、肝、脾三脏关系密切。依据临诊辨证的特点和个体临床证候，中医学将男性迟发性性腺功能减退症分为肝肾阴虚、脾肾阳虚、阴阳两虚、肝郁脾虚、心脾两虚、心肾不交等六个证型。

第四节　诊断与方法

LOH的发生一般是渐进的，临床表现也是多变的。因此，LOH的症状和体征可能是非特异性的，必须通过激素测试来证实临床推断。对于上面提到的许多症状，随着血浆睾酮水平的降低，出现这些症状的可能性增加。

一、病史采集

男性迟发性性腺功能减退症最常见症状是性欲减退、性生活减少、勃起功能障碍、精力不足和情绪变化。LOH 的症状和体征取决于发病年龄、病程和睾酮缺乏的严重程度。常伴有肥胖、男性不育症、代谢综合征、胰岛素抵抗与 2 型糖尿病、骨质疏松、轻度贫血等临床表现。也可伴有认知和精神症状，例如烦躁、易怒、睡眠障碍、抑郁、认知功能减退、注意力不集中。

二、体格检查

因患者经常有睾丸体积缩小，体毛减少，男性乳房发育，去脂体重降低，内脏型肥胖等临床表现，因此体格检查应包括体质量指数（BMI）、腰臀比（或腹部矢状径）、体毛、男性型脱发、睾丸大小和阴茎检查，以及前列腺直肠指检。

三、辅助检查

推荐血清总睾酮和游离睾酮的临界值分别为 12.1nmol/L 和 243pmol/L，以区分正常与睾酮下降。不同症状的患者，诊断时应采用不同的总睾酮阈值，性欲减退为 8nmol/L，勃起功能障碍为 8.5nmol/L，晨勃减少为 11nmol/L，精力减退为 13nmol/L。最可靠的诊断标准是症状（性欲减退/晨勃减少/勃起功能障碍）+总睾酮（TT）水平<8nmol/L 或血清睾酮水平为 8~11nmol/L 且游离睾酮（FT）水平<220pmol/L。通常空腹检测上午（7：00~11：00）的血清睾酮 2 次，如 2 次结果差异大于 20%，需要进行进一步检查。睾酮检测可采用免疫分析法和质谱分析法。如果总睾酮水平与症状不符，应分析游离睾酮水平。为了测定 FT 水平，建议用性激素结合球蛋白（sex hormone binding globulin，SHBG）计算游离睾酮。如需鉴别原发性和继发性性腺功能减退，推荐在 30 天内空腹测定 2 次 LH 和血清睾酮水平。

第五节 西医治疗

研究表明，LOH 的发病除了与年龄的增长有密切关系，还与肥胖、代谢综合征及其他系统性疾病、药物及生活习惯相关。一旦确立 LOH 的诊断，应注意评估患者是否有相关共患疾病的存在，针对这些状况进行适当的处理后，一些病例的血清 T 水平可恢复。目前认为肥胖与 LOH 的发生互为因果关系，对于肥胖或超重的 LOH 患者，尽管睾酮补充治疗（testosterone supplement therapy，TST）可少量减少身体脂肪，但通过对生活习惯的指导以达到稳定的减肥效果仍然是治疗的核心内容。有研究表明，对于伴有肥胖症的 LOH 患者，采用 TST 后心血管方面的不良反应发生率高于一般患者。

一、睾酮补充治疗的目的及适应证

TST 是治疗典型男性迟发性性腺功能减退症的有效方法，其主要目的是通过维持血清睾酮在正常生理水平的稳定状态以改善男性患者因睾酮缺乏所引起的临床症状和体征。相比其他类型的性腺功能减退症，TST 对于 LOH 存在诸多争议。LOH 患者的血清 T 缺乏比较轻微，且无特异性症状，临床上血清 T 水平降低程度与症状评分的严重程度并不十分吻合。2016 年，来自 EMAS 的研究数据认为，对于 50 岁以上的男性，如果同时具备以下 3 种情况，应该采用 TST：①有血清 T 缺乏的临床表现；②Bio-T 或 FT 水平低下；③不存在 TST 禁忌证。TST 的适应证：①老年男性雄激素缺乏诊断明确；②虽然血清睾酮测定在正常范围内，但雄激素缺乏临床症状严重，可给予睾酮补充试验性诊断治疗。TST 的禁忌证：①已经确诊或怀疑为前列腺癌，如不可解释的血清 PSA>4ng/ml 或前列腺癌高风险患者 PSA>3ng/ml，以及前列腺存在结节，未经进一步检查排除前列腺癌；②男性乳腺癌；③未控制的良性前列腺增生伴严重下尿路梗阻(IPSS>19 分)；④未控制的严重充血性心力衰竭或肝肾功能障碍；⑤未控制的严重睡眠呼吸暂停综合征；⑥明显的红细胞增多症患者(血红细胞比容>50%)。

二、雄激素制剂的选择

睾酮是最重要的雄激素制剂，应尽可能选择天然结构的睾酮制剂进行雄激素补充治疗，而不是选择睾酮分子结构被改造的人工合成雄激素制剂。目前 TST 的合成药物选择很多，包括口服片剂和胶囊、口腔含化剂、长效和短效肌内针剂、可埋置的长效缓释胶囊、透皮(经阴囊和非阴囊途径)吸收的贴片等，它们各有自己的优缺点和适应证。

1. 片剂或胶囊(口服途径)　口服睾酮制剂的优点是给药方便，剂量容易调整，停药后体内睾酮水平可以迅速降低；而其缺点是药物的吸收率取决于食物中的脂肪含量，导致个体间及个体内的药物代谢动力学差异大。

(1) 烷基化睾酮：睾酮 17α 位的烷基化，延缓了药物在肝脏的代谢，使其口服后可以在体内达到有效的睾酮水平。由于药物剂量的灵活性、可以立即停止使用、容易自我调整剂量等便利特点，口服雄激素制剂受到了广泛的欢迎。然而多数睾酮的口服制剂，例如 17α-烷基化睾酮(甲睾酮、舌下含服甲睾酮、氟甲睾酮等)等结晶状的睾酮，口服后容易为肠道所吸收，但却迅速经肝脏代谢和灭活，因而不太可能建立满意的血清雄激素水平，且睾酮的生物有效性较低。只有使用较大剂量的睾酮才可能维持一定的血清睾酮水平。

(2) 十一酸睾酮口服剂：十一酸睾酮软胶囊为睾酮的十一酸酯，含有较长的脂肪链，脂溶性强，因而口服后可通过淋巴液的脂类输送，经胸导管最后到达体循环，避免了经肝脏的首过代谢和肝毒性。

(3) 口腔含化剂。

2. 针剂(非肠道途径)　根据半衰期长短可分为短效、中效、长效制剂。注射用的睾酮制剂已经在临床应用很久，是补充睾酮的主要手段，包括环戊丙酸睾酮注射液、庚酸睾酮注射液、十一酸睾酮注射液等。它们的药物代谢动力学相似，疗效是公认的，并具有经济、安全等优点，但同时也具有许多明显缺点。非肠道途径给予的雄激素不如口服方便，往往需要定期进行深部肌内注射，给使用者带来一定的疼痛不适和不便。以蓖麻油为溶剂的十一酸睾酮注射液是目前半衰期最长的肌内注射睾酮制剂，因其注射间隔时间最长，用药后体内睾酮水平稳定而受到患者欢迎，被国外多项指南推荐为 LOH 治疗的首选用药，但目前尚未在国内上市。

3. 贴片或凝胶(经皮肤途径)　经皮肤途径睾酮治疗是一种比较接近生理状态的睾酮补充方法，传送的睾酮浓度是可以控制的，睾酮经过完整的皮肤而进入血液循环内，避免了药物的肝脏首过效应。经皮睾酮制剂已经获得美国 FDA 的批准，近年已经在临床中广泛应用并得到好评，符合临床 TST 的某些特殊要求，不需要过多的医疗服务。经皮睾酮制剂有睾酮贴片及睾酮凝胶。透皮睾酮贴片分为阴囊透皮贴剂和非阴囊透皮贴剂两种，能提供符合生理剂量与节律的血清睾酮水平。患者使用后可获得正常的血清睾酮水平，并可产生同正常人十分接近的睾酮分泌的 24 小时昼夜生理节律。且一旦因某种原因而希望终止治疗，停药后 24~72 小时血清睾酮可恢复到治疗前水平。一般认为长效的睾酮透皮制剂优于短效制剂，但一旦发生严重不良反应，无法快速撤药。

4. 皮下埋植物　睾酮皮下植入物在 1940 年就已经建立，通过套管针将皮下植入物插入，缓慢释放睾酮，避免首过效应，是一种较理想的长期 TST 的有效方法。目前国际上使用的皮下埋植剂为 Testosterone Implants，是含纯晶体睾酮的短棒状药丸，通过埋植在皮下（通常腹部、臀部皮下）缓慢释放睾酮，提供目前最持久和稳定的睾酮释放。埋植药丸需要施行小手术，每 3~6 个月重复 1 次。棒状药丸折断、挤出影响药效及出现感染和瘢痕的情况并不少见（5%~10%），部分患者难以接受。

5. 其他激素补充治疗　一些雄激素补充治疗的新方案逐渐被提出，如促性腺激素及其类似物、睾酮的前体[脱氢表雄酮（DHEA）、硫酸脱氢表雄酮（DHEA-S）、雄烯二醇和雄烯二酮等]、非芳香化雄激素[双氢睾酮（DHT）]、雌激素拮抗剂（包括减少雌激素来源的芳香化酶抑制剂和雌激素受体拮抗剂）、选择性雄激素受体调节剂（SARMs）及选择性雌激素 β 受体激动剂，甚至睾丸间质干细胞移植等。这些为老年雄激素缺乏的治疗提供了新的思路。

但是由于有些药物缺乏确切疗效观察及不良反应的资料，有些药物尚处于开发中未进入临床应用，用于老年男性雄激素缺乏的治疗效果还需进一步研究。需要指出的是，在有生育需求的雄激素缺乏患者中使用雄激素补充治疗存在精子浓度降低的风险，而 HCG 可以刺激 Leydig 细胞产生内源性睾酮以补充雄激素缺乏，避免外源性睾酮补充可能导致的精子下降的风险，因此仅推荐在此类患者中应用。对于无生育要求的患者，由于 HCG 应用的疗效和不良反应的相关研究较少，而且 HCG 治疗费用相对较高，因此临床应用很少，亟待研究。

三、睾酮治疗风险及对策

1. 对肝脏的毒性作用　17α-烷基化睾酮口服制剂，对肝脏产生严重的副作用，包括肝细胞腺瘤、胆汁淤积性黄疸和出血性肝囊肿等，并损害肝功能和使肝脏扫描影像异常，已被多项指南禁止继续应用于临床。

2. 对心血管系统的影响　目前研究发现睾酮补充可引起暂时性的体液潴留，因而严重充血性心力衰竭患者禁用睾酮。

3. 对血液系统的影响　睾酮补充可以增加血红蛋白浓度，偶尔增加程度会达到红细胞增多症水平，而血红蛋白浓度的增加可能增加血栓发生率。因而，治疗过程中需要监测患者血红蛋白浓度。

4. 对良性前列腺增生的影响　多年来，睾酮补充一直被认为会加剧良性前列腺增生和下尿路症状，使用睾酮治疗的老年患者被认为患良性前列腺增生的风险增加。然而，最近的多项研究包括荟萃分析表明，睾酮补充不会增加前列腺体积，也不会加重前列腺相关症状，但这一结论还需要进一步研究证实。

5. 前列腺癌的危险性　临床研究结果表明，接受过根治性治疗的前列腺癌患者使用睾酮补充不会增加其生化复发的风险。尽管没有直接证据证明睾酮补充导致前列腺癌的发生，但睾酮可以促进进展期的发展。

6. 对男性乳腺的影响　睾酮可以在体内经芳香化酶的作用转化为雌二醇，因此睾酮补充有可能使体内雌激素水平明显升高。由于接受睾酮补充的中老年男性血清雌激素水平增加的相对百分率高于睾酮，因而可由此引发乳腺的改变。乳腺癌仍然是睾酮补充的绝对禁忌证。

7. 对呼吸的影响　目前仅少量个案报道，认为睾酮补充可以导致老年男性产生睡眠呼吸暂停综合征。但目前并没有确定的临床证据证明睾酮补充与睡眠呼吸暂停综合征有关。

8. 对生育能力的影响　睾酮补充可以负反馈抑制下丘脑和垂体轴系统，GnRH 脉冲释放受到抑制，从而降低 FSH 和 LH 水平，导致内源性睾酮水平降低。外源性睾酮有可能直接损害睾丸生精功能，因而对于有生育需求的患者，应该停用睾酮，改用 HCG 及 FSH 制剂，以恢复生精能力。

四、治疗周期和最佳药物剂量

由于中老年男性雄激素缺乏是部分性的和阶段性的，因此雄激素的补充治疗也应该是部分性的和一定阶段性的，而不需要超生理剂量的大量、长期补充，最好不要破坏下丘脑-垂体-睾丸轴的自然调节规律，不要抑制内源性睾酮的分泌。由于多数需要进行雄激素补充治疗的原因往往是不可逆转的，因此，从理论上讲雄激素补充治疗多需要终身进行，一般需要数十年。但是在目前，治疗的目的主要是提高患者的生活质量，因此治疗效果是判定治疗疗程和周期的重要依据。睾酮补充治疗初期为实验性质，疗程一般为 3 个月，如果症状改善，可以相对长期应用，并应该定期随访治疗效果和可能出现的药物副作用；如果治疗后的症状改善不明显或完全无效果，就不应该再进行继续治疗。对于生物可利用睾酮水平低下，而且同时存在骨质疏松的中老年男性，应该接受睾酮补充治疗，这种治疗通常都是相对长期的。对性腺功能低下的患者进行雄激素补充治疗要遵循个体化的原则。这是由于不同患者对治疗方式的接受性是明显不同的，并可以影响到治疗药物的选择，因此在选择治疗方式时需要与患者商讨，尽量选择容易为患者所接受的治疗方式。

五、治疗遵循个体化的原则

由于不同患者对治疗方式的偏好不同，对治疗药物和剂量的反应也存在个体差异，因此在选择治疗方式时需要与患者商讨，尽量选择容易为患者所接受而又反应良好的治疗方式。一般而言，青壮年（<50 岁）男性进行雄激素补充治疗安全性有保障，因而更愿意选择长效睾酮制剂。老年男性使用雄激素制剂的安全性问题不容忽视，因此更加偏爱选择短效睾酮制剂，可以随时调整药物剂量且容易在必要时迅速撤药。例如半衰期较短的口服十一酸睾酮胶丸，一旦发生严重不良反应，血清睾酮水平在停药后可以迅速降低。

第六节 辨 证 论 治

本病临床症状复杂多样，大致可分为四组症状，性功能减退症状主要与“肾”有关，情志精神症状主要与“肝”有关，生理体能症状主要与“脾”有关，血管舒缩症状主要与“心”有关。血管舒缩症状通常作为伴随症状出现，提示人体处于“阴虚”“虚性亢奋”的状态。其中，肾虚在本病的发病中占有重要的地位，病机以肾虚为本，和心、肝、脾脏腑有关，肾虚中尤以阴虚为多见，肝的疏泄功能失常在本病的发生中起到了促进作用。临床上主要中医证型为肝肾阴虚、脾肾阳虚、阴阳两虚、肝郁脾虚、心脾两虚、心肾不交等。

本病的治疗原则为补肾疏肝、养心健脾、畅达气血。对于明确有血清睾酮水平低下的患者，以及血清睾酮水平正常但具有男性迟发性性腺功能减退症的临床症状的患者，均可采用中医药治疗。其中迟发性性腺功能减退症患者精神心理症状突出时应首选中医药治疗。

1. 肝肾阴虚证 证候：头晕目眩，耳鸣健忘，急躁易怒，或精神紧张，失眠多梦，五心烦热，咽干颧红，腰膝酸软，甚或遗精，舌红苔少，脉弦细数。治法：滋肝补肾。选方：杞菊地黄丸加减。中药：枸杞子、菊花、熟地黄、山茱萸、牡丹皮、山药、茯苓、泽泻。推荐中成药：左归丸、杞菊地黄丸等。

2. 脾肾阳虚证 证候：神倦乏力，畏寒肢冷，阴茎及睾丸发凉，或阴汗时出，性欲减退，阳痿早泄，小便清长，大便溏薄，舌淡胖，脉沉迟弱。治法：温补脾肾。选方：金匮肾气丸加减。中药：附子、肉桂、地黄、山药、山茱萸、茯苓、泽泻、牡丹皮。推荐中成药：金匮肾气丸、右归丸、还少胶囊。

3. 阴阳两虚证 证候:头晕耳鸣,失眠健忘,烘热汗出,畏寒怕冷,浮肿便溏,腰膝酸软,性功能减退,舌淡,苔薄,脉细弱。治法:滋阴壮阳。选方:二仙汤加减。中药:仙茅、淫羊藿、巴戟天、知母、黄柏、当归。推荐中成药:桂附地黄丸。

4. 肝郁脾虚证 证候:情志不畅,焦虑抑郁,疑惧不安,胆怯心悸,善太息,烦躁易怒,寐多噩梦,胸胁胀痛,食欲不振,腹痛腹胀欲泻,泻后痛不减轻,午后潮热,口苦咽干,头晕耳鸣,性欲减退,阳痿早泄,舌红,苔薄黄腻,脉弦。治法:疏肝解郁,健脾和营。选方:柴胡疏肝散加减。中药:柴胡、枳壳、白芍、川芎、陈皮、甘草、香附。推荐中成药:柴胡疏肝散、丹栀逍遥丸。

5. 心脾两虚证 证候:性欲减退,性事减少,性力减退,阴茎举而不坚,挺而不久,心悸,惊恐不安,失眠多梦,腹胀便溏,食欲不振,情绪低落,抑郁,多愁善感,自卑胆怯,缺乏自信,舌淡苔白,脉细弱。治法:养心健脾,补血益气。选方:归脾汤加减。中药:白术、茯神、黄芪、龙眼肉、酸枣仁(炒,去壳)、人参、木香、炙甘草、当归、远志。推荐中成药:归脾丸等。

6. 心肾不交证 证候:心烦不宁,健忘多梦,心悸怔忡,腰膝酸软,甚至遗精,阳痿,五心烦热,盗汗,舌红,苔薄黄,脉细数。治法:滋阴降火,交通心肾。选方:天王补心丹加减。中药:人参、茯苓、玄参、丹参、桔梗、远志、当归、五味子、麦冬、天冬、柏子仁、酸枣仁、生地黄。推荐中成药:天王补心丹、朱砂安神丸。

第七节 预防与调护

LOH 为继发性性腺功能减退症中的一种,其特征是随着年龄的增长,血清睾酮水平下降,患者表现出由雄激素水平低下引发的一系列相关症状和体征。比较特异性的 3 个表现为性症状(性欲减退、勃起功能障碍、自然勃起/早晨勃起减少)、身体症状(剧烈活动减少、行走>1 公里困难、弯曲度降低)和心理症状(情绪低落、活力减弱、疲劳)。近期也有研究提示睡眠障碍可能与 LOH 的严重程度密切相关。此外,LOH 往往与其他慢性疾病同时出现,也就是所谓的“共病”现象,这些疾病包括糖尿病、代谢综合征、抑郁症、骨质疏松、认知障碍和性功能障碍等。LOH 严重影响男性生活质量,故关口提前,加强其预防及调护至关重要。

一、提高对男性迟发性性腺功能减退症的认知

中老年男性,一般在 45 岁以后,随着年龄增加,会出现肌肉萎缩和肌力下降,皮肤皱纹增加,工作能力下降,容易疲劳,性欲减退,骨质疏松,体脂增加,认知功能和记忆力下降,自我感觉不良等临床表现。然而,由于发病过程缓慢,加之公众对疾病的认知匮乏,大多数人,包括患者及医护人员,会把这些临床表现当作机体衰老的自然表现,而忽视 LOH 的诊断。我国 LOH 诊断率和治疗率远远没有达到理想水平。随着中国老龄化进程的加快,LOH 发病人群将进一步扩大,提高全社会对该疾病的正确认知和接受度,提高筛查和诊断的准确性,加强用药的规范化,让更多患者受益于规范化治疗,对于改善国民健康来说意义重大。

二、提高男性迟发性性腺功能减退症认知的要点

1. 加强科普宣传,提高患者自我诊断意识 ①症状及体征方面:提示雄激素缺乏的客观指标有肌肉容积和力量下降、骨量减少和骨质疏松、腹部脂肪堆积;主观指标有性欲减退、记忆力下降、思想不易集中、失眠和自我感觉不良。②填写 LOH 自查表:填写中老年男性雄激素缺乏调查表(ADAM)

和老年男性症状问卷(AMS),有利于提高临床工作中LOH诊断的便捷性。尽管目前AMS和ADAM在不同国家已得到广泛应用,但有研究认为问卷的特异度较低,不适合单独作为诊断LOH的工具。

2. 提高临床医生对LOH的认知及筛查水平 加强对相关科室(泌尿外科、心血管内科、内分泌科、老年病科及全科等)的医护人员LOH知识的培训,以使其进一步熟悉LOH的常见症状(性功能障碍、肥胖、精力和体力下降、抑郁等)和常见共病(代谢综合征、ED、糖尿病、骨质疏松、高脂血症、高血压等),做到更有效、更快捷地筛查。

3. 基础预防及调护 LOH主要发生在那些肩负重任的中老年男性,其往往需要比一般人有更加充沛的体力、更健康的体魄和更加良好的心态,因此,容易产生精神心理压力、不同程度的焦虑或体力负担过重。如何进行一般基础性的预防措施及调护对预防LOH有重要意义。

(1) 适当减压:对于中老年男性来说,减压的方法很多。可以每周练习2次身心放松术或太极拳,可以进行适合自己的体育锻炼,如游泳、打球及广场舞,也可以练习书法、听自己喜欢的轻音乐。

(2) 控制饮食:不要偏食挑食,不要暴饮暴食,三餐进食要按时。多吃富含蛋白质、维生素且易消化的食物。

(3) 积极参加体育锻炼:要积极进行体育锻炼,这样不仅可以让自己朝气蓬勃,而且还能够促进血液循环,使得身体各个器官都处于最佳状态,以提高自信、增强活力、减轻心理压力,从而有助于预防LOH。

(4) 稳定情绪、调整心态:要对自己身体的变化有一个清醒的认识,科学看待LOH,对LOH不紧张、不害怕,坦然面对,这样可以保证自己心情愉悦、身体放松、各个器官处于最佳状态。

(5) 创造丰富多彩的生活:要将自己的生活安排得丰富多彩,让自己积极地融入生活中去,增加自己的业余爱好,增加生活的情趣,这样不仅可以让自己的心态保持年轻,而且还能够让自己身体各个器官充满活力,从而起到预防LOH的作用。

第八节 专家共识与建议

1. 早预防、早发现、早治疗 医患双方都要提高对迟发性性腺功能减退症的认知,注重基础预防及调护,改变不良生活方式及生活环境,早预防、早发现、早治疗,并且对疾病的慢性迁延和长期治疗有合理的预期,对治疗目标达成共识。

2. LOH是一种综合征 迟发性性腺功能减退症是一个缓慢渐变过程,最终会表现出不同方面、不同程度的症状。诊断标准不统一,需要结合临床症状、血清生殖激素测定及雄激素补充治疗试验性诊断作出综合判断。

3. 雄激素补充治疗 雄激素补充治疗可改善临床症状,恢复健康状态,提高生活质量。

4. 中西医结合治疗 雄激素补充治疗联合中医药辨证治疗可更好地提高临床疗效。

参考文献

1. 商学军,黄宇烽. 风险与效益:迟发型性腺功能减退症的治疗新理念[J]. 中华男科学杂志,2014,20(6):483-489.
2. BANERJEE S,SHAHIN S,CHATURVEDI C M. Age dependent variations in the deep brain photoreceptors (DBPs), GnRH-GnIH system and testicular steroidogenesis in Japanese quail,Coturnix coturnix japonica[J]. Exp Gerontol,2018,108:7-17.

3. BUSNELLI A, SOMIGLIANA E, VERCELLINI P. "Forever Young" -testosterone replacement therapy: a blockbuster drug despite flabby evidence and broken promises[J].Hum Reprod, 2017, 32(4): 719-724.
4. CORONA G, RASTRELLI G, MAGGI M. The pharmacotherapy of male hypogonadism besides androgens[J]. Expert Opin Pharmacother, 2015, 16(3): 369-387.
5. DIMOPOULOU C, CEAUSU I, DEPYPERE H, et al. EMAS position statement testosterone replacement therapy in the aging male[J]. Maturitas, 2016, 84: 94-99.
6. DOHLE GR, ARVER S, BETTOCCHI C, et al. EAU guidelines on male hypogonadism. 2018.
7. GROSSMANN M. Hypogonadism and male obesity: foeus on unresolved questions[J]. Clin Endocrinol (Oxf), 2018, 89(1): 11-21.
8. HUHTANIEMI I. Late-onset hypogonadism: current concepls and controversies of pathogenesis diagnosis and treatment[J]. Asian J Androl, 2014, 16(2): 192-202.
9. KHERA M, ADAIKAN G, BUVAT J, et al. Diagnosis and treatment of testosterone deficiency: recommendations from the fourth international consulation for sexual medicine (ICSM 2015) [J]. J Sex Med, 2016, 13(12): 1787-1804.
10. MA D, LUO N, XUE G. Trimethyltin (TMT) reduces testosterone production in adult leydig cells in rats[J]. Int J Toxicol, 2019, 38(6): 493-500.
11. MIRONE V, DEBRUYNE F, DOHLE G, et al. European association of urology position statement on the role of the urologist in the management of male hypogonadism and testosterone therapy[J]. Eur Urol, 2017, 72(2): 164-167.
12. MULHALL J P, TROST L W, BRANNIGAN R E, et al. Evaluation and management of testosterone deficiency: AUA guideline[J]. J Urol, 2018, 200(2): 423-432.
13. NIESCHLAG E. Late-onset hypogonadism: a concept comes of age[J]. Andrology, 2020, 8(6): 1506-1511.
14. NIESCHLAG E. Current topics in testosterone replacement of hypogonadal men[J]. Best Pract Res Clin Endocrinol Metab, 2015, 29(1): 77-90.
15. PASTUSZAK A W, RODRIGUEZ K M, NGUYEN T M, et al. Testosterone therapy and prostate cancer[J]. Transl Androl Urol, 2016, 5(6): 909-920.
16. RASTRELLI G, MAGGI M, CORONA G. Pharmacological management of late-onset hypogonadism[J]. Expert Rev Clin Pharmacol, 2018, 11(4): 439-458.
17. RASTRELLI G, CORONA G, MAGGI M. Testosterone and sexual function in men[J]. Maturitas, 2018, 112: 46-52.
18. SALONIA A, BETTOCCHI C, CARVALHO J, et al. EAU Guidelines on sexual and reproductive health. 2020.
19. SALONIA A, RASTRELLI G, HACKETT G, et al. Paediatric and adult-onset male hypogonadism[J]. Nat Rev Dis Primers, 2019, 5(1): 38.
20. WILSON C. Reproductive endocrinology: late-onset hypogonadism: diagnostic categories defined[J]. Nat Rev Endocrinol, 2010, 6(6): 297.

第四篇

前列腺疾病中西医结合诊疗共识

第三十六章

前列腺炎

第一节　概　　述

一、西医学定义

前列腺炎是指在病原微生物和/或非感染因素作用下，患者出现以骨盆区域疼痛不适、排尿异常以及与前列腺相关联的局部或全身症状为特征的一组疾病。值得关注的是慢性前列腺炎病因与发病机制至今尚未完全清楚，其迁延难愈的治疗结局并未得到根本性改变。因此，采用中西医结合的综合性治疗模式包括健康教育、精神心理支持、物理微能量治疗、针灸疗法与中医药辨证论治等，将进一步提高前列腺炎的治疗效果，是未来慢性前列腺炎/慢性骨盆疼痛综合征治疗的发展趋势。

二、中医学概念

中医学没有“前列腺”这一名词，历代医家将“前列腺”归为“精室、精窍、精道”。前列腺炎属中医学“精浊”“淋证”“白浊”等范畴，与阴器不洁、房事过度、嗜食辛辣肥甘食物、外感湿热、情志不畅等因素有关。

三、流行病学

全球慢性前列腺炎患病率为2.2%~9.7%，中国男性人群患病率为8.4%。前列腺炎可发生于各个年龄阶段，多见于20~59岁。在全部前列腺炎病例中，Ⅰ型（急性细菌性前列腺炎）发病比例不到1%，Ⅱ型（慢性细菌性前列腺炎）为10%，Ⅲ型（慢性前列腺炎/慢性骨盆疼痛综合征，CP/CPPS）约占90%，CP/CPPS的总体人群发病率为2%~10%。CP/CPPS导致的性功能障碍总的患病率为62%。

四、西医分类与中医分型

（一）西医分类

1. NIH分类　1995年美国国立卫生研究院（NIH）提出了前列腺炎分类方法，即将前列腺炎分为4型，Ⅰ型，急性细菌性前列腺炎；Ⅱ型，慢性细菌性前列腺炎；Ⅲ型，慢性前列腺炎/慢性骨盆疼痛综合征（chronic prostatitis/chronic pelvic pain syndrome，CP/CPPS），此型又分为ⅢA型（炎症性CPPS）和ⅢB型（非炎症性CPPS）；Ⅳ型，无症状炎症性前列腺炎（asymptomatic inflammatory prostatitis，AIP）。

2. UPOINT分类　该分类特点是将Ⅲ型（慢性前列腺炎/慢性骨盆疼痛综合征）患者根据临床表现分为6大类：①泌尿系统症状（urinary）；②社会心理症状（psychosocial）；③器官特异症状（organ-

specific，O）；④感染症状（infection）；⑤神经系统或全身症状（neurological/systemic）；⑥骨骼肌触痛症状（tenderness of skeletal muscles，TSM）。

（二）中医辨证分型

常见证型包括热毒壅盛、湿热蕴结、湿热下注、气滞血瘀、肝气郁结、肾阴亏虚、肾阳不足。

第二节　发 病 机 制

1. Ⅰ型前列腺炎的发病通常为血行感染、经尿道逆行感染所致，致病菌以大肠埃希菌最为常见。

2. Ⅱ型前列腺炎常为单一细菌感染所致，以大肠埃希菌为主，逆行感染为主要感染途径。但近年来葡萄球菌逐渐成为慢性细菌性前列腺炎的常见致病菌，而且从单一菌感染转变为多重菌感染。此外，大约85%的细菌对多种抗生素耐药，且具有形成黏附于前列腺小管上皮细胞的生物膜的能力，已成为病原微生物在腺体内持续存在和感染复发的重要病因。

3. Ⅲ型前列腺炎是由炎症和/或非炎症因素引起的以疼痛、排尿异常为特征的一组综合征，与慢性骨盆疼痛综合征是同一种疾病。病因病机目前尚不完全清楚，主要认识如下。

（1）潜在的感染因素：如多数专家认为前列腺存在不可培养的致病微生物，如纳米菌和致病菌残留抗原。

（2）前列腺导管尿液逆流：逆流尿液中的炎症因子、P物质导致导管上皮通透性增加，炎症因子、钾离子漏入前列腺间质产生炎症和疼痛。

（3）肥大细胞变化：肥大细胞密度增加，激活脱颗粒并释放疼痛因子可能是导致慢性骨盆疼痛的重要原因。

（4）前列腺组织微环境改变：免疫细胞的活化与释放多种炎症因子、组胺、P物质，以及神经生长因子过表达、炎症介质长期刺激前列腺脱髓鞘神经纤维，是导致CPPS周围神经和中枢神经对疼痛刺激敏化增强的主要机制。

第三节　病 因 病 机

1. Ⅰ型前列腺炎多由阴器不洁、房事不洁、纵欲过度等原因导致湿热毒邪入侵；或嗜食辛辣肥甘厚腻食物，酿生湿热，入精室或精道致气血瘀阻而发病。

2. Ⅱ型前列腺炎多因饮食不节、嗜食醇酒肥甘而致湿热，或外感湿热，或手淫过度、纵欲过度，或房事不洁，湿热从精道内侵，湿热壅滞则气血瘀阻而成。

3. Ⅲ型前列腺炎病变初期往往以湿热下注为主，中期多为湿热瘀阻，经久不愈时表现为气滞血瘀，损耗肾气，脾肾亏虚。湿热蕴结是主要病机，气滞血瘀是疼痛的关键原因。病位在精室，病机在肾和膀胱，肾虚是病机之本。总体而言，Ⅲ型前列腺炎属本虚标实，临床上以虚实夹杂居多。“湿、热、瘀、滞、虚”贯穿在Ⅲ型前列腺炎的不同阶段。

第四节 诊断与方法

一、临床表现

1. Ⅰ型(急性细菌性前列腺炎) 一般急性发病,常有发热或高热寒战、全身乏力等表现,会阴区、下腹、阴囊坠胀疼痛明显,同时伴有尿频、尿急、尿痛等下尿路刺激症状。部分患者可出现血尿、排尿困难、急性尿潴留或精囊炎、附睾睾丸炎等表现。

2. Ⅱ型(慢性细菌性前列腺炎) 一般表现为尿频、尿急、尿痛、夜尿增多,下腹部、阴囊、会阴区坠胀及疼痛等症状反复发作,病史超过 3 个月。部分患者可伴有失眠、焦虑或精神抑郁等症状。

3. Ⅲ型(慢性前列腺炎/慢性骨盆疼痛综合征) 具有反复发作、病程迁延等特点,最常见的症状是疼痛和下尿路症状,包括尿频、排尿困难、夜尿增多、尿滴沥或尿流乏力。此外,CP/CPPS 常伴有性功能低下、射精疼痛、精液质量下降等表现。多数患者常伴有焦虑、抑郁、紧张等心理问题,这些改变可引起非自主神经功能障碍,导致后尿道神经肌肉功能障碍,表现为盆腔疼痛和排尿功能障碍,甚至加重前列腺炎症状。

4. Ⅳ型 无临床相关症状。

二、辅助检查

1. 尿液分析 主要用于初步评估与排除尿路感染。

2. 细菌学检查 急性细菌性前列腺炎应进行中段尿细菌培养与药敏试验。“两杯法”获取前列腺按摩前、后的尿液,进行显微镜检查和细菌培养,适用于慢性前列腺炎诊断与鉴别诊断。

3. PSA 检测 急性细菌性前列腺炎患者 PSA 水平明显升高,可作为急性细菌性前列腺炎诊断的辅助指标。50 岁以上慢性前列腺炎/慢性骨盆疼痛综合征患者应常规检测 PSA 水平,用于排除前列腺癌的鉴别诊断。

4. 彩色多普勒超声检查 急性细菌性前列腺炎超声检查可发现腺体肿胀、体积增大,亦可发现典型的脓肿样超声表现。慢性前列腺炎主要表现为腺体质地回声不均、局部钙化灶或前列腺结石等影像特点。慢性前列腺炎伴前列腺增生表现为前列腺各径线增大,增生腺体可引起膀胱颈部抬高变形,中叶增生者腺体向膀胱腔内凸出;如超声显示位于外腺区低回声结节或结节边界不清,彩色多普勒血流信号丰富,应怀疑前列腺癌可能,需要进一步检查。

5. 直肠指检 急性细菌性前列腺炎可触及前列腺饱满或体积增大、触痛剧烈,若触之有波动感,应考虑前列腺脓肿可能。慢性骨盆疼痛综合征患者直肠指检触痛明显,并可诱发下腹或盆腔疼痛。若直肠指检触及前列腺硬结应高度怀疑前列腺癌可能,建议复查前列腺特异性抗原(PSA)。

6. 慢性前列腺炎症状指数评分 慢性前列腺炎症状指数(NIH-CPSI)评分用于慢性前列腺炎症状评估与疗效评估,主要包括 3 部分内容,有 9 个问题(0~43 分)。按症状严重程度分为轻度(1~14 分)、中度(15~29 分)、重度(30~43 分)。

第五节　西医治疗原则

一、Ⅰ型前列腺炎

1. 一旦得到临床诊断或血、尿液培养阳性结果，应立即使用抗生素。推荐经静脉途径使用青霉素、第三代头孢菌素、氨基糖苷类或氟喹诺酮类等抗生素。

2. 待症状改善后可继续口服氟喹诺酮类抗生素至少2~4周。

3. 发生尿潴留的患者可采用细导尿管导尿，但留置导尿管时间不宜过长，急性细菌性前列腺炎原则上应避免经尿道导尿。若尿潴留患者合并尿道狭窄不能置管者，可实施耻骨上膀胱穿刺造瘘引流尿液。

4. Ⅰ型前列腺炎发生前列腺脓肿，高热不退者，可采取经直肠超声引导下细针穿刺引流，或必要时实施经尿道切开引流或经会阴部穿刺引流。

二、Ⅱ型前列腺炎

1. 抗生素治疗以口服抗生素为主，根据细菌培养结果和药物穿透前列腺的能力，选择强效抗生素，如环丙沙星、左氧氟沙星、洛美沙星等氟喹诺酮类抗生素或四环素类等，1个疗程为4~6周。

2. 可选择α受体阻滞剂以缓解排尿刺激症状和疼痛。

3. 依据患者症状也可选择非甾体抗炎镇痛药辅助抗生素治疗。

4. 不推荐前列腺内注射抗生素和前列腺按摩的治疗方法。

三、Ⅲ型前列腺炎

1. 抗生素治疗　对初始ⅢA型（炎症性CPPS）患者，推荐先给予氟喹诺酮类等抗生素治疗2~4周，然后根据患者疗效决定是否继续应用抗生素治疗。对部分患者应注意检测沙眼衣原体、解脲支原体或人型支原体等，根据检测结果，可选择口服四环素类或大环内酯类抗生素治疗；ⅢB型（非炎症性CPPS）患者不推荐使用抗生素治疗。

2. 疼痛治疗　可以选择非甾体抗炎镇痛药，但不推荐长期使用；对有消化性溃疡的患者应禁用非甾体抗炎镇痛药。

3. α受体阻滞剂治疗　单用疗程应在12周以上，与抗生素合用疗程也应在6周以上。推荐α受体阻滞剂12~24周的应用疗程，其治疗效果优于短疗程治疗。

4. 会阴部体外冲击波治疗　体外冲击波治疗对Ⅲ型前列腺炎患者的NIH-CPSI的疼痛或不适的积分、排尿积分、生活质量积分以及总积分都有明显的改善。

5. 针灸/电针治疗　对CPPS有效。

6. 5α-还原酶抑制剂、肌肉松弛药治疗　在CPPS治疗中的作用尚无足够证据。

7. 普瑞巴林、电磁疗法、微波热疗　对CPPS的症状有一定的缓解作用。

8. 手术疗法　如膀胱颈内切开术、经尿道前列腺切开术、前列腺切除术等，临床应用缺乏足够数据。

9. 心理干预治疗　对药物和物理疗法难以治疗的CP/CPPS患者进行心理干预治疗，可以有效提高临床疗效，改善患者的心理状态，同时有效的心理干预能够改善患者头昏、疲倦乏力、情绪抑郁、烦躁等精神症状，以及尿频、尿急、会阴疼痛等躯体症状，甚至部分患者勃起功能也得到改善。但具体效果仍需进一步研究。

第六节　辨 证 论 治

一、Ⅰ型前列腺炎

1. 热毒壅盛证　此证型相当于急性细菌性前列腺炎或合并脓毒症。证候：恶寒高热，持续难退，小便短赤、淋漓涩痛，会阴部、肛门热痛，向少腹或腰部放射，大便秘结，舌质红，苔黄，脉洪数。治法：清热解毒，凉血活血。选方：仙方活命饮加减。中药：金银花、防风、陈皮、贝母、天花粉、当归、白芷、野菊花、皂角刺、乳香、没药、甘草。推荐中成药：癃清片、三金片（颗粒）、普乐安片等。

2. 湿热蕴结证　此证型相当于部分急性细菌性前列腺炎或慢性前列腺炎。证候：尿频、尿急、小便涩热疼痛，甚至尿道口有分泌物，会阴和/或肛门坠胀疼痛，口苦口干，舌质红，苔黄腻，脉濡数或滑数。治法：清热泻火，利水通淋。选方：八正散或龙胆泻肝汤或程氏萆薢分清饮加减。中药：八正散组成为车前子、瞿麦、萹蓄、滑石、栀子、甘草、木通、大黄。龙胆泻肝汤组成为龙胆草、黄芩、栀子、泽泻、木通、车前子、当归、生地黄、柴胡、生甘草。程氏萆薢分清饮组成为萆薢、车前子、茯苓、丹参、黄柏、石菖蒲、白术、莲子心。推荐中成药：双石通淋胶囊、宁泌泰胶囊、前列舒通胶囊、夏荔芪胶囊等。

二、Ⅱ型前列腺炎

以“湿热下注型”多见。此证型亦多见于慢性非细菌性前列腺炎ⅢA型。证候：尿频、尿急，排尿时尿道灼热涩痛，小便黄浊，尿后滴白，阴囊潮湿，心烦气急，口苦口干，舌质红，苔黄腻，脉滑实或弦数。治法：清热利湿，导浊通淋。选方：八正散或程氏萆薢分清饮加减。中药：同前。推荐中成药：宁泌泰胶囊、癃清片、前列舒通胶囊、血尿安胶囊等。

三、Ⅲ型前列腺炎

（一）中医辨证论治

1. 湿热下注证　证候：同前。治法：清热利湿。选方：同前。中药：同前。推荐中成药：宁泌泰胶囊、癃清片、前列舒通胶囊、血尿安胶囊等。

2. 气滞血瘀证　此证型多见于慢性非细菌性前列腺炎ⅢB型。证候：小腹、少腹、腰骶部、会阴部、阴茎、睾丸、肛周疼痛或坠胀，排尿时尿道刺痛，淋漓不畅，尿后滴沥不尽，可伴有血精或血尿，舌质暗或有瘀点、瘀斑，苔白或黄，脉弦或涩。治法：活血化瘀，行气导滞。选方：少腹逐瘀汤加减。中药：小茴香、干姜、延胡索、没药、当归、川芎、官桂、赤芍、蒲黄、炒五灵脂。推荐中成药：黄莪胶囊、双石通淋胶囊、翁沥通胶囊、黄柏八味片等。

3. 肝气郁结证　此证型多见于慢性前列腺炎合并社会心理障碍。证候：小腹、少腹、腰骶部、会阴部、阴茎、睾丸、肛周疼痛或坠胀，排尿时尿道刺痛，淋漓不畅，尿后滴沥不尽，性情急躁焦虑或精神抑郁，舌淡红，苔白，脉弦。治法：疏肝解郁。选方：柴胡疏肝散加减。中药：柴胡、陈皮（醋炒）、川芎、芍药、枳壳（麸炒）、炙甘草、香附。推荐中成药：夏荔芪胶囊、舒肝解郁胶囊等。

4. 肾阴亏虚证　此证型多见于ⅢB型前列腺炎。证候：小便频数不爽、淋漓不尽，伴有头晕目眩，腰膝酸软，失眠多梦，咽干，舌质红，苔黄，脉细数。治法：滋阴补肾。选方：左归丸加减。中药：熟地黄、山药、枸杞子、山茱萸、川牛膝、菟丝子、鹿角胶、龟甲胶。推荐中成药:左归丸、姜西洋参片、乌灵胶囊等。

5. **肾阳不足证**　此证型多见于Ⅲ型前列腺炎合并性功能障碍。证候:小便频数,尿后余沥不尽,劳后白浊,神疲乏力,形寒肢冷,腰膝酸软,性欲减退,舌淡胖,苔白,脉沉迟或弱。治法:温补肾阳。选方:金匮肾气丸加减。中药:熟地黄、山药、山茱萸、泽泻、茯苓、牡丹皮、桂枝、附子(炮)。推荐中成药:复方玄驹胶囊、麒麟丸、灵泽片等。

(二) 其他治疗方式与可以选择的对症治疗药物

1. 烫疗、推拿、中药熏蒸、中药保留灌肠、中药温水坐浴,以及打太极拳、八段锦等方法对部分CP/CPPS患者有辅助治疗作用。

2. 对难治性CPPS推荐多模式治疗,包括泌尿科专家、疼痛科专家、专业物理治疗师、精神心理专家与性医学专家等多学科会诊,制订个体化治疗方案。

3. 锯叶棕果实提取物类、硝呋太尔等是可以选择的对症治疗药物。

第七节　预防与调护

(一) 养成良好的生活习惯

1. 生活起居要有规律。
2. 戒酒及避免刺激性食物。
3. 减少久坐与憋尿。
4. 适当运动。
5. 规律性生活。

(二) 排解不良精神心理情绪

1. 减轻精神压力,尽可能保持愉快情绪。
2. 接受心理疏导与治疗。
3. 转移注意力,不要过度关注前列腺炎症状。

(三) 坚持规范性治疗

1. 要坚持治疗,避免随意更改治疗方案。
2. 在医生指导下减量乃至停药。

第八节　专家共识与建议

1. 前列腺炎的病因及病理生理机制复杂,致病微生物与病原体感染、尿液逆流、盆底肌功能与排尿功能障碍、免疫功能异常、神经内分泌因素、下尿路上皮功能异常、遗传易感性和氧化应激反应为主要病因机制。

2. 中医学认为"湿、热、瘀、滞、虚"贯穿在Ⅲ型前列腺炎的不同阶段。湿热蕴结、气滞血瘀是本病的发病关键。基于前列腺炎的分型不同,其个体证候表现多样,如排尿刺激症状、疼痛、性功能障碍、精神心理症状等。在前列腺炎诊治体系中,强调中医辨证论治与整体治疗观,依据中西医分型,制订个体化中西医结合治疗方案。

3. Ⅰ型前列腺炎中西医结合治疗方案　应以选择细菌敏感的抗生素治疗为主要手段，辅以清热解毒、凉血活血的方剂，如仙方活命饮加减等综合治疗。

4. Ⅱ型前列腺炎中西医结合治疗方案　包括细菌敏感的抗生素，以及清热利湿、导浊通淋的宁泌泰胶囊、癃清片、前列舒通胶囊等经典中成药。

5. Ⅲ型前列腺炎中西医结合治疗方案　①对初始ⅢA 型患者可选择 2~4 周的抗生素治疗，不推荐长期使用抗生素治疗。②抗炎镇痛药物、α 受体阻滞剂可提高 NIH-CPSI 总评分。③对初始治疗疼痛无缓解的患者，应考虑早期使用针对神经性疼痛的治疗药物。④依据患者证候表现与中医分型可选择中成药宁泌泰胶囊、癃清片、前列舒通胶囊、双石通淋胶囊、三金片（颗粒）、夏荔芪胶囊、黄莪胶囊等。⑤针灸、微能量物理治疗、温水坐浴、中药保留灌肠等可以帮助患者改善症状和调整全身状态。

6. 对难治性 CP/CPPS 推荐多模式治疗，包括泌尿科专家、疼痛科专家、专业物理治疗师、精神心理专家与性医学专家等多学科会诊。多模式个体化治疗方案是未来Ⅲ型前列腺炎治疗可考虑的一种选择，但尚需临床进一步研究与实践。

参考文献

1. 陈佳，詹长生，张力，等. 难治性慢性前列腺炎的治疗进展[J]. 临床泌尿外科杂志，2020，35(08)：665-667.
2. 黄健，张旭. 中国泌尿外科和男科疾病诊断治疗指南[M]. 北京：科学出版社，2022.
3. 李兰群，李海松，郭军，等. 慢性前列腺炎中医证型临床调查[J]. 中华中医药杂志，2011，26(3)：451-454.
4. 吴阶平. 吴阶平泌尿外科学[M]. 济南：山东科学技术出版社，2004.
5. 张敏建，宾彬，商学军，等. 慢性前列腺炎中西医结合诊疗专家共识[J]. 中国中西医结合杂志，2015，35(8)：933-941.
6. 张鑫，梁泰生，王坚，等. 前列舒通胶囊联合盐酸坦索罗辛缓释胶囊和非那雄胺片治疗良性前列腺增生患者的临床研究[J]. 中国临床药理学杂志，2022，38(19)：2273-2277.
7. 中国中西医结合学会男科专业委员会. 慢性前列腺炎中西医结合诊疗指南[J]. 中国男科学杂志，2023，37(1)：3-17.
8. ADAMIAN L，URITS I，ORHURHU V，et al. A comprehensive review of the diagnosis，treatment，and management of urologic chronic pelvic pain syndrome[J]. Curr Pain Headache Rep. 2020，24(6)：27.
9. CLEMENS J Q，MULLINS C，ACKERMAN A L，et al. Urologic chronic pelvic pain syndrome：insights from the MAPP research network[J]. Nat Rev Urol，2019，16(3)：187-200.
10. GRINBERG K，SELA Y，NISSANHOLTZ-GANNOT R. New insights about chronic pelvic pain syndrome (CPPS) [J]. Int J Environ Res Public Health. 2020，17(9)：3005.
11. GUU S J，GENG J H，CHAO I T，et al. Efficacy of low-intensity extracorporeal shock wave therapy on men with chronic pelvic pain syndrome refractory to 3-as therapy[J]. Am J Mens Health，2018，12(2)：441-452.
12. IHSAN A U，KHAN F U，KHONGORZUL P，et al. Role of oxidative stress in pathology of chronic prostatitis/chronic pelvic pain syndrome and male infertility and antioxidants function in ameliorating oxidative stress[J]. Biomed Pharmacother，2018，106：714-723.
13. KHAN F U，IHSAN A U，KHAN H U，et al. Comprehensive overview of prostatitis[J]. Biomed Pharmacother. 2017，94：1064-1076.
14. KRAKHOTKIN D V，CHERNYLOVSKYI V A，BAKUROV E E，et al. Evaluation of influence of the UPOINT-guided multimodal therapy in men with chronic prostatitis/chronic pelvic pain syndrome on dynamic values NIH-CPSI：a prospective，controlled，comparative study[J]. Ther Adv Urol，2019，11：1756287219857271.
15. LAMVU G，CARRILLO J，OUYANG C，et al. Chronic pelvic pain in women：a review[J]. JAMA. 2021，325(23)：2381-

2391.

16. MORYOUSEF J, BLANKSTEIN U, CURTIS NICKEL J, et al. Overview of seminal fluid biomarkers for the evaluation of chronic prostatitis: a scoping review[J]. Prostate Cancer Prostatic Dis. 2022, 25(4): 627-640.
17. PARSONS B A, BARANOWSKI A P, BERGHMANS B, et al. Management of chronic primary pelvic pain syndromes[J]. BJU Int. 2022, 129(5): 572-581.
18. PENA V N, ENGEL N, GABRIELSON A T, et al. Diagnostic and management strategies for patients with chronic prostatitis and chronic pelvic pain syndrome[J]. Drugs Aging. 2021, 38(10): 845-886.
19. SUN Y, LIU Y, LIU B, et al. Efficacy of acupuncture for chronic prostatitis/chronic pelvic pain syndrome: a randomized trial[J]. Ann Intern Med. 2021, 174(10): 1357-1366.
20. XIONG S, LIU X, DENG W, et al. Pharmacological interventions for bacterial prostatitis[J]. Front Pharmacol. 2020, 11: 504.
21. XU.Y, ZHANG L, SHEN Y, et al. Effectiveness of psychological interventions for treating chronic prostatitis/chronic pelvic pain syndrome: a protocol for systematic review and meta-analysis[J]. Medicine (Baltimore), 2020, 99(39): e22151.
22. YANG J M, XIA W, LU T T, et al. Sacral nerve magnetic stimulation combined with extracorporeal shockwave for the treatment of type-ⅢB chronic prostatitis[J]. Natl J Androl, 2019, 25(7): 626-631.

第三十七章

良性前列腺增生

第一节 概　　述

一、定义

良性前列腺增生(benign prostatic hyperplasia,BPH)是老年男性最常见的引起排尿功能障碍的良性疾病,随着年龄的增长,排尿困难等症状也随之加重。主要表现为组织学上的前列腺间质和腺体成分的增生、解剖学上的前列腺增大(benign prostatic enlargement,BPE)、尿动力学上的膀胱出口梗阻(bladder outlet obstruction,BOO)和以 LUTS 为主的临床症状。

二、中医学概念

古代许多有关 BPH 的中医文献中,都有关于“癃闭”的记载。历代医家将小便不利,点滴短少,病势较缓者称“癃”;小便点滴不通,欲解不解,病势较急者称“闭”。“癃”和“闭”虽有区别,但都是指排尿困难,仅程度上有所不同而已,因此常合称为“癃闭”。关于“癃闭”,《灵枢·本输》曰:“三焦者……实则闭癃,虚则遗溺。”《素问·宣明五气》曰:“膀胱不利为癃,不约为遗溺。”《素问·五常政大论》提到:“其病癃闭,邪伤肾也。”《医学纲目》中,更是对“癃闭”的临床症状有生动而形象的描述,其称:“闭癃,合而言之,一病也。分而言之,有暴久之殊。盖闭者暴病,为溺闭,点滴不出,俗名小便不通是也。癃者久病,为溺癃,淋沥点滴而出,一日数十次或百次。”

因此,良性前列腺增生属于中医学“精癃”“癃闭”“失禁”“遗溺”“尿闭”“小便不通”“小便闭结”的范畴,指排尿困难,甚至小便闭塞不通的一种症状。目前多将良性前列腺增生命名为“精癃”。

三、西医学认识与治疗史

BPH 是引起老年男性下尿路症状(LUTS)并影响其健康的主要疾病。超过 50% 的 60 岁左右的男性有中度到重度的 LUTS,导致其生活质量下降,甚至需要药物或手术治疗。对于 BPH 的治疗,离不开一个重要的发明——导尿管,它是我们人类认识 BPH 疾病之前,解决 BPH 导致尿潴留最好的办法。有史料记载,公元前 3000 年左右埃及人就以黄金为材料做成引流尿液的工具。在我国,药王孙思邈的《备急千金要方》记载将葱管作为导尿管。1935 年,来自明尼苏达州圣保罗泌尿科的专家 Frederic Eugene Basil Foley 在美国泌尿学会年会上首次展示了一种新导管。人们发现这种导管上附着的气囊能够很好地将尿管固定而不易脱出,之后,Foley 管逐渐在留置导尿中发挥着越来越重要的作用。

由于良性前列腺增生的发病机制非常复杂,至今未明确。但医学界公认老年及有功能的睾丸是良性前列腺增生发生的两个必要因素。1968 年 Bruchovsky 与 Wilson 发现双氢睾酮为前列腺中睾酮的主要代谢产物。1974 年 Walsh 和 Imperato-McGinley 等人在研究中发现双氢睾酮是胚胎期男性外生殖器官分化及形成的主要激素。因此双氢睾酮导致良性前列腺增生的假说随之而出。Ⅱ型 5α-还原酶抑制剂的发现是基于临床的观察。1974 年 Walsh 等人发现 2 例患者外生殖器异常但染色体核型为正常男性的 46xy,血浆睾酮及雌激素水平正常,但双氢睾酮(DHT)水平明显低下。同年 Imperato-MCGinley 发现南美某村庄有 20 余名患者类似 Walsh 所观察的病例,进一步研究发现这是在睾酮转化成双氢睾酮的过程中Ⅱ型 5α-还原酶基因突变而导致其合成障碍引起的。这为用药物抑制Ⅱ型 5α-还原酶以缩小前列腺体积提供了理论依据。随着组织学及病理生理学发展,人们阐明了肾上腺素受体在膀胱颈部、前列腺组织、尿道的分布。Yoshitake 等通过实验证实存在于膀胱基底部及前列腺部尿道平滑肌的是 α_1 受体而非 α_2 受体。这为 α 受体阻滞剂可改善 BPH 患者下尿路梗阻症状提供了理论基础。

药物治疗进展始终未能达到令人满意的效果。1804 年,Phillip Bozzini 发明了世界上第一台将蜡烛的光线导入膀胱和尿道的装置,人类历史上首次通过自然腔道来观察尿道和膀胱内部。解剖学的发展是外科学发展的推动力,经膀胱前列腺切除术首次于 1894 年由 Eugene Fuller 在纽约实施,并由 Peter Freyer 在英国普及。经尿道前列腺切除术(transurethral resection of prostate,TURP)最早是由 McCarthy 于 1932 年提出的。耻骨后前列腺切除术是由 Terrence Millin 开展的,并且其在 1945 年的《柳叶刀》杂志上报道了 20 例患者的治疗结果。20 世纪 70 年代,光导纤维与 Hopkins 柱状透镜广角系统的创新一起显著改善了内镜手术的视野,并且可以连接显像系统将直视下手术改为监视器下手术。短短 10 年不到,TURP 作为治疗良性前列腺增生的“金标准”技术在全世界普及,使 BPH 手术正式进入微创时代。但随之而来的新问题也是层出不穷,其中最可怕的是经尿道前列腺电切术综合征(transurethral resection of prostate syndrome,TURP syndrome)。直到 2000 年以后,双极等离子 TURP 的发明大幅度降低 TURP 综合征的发生率。前列腺外科包膜的认识为前列腺剜除术提供了解剖学基础。20 世纪末,Peter Gilling 首次报道了用激光切割剜除前列腺。双极等离子剜除术也借助双极系统衍生而来。

四、临床进展危险因素

1. 年龄 年龄是 BPH 临床进展的一个高危因素。有研究表明 BPH 患者急性尿潴留(acute urinary retention,AUR)的发生率及需要手术的概率随着年龄的增加而升高。Olmsted County 研究发现 70~79 岁年龄段 AUR 的发生率比 40~49 岁年龄段高 7.9 倍,≥70 岁年龄段患者需要接受经尿道前列腺切除术治疗的为 10.9/(1 000 人·年),而 40~49 岁年龄段则仅有 0.3/(1 000 人·年)。

2. 血清 PSA 血清 PSA 是 BPH 临床进展的风险预测因素之一。研究发现以血清 PSA 浓度大于和小于 1.4ng/ml 为界,前者临床进展的发生率(3.9%)是后者(0.4%)的 9 倍。此外,在一项流行病学研究中游离 PSA 水平升高可以预测临床上的良性前列腺增生,与总 PSA 水平无关。

3. 前列腺体积 前列腺体积是 BPH 临床进展的另一风险预测因素。研究发现以前列腺体积大于和小于 40ml 为界,前者临床进展的发生率(4.2%)是后者(1.6%)的 3 倍。前列腺体积可预测 BPH 患者发生急性尿潴留的危险性和需要手术的可能性。

4. 最大尿流率(Q_{max}) 最大尿流率可预测 BPH 患者发生急性尿潴留的风险及临床进展的可能性。MTOPS 研究发现最大尿流率<10.6ml/s 的 BPH 患者发生临床进展的可能性更大。

5. 残余尿量 残余尿量(postvoid residual urine,PVR)可预测 BPH 的临床进展。残余尿量不一定与 BOO 相关，因为高 PVR 容积可能是梗阻或逼尿肌功能差（逼尿肌活性不足）的后果。使用 50ml 的 PVR 阈值预测 BOO，PVR 测量灵敏度为 63%，特异度 52%。

6. **症状评分**　症状评分在预测 BPH 临床进展中也有一定的价值，IPSS>7 分的 BPH 患者发生急性尿潴留的风险是 IPSS<7 分者的 4 倍。对于无急性尿潴留病史的 BPH 患者，储尿期症状评分及总的症状评分均有助于预测 BPH 患者接受手术治疗的风险。

7. **组织学炎症**　组织学炎症也是 BPH 临床进展的危险因素。在 BPH 患者中普遍存在组织学炎症。MTOPS 研究发现安慰剂组中发生急性尿潴留的 BPH 患者均具有组织学炎症。

8. **膀胱内前列腺突出（intravesical prostatic protrusion，IPP）**　用假定的圆面积比（PCAR）的概念，可以通过 TRUS 评估前列腺结构。PCAR 可以评估前列腺 US 横断面图像接近圆形的程度。当前列腺变得更圆时，这个比例会趋向于 1。当 PCAR>0.8 时，PCAR 诊断 BPH 的灵敏度为 77%，特异度为 75%。

9. **膀胱/输尿管壁厚度和超声估计膀胱重量**　膀胱壁厚度（BWT）评估，测量黏膜和外膜之间的距离。膀胱充盈量为 150ml 时膀胱前壁 5mm 的阈值是区分有无 BOO 的最佳方法。

五、良性前列腺增生进展的评价指标

BPH 为一种缓慢进展的前列腺良性疾病，其症状随着患者年龄的增加而进行性加重，并出现相应的并发症。目前较为公认的 BPH 发生临床进展的内容包括：下尿路症状加重而导致患者生活质量下降、最大尿流率进行性下降、急性尿潴留、反复血尿、复发性尿路感染以及肾功能损害等。BPH 患者接受外科治疗是疾病进展的最终结果。

1. **国际前列腺症状评分（the International Prostate Symptom Score，IPSS）**　包括 7 个症状问题和 1 个生存质量问题。IPSS 评分分为"无症状"（0 分）、"轻度症状"（1~7 分）、"中度症状"（8~19 分）和"严重症状"（20~35 分）。LUTS 加重主要通过 IPSS 评分的方法来评价。

2. **尿流率**　尿流率是评判 BPH 临床进展的客观指标之一，但其对膀胱颈部出口梗阻的诊断缺乏特异性。尿流率评估是一种广泛应用的无创尿动力测试。关键参数是 Q_{max} 和流型。尿流率测量参数最好是在排泄容量>150ml 时评估。由于 Q_{max} 容易发生变化，因此需要重复尿流测量，特别是当排泄容量<150ml，Q_{max} 或流量模式异常时。

3. **BPH 相关并发症的发生**　急性尿潴留、反复血尿、复发性尿路感染、结石产生以及肾功能损害等为 BPH 进展的表现，其中急性尿潴留和肾功能损害为主要指标。

4. **BPH 手术治疗概率上升**　手术治疗风险的增加、手术概率的升高是 BPH 临床进展的标志。PLESS 相关研究结果显示，随访 4 年的安慰剂组中 7% 的患者发生急性尿潴留，10% 的患者需要接受外科手术治疗。急性尿潴留是进行手术治疗的首要原因。

六、良性前列腺增生减容与扩容手术理念

目前 BPH 外科治疗有两种理念。一种是通过开放式前列腺摘除、TURP、前列腺剜除等各种手术方法，缩小前列腺体积，解除 BPH 导致的膀胱出口梗阻，即 BPH 外科治疗减容理念。另一种为 BPH 扩容治疗理念。已知老年犬前列腺因没有前列腺包膜，终生不会产生排尿困难。基于人的前列腺有一层坚韧的纤维组织被膜，BPH 腺体过度增生挤压正常的前列腺组织致其退化变性，形成一层结构致密的外科纤维组织包膜，被包膜束缚的前列腺组织产生的内向应力将增生的腺体压向前列腺尿道部，导致膀胱出口梗阻、排尿阻力增大，产生排尿困难和 LUTS。突破前列腺包膜内的治疗方法，全程扩裂开膀胱颈、前列腺部尿道、膜部尿道的包膜及腺体，使尿道内压力向四周分散而降低，缓解

排尿困难。扩裂后前列腺两侧叶会向侧方张开移位，耻骨后脂肪筋膜组织填充空隙，使腺体和包膜无法合拢复位，理论上保证了尿道通畅。

第二节　流 行 病 学

一、流行病学

组织学上BPH的发生率随年龄的增长而增加，一般发生在40岁以后。欧美的一项尸检研究发现，在31~40岁、51~60岁和80岁以上时，组织学患病率分别为8%、50%和90%。来自欧洲、美国和亚洲的观察性研究也证明，年龄是BPH临床发病和进展的危险因素。我国学者在1989—1992年的一项95例41岁以上男性的无选择尸检研究中，发现组织学前列腺增生29例(30.5%)。根据Krimpen和Baltimore老年纵向研究的数据，前列腺体积随着年龄的增长而增加，表明老年男性前列腺的增长率为每年2.0%和2.5%。与组织学表现类似，随着年龄的增长，下尿路症状的发生率也随之增加，约50%组织学诊断BPH的男性有中至重度LUTS。有研究表明产生中至重度BPH相关症状，亚澳地区与欧美人群比例基本相似。

二、发病率

1997年中国调查6个城市的BPH发病情况，调查的结果是60岁以上男性的BPH总患病率为43.68%，按年龄组的患病率60~64岁、65~69岁、70~74岁、75~79岁、80~84岁、85岁以上者分别为34.48%、40.27%、46.77%、51.44%、57.32%和60.19%。关于临床BPH发病率的研究结果差异很大，可能是受到诊断标准、人群选择及调查手段差异等因素的影响。50岁以上男性临床BPH患病率为50%~75%，这一数值随着年龄的增长而增加，70岁以上临床BPH患病率超过80%。

第三节　发 病 机 制

一、病因与增生机制

BPH的发病机制至今仍不完全清楚。年龄较大和存在功能性睾丸间质细胞是发生BPH的必要条件。根据对BPH相关分子和细胞学的研究，多种因素都与BPH的发生存在因果关系。

1. 雄激素　雄激素能诱导犬发生BPH。男性患者用药物降低血清睾酮浓度时BPH缩小。在青春期和老年前列腺的生长过程中，BPH的发展依赖睾丸来源的雄激素，而青春期前由疾病导致的雄激素产生和作用障碍的人不会发生BPH，由此可见雄激素在BPH发生中的重要性。

2. 雄激素受体　前列腺可以终身保持对雄激素刺激的进行性反应的能力。BPH组织中DHT的浓度通常并不比正常前列腺组织中高。因此，前列腺内睾酮过度转化为DHT不是发生BPH的原因。有研究表明前列腺的雄激素受体(AR)可能发生了改变，在正常前列腺组织中，这些受体主要位于上皮细胞，而在增生的前列腺组织中，其分布有更高的异质性(上皮细胞和间质细胞)。

3. 双氢睾酮与5α-还原酶　双氢睾酮(DHT)在前列腺内浓度升高是前列腺的组织特性，并不是BPH导致的。目前已经发现两种类固醇5α-还原酶，具有不同的基因编码，分为Ⅰ型和Ⅱ型。Ⅱ型

5α-还原酶对前列腺正常生长及增生起着关键作用,能在前列腺和其他雄激素敏感性组织中将睾酮转变为双氢睾酮。先天性缺乏5α-还原酶活性(Ⅱ型)男性的观察研究表明雄激素,尤其是双氢睾酮(DHT)对前列腺发育的必要性。尽管血清睾酮浓度和雄激素受体均正常,5α-还原酶活性先天性缺乏男性患者的前列腺终身发育不良。

4. 雌激素作用 动物实验证据提示,在BPH的发病机制中,雌激素也参与了对犬BPH的诱导,但是其具体作用尚不清楚。雌激素对雄激素受体的诱导作用可部分解释这种关系。此外,发现较年长男性中血清雌激素与雄激素比值增加,说明雌激素可能参与了BPH的维持,但不一定导致BPH。

5. 程序性细胞凋亡 程序性细胞凋亡是维持腺体内环境稳定的重要生理过程。间质细胞的平均寿命超过30年,而上皮细胞的平均寿命只有2年多。与这些观察结果对应的是有丝分裂或凋亡小体在增生前列腺组织中少见,说明细胞凋亡减少可能是良性前列腺增生和肥大的一个主要促成因素。IL-2及其受体的免疫反应性增加和Bcl-2表达增加,与BPH中细胞凋亡率较低相符。这些观察结果也证实了在没有细胞凋亡增加的情形下难以逆转已经形成的BPH。

6. 间质-上皮相互作用 由于BPH主要是一种间质疾病,间质可能具有使其自身增生同时诱导上皮增生的固有性质。在雄激素作用下,源于尿生殖窦的间充质组织能够诱导前列腺上皮的分化,而缺乏功能性雄激素受体的间质不能诱导正常上皮的分化。在上皮细胞中,AR通过调节上皮-间质转化(EMT)影响BPH发展。

7. 炎症与免疫 高达70%的BPH患者中,前列腺存在炎性浸润。炎症原因尚未明确,可能包括肥胖、自身免疫过程和慢性感染。

8. 性活动与绝育手术 在马萨诸塞州男性衰老研究中,性行为并不改变BPH风险。输精管结扎术和BPH无关。

9. 高血压和体力活动 舒张压较高与LUTS发生率增加相关。马萨诸塞州男性衰老研究发现,BPH风险下降与较高水平体力活动有关。

10. 饮食、肥胖与体质量指数 肥胖、空腹血糖升高和糖尿病均使LUTS风险增加。腰臀比(即向心性肥胖的估计值)的增加也与前列腺炎症的严重程度有关。

二、良性前列腺增生进展与病理生理学

1. BPH的解剖学特征 解剖学证明BPH首先发生在尿道周围前列腺移行带,移行带由两部分单独的腺体组成,紧靠尿道前括约肌。移行带的总导管在靠近精阜的尿道成角处的尿道侧壁上。尿道旁腺体紧邻移行带导管,局限在前列腺前括约肌内,平行尿道轴。所有良性前列腺增生结节都发生在移行带或尿道旁区。

膀胱颈、尿道周围结节的优势生长形成前列腺“中叶”。“中叶”一定起源于尿道周围,因为在这个区域没有移行带。有学者提出将膀胱内前列腺突出作为BPH病理解剖学上形体改变的指标,BPH向膀胱内突起部分(包括增生的前列腺侧叶和中叶)形成异常的解剖形态,导致膀胱出口“球瓣”样梗阻、膀胱颈抬高、后尿道长度和尿道阻力增加。

2. 组织学特点 组织学研究表明,BPH是细胞数量增加,而不是细胞体积增大。此外,犬的胸腺嘧啶脱氧核苷摄取实验表明DNA合成的增加诱发良性前列腺增生。良性前列腺肥大一词在病理上是不正确的。在BPH发展的前20年里,该病可能的主要特征是结节数量增加,每一个新结节的生长通常是缓慢的,然后第二个进化阶段出现了大结节增多。在第一个阶段,腺体结节往往比基质结节大。在第二个阶段,当单个结节的大小增加时,腺体结节明显占优势。

在切除的组织标本的间质/上皮比率上具有明显的多形性。对于最初的切除的小腺体研究显示

纤维肌间质占优势。较大的腺体，主要是剜除术摘除的腺体，主要表现为上皮性结节。然而，间质/上皮比率增加并不一定意味着这是一种“间质性疾病”，间质性增殖很可能是“上皮性疾病”的结果。

3. 膀胱对梗阻的反应　目前的证据表明膀胱对梗阻的反应很大程度上是适应性的。然而，很明显的是良性前列腺增生患者的下尿路症状与梗阻引起的膀胱功能改变有关，而不是直接与流出道梗阻相关。在手术解除梗阻后，大约 1/3 的患者仍有明显的排尿功能障碍。尿路梗阻引起的膀胱改变有两种类型：第一，逼尿肌不稳定或膀胱顺应性降低，与临床上尿急和尿频症状相关；第二，逼尿肌收缩力减低相关的症状，伴有尿流力量的减小、尿等待、尿中断、残余尿量增加和（少数病例）逼尿肌功能衰竭。

除了梗阻，衰老也会导致膀胱功能、组织学和细胞功能的变化。从动物模型中可以看出，动脉粥样硬化与其导致的慢性膀胱缺血和其他机制（如膀胱壁增加）引起的低氧血症可能导致膀胱病理学改变。

第四节　病 因 病 机

中医认为，该病主要责之于年老体衰，肾气亏虚，同时兼夹瘀血、湿热等病理产物，它们互为因果，发而为病。《素问·上古天真论》中曾提到：“丈夫……五八，肾气衰，发堕齿槁；六八，阳气衰竭于上，面焦，发鬓颁白；七八，肝气衰，筋不能动，天癸竭，精少，肾脏衰，形体皆极；八八，则齿发去。”随着年龄的增长，老年男性肾气、肾精的亏虚是一个正常的生理过程，年龄在五八之后的男性，各个脏腑的功能均开始衰退，这其中肾尤为先。张介宾在《景岳全书·杂证谟·癃闭》中说：“凡癃闭之证，其因有四，最当辨其虚实。”其为后世辨治癃闭证之纲领。李中梓《证治汇补》将癃闭分为寒、热、风、虚四类。沈金鳌《杂病源流犀烛》以脏腑辨证，将其分为肺热、脾湿、肾燥、小肠燥竭、心火、肝郁、下焦湿热等。中医认为，本病主要病机是肾虚瘀结，膀胱气化失司，病位在肾和膀胱，劳倦、外感六淫、饮食不节、情志不畅等是诱发因素。肾气虚衰，是本病发生的根本，瘀血、湿热、痰浊等是该病发展过程中产生的病理产物，它们彼此影响，互为因果，而成本虚标实之证。虚以肾虚、气虚为主，实以湿热、瘀血、痰浊多见。病机变化与病程、年龄等具有相关性，早期正虚邪微，多以肾气虚为主；中期以正虚邪实为主，多肾虚兼湿热或血瘀；后期正虚邪盛，湿热或瘀阻更为明显。

实证者多见于：

1. 湿热蕴结　外感湿热之邪，阻于膀胱；或嗜酒，过食辛辣厚味炙煿之品，酿生湿热，下注精室、膀胱；或湿热素盛，流注下焦，蕴结膀胱，导致膀胱气化不利，小便点滴而下，发为精癃。

2. 肺热壅盛　肺主肃降，通调水道，为水之上源，与膀胱相表里。肺气肃降，使上焦的水液下输膀胱，则小便通利。若热邪犯肺，热壅于肺，肺肃降失司，津液输布失常，不能通调水道，下输膀胱，可导致精癃发生。

3. 肝郁气滞　情志不畅，肝失疏泄，致肝气郁结；或暴怒伤肝，气机失调，影响三焦水液的运行及气化功能，使水道通调障碍，形成精癃。

4. 精室瘀阻　瘀血败精或痰浊凝聚于精室，溺窍闭塞，水道受阻，开阖不利，小便难以排出，导致精癃产生。

虚证者多见于：

1. 中气不足　患者年迈或素体脾胃虚弱，或饮食不节，损伤脾胃；或劳倦伤脾，复为湿邪所困，脾虚则清气不能上升，而浊阴难以下降，小便因而不利。又脾为生痰之源，脾虚则痰湿内生，流注精室，阻滞经脉，气血不畅，则气化不行，小便不利。《灵枢·口问》曰："中气不足，溲便为之变。"《症因脉治·小便不利论》曰："或元气素虚，或汗下太过，或病久气弱，或劳形气伤，或起居如惊，三焦气乱，皆小便不利之症也。"

2. 肾阳不足 年老体弱，或久病伤肾；或寒凉药物损及阳气，致肾阳不足，命门火衰，气化不及州都，无阳则阴无所化，膀胱气化无力，则水湿内停；又久病多瘀，湿瘀互结，阻于尿道而生本病。《症因脉治·小便不利论》曰："肾之真阳虚，则关门不利，此聚水生病，而小便不利之因也。"

3. 肾阴亏损 热邪伤阴，或久病肾阴暗耗，或房劳过度，耗损阴精，虚火内生，无阴则阳无以化，水液不能下注膀胱，致小便短涩不畅。《症因脉治·小便不利论》曰："肾主关门，肾阴不足，则水竭于下而小便不利。"

虚证中出现频率较高的证型分别是肾阳不足、中气不足，实证多见湿热蕴结、精室瘀阻。临床辨证，多虚实夹杂，其中以肾虚夹血瘀、肾虚夹湿热、脾（中气）肾两虚、湿热瘀阻夹杂等证型多见。

第五节 诊断与方法

一、初始诊断与评估方法

1. 病史采集 病史询问对于BPH患者诊断评估非常重要，其目的是寻找病因和相关并存疾病，评估症状的严重程度，指导治疗。病史询问内容主要如下。

(1) LUTS的特点、持续时间及其伴随症状。

(2) 既往史，包括既往相关并发症发生情况（例如急性尿潴留、反复尿路感染、膀胱结石及肾功能损害等）及性传播疾病、糖尿病、神经系统疾病、精神疾病、可能与夜尿症相关的心脏病等病史。

(3) 手术史和外伤史，尤其是盆腔手术或外伤史。

(4) 药物史，需要了解目前或近期是否服用了导致LUTS的药物。

(5) 患者的一般情况，例如生活习惯、精神情绪等。

(6) 症状评分，主要有以下几种。①IPSS是目前量化下尿路症状的最佳方法，可反映患者主观症状的严重程度，它与前列腺体积、最大尿流率和残余尿量无明显相关性。IPSS量表包括7个症状问题和1个生存质量（quality of life，QOL）问题，其将下尿路症状严重程度量化为"无症状"（0分）、"轻度症状"（1~7分）、"中度症状"（8~19分）和"严重症状"（20~35分），见表37-1、表37-2。IPSS也有局限性，包括缺乏对尿失禁、排尿后症状以及单独症状对患者生活影响的评估。②排尿日记应记录患者每日的液体摄入量、白天和夜间的排尿频率和每次排尿量。对夜尿次数增多和储尿期症状严重的患者的评估有重要作用。③国际勃起功能指数-5（IIEF-5）可用于评估有下尿路症状患者的性功能，见表37-1。

表37-1 国际前列腺症状评分（IPSS）

在最近一个月内，您是否有以下症状？		无	在5次中					评分
			少于1次	少于半数	大约半数	多于半数	几乎每次	
1	是否经常有尿不尽感？	0	1	2	3	4	5	
2	两次排尿间隔是否经常小于2h？	0	1	2	3	4	5	

续表

	在最近一个月内，您是否有以下症状？	无	在5次中 少于1次	少于半数	大约半数	多于半数	几乎每次	评分
3	是否曾经有间断性排尿？	0	1	2	3	4	5	
4	是否有排尿不能等待现象？	0	1	2	3	4	5	
5	是否有尿线变细现象？	0	1	2	3	4	5	
6	是否需要用力及使劲才能开始排尿？	0	1	2	3	4	5	
7	从入睡到早起一般需要起床排尿几次？	没有	1次	2次	3次	4次	5次	
		0	1	2	3	4	5	
症状总评分=								

表37-2　生存质量(QOL)评分

	高兴	满意	大致满意	还可以	不太满意	苦恼	很糟
如果您在今后的生活中始终伴有现在的排尿症状，您认为如何？	0	1	2	3	4	5	6

2. 体格检查

(1) 直肠指检：直肠指检(DRE)可以评估前列腺的体积、形态、质地、有无结节或压痛、中央沟是否变浅或消失，以及肛门括约肌的张力。DRE还是前列腺癌筛查的重要手段，在进行DRE时发现坚硬的前列腺结节，提示可能存在恶性肿瘤。

(2) 局部神经系统检查：肛门低张力和骶部感觉缺失提示可能存在神经源性排尿功能障碍。

(3) 外生殖器检查：进行外生殖器检查以排除尿道异常分泌物、尿道狭窄、包茎和阴茎癌等可能影响排尿的疾病。

3. 尿常规分析　推荐对所有具有下尿路症状的患者行尿常规分析以评估是否有尿路感染、血尿、尿糖等情况。

4. PSA测定　PSA对前列腺体积有很好的预测价值。分别对于50岁、60岁和70岁的BPH患者，当年龄标准化的PSA>1.6ng/ml、>2.0ng/ml和>2.3ng/ml时，提示其前列腺体积超过40ml。该预测结果有70%的特异度和65%~70%的灵敏度。PSA阈值为1.5ng/ml可用于预测前列腺体积>30ml，其阳性预测值为78%。除了预测前列腺体积，PSA还可预测BOO、急性尿潴留和BPH的临床进展。

5. 肾功能　对于具有明显膀胱出口梗阻(BOO)症状或体征、影像学发现上尿路积水、需要行手术治疗，或者合并有影响肾功能疾病的LUTS患者，应对其评估肾功能。肾功能可以通过血清肌酐或估计肾小球滤过率(estimated glomerular filtration rate，eGFR)来评估。

二、术前诊断性评估与指标

1. 尿流率　尿流率检查是一种无创尿动力学检查，主要用于评估下尿路梗阻的严重程度和监测治疗效果。其关键参数是Q_{max}和排尿曲线，最好在排尿量>150ml时进行尿流率检查。当Q_{max}阈值为10ml/s时，尿流率对BOO诊断的特异度为70%，阳性预测值为70%，灵敏度为47%；当Q_{max}阈值为15ml/s时，尿流率对BOO诊断的特异度为38%，阳性预测值为67%，灵敏度为82%。

2. 残余尿量　残余尿量（PVR）的测量对于有LUTS的患者的评估和治疗方式的选择非常重要，一般通过经腹（耻骨上）超声来测定。目前还没有确定的PVR阈值来指导治疗决策，对PVR增加的患者在采取非手术治疗时要密切监测，并通过尿动力学检查来探究PVR增加的病因。

3. 尿动力学检查　在男性LUTS中应用最广泛的有创尿动力学技术是充盈性膀胱测压和压力-流量检测（pressure flow studies，PFS）。PFS可以区分BOO、逼尿肌失代偿和神经源性膀胱引起的尿流率降低，其可重复性比Q_{max}好。对外科治疗失败、残余尿量>300ml或Q_{max}>10ml/s的患者，应进行PFS检查。PFS是诊断BOO的基础，可将BOO与逼尿肌活动低下（detrusor underactivity，DUA）区分开来。充盈性膀胱测压主要用于评估膀胱充盈期功能，可以用于膀胱功能障碍性疾病的诊断、鉴别诊断以及疗效评估。

4. 超声检查　超声检查可以了解前列腺形态、体积、有无异常回声、突入膀胱的程度及残余尿量。经腹部超声检查（transabdominal ultrasonography，TAUS）或经直肠超声检查（TRUS）测定前列腺体积能为前列腺体积的评估提供量化的数值。

5. 尿道膀胱镜检查　有显微镜下或肉眼血尿史、尿道狭窄或膀胱癌病史的LUTS患者，应在诊断评估期间接受尿道膀胱镜检查。目前无高级别证据显示膀胱镜下膀胱小梁形成程度与尿动力学结果相关。

6. 尿路影像学检查

（1）上尿路影像学检查：对于残余尿量多、伴有血尿以及有尿石症病史的LUTS患者可通过上尿路超声评估上尿路情况。

（2）前列腺影像学检查：前列腺影像学检查可通过TAUS、TRUS、CT、MRI进行。对于LUTS患者推荐行经腹部（耻骨上）超声或TRUS。检查内容包括：①测量前列腺体积；②测量膀胱内前列腺突出（IPP）；③检测前列腺或膀胱结石；④检测前列腺内的结节和异常回声。

（3）静脉尿路造影：不推荐静脉尿路造影用于LUTS患者的常规诊断检查。如果有LUTS患者同时伴有反复泌尿系感染、镜下或肉眼血尿、怀疑肾积水或者输尿管扩张反流、尿石症，可选择行静脉尿路造影检查。

（4）X线排泄性膀胱尿道造影和逆行尿道造影：不推荐X线排泄性膀胱尿道造影和逆行尿道造影用于LUTS患者的常规诊断检查。怀疑膀胱输尿管反流、膀胱憩室或尿道病变时可选择行X线排泄性膀胱尿道造影检查。怀疑尿道狭窄时可选择行逆行尿道造影检查。

三、术前并发症与评估

1. 膀胱结石　BPH患者膀胱内前列腺突出（IPP）可致膀胱出口梗阻，并使得膀胱残余尿液长期存在，尿液中晶体沉积后则容易形成膀胱结石。BPH并发膀胱结石的发生率为3%~8%。

2. 尿路感染　BPH导致下尿路梗阻时，存在并发尿路感染的可能，常表现为膀胱炎、上尿路感染或急性附睾炎等。若并发膀胱炎，BPH患者的尿频、尿急、尿痛及排尿困难等症状加重；若并发上尿路感染，则可合并发热、腰痛等症状；若并发急性附睾炎，则可能出现患侧附睾肿胀、疼痛，或伴发热。

3. 尿失禁　BPH并发的尿失禁一般有两种类型，分别是急迫性尿失禁和充溢性尿失禁。因此，对于部分因尿失禁而就诊的老年男性患者，需警惕BPH可能为其主因，应尽快解除梗阻。

4. 血尿　BPH并发血尿在老年男性患者中常见。前列腺表面的毛细血管可因增生的前列腺腺体组织牵拉破裂而出现血尿。BPH致长期存在膀胱出口梗阻时，膀胱黏膜或前列腺尿道部的小静脉充血、淤血，亦可导致镜下或肉眼血尿。少部分患者甚至因血尿严重、血块较多而出现急性尿潴留或膀胱填塞。

5. 上尿路受损　部分排尿障碍轻微的BPH患者常可并发隐匿性和进行性的上尿路受损。此类患者排尿障碍不明显，其下尿路梗阻持续存在，膀胱残余尿量逐渐增加时，可因膀胱内压力不断升高而导致上尿路扩张和积水。严重者可继发肾衰竭或尿毒症。

6. 氮质血症　BPH并发的氮质血症一般属于肾后性氮质血症。BPH下尿路梗阻持续时间长，膀胱内压力升高，导致上尿路积水及肾盂内压力过高，肾小球的滤过受阻，肾脏排泄功能减退，并进一步造成血液中尿素氮(BUN)、肌酐等非蛋白氮含量升高。

7. 急性尿潴留　BPH患者尿液排空受阻，膀胱内残余尿量增加，膀胱内处于持续高压状态，膀胱逼尿肌结构和功能损害加重，并出现代偿不全。这类患者多有耻骨上膀胱区充盈，憋胀感明显，超声膀胱残余尿检测可明确诊断。

第六节　非手术治疗原则

一、等待观察

许多BPH患者症状较轻，不需要药物治疗或手术干预。因此，所有接受BPH治疗的男性均应在进行任何治疗之前进行正式评估，以确定症状的严重程度，并区分是否合并LUTS。许多LUTS较轻的男性，观察等待是一种可行的选择，因为只有少数会进展为AUR和发生并发症(例如肾功能不全或结石)，而其他的则可以保持稳定。在一项研究中，大约85%的轻度LUTS男性在观察等待中保持一年病情稳定。

在特定时间减少液体摄入量，例如晚上或在公共场合或外出时，可以减少排尿次数。避免摄入咖啡因或酒精等具有利尿和刺激作用的食物，可以减少体液输出导致的尿频、尿急和夜尿。分心技术，例如阴茎挤压、呼吸运动、会阴压力、使大脑脱离膀胱和马桶的心理技巧，可帮助控制储尿期症状。膀胱再训练可增加膀胱容量和排尿间隔的时间。自我管理行为和饮食调节可作为观察等待治疗中的一部分，可以减轻症状和延缓疾病进展。

二、药物治疗与手术时机

1. 在患者症状没有加重，没有发展到具有外科绝对手术指征的状况下，随访计划可以是服药后6个月进行第一次随访，之后每年一次。随访内容如下：

国际前列腺症状评分(IPSS)：推荐。

尿流率检查和残余尿测定：推荐。

直肠指检(每年一次)：可选择。

血清PSA测定(每年一次)：可选择。

α受体阻滞剂：开始服药后1个月内应该关注药物副作用。如有症状改善，同时能够耐受药物副作用，就可以继续该药物治疗。

5α-还原酶抑制剂：应该特别关注血清PSA的变化并了解药物对性功能的影响。

2. 当BPH导致以下并发症时，建议采用外科治疗：①反复尿潴留(至少在一次拔管后不能排尿或两次尿潴留)；②反复血尿；③反复泌尿系感染；④膀胱结石；⑤继发性上尿路积水(伴或不伴肾功能损害)。BPH患者合并膀胱大憩室、腹股沟疝、严重的痔疮或脱肛，临床判断不解除下尿路梗阻难以达到治疗效果者，应当考虑外科治疗。

三、良性前列腺增生临床终点与药物治疗依据

1. BPH 的临床终点 BPH 是一种临床进展性疾病，它的临床进展性是指随着病程的延长，BPH 患者的主观症状和客观指标进行性加重的趋势。目前，公认的 BPH 临床进展的指标包括：LUTS 加重导致患者生活质量下降、Q_{max} 进行性下降、膀胱结石、反复血尿、反复尿路感染、急性尿潴留及肾功能损害等。BPH 疾病进展的最终表现形式是患者接受外科治疗。BPH 的临床终点就是患者最终需要外科治疗的方式解除 BPH 的并发症，解决 LUTS 对生活质量的影响。

2. 药物治疗的目标和依据 BPH 患者药物治疗的依据和临床目的是在减少药物治疗副作用的同时，保持患者较好的生活质量。BPH 药物治疗的短期目标是缓解患者的 LUTS，长期目标是延缓疾病的临床进展，预防并发症的发生。

四、良性前列腺增生药物治疗作用与联合治疗方案

（一）α 受体阻滞剂

α 受体阻滞剂通过阻滞分布在前列腺和膀胱颈部平滑肌表面的肾上腺素受体，松弛平滑肌，起到缓解膀胱出口动力学梗阻的作用，同时可以缓解储尿期的膀胱刺激症状。根据尿路选择性可将 α 受体阻滞剂分为非选择性 α 受体阻滞剂（酚苄明）、选择性 α_1 受体阻滞剂（多沙唑嗪、阿夫唑嗪、特拉唑嗪）、高选择性 α_{1A} 受体阻滞剂（赛洛多辛、坦索罗辛、萘哌地尔）。

目前最常用的 α 受体阻滞剂有赛洛多辛、坦索罗辛、特拉唑嗪及多沙唑嗪，其中高选择性 α_{1A} 受体阻滞剂赛洛多辛效果最佳。各种 α_1 受体阻滞剂能显著改善患者的症状，使 IPSS 症状评分平均下降 30%~40%、Q_{max} 提高 16%~25%。

α_1 受体阻滞剂治疗后数小时至数天即可改善症状，在用药 4~6 周后可以采用 IPSS 评分评估症状改善程度。α_1 受体阻滞剂不影响前列腺体积和血 PSA 水平，不能减少急性尿潴留的发生。在剂量相当的情况下，各种 α_1 受体阻滞剂的临床疗效相近，副作用有一定差异。与非高选择性 α_1 受体阻滞剂相比，赛洛多辛选择性更高，引起的心血管系统不良反应的发生率较低，安全性更好。

（二）5α-还原酶抑制剂

5α-还原酶抑制剂通过抑制睾酮向双氢睾酮（DHT）转变，阻止睾酮转化为 DHT。BPH 患者应用 5α-还原酶抑制剂治疗，可降低血清及前列腺内的 DHT 含量，抑制前列腺的增生，使前列腺体积缩小，从而缓解 BOO 的静力性因素，减轻下尿路症状。

1. 爱普列特 是非竞争性、高选择性的 5α-还原酶抑制剂，主要选择性作用于Ⅱ型甾体 5α-还原酶，阻断睾酮向双氢睾酮（DHT）转变，使前列腺及血清 DHT 水平降低，可以有效缩小前列腺体积，从而治疗良性前列腺增生。

爱普列特是一种国产新药，它可选择性和专一性地抑制Ⅱ型酶，对Ⅰ型酶作用微弱。根据国内外相关研究显示，爱普列特与非那雄胺具有相似的安全性，但具有更快缩小前列腺体积、改善下尿路症状的优势。

2. 非那雄胺 治疗 BPH 主要是通过缩小前列腺体积而发挥疗效的，所以对前列腺体积大者疗效好，对小体积前列腺的治疗效果较差。非那雄胺可以缩小前列腺体积 20%~30%，降低 IPSS 评分 15%，提高 Q_{max} 1.3~1.6ml/s，并能将 BPH 患者发生急性尿潴留和需要手术治疗的风险降低 50% 左右。

非那雄胺可用于治疗 BPH 伴出血而发生血尿的患者，是能影响 BPH 疾病发展进程的药物。

3. 度他雄胺 可以缩小前列腺体积 20%~30%，降低 IPSS 评分 20%~30%，提高 Q_{max} 2.2~2.7ml/s，

并能将 BPH 患者发生急性尿潴留和需要手术治疗的风险分别降低 57% 和 48% 左右。

（三）M 受体拮抗剂

已经发现了 5 种毒蕈碱受体亚型（M_1~M_5），其中 M_2 和 M_3 在逼尿肌中占主导地位。M_2 亚型数量众多，但 M_3 亚型在膀胱收缩功能上更重要。M 受体拮抗剂通过缓解逼尿肌过度收缩，降低膀胱敏感性，来改善 BPH 患者的储尿期症状。目前常用托特罗定和索利那新。

国外学者认为 BPH 患者以储尿期症状为主，梗阻症状不明显时，M 受体拮抗剂可以单独应用。治疗过程中，应严密随访监测膀胱残余尿量（PVR）的变化，预防尿潴留的发生。以储尿期症状为主的中重度 LUTS 患者，可考虑 α 受体阻滞剂与 M 受体拮抗剂联合使用，但是治疗前后需密切监测 PVR 变化。

（四）β_3 肾上腺素受体激动剂

β_3 肾上腺素受体是在逼尿肌平滑肌细胞中表达的主要 β 受体，它们的刺激可诱导逼尿肌松弛。β_3 肾上腺素受体激动剂的作用方式目前尚未完全阐明。米拉贝隆 50mg 是首个临床上已获批准用于成人膀胱过度活动症（OAB）的 β_3 肾上腺素受体激动剂。米拉贝隆已在欧洲、澳大利亚、北美和日本进行的 RCT 中接受了广泛的评估。米拉贝隆在治疗 OAB 症状方面表现出显著的疗效，可改善排尿频率、尿急及急迫性尿失禁。一项包括 10 248 例患者（男性占 27%）的 8 个 RCT 进行的荟萃分析发现，与安慰剂和托特罗定相比，米拉贝隆治疗可缓解尿频、尿急和急迫性尿失禁，并减少排尿量，并具有统计学上的夜尿显著改善。

（五）5 型磷酸二酯酶抑制剂

5 型磷酸二酯酶抑制剂（PDE5i）增加细胞内环磷酸鸟苷，从而降低逼尿肌、前列腺和尿道的平滑肌张力。此外，用 PDE5i 进行慢性治疗似乎会增加 LUTS 中的血液灌注和氧合。5 型磷酸二酯酶抑制剂也可以减轻前列腺和膀胱的慢性炎症。几个 RCT 已证明 PDE5i 可以降低 IPSS 评分、减少 LUTS 的储尿期和排尿期症状并改善 QOL。但是，在大多数试验中 Q_{max} 与安慰剂组没有显著差异。

他达拉非 5mg 可使 IPSS 评分降低 22%~37%，并且在治疗开始后的 1 周内看到改善。接受他达拉非治疗的男性在 1 周内观察到有 60% 的男性 IPSS 总分降低了 3 分以上，在 4 周内观察到 80% 的男性 IPSS 总分降低。迄今为止，只有每日一次 5mg 他达拉非已被正式许可用于治疗患有或不患有 ED 的男性 LUTS。低体质量指数和重度 LUTS 的年轻男性从 PDE5i 治疗中获益最大。

（六）联合用药

1. α_1 受体阻滞剂联合 5α-还原酶抑制剂　联合治疗适用于有中至重度下尿路症状并且有前列腺增生进展风险的 BPH 患者。

目前已有多项研究证实，α 受体阻滞剂联合 5α-还原酶抑制剂治疗，在延缓 BPH 临床进展方面优于任何一种单独药物应用，且在改善 LUTS 以及 Q_{max} 方面具有更好的疗效。而且与 α_1 受体阻滞剂相比，联合治疗可以降低患者发生急性尿潴留以及接受手术治疗的风险。

α_1 受体阻滞剂与 5α-还原酶抑制剂两者的作用机制不同。α_1 受体阻滞剂治疗起效快，在短时间内可迅速减轻症状，是治疗有明显症状 BPH 患者的首选药物，但是单独应用 α_1 受体阻滞剂，停药后症状可能又加剧。5α-还原酶抑制剂能缩小前列腺体积，减少远期并发症的发生及需要手术的概率，影响 BPH 疾病发展进程。两者联合应用的疗效比单一用药好，尤其是前列腺体积>40ml 长程治疗的良性前列腺梗阻（benign prostatic obstruction，BPO）患者，推荐 α_1 受体阻滞剂与 5α-还原酶抑制剂联合用药，效果更好。

2. α_1 受体阻滞剂+M 受体拮抗剂　组合治疗包括 α_1 受体阻滞剂和 M 受体拮抗剂，旨在拮抗 α_1 肾上腺素受体和毒蕈碱受体。

几项 RCT 和前瞻性研究调查了持续 4 周到 12 周的联合治疗，既可以作为 OAB 和假定的 BPH 男性患者的初始治疗，也可以作为在 α_1 受体阻滞剂基础上持续存在的尿潴留症状的序贯治疗。大量具有排尿和储存功能的男性 LUTS 需要在 α_1 受体阻滞剂单一疗法后添加抗胆碱药，尤其是那些出现症状持续时间较长的男性，以及具有储尿期症状且前列腺体积较小的男性。

治疗的有效性主要在中度至重度储尿期 LUTS 的男性中明显。据报道，接受治疗长达一年的患者长期使用联合疗法，症状缓解得以维持，AUR 发生率低。在具有中度至重度储尿期症状、排尿期症状和 PVR<150ml 的男性中，与安慰剂和 α_1 受体阻滞剂单一疗法相比，联合治疗可减轻症状，提高患者生活质量。

耐受性和安全性：使用 α_1 受体阻滞剂和抗毒蕈碱药物联合治疗后，两种药物均出现不良事件。最常见的副作用是口干。某些副作用（例如口干或射精失败）可能显示出发病率增加，但不能通过将发病率与单独使用的药物相加来简单解释。

（七）植物制剂与中成药

主要指花粉类制剂与植物提取物，如锯叶棕果实提取物、普适泰片等。具有非特异性抗炎、抗水肿、促进膀胱逼尿肌收缩与尿道平滑肌松弛等作用，可以改善 BPH 患者的下尿路症状及最大尿流率。

第七节　辨 证 论 治

一、辨证要点与治则治法

根据患者的具体症状、体征、舌象、脉象等进行辨证分型。治则治法主要包括清热利湿、化瘀散结、补益脾肾等。针对不同的证型，治疗方法也不同。

二、证候分型与辨证论治

1. 湿热蕴结证　证候：小便频数，排尿不畅，甚则点滴不通，尿黄浑浊，短赤灼热，大便干结或不畅，小腹胀满，口苦口黏，或口渴不欲饮，舌质红，苔黄腻，脉滑数。治法：清热利湿，利尿通淋。选方：八正散（《太平惠民和剂局方》）加减。备选方剂：龙胆泻肝汤（《医方集解》）。中药：川木通、瞿麦、车前子、萹蓄、滑石、栀子、泽泻、大黄、白花蛇舌草、蒲公英、肉桂。推荐中成药：黄柏八味片。

2. 肺热壅盛证　证候：小便点滴不爽，甚则尿闭不通，呼吸喘促，咳嗽胸闷，咽干口干，烦渴欲饮，溲黄便结，舌质红，苔薄黄，脉浮数。治法：清肺泄热，降气利水。选方：清肺饮（《证治汇补》卷八引东垣方）加减。备选方剂：麻杏石甘汤（《伤寒论》）。中药：黄芩、桑白皮、麦冬、车前子、栀子、川木通、茯苓、葶苈子、杏仁、桔梗。推荐中成药：连花清瘟胶囊。

3. 肝郁气滞证　证候：小腹、少腹、腰骶部、会阴部、阴茎、睾丸、肛周疼痛或坠胀，排尿时尿道刺痛，淋漓不畅，尿后滴沥不尽，性情急躁焦虑或精神抑郁，舌淡红，脉弦。治法：疏肝解郁，通利小便。选方：沉香散（《三因极一病证方论》）加减。备选方剂：柴胡疏肝散。中药：沉香、石韦、当归、陈皮、柴胡、白芍、滑石、冬葵子、王不留行、川楝子、牛膝、乌药、延胡索。推荐中成药：夏荔芪胶囊。

4. 精室瘀阻证　证候：小便点滴不畅，或尿细如线，甚则闭塞不通，小腹及会阴胀痛，舌质紫暗或有瘀点，苔厚腻或薄腻，脉沉涩。治法：化瘀散结，活血利水。选方：代抵当丸（《证治准绳》）加减。备选方剂：大黄䗪虫丸（《金匮要略》）。中药：大黄、当归尾、生地黄、穿山甲、桃仁、芒硝、肉桂、红花、牛膝。推荐中成药：黄莪胶囊。

5. 中气不足证 证候：会阴、肛门或小腹坠胀，时欲小便而不得出，量少而不畅，余沥不尽，纳少腹胀，神疲乏力，气短懒言，语声低微，遇劳加剧，可伴有疝气、脱肛等症，舌质淡，苔薄白，脉细弱。治法：升清降浊，益气利水。选方：补中益气汤（《内外伤辨惑论》）加减。备选方剂：四君子汤。中药：党参、白术、茯苓、黄芪、升麻、柴胡、猪苓、泽泻、桂枝、当归、王不留行。推荐中成药：普乐安片。

6. 肾阳不足证 证候：排尿无力，滴沥不尽，夜尿频多，畏寒肢冷，腰膝酸软，神怯气弱，阳事不举，舌质淡暗，苔白，脉沉细。治法：补肾温阳，化气利水。选方：济生肾气丸（《济生方》）加减。备选方剂：右归丸（《景岳全书》）、龟龄集（《云笈七签》老君益寿散）。中药：熟地黄、炒山药、山茱萸、泽泻、茯苓、赤芍、皂角刺、川牛膝、车前子、益智仁、王不留行、淫羊藿、肉桂。推荐中成药：右归丸、灵泽片。

7. 肾阴亏损证 证候：夜尿频数，或小便点滴而下，尿少黄赤，排尿无力，潮热盗汗，腰膝酸软，头晕耳鸣，口干心烦，或骨蒸潮热，舌质红，少苔，脉细数。治法：滋阴填精，泻热利水。选方：知柏地黄丸（《医宗金鉴》）加减。备选方剂：左归丸（《景岳全书》）、大补阴丸（《丹溪心法》）。中药：熟地黄、山药、山茱萸、茯苓、牡丹皮、泽泻、黄精、黄柏、地龙、王不留行、乌药。推荐中成药：左归丸、姜西洋参片。

三、中医其他疗法

1. 单方验方 用消毒棉签刺激鼻中取嚏；或以皂角粉 0.3~0.5g，研细末，吹鼻取嚏；或喉中探吐，使上窍开而下窍自通。本法适用于肺热壅盛证小便不通。

2. 针灸 针灸治疗 BPH，具有操作便利、起效较快等特点，临床应用较广。对尿潴留、膀胱逼尿肌功能的恢复具有一定效果。对急性尿潴留，可针刺气海、关元、归来、膀胱俞、阴陵泉、中极等穴。手法由轻到重，每隔 1 分钟行针 1 次。若属本虚者，加肾俞、足三里、委阳等穴；湿热，加中极、太溪等穴。艾灸长于温补阳气，活血通络。常用的灸法有隔盐灸、隔姜灸等。

3. 其他外治法 直肠给药，常见方法有：①保留灌肠法；②直肠点滴法；③栓剂塞入法；④中药溻渍法；⑤体表穴位针刺等。

(1) 红藤败酱散：大血藤 30g，败酱草 15g，丹参 15g，白芷 6g，当归 10g，苦参 10g，川芎 6g，王不留行 15g，山慈菇 10g 等。煎取 300ml，每次 150ml 灌肠，每日 2 次。用于湿热下注者。

(2) 滋肾通关丸加减：黄柏、知母、车前子各 15g，肉桂 4g。煎取 300ml，每次 150ml 灌肠，每日 2 次。用于尿闭为主，少腹胀痛者。

(3) 五味消毒饮加减：紫花地丁 30g，蒲公英、鱼腥草各 15g，野菊花、紫背天葵子各 10g，金银花、连翘、白头翁各 12g。煎取 400ml，每次 200ml 灌肠，每日 2 次。适用于良性前列腺增生伴有感染，尿频、尿急、小便灼热，尿液及前列腺液有大量白细胞、脓细胞者。

还可试用中药熏洗、贴脐熨脐等。如食盐 250g，炒热，布包，熨小腹，用于尿闭者，以通为度。

四、中西药联合治疗方案

精癃由脏腑亏虚（肺脾肾气虚为主）兼湿热痰瘀结于精室所致，治疗上宜补益肺肾、补气升提，佐以清热利湿、化痰散结、祛瘀消癃等法，标本兼治，方获良效。联合使用 α 受体阻滞剂可较快改善下尿路梗阻症状，服用中药或 5α-还原酶抑制剂均能使部分患者前列腺回缩，均应用 6 个月以上方能取得较好效果，伴有较严重尿路感染时可结合抗生素治疗。

补肾益气、清热利湿、利尿通淋法是治疗良性前列腺增生常用的方法。在用清热利湿药的同时，还应考虑膀胱的气化功能，应酌加少量辛热之肉桂以助膀胱气化功能恢复，常收到事半功倍的效果。

中西医结合思路要充分考虑、全面分析患者的病情、身体状况、意愿以及经济情况后，采用中西医联合治疗。要结合前列腺B超、PVR、IPSS评分及QOL评分等指标，综合评估。轻度患者可推荐使用单一治疗方式，如针灸治疗或中药辨证治疗。中度患者根据病情联合选用α受体阻滞剂或M受体拮抗剂增强疗效，改善LUTS及膀胱功能，或延缓BPH的发展进程。对于重度LUTS并且有前列腺增大进展风险的BPH患者，建议联合使用5α-还原酶抑制剂。也可依患者意愿，单纯使用中医药疗法。

非手术治疗仍不能降低QOL评分者，反复血尿者，根据手术指征，选择进行手术治疗，术后进行中医辨证治疗，改善手术预后。

对BPH伴有膀胱逼尿肌功能减弱甚至完全丧失的患者，尤其前列腺体积增大不明显者，采用中西医结合疗法（包括针刺、艾灸等）具有较好疗效。

第八节　手 术 治 疗

一、概述

良性前列腺增生（BPH）是一种临床进展性疾病，部分患者发展为膀胱出口梗阻（BOO），需要药物治疗，部分最后需要手术治疗来解除下尿路症状及其对生活质量的影响和并发症。临床中，应根据患者的不同症状选择合理的治疗方案。目前手术治疗仍然是BPH的主要治疗方法。

二、手术适应证与禁忌证

（一）手术适应证

1. 绝对适应证

（1）具有中至重度下尿路症状（LUTS）并已严重影响生活质量，药物治疗效果不佳的BPH患者。

（2）当BPH导致以下并发症时，建议采用手术治疗：①因BPH反复尿潴留（至少在一次拔管后不能排尿）；②BPH前列腺增大导致反复肉眼血尿，药物治疗无效；③反复泌尿系感染；④BPH导致继发性膀胱结石；⑤继发性上尿路积水（伴或者不伴肾功能损害）；⑥BPH继发膀胱憩室，合并膀胱憩室结石。

2. 相对适应证

（1）BPH患者排尿困难合并腹股沟疝、严重的痔疮或脱肛，临床判断不解除下尿路梗阻难以达到治疗效果者。

（2）BPH伴膀胱残余尿明显增多（>100ml），并且伴有充溢性尿失禁，或伴有渐进的膀胱功能障碍的患者。

（3）中至重度下尿路症状已明显影响生活质量的BPH患者，拒绝接受药物治疗的患者，或者强烈要求手术者。

（二）手术禁忌证

1. 绝对禁忌证

（1）其他重要的脏器或者器官的重大疾患，不能耐受麻醉或者手术等。

（2）近期有急性脑卒中、急性心肌梗死等疾患。

（3）凝血系统异常，或者近期口服阿司匹林等影响凝血功能的药物。

2. 相对禁忌证

(1) 合并精神神经系统疾病。

(2) 合并尿道狭窄,不宜行前列腺微创手术治疗。

(3) 身体畸形,不能摆放手术体位。

(4) 严重尿路感染或出血。

三、不同手术方法与选择

BPH 的手术和微创治疗包括经典的外科手术治疗、激光治疗以及其他治疗方式。治疗效果主要反映在患者的主观症状(如 IPSS)和客观指标(如最大尿流率)的改变。而治疗方法的评价则应考虑治疗效果、并发症以及社会经济条件等综合因素。

(一) 开放手术

开放性前列腺摘除术延续至今已 100 多年,主要适用于前列腺体积大于 80~100ml 的患者,特别是合并膀胱结石或膀胱憩室需同时治疗者。常用术式有耻骨上前列腺摘除术(经膀胱前列腺摘除术)、耻骨后前列腺摘除术和经会阴前列腺摘除术。开放手术的出血量、输血的概率、住院时间均大于 TURP。对于术后各种并发症的发生率,尿失禁约 1%,逆行射精约 80%,膀胱颈挛缩约 1.8%,尿道狭窄约 2.6%。对勃起功能的影响可能与手术无关。

(二) 经尿道前列腺切除术

1. 经尿道前列腺切除术(TURP) 1925 年美国发明了第一套经尿道前列腺电切镜,经过多年的发展,TURP 取代了传统的开放手术,广泛应用于临床,成为外科手术治疗 BPH 的金标准。它具有适应证广、创伤小、手术时间短和治疗效果明显等优势,在治疗 BPH 中起着重要作用。Hohgrewe 等人报道该手术解决患者尿道梗阻症状的成功率高达 85%~90%。TURP 的并发症主要有 TURP 综合征,发生率为 0.66%;术后排尿困难,发生率为 12%;膀胱颈挛缩、尿道狭窄和性功能障碍等其他并发症,应引起泌尿外科医生重视。

2. 经尿道前列腺汽化术(transurethral vaporization of prostate,TUVP) TUVP 是在 TURP 的基础上利用汽化切割而改进的一种新的前列腺切割方法。Donovan 等报道 TUVP 切割效果与 TURP 相近,与 TURP 比较,更易掌握,较少发生 TURP 综合征,术中出血少。但 TUVP 手术时间相对较长,组织层面难以辨别,且切割后组织创面留下 2~3mm 凝固层,过厚凝固层坏死容易引起尿路感染,延长了术后恢复时间并增加尿道狭窄发病率。

3. 经尿道前列腺等离子双极电切术(bipolar transurethral plasma kinetic prostatectomy,TUPKP) TUPKP 主要将“离子束”和“射频能量”概念结合应用于临床。它的切割电极为双极,一个为回路电极,另一个为工作电极。TUPKP 工作时,控制器产生的射频电流通过工作电极产生电磁波和焦耳热,回路电极控制射频能量传输的方向,两个电极间形成直流回路,电极将生理盐水这个导体介质电离成等离子体,等离子体在直流回路中聚集成离子束,离子束聚集在工作电极产生射频能量,将前列腺组织有机分子键打断,从而切割前列腺组织。另外,切割组织时,组织表面产生 1~2mm 的均匀凝固层,起到止血作用。Muslumanoglu 等报道,在疗效方面与 TURP 比较,术后 12 个月、60 个月及 100 个月,TUPKP 组患者 IPSS 评分均明显小于 TURP 组($P<0.05$),而两组的 Q_{max} 在术后 60 个月、100 个月时差异不明显。在并发症方面,Cetinkay 等报道将冲洗液改为生理盐水减少了 TURP 综合征的发生;Karaman 等报道,TUPKP 和 TURP 在尿道狭窄方面的发生率分别为 2.7% 和 3.2%,两者无统计学意义;同时 TUPKP 切割前列腺后凝固层较 TURP 薄,术后不易形成较大焦痂脱落出血。而且相对于 TURP,TUPKP 可以延长有效手术安全时间,对于初学者更便于学习,易于掌握,因此容易推广。

4. 经尿道前列腺切开术(transurethral incision of prostate，TUIP) TUIP 是在 TURP 的技术上改进发展起来的一种新的前列腺切割技术。董志强等报道经尿道前列腺切开术治疗小前列腺(前列腺体积 <30ml)取得良好效果，其并发症少，但再次手术概率高，远期疗效不佳。同时经尿道前列腺切开术适用于不宜开放手术和 TURP 的良性前列腺增生的高危患者，是前列腺微创手术的补充方式之一。

5. 经尿道前列腺剜除术(transurethral enucleation of prostate，TUEP) TUEP 是用各种能量(等离子双极、普通电极、激光等)沿前列腺外科包膜汽化剥离增生的前列腺组织，对增生腺体的血管进行预先封闭止血，达到完整切除前列腺增生腺体的目的，并使用腔内粉碎器粉碎并取出前列腺组织，缩短了大体积前列腺剜除的手术时间。研究结果显示，TUEP 围术期效果良好，尤其在控制术中出血上的特点突出，能够达到“少血”甚至“无血”的手术效果，患者术后的即刻排尿症状改善明显。TUEP 可以作为良性前列腺增生一种可选的手术方式，其有效率高、安全性好，但长期的对比数据仍需要临床进一步观察。

(三) 激光技术在 BPH 治疗中的应用

1. 钬激光 钬激光是波长 2 140nm 的固体脉冲激光，可以通过软纤维传送，很适合微创泌尿外科手术。钬激光治疗良性前列腺增生方法包括经尿道钬激光前列腺切除术(transurethral holmium laser resection of prostate，HoLRP)和经尿道钬激光前列腺剜除术(transurethral holmium laser enucleation of prostate，HoLEP)。Gilling 等报道 HoLEP 可以将整个前列腺组织剜除，与开放手术效果相似。Tooher 等报道 HoLEP 与 TURP 相比，同为治疗 BPH 的有效方法，但前者能更好地减少并发症，安全性更高。目前 HoLEP 已经在临床上广泛应用于中度至重度 BPH 患者，可替代 TURP 或开放式前列腺切除术。HoLRP 是将前列腺分层、分块切成小块组织，手术时间长。使用钬激光治疗良性前列腺增生术中冲洗液使用生理盐水，降低了 TURP 综合征的发生率，对手术时间及前列腺体积的大小无明显限制，扩大了钬激光治疗前列腺疾病的应用。

2. 绿激光 经尿道选择性绿激光前列腺汽化术(photoselective vaporization of prostate，PVP)采用的绿激光是波长为 532nm 绿颜色的可见光，该激光的特点是组织穿透浅，只有 0.8mm。Hamann 等报道 PVP 治疗良性前列腺增生具有良好的长期疗效及安全性。Hai 等报道与 TURP 相比，PVP 手术安全性高、痛苦小、住院时间短、术中术后并发症少，且很适合高危良性前列腺增生患者的治疗。但绿激光对前列腺组织汽化效率低且只能汽化，术后不能取得前列腺组织标本，不能行病理检查，同时现实中绿激光光纤价格昂贵等问题在临实践中需要解决。

3. 铥激光(2μm 激光) 第三代 2μm 激光在临床已广泛应用，其在前列腺组织中的穿透深度为 2μm，避免了对前列腺切割时损伤周围组织。Fried 等报道 2μm 激光在前列腺切除术中多选择连续模式，其波长接近水的能量吸收峰值，具有高效、切割精准的特点，在软组织切割精准度方面优于钬激光。Wendt-Nordahl 等报道 2μm 激光切割前列腺组织时，没有撕裂过程，使其平滑切割和汽化，去除组织后创面平滑，止血效果好。2μm 激光切割组织较小，容易取出。Bach 等报道术中使用生理盐水作为冲洗液，降低了 TURP 综合征的发生率，且 2μm 激光手术更适合高龄、高危患者。

4. 半导体激光 1 470nm 半导体激光可选择性被水和血红蛋白吸收，因此，其具有汽化、切割组织、凝固功能的同时，拥有优良的组织消融和止血能力。1470 半导体激光是治疗 BPH 的一种安全有效的术式，具有止血效果佳、尿道损伤小以及术后恢复时间短等优点。可行前列腺组织的汽化、切割或者剜除术式。

(四) 经尿道柱状水囊前列腺扩开术治疗小体积 BPH

1. 概述 经尿道柱状水囊前列腺扩开术能够保持患者长久排尿通畅的主要机制是：①当前列

腺包膜被扩开(裂)后,耻骨后脂肪组织随即填充空隙,使扩开的前列腺包膜保持长期开裂状态,两侧叶腺体不能复位;②由于消除了 BPH 包膜的束缚,在排尿过程中,尿流动力释放的外向应力将 BPH 两侧叶向外推开,降低了膀胱出口阻力,从而使排尿通畅。

2. 适应证与禁忌证　手术适应证理论上同经尿道前列腺切除术。下列情况选择前列腺扩开术更具优势:①年龄小于 55 岁,或大于 90 岁的 BPH 患者;②小于 20ml 的小体积 BPH/LUTS 患者;③多种共存疾病的高危、高龄 BPH 患者;④不愿意切除前列腺,或不能耐受切除手术的 BPH 患者;⑤对性功能有要求的 BPH 患者。

小体积 BPH 扩开术的手术禁忌证与 TURP 手术的禁忌证相同,如有以下情况存在,则被列为手术禁忌证:①BPH 合并急性泌尿系感染、急性或细菌性前列腺炎的患者暂不适合手术;②严重尿道狭窄或既往骨盆手术史的患者;③有神经源性膀胱或逼尿肌活动低下的患者;④合并严重的全身疾病,心肺功能与凝血机制异常,或不能耐受麻醉及手术者。

3. 操作步骤与技巧　①在硬膜外麻醉或全麻成功后,取截石位,常规消毒铺巾;②根据前列腺体积大小选择合适的柱状水囊导管;③检查扩裂水囊导管与压力表是否漏气;④如插入导管较困难,可用金属尿道探子 F24~26 扩张尿道;⑤置入电切镜,重点观察膀胱、前列腺、尿道梗阻情况、前列腺左右径和上下径,以便确认扩裂导管的型号;⑥将涂好消毒石蜡油的扩裂导管缓慢插入膀胱,在前列腺尖部触及定位突水囊尾端后,将扩裂导管向外牵拉 1.0~1.5cm,然后固定扩裂导管不动;⑦将压力表与内囊三通连接,向内囊注入 7~22ml 生理盐水,灌注压力达 0.12MPa 后,向外牵拉扩裂导管,并确定内囊定位于前列腺尖部;⑧助手继续向内囊注入生理盐水,至压力持续维持在 0.3MPa 后,暂时关闭内囊充水三通接头;⑨助手把压力表转接入外囊充水管口,向外囊注水至 0.3MPa,并向外牵住扩裂导管,防止扩裂导管滑入膀胱内,同时确认在前列腺尖部一直能扪及隆起的囊尾;⑩当外囊灌注压力稳定在 0.3MPa 后,并维持扩开压力 3~5 分钟;⑪放空内外囊液体,拔出扩裂导管,做排尿试验,确认排尿是否通畅、梗阻是否解除;⑫再次置入电切镜,仔细检查创面,适当电凝止血,若创面内有影响排尿的组织,应予以清除;⑬常规留置 F20 或 F22 三腔气囊导尿管并给予持续膀胱冲洗。

技术要点与注意事项:①扩开术操作前应了解尿道、前列腺及膀胱有无病变情况,重点关注有无尿道狭窄,以确定合适的手术方式;②置放扩裂导管前,建议先行尿道扩张,可使置管更为顺畅;③置管时一定要缓慢轻柔,切忌暴力插入,以免发生尿道损伤;④重点关注定位突的位置,确保内囊位于前列腺尖部,避免过于靠内或靠外;⑤拔出扩裂导管前,一定要做排尿试验,以判断排尿是否通畅、梗阻是否解除;⑥前列腺包膜裂开后,周围脂肪组织快速填充至裂开的包膜内,不仅是 BPH 扩开术的成功标志,也是术后患者保持长期排尿通畅的保证;⑦术后如冲洗液血色较深,可向外牵拉导尿管水囊,压迫止血;⑧嘱患者按时随访,建议可定期在门诊行尿道扩张 3~4 次,并给予中西药结合治疗。

4. 手术并发症与处理　既往研究结果显示,BPH 扩开术术后并发症总发生率为 20%(53/265),其中一过性尿失禁占 10.57%(28/265),逆行射精占 0.75%(2/265),尿路感染占 4.15%(11/265),急性尿潴留占 3.02%(8/265),术后出血占 1.13%(3/265),尿道狭窄占 0.38%(1/265)。其中 93.8%(45/48)的一过性尿失禁或排尿困难患者,经导尿和中西医结合治疗后均恢复了正常的排尿功能。

5. 术后随访与疗效评价指标　对接受经尿道柱状水囊前列腺扩开术的患者,建议术后进行至少 1 年的随访。术后定期随访有助于了解患者术后总体恢复情况,评价手术效果,早期发现不适症状并及时给予干预。通过大量临床实践与时间验证,有关经尿道柱状水囊前列腺扩开术术后随访内容与评估方法主要包括:①患者的下尿路症状,以及尿频、尿急、尿痛等排尿刺激症状有无改善;②IPSS 评分是量化评估 BPH 下尿路症状的最佳方法,是国际公认的判断 BPH 患者症状严重程度的主要手段,推荐 IPSS 评分作为 BPH 扩开术后的常规随访项目;③尿流率是评估患者是否排尿障碍的简单且有用的无创方法，有助于初步了解BPH扩开术后下尿路储尿排尿期症状的改善程度，从而进行评估与病因分析；④超声检查有助于了解前列腺形态、体积、有无异常回声以及残余尿量，是BPH扩开术后临床随访常用的检查方法；⑤尿常规是了解与评估BPH扩开术后下尿路症状患者是否有血尿、脓尿等症状最简便有效的评估方法，对BPH扩开术后存在下尿路感染和LUTS的患者，推荐尿液细菌培养与药敏试验，有助于抗生素的选择与治疗；⑥血清PSA测定是评估BPH临床进展的风险预测因素之一，国内外研究发现PSA可用于预测前列腺体积的增加、最大尿流率的改变以及早期发现前列腺癌等，是不可或缺的随访内容与评估方法；⑦QOL评分是了解BPH扩开术后患者生活质量改善程度的评估方法，是有下尿路症状的患者对生活质量影响的主观感受以及BPH患者受下尿路症状困扰的程度及是否能够忍受的评价标准；⑧在随访过程中对术后有可能出现的尿失禁、出血、排尿困难、尿道狭窄及勃起功能障碍等情况，需要作为评估内容在随访时重点关注，并做到及时发现，查明原因，积极治疗；⑨当患者出现上述症状或怀疑再次出现尿路梗阻时，应及时监测肾功能变化。

第九节　围手术期护理与预防调护

一、中西医护理原则

根据患者病情辨证施护，体现整体观念、阴阳调和、三因相宜原则。

二、辨证施护

1. 护理评估　运用望、闻、问、切技能评估症状，如有无尿频、尿急、尿痛、进行性排尿困难等，部分患者可能出现无痛性血尿、尿潴留，甚至肾积水、肾功能损害。

2. 饮食护理　良性前列腺增生的病机主要在于肾气虚和湿热下注，有内热时症状加重。饮食调理应以补肾益气为主，利湿清热为辅。日常可适当进食补肾益气的食品，配合具有清热利湿解毒功能的药食，多食新鲜蔬菜水果，戒烟限酒，慎食辛辣、肥甘厚腻之品。有文献表明，富含锌的瘦肉、鱼虾、泥鳅、鸭肉、甲鱼等可减少良性前列腺增生的炎症；含有番茄红素、胡萝卜素的蔬菜及含有植物雌激素的食物（如大豆、亚麻籽、葛根等）能缓解良性前列腺增生的症状，降低尿潴留的风险。

3. 用药护理　①α_1受体阻滞剂：如坦索罗辛，应避免与其他降压药同时服用。建议在睡前服用，服药后卧床休息，改变体位时动作缓慢，预防跌倒。②5α-还原酶抑制剂：如非那雄胺，因药物起效慢，停药后易复发，应指导患者坚持长期服药。

4. 管道护理　患者术后常规留置导尿管，行持续膀胱冲洗。除常规留置导尿管的护理外，持续膀胱冲洗的护理要点为：①妥善固定，防止脱落；②保持通畅，调节冲洗；③无菌操作，防止感染；④健康教育，自我护理。教会患者管道脱落的紧急处理，如膀胱造瘘管意外脱落，应根据条件，立即用无菌或清洁布类纱布覆盖造瘘处，立即就医，切忌自行将管道还纳。

5. 并发症护理　随着激光手术、双极等离子剜除术等各类新技术的运用和手术方式的进步，现在前列腺术后的并发症已相对减少。

(1) TURP综合征：TURP手术患者，由于创面过大，手术时间过长，术中冲洗液被快速、大量吸收所致的血容量急剧增加，形成的稀释性低钠血症或水中毒。表现为烦躁、恶心、呕吐、血压下降、脉搏减缓、抽搐，甚至昏迷，严重者出现脑水肿、肺水肿、心力衰竭等。一旦发现，立即抢救：①病情观察，监测电解质；②氧气吸入；③减缓输液，纠正低钠；④利尿脱水，防止意外。保护患者安全，防止患者因躁动引起坠床、意外拔管等不良事件发生。

（2）出血：术后可能有手术创面出血，或因用力排便腹压增高引起前列腺出血。在中医属于血络损伤，血溢脉外，气血两虚，肾阴不足，应补气摄血。护理措施为：①加强观察，辨别出血严重程度。若为暗红色，量少，多为静脉出血，以气囊尿管牵拉压迫止血为主；若为鲜红色，量多，可能为动脉出血，需准备行膀胱镜下电凝止血。②保持引流通畅，根据冲洗液颜色调节冲洗速度。③预防出血，避免增高腹压。指导患者多食蔬菜水果，防止便秘，神阙穴敷贴可益气健脾，促进肠蠕动恢复。同时避免感冒。便秘患者可适当使用麻仁丸，术后1周内禁止灌肠，以免刺激前列腺窝，再次引起出血。

（3）膀胱痉挛：因术后逼尿肌不稳定、管道刺激、血凝块堵塞导尿管而致膀胱剧烈收缩，膀胱内压增高。表现为下腹部阵发性剧烈疼痛，伴有强烈的尿意和尿不尽感。尿道灼烧感、尿道口常有血液或尿液溢出，若有膀胱冲洗，可观察到冲洗液逆流。在中医属于“腹痛”之范畴，手术引起瘀血阻滞，气化不利，膀胱开阖失度；加之患者精神紧张，影响气血运行及水液代谢，又可进一步损伤膀胱气化功能。六腑以通为用，不通则痛，证属气滞血瘀。护理措施：①保持引流通畅，预防和缓解膀胱痉挛首要办法是保持导尿管及持续膀胱冲洗管道的通畅；②冲洗温度适宜，持续膀胱冲洗温度在25~30℃，可用温热毛巾湿热敷会阴部，避免给冲洗液加温，以免导致血管扩张出血；③尿管气囊放液，根据患者前列腺手术创面情况，适量减少气囊内的液体；④指导舒缓放松，向患者解释发生原因，指导深呼吸、放松等技巧，缓解其紧张焦虑的情绪；⑤必要时解痉镇痛，中医可联合针灸及耳穴贴压、穴位按摩调整脏腑功能、疏通经络。

（4）尿失禁：术后部分患者可能有尿失禁，可能与尿道括约肌受损、膀胱逼尿肌不稳定和膀胱出口梗阻有关，多为暂时性。护理措施：①指导患者行盆底肌训练；②必要时，遵医嘱口服M胆碱受体拮抗剂（如索利那新、托特罗定等）；③中医疗法，艾灸神阙，按摩肾俞、气海、关元、中极，以补益肾气。

（5）其他：远期并发症可能出现尿道狭窄，与尿道瘢痕形成有关，可定期监测尿流率，必要时行尿道扩张术等；亦可能出现逆行射精等。

三、快速康复护理进展

（一）术前措施

1. 肠道准备 不再提倡常规行机械性灌肠。

2. 术前饮食 不提倡常规禁食禁饮6~8小时，相反，为避免术后发生水电解质紊乱，提倡术前2~3小时饮用400ml（或5ml/kg）能量饮品（如10%葡萄糖液、术能多维饮料等），20~30分钟饮完。

3. 术前用药 按清洁-污染切口的原则，预防性使用抗生素；不推荐常规使用长效镇静剂及抗胆碱药物。

4. 预防深静脉血栓 建议采用量表，对患者进行风险评估。根据评估结果，对高危患者予以低分子肝素治疗，术前12小时停用，术后24小时恢复使用。研究表明，股四头肌等长收缩运动、踝泵运动、气压泵、足底泵、弹力袜均是较为理想的物理预防方法。

（二）术后措施

1. 镇痛 建议采用按时、多模式、个体化镇痛。不再推荐按需镇痛，或使用单一阿片类药物镇痛。

2. 早期活动 麻醉清醒后采取半卧位，床头抬高30°~45°；鼓励患者术后2小时开始主动活动，坐起、深呼吸、咳嗽、四肢运动，鼓励活动时间约2小时；术后第1天下床活动，鼓励活动时间4~6小时。以后至出院每天活动至少6小时；活动因患者身体情况而定，不过度活动，以患者个体耐受为标准。

3. 营养支持　①饮水:麻醉清醒后,鼓励患者在术后2小时饮水,从<20ml起,观察有无呛咳,根据胃肠耐受量逐渐加量。②进食:鼓励早期进食,术后第1天进流质,第2天进半流质或普食。③术后第1天静脉输液量不超过2 500ml,进食后减量,并尽早停止静脉补液。④术后留置导尿管1~5天,其间建议动态评估,尽早拔管,减少不必要的留置,减轻患者痛苦。

四、预防与调护

(一) 早期拔除导尿管

患者术后留置各类管道可能引起不同程度的疼痛不适,也对患者的术后活动造成不便,医护联合关注患者术后康复情况,尽早拔除不必要的管道是快速康复护理的重要内容之一。建议一般术后6~24小时,冲洗液清亮可暂停膀胱冲洗,观察12~24小时后无明显出血,可拔除导尿管。建议采用护士主导的拔管计划,护士每日评估留置导尿管的必要性,及时提醒医生拔除,可有效缩短置管时间,减少导管相关性尿路感染的发生。

(二) 控尿功能的康复

术后可能出现压力性尿失禁和急迫性尿失禁,会对患者造成很大的生活不便与心理压力。行盆底肌训练可使大部分暂时性尿失禁自行好转。术后半年仍有尿失禁者,可行电刺激、生物反馈和中医针灸治疗。有研究表明,膀胱功能训练可减少患者拔管后尿频的发生,但对于短期导尿者,间歇夹闭导尿管可能导致尿路损伤,反而增加导尿管留置时间。因此,不推荐采用间歇夹闭导尿管锻炼膀胱功能。

(三) 康复与养生

术后3个月避免剧烈活动,如跑步、爬山、骑自行车等。日常活动慎起居、免操劳、避风寒。研究证明,增加体育活动和锻炼身体能降低良性前列腺增生的风险,推荐患者采用散步、太极拳、八段锦等运动保健养生法。术后1个月,原则上可恢复性生活。

第十节　专家共识与建议

一、手术方式的选择与评价

BPH患者在选择手术和微创治疗时,应当综合考虑医生个人经验、技术熟练程度及医院的设备条件、患者的意见、前列腺的大小,以及患者的伴发疾病和全身状况。具体来说:

1. 前列腺体积大小　①<30ml:可以选择TURP,激光汽化、切割,扩开术等;②>30ml,<80ml:可以选择激光剜除、切割、汽化,TURP,等离子切除等;③>80ml:可以选择激光剜除、等离子剜除、激光切割等。

2. 患者的合并症　如是否合并膀胱结石、膀胱颈梗阻。

3. 患者的一般情况　有无口服阿司匹林等药物史,心功能如何。

4. 医疗设备的配备是否齐全　经典的外科手术治疗方法有经尿道前列腺切除术(TURP)、经尿道前列腺切开术(TUIP)和开放性前列腺切除术(OP)。目前,TURP仍是BPH治疗的“金标准”,但受到了激光手术等其他微创治疗方式的冲击。经尿道钬激光前列腺剜除术(HoLEP)、经尿道前列腺汽化术(TUVP)、经尿道前列腺等离子双极电切术(TUPKP)和经尿道等离子前列腺剜除术(transurethral plasma kinetic enucleation of prostate,TUKEP)作为TURP或TUIP的替代治疗手段,目前广泛应用于外科治疗。

(1) TURP和TUIP:①TURP,主要适用于治疗前列腺体积在80ml以下的BPH患者,对于技术熟练的术者可适当放宽对前列腺体积的限制。近年来,随着各种微创技术的发展,TURP的比例有所下降。2019年EAU指南指出前列腺体积在30~80ml的,适宜选择TURP手术。②TUIP适用于前列腺体积<30ml的,没有中叶突出的良性前列腺增生。与TURP相比,TUIP治疗后患者下尿路症状的改善程度与TURP相似,并发症更少,出血的风险降低,逆行射精发生率低,手术时间及住院时间缩短,但远期复发率较TURP高。

(2) TUPKP和TUKEP:①TUPKP,是使用等离子双极电切系统,并以与单级TURP相似的方式进行经尿道前列腺切除手术。与TURP比较,TUPKP的主要优点包括术中、术后出血少,降低输血率,缩短术后导尿和住院手术时间,远期并发症与TURP相似。一般选择前列腺体积在80ml以下的BPH患者,对于技术熟练、经验丰富的术者可以适当放宽对前列腺体积的限制。②TUKEP,通过改变TUPKP的切割方式,将前列腺于包膜内切除,更加符合前列腺的解剖结构,具有切除前列腺组织更完整、术后复发率低、术中出血少等特点,也可应用于前列腺体积>80ml的BPH患者。

(3) 开放性前列腺切除术(OP):主要适用于前列腺体积>80ml的BPO患者,特别是合并膀胱结石或膀胱憩室需同时手术治疗者。

(4) TUVP:适用于凝血功能较差的和前列腺体积较小的BPH患者,是TUIP或TURP的另外一种选择。其止血效果更好,长期疗效在改善症状、提高尿流率和生活质量评分等方面与TURP相当。但术后尿路刺激症状、排尿困难和尿潴留的发生率略高于TURP。远期并发症与TURP相似。

(5) 激光手术:前列腺激光手术是通过激光对组织的汽化、切割及切除[如经尿道钬激光前列腺剜除术(HoLEP)、经尿道选择性绿激光前列腺汽化术(PVP)]或组织的凝固、坏死及迟发性组织脱落(如经尿道激光凝固术),达到解除梗阻的目的。

目前用于治疗的激光主要包括:Ho:YAG激光(钬激光)、KTP激光(绿激光)、半导体激光及铥激光(2μm激光)等。激光手术的优点是无TURP综合征的发生及术中出血相对较少,尤其适合有高危因素的患者(如高龄、贫血、重要脏器功能减退等)。

(6) 经尿道前列腺剜除术:目前对于经尿道的前列腺剜除术,主要是选用等离子剜除和激光剜除术两大类,具体包括电极的等离子剜除术和铲状电极、纽扣状电极等。激光剜除术包括钬激光、铥激光、1470激光、红激光等各种激光。

5. 总结 近年来随着治疗前列腺各种微创手术的发展及疗效的确定,良性前列腺增生的微创治疗得到了巨大发展。TURP目前仍是治疗BPH的金标准,TUPKP是在TURP的基础上发展起来的,被认为是一个很有前景的进展,随着技术的完善,很有可能取代TURP成为新的治疗BPH的金标准。同时激光技术在BPH的应用中显示出其确切的疗效,HoLEP及钬激光前列腺选择性汽化术有其优越的临床应用价值。第三代2μm激光技术是治疗BPH的新技术之一,治疗BPH的效果与TURP相似,但并发症更少,亦是治疗BPH的很有前景的新技术。随着各种微创技术在临床中的开展及广泛应用,微创手术必将日益成熟,为治疗BPH开启一个崭新的时代。

良性前列腺增生的外科手术治疗是疾病进展过程中不可或缺的有力有效的治疗方法。随着现代医学的发展、人类平均寿命的延长,手术治疗的重要性更加得以体现。

开放性手术作为外科手术学的基础受到微创新技术的挑战,但仍然是所有外科手术的根本。

TURP技术作为“金标准”发展日趋成熟,等渗、高渗非电解质灌洗下单极电切临床上也已基本被等渗电解质灌洗液下双极电切取代;各种解剖性剜/切除技术更加符合手术学定义,在临床上得到可行性验证和肯定的疗效,仍然值得推荐和进一步探索研究;多种电化学类治疗方式目前研究较热,尚缺乏全面推广应用的足够循证医学证据。

经尿道前列腺扩裂技术有可能颠覆既往陈旧的思维模式,值得进一步探索研究。

二、良性前列腺增生辨证与辨病的特点

中西医结合诊断 BPH 这个疾病,必须运用现代医学方法和手段深入认真地进行辨病,发现不同病情及各种生理、病理变化,进行鉴别诊断,明确 BPH 的诊断。然后按中医理论进行辨证,病证结合,才能取得更好的临床疗效。对于患者,我们应使用现代医学的各种检查,如 IPSS 评分、直肠指检(DRE)、经直肠 B 超、尿流率、尿动力学检查及血清 tPSA、fPSA 等检测,明确患者现有病情,然后根据中医辨证论治的原则,确定当时的证型,并按照中医理法方药进行组方治疗。在治疗过程中,根据 BPH 证候变化的不同的阶段进行辨证和立法的调整,达到较好的治疗效果。中医治疗良性前列腺增生,即"精癃"及"癃闭",以"标本兼治""攻补兼施""调理阴阳"为主要治则,以"补益""理血""祛湿""消导""理气"为主要治法。本病主要表现为排尿困难、小便不通,故治疗应着眼于"通"。但因证候虚实不同,而通利之法各异。虚证以补虚为通,实证以祛邪为通。治疗目的是改善患者生活质量的同时保护肾功能,应本着"缓则治其本,急则治其标"的原则:"癃证"以调和阴阳、软坚散结为主,防止前列腺增生进一步发展;"闭证"以缓解挛急为主,促使尿液的排出,防止肾功能损害的产生及"关格"症状的出现。"病不辨则无以治,治不辨则无以痊",达到个体化诊治的目的。

三、良性前列腺增生疗效与评价标准

目前,中医药治疗 BPH 临床研究文献诊断标准大多含糊不清、检测指标不完整、疗效评价标准也不统一,中医个体化治疗特色也不突出,这很不利于总结整理,对提高疗效、总结推广造成了极大的阻碍。此外,现代医学采用统一的诊断和疗效标准,采用西药研究得到的结果,与中医药研究的结果相比,中医药的疗效往往无优势可言。因此,制定比较规范的、符合中医药特点的诊断和疗效评价标准是当务之急。

作为 BPH 的诊断,国际 BPH 协调委员会推荐的诊断标准,在全世界已获得公认。中医药对 BPH 诊断标准应该参照这个标准来制定,然后在此标准的基础上纳入中医的个性化的证候指标。这样能比较客观地明确 BPH 的诊断,也能体现中医特色。

精准医学是现代医学发展的最新方向,中医自古以来强调的是个性化治疗,在一定程度上亦属于精准医疗的概念范畴,中医的辨证施治是建立在对个体证候诊疗过程上的,其与精确医学的理念不谋而合。中医药多靶点、整体化治疗的特点决定了其疗效不仅仅局限于 BPH 的局部,中医药的个性化治疗不仅表现对 BPH 的治愈或缓解,还可以使 BPH 诊断标准之外的,但属于中医证候范围的症状得到缓解。中药、西药治疗可以使 BPH 典型症状得到缓解,但中医药还可以兼顾到 BPH 典型表现之外的其他症状,如阳虚、阴虚及全身症状。因而将体现辨证论治的中医特征性证候加入中医的诊断标准、疗效评价标准,可体现中医的治疗特色和优势。中西医结合治疗以疗效为标准,对于不适合非手术治疗或非手术治疗达不到预期效果者应选择手术治疗。

四、良性前列腺增生临床研究的共识

用什么方法才能证明中西医结合治疗 BPH 的临床效果和临床价值? 1985 年前,我国中医药把随机对照试验(RCT)作为一种新方法和新路径开始探索。2016 年 11 月美国国会通过的《21 世纪治愈法案》(*21st Century Cures Act*)批准采用真实世界证据(real world evidence,RWE)支持药物的研发。其目的如 FDA 所称:"该法案旨在加速药物研发,为需要更快更有效疗法的患者带来全新疗法。"39

年后，我们虽不能说 RCT 是“金标准”，但目前并没有成熟的可代替它的治疗方法。

循证医学（evidence-based medicine，EBM）的核心内容是 RCT。循证医学为中医药的开发和研究提供了新的方法，对中西医结合治疗 BPH 的研究来说，为整理和研究中医药治疗 BPH 的文献和经验提供了新的方法，对不同的文献资料和经验按质量和可靠程度进行不同的分级研究，在进行合理的统计之后，对文献的可信程度作出科学的评估，这对于中医药存在大量缺乏随机、对照、双盲的研究资料和名老中医经验来说尤为重要，为中西医结合治疗 BPH 的研究科学性的提高指明了一个正确方向，使治疗 BPH 的中医辨证论治的体系更加规范化、标准化、合理化，对于药物的开发和疗效的肯定有着重要的意义。

参考文献

1. 韩瑞发，孔祥波，刘利维，等. 经尿道柱状水囊前列腺扩开术治疗小体积良性前列腺增生专家共识[J]. 中国中西医结合外科杂志，2023，29（01）：5-10.
2. 黄健. 2019 版中国泌尿外科和男科疾病诊断治疗指南[M]. 北京：科学出版社，2020.
3. 贾静，吴小梅，王金萍. 护士主导的留置导尿管拔除模式构建与实施[J]. 护理学杂志，2020，35（09）：48-50.
4. 刘晓燕，于德兰，王筱蓉. 耳穴压豆联合神阙贴敷预防经尿道前列腺切除（TURP）术后并发症随机平行对照研究[J]. 实用中医内科杂志，2018，32（09）：75-77.
5. 马丁，尚吉文，王靖宇，等. 良性前列腺增生临床进展危险因素与分子标志物的相关性研究[J]. 中华泌尿外科杂志，2018，39（3）：226-227.
6. 马健雄，马凰富，王继升，等. 李海松教授治疗良性前列腺增生症药对浅析[J]. 环球中医药，2016，9（9）：1091-1093.
7. 屈颖伟，何文强，郑聪，等. 经尿道前列腺电切术与前列腺钬激光解剖性剜除术治疗良性前列腺增生的效果比较[J]. 中国实用医刊，2022，49（20）：5-8.
8. 孙晓，韩璐，薛璐，等. 隔姜灸任督之脉治疗老年良性前列腺增生疗效观察[J]. 现代中西医结合杂志，2020，29（30）：3327-3330，3335.
9. 王梓楠，方浩泰，袁青. 针刺尿三针对 BPH 大鼠前列腺细胞凋亡的影响[J]. 中国中医基础医学杂志，2018，24(10)：1454-1457.
10. 中国中医药信息研究会男科分会. 黄莪胶囊在良性前列腺增生临床应用中国专家共识[J]. 中华男科学杂志，2018，24（10）：945-948.
11. 孙自学，宋春生，邢俊平，等. 良性前列腺增生中西医结合诊疗指南（试行版）[J]. 中华男科学杂志，2017，23（3）：280-281.
12. ANTONIOU V，GAUHAR V，MODI S，et al. Role of phytotherapy in the management of BPH：a summary of the literature [J]. J Clin Med，2023，28；12（5）：1899.
13. HARRIS E F，MICHAEL J B，PHILIPP D S，et al. Management of lower urinary tract symptoms attributed to benign prostatic hyperplasia：AUA guideline[J]. J Urol，2018，200（3）：612-619.
14. CAO D，SUN R，PENG L，et al. Immune cell proinflammatory microenvironment and androgen-related metabolic regulation during benign prostatic hyperplasia in aging[J]. Front Immunol，2022，21，13：842008.
15. CICERO A F G，ALLKANJARI O，BUSETTO G M，et al. Nutraceutical treatment and prevention of benign prostatic hyperplasia and prostate cancer[J]. Arch Ital Urol Androl，2019，91（3）.
16. D'AGATE S，WILSON T，ADALIG B，et al. Impact of disease progression on individual IPSS trajectories and consequences of immediate versus delayed start of treatment in patients with moderate or severe LUTS associated with BPH[J]. World J Urol，2020，38（2）：463-472.
17. FRANCO J V A，JUNG J H，IMAMURA M，et al. Minimally invasive treatments for benign prostatic hyperplasia：a Cochrane network meta-analysis[J]. BJU Int，2022，130（2）：142-156.

18. GRAVAS J N. Management of Non-neurogenic Male LUTS EAU Guidelines[M]. the EAU Annual Congress Barcelona, 2019.
19. FOSTER H E, DAHM P, KOHLER T S, et al. Surgical management of lower urinary tract symptoms attributed to benign prostatic hyperplasia: AUA guideline amendment 2019[J]. J Urol, 2019, 202(3): 592-598.
20. MADERSBACHER S, ROEHRBORN C G, OELKE M. The role of novel minimally invasive treatments for lower urinary tract symptoms associated with benign prostatic hyperplasia[J]. BJU Int, 2020, 126(3): 317-326.

第三十八章
前列腺癌

第一节　概　　述

一、西医学定义

前列腺癌是指发生在前列腺的恶性肿瘤，是男性泌尿生殖系统最常见的恶性肿瘤之一。

二、中医学概念

中医无前列腺癌记载，根据其症状表现，往往将其归于“癃闭”“淋证”“血尿”“积聚”“癥瘕”范畴。前列腺癌的发病可概括为虚、毒、瘀、湿四字，其中虚为内因，毒为诱因，瘀、湿既是病理产物，又是重要致病因素。中医学认为前列腺癌为虚实夹杂、本虚标实之证，以脾肾亏虚为本，湿、毒、痰、瘀为标，病位在肾、膀胱、三焦等脏腑。

三、流行病学

（一）流行病学

前列腺癌的发病率有明显的地区及种族差异，澳大利亚、北美等地区发病率最高，亚洲及北非地区较低。世界范围内，前列腺癌是男性所有恶性肿瘤中仅次于肺癌的第二常见肿瘤。近年来，我国前列腺癌的发病率呈显著持续增长趋势，已成为严重危害我国男性生命健康的肿瘤之一。根据肿瘤防治研究办公室（中国肿瘤登记中心）统计，前列腺癌的发病率居男性恶性肿瘤的第六位，居泌尿系统肿瘤第1位。同时，我国前列腺癌发病率有着明显城乡差异，城市高于乡村，2008年和2009年城市人口与农村人口前列腺癌发病率之比分别为3.7∶1和4.4∶1。

（二）发病率及死亡率

根据国际癌症研究机构（IARC）公布的数据，2018年全球前列腺癌新发病例为950万，占总新发肿瘤的13.5%，其发病率约为21.8/10万人，死亡病例为540万，病死率达6.7%；2018年欧洲癌症死亡总人数估计为193万人，其中56%（108万人）为男性，前列腺癌死亡人数约10.7万人（占10.0%），位于男性癌症死亡人数的第三位。2019年美国癌症协会（ACS）统计美国新发前列腺癌患者约为174 650人，占男性所有恶性肿瘤的20%；新增死亡病例约为23 800人，居男性癌症死亡人数的第二位，约为10%。近20年来，中国前列腺癌的发病率和死亡率均增加迅速，2015年全国发病率为10.23/10万人，死亡率为4.36/10万人，分别居男性恶性肿瘤的第六位和第九位。虽然我国前列腺癌的发病率和死亡率低于欧美国家，但其死亡率/发病率比值却很高。2015年我国的前列腺癌死亡率/发病率比值为44%，明显高于全球平均的25%和美国的17%。

第二节　发 病 机 制

现代医学对前列腺癌的病因尚未完全阐明，目前研究认为前列腺癌的发生可能与遗传因素，雄、雌激素水平失衡，病毒感染等有关，这些因素导致前列腺癌发生的具体机制亦未明确。

1. 家族史或遗传学因素　前列腺癌具有明确的家族遗传倾向。有一个一级亲属被诊断为前列腺癌的男性患前列腺癌的风险明显增加 1.8 倍（相对危险度 *RR*：1.8），而有两个一级亲属（父亲和兄弟或两个兄弟）被诊断为前列腺癌的男性患前列腺癌的风险进一步增加，*RR* 分别为 5.51 和 7.71。全基因组关联研究已经确定了 100 多个共同的易感基因位点，这些易感基因均有导致前列腺癌的风险，但中国人群与欧美人群前列腺癌遗传易感性明显不同。针对中国人群前列腺癌患者进行的全基因组关联研究发现，*9q31.2*（*rs817826*）和 *19q13.4*（*rs103294*）两个基因位点与中国人前列腺癌患病密切相关。在非遗传性转移性前列腺癌患者中发现 DNA 损伤修复缺陷相关基因发生胚系或体系突变，比如 *BRCA2*（总人群突变率为 5.35%）、*ATM*（1.6%）、*CHEK2*（1.9%）、*BRCA1*（0.9%）和 *PALB2*（0.4%），这些突变的基因与前列腺癌的发生、进展以及不良预后密切相关。DNA 损伤修复缺陷相关基因 *TEX15* 和 *Q1631H* 与汉族人群前列腺癌发病风险相关。

2. 雄、雌激素水平失衡　雄激素在前列腺的发育、成熟和维持中起着重要的作用，同时影响管腔内皮细胞的增殖和分化状态。雄激素也参与男性前列腺癌的进展，尤其是转移性前列腺癌（mPCa），因此，雄激素剥夺治疗（androgen-depri-vation therapy，ADT）是前列腺癌最基础的治疗方式，能显著改善患者的总生存周期。双氢睾酮可促进前列腺癌细胞的发生和生长，有实验表明 5α-还原酶抑制剂抑制睾酮向更有效的双氢睾酮的转化可将前列腺癌的发病率降低 25% 至 30%。长期以来，高水平的雄激素被认为是前列腺癌的独立危险因素。前列腺上皮中基底细胞芳香化酶和雌激素受体表达增加，血清与前列腺内睾酮水平随着年龄的增加不断下降，而雌二醇水平保持不变或增加，从而改变了雄激素与雌激素的比例，这种雄激素/雌激素（T/E）比值的变化与良性和恶性前列腺疾病的发生有关。

3. 病毒感染　许多病原体可以感染前列腺，包括病毒。一些研究表明前列腺癌组织中存在着人乳头状瘤病毒（HPV）和 BK 病毒（BKV）等，这些感染的病毒可以通过多种机制诱导前列腺癌的发病。

（1）人乳头状瘤病毒（HPV）：HPV 感染是宫颈癌、子宫癌、外阴癌、阴道癌、阴茎癌和肛门癌的重要病因。对前列腺癌患者的前列腺分泌物进行基因组测序发现，前列腺癌患者的前列腺分泌物中存在 HPV 感染。一项 HPV 和前列腺癌相关风险的荟萃分析显示 HPV 感染可能会增加患前列腺癌的风险，但其关联强度存在地理差异。

（2）BK 病毒：BK 病毒通常在儿童时就感染，尿道是潜伏感染的主要部位。国际癌症研究机构已将 BK 病毒列为对人类“可能”致癌因素，因为有证据表明 BK 病毒在体外细胞系和动物体内具有致癌活性。BK 病毒感染在癌症组织中明显比在非癌症组织中更普遍，并且病毒量与癌症之间存在显著的关联。目前已在前列腺癌组织中检测到 BK 病毒，提示 BK 病毒感染是前列腺癌发病的因素之一。

目前的研究认为前列腺癌是一种典型的与年龄相关的雄激素依赖性肿瘤，性激素在前列腺癌的发生中起着重要作用，但有关这方面的研究结果各异。有学者认为雄激素仅对前列腺癌的发病起到允许作用，前列腺癌组织中芳香化酶的合成增加，芳香化酶能够催化睾酮不可逆地合成雌激素，体内高水平的雌激素可通过产生自由基和环氧化物衍生物对 DNA 进行化学修饰，从而增加前列腺上皮细胞癌变风险。病毒感染与前列腺癌的发生也密切相关，其发生机制可能为：病毒产物（如多瘤病毒的大T抗原、HPV的E6/E7蛋白）可通过调控前列腺癌细胞干扰素（IFN）信号通路导致前列腺癌。HPV感染也可通过影响肿瘤血管生成、细胞凋亡和抑制免疫应答而调节前列腺癌细胞的生物学行为，进而促进肿瘤的发生。基因突变可能是另一前列腺癌发生的重要因素。对我国前列腺癌患者进行的全基因组测序发现，*9q31.2*（*rs817826*）和*19q13.4*（*rs103294*）两个位点基因存在高频突变，这与中国人前列腺癌发病密切相关。

第三节　病 因 病 机

彭培初从内因与外因两方面总结前列腺癌致病因素：内因为正气之不足，外因则为外感湿热、毒邪内侵、饮食不节、七情乖戾，外因与内因共同作用导致机体阴阳失调，脏腑、经络、气血运行障碍，气滞血瘀，痰凝毒聚，相互交结而发病。以上各种因素相互交织，互为因果，而发为前列腺癌，贯穿疾病的始终。王树声、张亚强等结合临床实践认为，不管是早中期或是中晚期患者，肾气亏虚，瘀血败精，聚积下焦是前列腺癌主要的病因；本虚标实，虚实夹杂，以虚为主是前列腺癌病因总的特点。这已被诸多医家所认可。中医前列腺癌的辨证如下。

1. 湿热蕴结　外感湿热，或过食肥甘燥烈之品，生热助湿，湿热内生，侵袭机体，蕴结于下焦，与气血相搏，气运不利，血行受阻，郁积日久而成肿瘤。《素问·气厥论》曰“胞移热于膀胱，则癃溺血。”

2. 瘀血阻滞　湿热之邪阻滞气机，气滞则血凝，凝而成块，积聚则成；久病必虚，气虚则运转不利，瘀而成块，发为积聚。《叶氏医案存真》云：“精腐瘀血阻闭溺窍为痛，似淋非淋。”瘀血阻塞精室致癃闭，血不循经则发为血尿。《圣济总录》云：“气血流行，不失其常，则形体和平，无或余赘。及郁结壅塞，则乘虚投隙，瘤所以生。”

3. 瘀毒内侵　湿热之邪，结于下焦，日久而化为毒邪，或外感毒邪乘虚侵入下焦；湿热、毒邪侵袭机体，阻遏气机，致气血运行不利，日久引起瘀血内停，而成瘀毒，致使肾与膀胱气化失司，脏腑功能紊乱，气血津液运化失常，而发为积聚。

4. 脾肾亏虚　久病体虚，饮食内伤，或者纵欲过度，肾精虚衰，天癸枯竭，导致脾肾亏虚，膀胱气化不利，气血运化失常，日久则气血闭塞不通，发为积聚。《黄帝内经》曰：“正气存内，邪不可干”“邪之所凑，其气必虚。”《医宗必读》亦谓：“积之成也，正气不足而后邪气踞之。”《诸病源候论》曰：“积聚者，由阴阳不和，脏腑虚弱，受于风邪，搏于脏腑之气所为也。”

前列腺癌发病，脏腑主要责之肾与膀胱，其次是脾、胃，并涉及肝、肺。实证多为湿热、气滞、痰湿、瘀毒，虚证多为气虚、阳虚。由于临床工作中遇到的患者群体不尽相同，临床表现不一，所归纳的证型也各异；同一患者在疾病发展的不同阶段，其表现的证候也不尽相同，虽然脏腑辨证在诊治内伤杂病中最为常用，但目前仍没有一个统一的辨证标准，不同医家在治疗前列腺癌中使用的方药差异也较大，还需临床医生根据患者实际病情，结合疾病临床分期进行准确辨证。中医药有其独特的优势与思路，治疗可以贯穿前列腺癌病情发展的全过程，当疾病进展至终末期，西医各种治疗无效时，中医中药仍可以缓解患者病情，提高患者生存质量。肿瘤发展后期，病机复杂，病情多变，而中药配伍灵活，作用靶点广泛，中医辨证整体观可将补虚、攻邪等多种作用集于一体，故中医中药在抑制疾病发展过程中起到不容忽视的作用。

第四节　诊断与方法

一、病史采集

前列腺癌好发于老年男性，早期多数无明显临床症状，当肿瘤进展导致局部梗阻或转移出现全身症状时，可表现为尿频、尿急、排尿困难及血尿，特别是快速进展的排尿困难，骨转移时可引起骨痛、病理性骨折，甚至脊髓压迫等症状。在病史采集中，要关注患者是否存在家族遗传病史，是否有不良生活习惯，如长期饮酒、吸烟、高脂饮食等。

二、直肠指检

大多数前列腺癌位于外周带，直肠指检对前列腺癌的早期诊断和分期都有重要价值。考虑到直肠指检可能影响 PSA 值，应在抽血检测 PSA 值后再进行直肠指检。当肿瘤体积>0.2cm^3 时，可被 DRE 检测到，大约 18% 的病例可通过 DRE 检出，且与 PSA 水平无关。PSA 水平>2ng/ml 的患者中可疑的直肠指检的阳性预测值（PPV）为 5%~30%。直肠指检异常与较高 ISUP 等级的风险增加相关，是活检的指征之一。

三、前列腺特异性抗原

PSA 作为血清标志物的使用彻底改变了前列腺癌的诊断，是诊断前列腺癌最重要的手段。PSA 是器官特异的，并不是肿瘤特异的，在良性前列腺增生（BPH）、前列腺炎、尿路感染和其他非恶性前列腺疾病中可能会升高。作为独立参数，PSA 比直肠指检或经直肠超声检查（TRUS）更好地预测前列腺癌。目前没有定义用于测量 PSA 的公认标准。它是一个连续参数，PSA 值越高提示前列腺癌的可能性越大。虽然一般将血清总 PSA（tPSA）<4.0ng/ml 定义为正常，但 tPSA 在 0~4 并不能排除前列腺癌风险。基线 PSA 水平受年龄和前列腺大小等因素影响。当 PSA 介于 4~10ng/ml 时，中国人群发生前列腺癌的风险为 25%，而国外的数据为 40%。当 PSA 介于 0~4ng/ml 时，罹患前列腺癌的风险比，见表 38-1。

表 38-1　低水平 PSA 与罹患前列腺癌的风险比

PSA 水平/($ng \cdot ml^{-1}$)	前列腺癌风险/%	ISUP>2 级前列腺癌风险/%
0.0~0.5	6.6	0.8
0.6~1.0	10.1	1.0
1.1~2.0	17.0	2.0
2.1~3.0	23.9	4.6
3.1~4.0	26.9	6.7

血清 PSA 水平受很多临床因素的影响，包括尿路感染、射精、膀胱镜检查、导尿以及前列腺按摩等因素。因此，检测血清 PSA 时应在射精 24 小时后，膀胱镜、导尿等操作 48 小时后，前列腺按摩 1 周后，前列腺穿刺 1 个月后进行。存在尿路感染和急、慢性前列腺炎时，应在感染控制后复查。当血清 PSA 在 4~10ng/ml 时是判定风险高低的灰区，可根据 PSA 的相关衍生指标进行判定罹患前列腺癌风险，其衍生指标如下。

1. 前列腺特异性抗原密度（prostate-specific antigen density，PSAD） 前列腺特异性抗原密度（PSAD）首先由 Benson 于 1992 年提出，在 Benson 的研究中，40 例 BPH 患者的 PSAD 均值为 0.04，而 20 例局限性前列腺癌患者的 PSAD 均值为 0.58，两组差异显著。PSAD 定义：血清 tPSA 值与前列腺体积的比值，正常值≤0.15ng/（ml·g），主要应用于当血清 PSA 在 4~10ng/ml 时良性前列腺增生和前列腺癌的鉴别。应用 PSAD 的主要问题在于：前列腺体积由 TRUS 测得，其存在 10% 的误差；前列腺形状不规则；PSAD 可受年龄等因素的影响。

2. PSA 速率和倍增时间 有两种方法可以衡量 PSA 的变化，即 PSA 速率和倍增时间。

（1）PSA 速率（prostate-specific antigen velocity，PSAV） PSAV 由 Carter 等在 1991 年首先提出，他们随访了 54 例患者的 PSA 水平，发现 BPH 患者与前列腺癌患者存在 PSA 增长速度差异，这种差异在前列腺癌确诊前 9 年即开始。血清 tPSA 的绝对年度增加值[ng/（ml·年）]，即 2 年内至少检测 3 次 tPSA，即可计算出 PSAV。PSAV 正常值<0.75ng/（ml·年）；如果 PSAV>0.75ng/（ml·年），应怀疑前列腺癌的可能。

（2）PSA 倍增时间（prostate-specific antigen doubling time，PSA-DT） 用于衡量血清 PSA 随时间的推移而呈指数增长，即 tPSA 增加一倍需要的时间为 PSA 倍增时间。

PSAV 和 PSA-DT 在早期诊断和治疗前列腺癌中具有预测作用，是 tPSA 处于灰区时有效的补充诊断手段。但由于测量背景（总前列腺体积和 BPH）、PSA 测定之间的间隔不同以及 PSAV 和 PSA-DT 随时间的加速/减速，在诊断上用途有限。与 PSA 相比，这些测量没有提供更多的额外信息。

3. f/t PSA 比值 血清游离 PSA（fPSA）与前列腺癌的发生率呈负相关，因此当 tPSA 处于灰区（4~10ng/ml）时，f/t PSA 比值在一定程度上可以预测前列腺癌风险，其切点值>0.16 时被视为正常，当 f/t PSA<0.16 时是穿刺活检的指征。但是 f/t PSA>0.16 并不能完全排除前列腺癌可能，研究显示 f/t PSA 比值为 0.10 时，前列腺癌检出率为 56%；而在 f/t PSA>0.25 时，前列腺癌的检出率为 8%。一项包括 14 项的系统回顾研究发现，tPSA 为 4~10ng/ml 时前列腺癌检出率为 70%。如果 tPSA>10ng/ml 或在已知前列腺癌的随访期间，则 f/t PSA 不能用于临床。

四、经直肠超声检查

TRUS 对诊断前列腺癌准确性并不高。前列腺癌典型 TRUS 的征象是在外周带的低回声结节，并可以初步检测结节的大小。TRUS 对前列腺癌诊断特异度较低，超声检测的低回声结节中 35% 为癌性结节、6% 发育异常、12% 为炎性改变、19% 为增生改变、10% 为萎缩腺体、18% 组织学检查正常，非癌性结节占低回声病变的 47%。这些结节性病变单纯超声检查难以鉴别。新的超声检查方法，如超声弹性成像、经直肠超声造影术等检测可以提高对前列腺癌诊断的灵敏度和特异度。然而，因缺乏标准化、缺乏大规模评估以及过渡区结果不明确，这些技术仍然受到限制。

五、影像学检查与应用原则

1. CT 检查目的与表现特征 前列腺癌患者进行 CT 检查的主要目的是协助临床医师进行肿瘤的临床分期，了解邻近脏器浸润情况以及淋巴转移情况。CT 诊断前列腺癌的灵敏度和特异度均远低于 MRI。腹部增强 CT 检查可通过淋巴结的大小和形态间接评估淋巴结浸润。但是，非转移性淋巴结的大小差异很大，并且可能与淋巴转移的大小相仿。通常认为：在骨盆内直径>8mm 而在骨盆外直径>10mm 的淋巴结被认为是恶性，理想尺寸阈值仍然不清楚。CT 诊断淋巴转移的准确率低于 40%。在一项回顾分析 4 264 例前列腺癌患者的研究中，有 654 例（15.3%）在淋巴结清扫术后活检中呈阳性，而仅有 105 例患者（2.5%）术前 CT 检查考虑淋巴转移。在一个包含 1 091 例行盆腔淋巴结清扫术的多中心数据库中，CT 诊断淋巴转移的灵敏度和特异度分别为 8.8% 和 9.8%。在前列腺癌分级 ISUP<4 级、PSA<20ng/ml 或局限性病变的患者中，通过 CT 检测到的微小淋巴结浸润的比例<1%。

2. MRI 检查指征与表现　MRI 可以良好地对前列腺进行分区，并完整地显示前列腺的包膜、外周区、中央区、前列腺的周围组织及器官以及肿瘤及其侵犯情况，也可以显示盆腔淋巴结及骨转移病灶，在临床诊断与分期上有十分重要的作用。前列腺多参数磁共振成像（multi-parametric prostate magnetic resonance imaging，mpMRI）与其他影像学检查相比，在前列腺癌的诊断中具有更高的诊断效能。基于 3.0T 多参数核磁共振的前列腺影像报告与数据系统（prostate imaging reporting and data system，PI-RADS），适用于前列腺癌的定位、诊断和危险分级。PI-RADS 1~2 分不建议进行临床干预；PI-RADS 3 分是否进行前列腺穿刺活检需要参考其他辅助检查；PI-RADS 4~5 分应考虑进行系统或靶向活检穿刺。表 38-2 对出现有临床意义前列腺癌的可能性给出了评分方法。

表 38-2　PI-RADS 评分与前列腺癌相关性

评分	前列腺癌可能性	穿刺阳性率/%
1	非常低（极不可能出现）	
2	低（不太可能出现）	
3	中等（可疑存在）	20
4	高（可疑存在）	50
5	非常高（极有可能出现）	80

注：表中空白代表未穿刺。

前列腺多参数磁共振成像检测 ISUP>2 级的前列腺癌与根治性前列腺切除术（radical prostatectomy，RP）标本的相关性表明：mpMRI 对 ISUP>2 级的检测和定位具有良好的灵敏度。在最近的 Cochrane 荟萃分析中，比较了 mpMRI 和模板活检（>20 核）在初次活检和重复活检中的灵敏度，mpMRI 对 ISUP>2 级的联合灵敏度为 0.91（95% *CI*：0.83~0.95），联合特异度为 0.37（95% *CI*：0.29~0.46）；对于 ISUP>3 级的肿瘤，mpMRI 的灵敏度和特异度分别为 0.95（95% *CI*：0.87~0.99）和 0.35（95% *CI*：0.26~0.46）。PI-RADS 评分系统在低危组中存在漏诊的风险和高危组中存在过度穿刺的可能。当 PI-RADS≥3 分判定为前列腺癌时，可以避免所有活检程序中的 30%，但会遗漏 11% 所有检出为 ISUP≥2 级的前列腺癌；将 PI-RADS 提高到≥4 分则可以避免所有活检病例的 59%，但会漏诊 28% 的 ISUP≥2 级的前列腺癌患者，见表 38-3、表 38-4、表 38-5。

表 38-3　对所有患者的建议

对所有患者的建议	证据水平	强度等级
请勿将 mpMRI 作为初筛工具	3	强
遵守 mpMRI 的 PI-RADS 运用指南	3	强

表 38-4　对初次活检患者的建议

对初次活检患者的建议	证据水平	强度等级
前列腺穿刺前进行 mpMRI	1a	弱
当 mpMRI 阳性（即 PI-RADS≥3 分），请结合靶向和系统活检	2a	强
当 mpMRI 阴性（即 PI-RADS≤2 分），并且对前列腺癌的临床怀疑较低，则应根据与患者共同的决定而省略活检	2a	弱

表 38-5 对既往活检阴性患者的建议

对既往活检阴性患者的建议	证据水平	强度等级
前列腺穿刺前进行 mpMRI	1a	强
当 mpMRI 阳性(即 PI-RADS≥3 分),仅进行靶向活检	2a	弱
当 mpMRI 阴性(即 PI-RADS≤2 分),并且对前列腺癌临床怀疑很高时,则应根据与患者共同的决定来进行系统活检	2a	强

3. 骨扫描检查指征与表现 全身核素骨显像检查(ECT)是评估前列腺癌骨转移最常用的方法。骨扫描检查比常规 X 线检查提前 3~6 个月发现骨转移病灶。骨扫描的诊断率受 PSA 水平、临床分期和肿瘤 ISUP 分级影响。荟萃分析显示,ECT 的灵敏度和特异度分别为 79% 和 82%。当 PSA<10ng/ml 时,骨扫描的阳性率平均为 2.3%;PSA 介于 10~20ng/ml 阳性率平均为 5.3%;PSA 水平在 20~50ng/ml 阳性率平均为 16.2%,其中局限性前列腺癌的骨扫描阳性率为 6.4%,局部晚期前列腺癌的骨扫描阳性率为 49.5%。ISUP 2 级和>3 级的检出率分别为 5.6% 和 29.9%。

骨扫描检查的指征:①一旦前列腺癌诊断明确,均应进行 ECT 检查,是前列腺癌分期诊断的主要依据之一;②有骨痛症状的患者应进行骨扫描;③前列腺癌随访的患者应定期行 ECT 检查,与 PSA 水平、ISUP 分级或临床分期无关。

4. PSMA PET/CT 检查指征与表现 ^{68}Ga 或 ^{18}F 标记的前列腺特异性膜抗原 PET/CT(PSMA PET/CT)越来越多地被使用,因为它具有出色的对比度-噪声比,从而提高了病变的可检测性。前列腺特异性膜抗原也是一种有吸引力的靶标,因为它对前列腺组织具有特异性,即使在其他恶性肿瘤、结节病或良性骨疾病中 PSMA 的非前列腺表达可能引起偶然的假阳性结果。对 PSMA PET/CT 的初步评估显示,对以组织学相关性为参考标准并在初始分期和/或复发环境中进行的 5 项回顾性研究进行的荟萃分析中,其灵敏度和特异度在患者水平上分别为 86% 和 86%,在病变水平上为 80% 和 97%。PSMA PET/CT 检测到和遗漏的淋巴结内转移的平均最大长度分别为(13.1±7.7)mm 和(3.9±2.7)mm。另一项前瞻性单中心研究还发现,PSMA PET/CT 漏诊的转移性淋巴结平均<5mm。示踪剂的摄取还受到 ISUP 等级和 PSA 水平的影响,ISUP 在 1~3 级的肿瘤示踪剂摄取显著低于 ISUP≥4 级的肿瘤;同样,PSA≥10ng/ml 的患者示踪剂摄取显著高于那些 PSA<10ng/ml 的患者。另一项前瞻性试验报道了对 36 例高危前列腺癌的分期,与 mpMRI 相比,PSMA PET/CT 具有更高的灵敏度。

PSMA PET/CT 能够显著提高转移病灶的诊断准确率,使其优于传统的影像学检查如 MRI、CT、ECT 等。PET-MRI 是近几年新兴的分子影像学检查,将 MRI 高软组织分辨率、多参数、多序列成像的优势与 PET 高灵敏度的优势结合,可以更好地显示腺体及前列腺外受累情况,提高转移灶的检出率。尤其当患者的活检结果为阴性时,PSMA PET-MRI 能够更好地发挥排疑作用。

六、前列腺穿刺活检与推荐意见

1. 前列腺穿刺指征 ①直肠指检发现前列腺可疑结节,任何 PSA 值;②TURP 综合征或 MRI 发现前列腺可疑病灶,任何 PSA 值;③PSA>10ng/ml,任何 f/t PSA、PSAD 值;④PSA 4~10ng/ml,f/t PSA 异常或 PSAD 值异常。PSA 4~10ng/ml,f/t PSA、PSAD 值、影像学正常,应严密随访。

2. 系统穿刺和靶向穿刺

(1) 系统穿刺:系统穿刺是指在超声引导下经直肠或会阴对前列腺进行分区、多点的活检技术,是标准的前列腺活检穿刺方法。一般建议穿刺针数在 10~12 针或以上。当穿刺针数小于等于 6 针时，前列腺癌检出率较低；当穿刺针数大于20针（饱和穿刺）时，可进一步提高检出率，但是发生出血、感染、尿潴留的风险明显增加。

（2）靶向穿刺：靶向穿刺是指在mpMRI的引导下对前列腺可疑病灶进行精准穿刺的活检技术。靶向穿刺既能减少穿刺针数和减少并发症，又能有效地提高穿刺的准确性，明显提高了前列腺癌的检出率，近年来在国内开展日趋广泛。mpMRI靶向穿刺对ISUP 2级以上前列腺癌的灵敏度和特异度分别为91%和37%。由于靶向穿刺依赖于MRI检查对可疑病灶的检出，而mpMRI对具有临床意义的前列腺癌假阳性率可达5%~15%，漏诊风险可达10%~20%，因此，靶向穿刺目前尚不能取代系统穿刺，建议在系统穿刺的基础上联合靶向穿刺，可提高检出率和减少并发症的发生。

3. 重复穿刺的指征与间隔时间

（1）重复穿刺：第一次前列腺穿刺结果为阴性，但MRI检查、DRE、复查PSA或PSA衍生指标提示前列腺癌可疑时，应考虑再次行前列腺穿刺活检。

重复穿刺指征：①第一次穿刺病理发现不典型小腺泡增生（ASAP）或高级别上皮内瘤变（HGPIN），尤其是多针穿刺结果如上时；②复查PSA>10ng/ml；③复查PSA 4~10ng/ml，但f/t PSA或PSAD值异常或直肠指检或影像学异常；④复查PSA 4~10ng/ml，但f/t PSA或PSAD值正常或直肠指检或影像学正常，则严密随访，每3个月复查PSA，如PSA连续2次>10ng/ml或PSAV>0.75ng/(ml·年)，应重复穿刺。

（2）重复穿刺间隔时间：重复穿刺间隔时间目前尚不确定，推荐3个月或更长时间。

七、初始临床分期、病理分级与分级标准

（一）临床分期-TNM分期系统

前列腺癌TNM分期系统在临床上普遍应用，可以指导选择治疗方法和评价预后疗效。通过DRE、CT、MRI、骨扫描以及淋巴结切除来明确分期，PSA可以协助分期。

1. T分期表示原发肿瘤的局部情况，主要通过DRE、MRI和前列腺穿刺阳性活检数目和部位来确定，肿瘤病理分级和PSA可协助分期。

2. N分期表示淋巴结情况，前列腺癌淋巴结阳性率和PSA以及临床分期密切相关。

3. M分期表示转移情况，全身核素骨显像、MRI、X线检查是主要的检查方法。TNM分期系统，见表38-6。

表38-6　前列腺癌TNM分期（AJCC，2017）

分期	标准	
	临床	病理
原发肿瘤（T）	T_x 原发肿瘤不能评价	pT_2 局限于前列腺内
	T_0 无原发肿瘤证据	pT_3 突破前列腺
	T_1 不能被扪及和影像发现的临床隐匿肿瘤	pT_{3a} 侵犯前列腺或显微镜下可见侵及膀胱颈
	T_{1a} 偶发肿瘤体积<所切除组织体积的5%	pT_{3b} 侵犯精囊
	T_{1b} 偶发肿瘤体积>所切除组织体积的5%	pT_4 侵犯精囊外其他邻近组织如膀胱、直肠、外括约肌、肛提肌和/或盆腔
	T_{1c} 穿刺活检发现的肿瘤，肿瘤可位于单侧或双侧叶，但不可扪及①	
	T_2 局限于前列腺内的肿瘤	

续表

分期	标准	
	临床	病理
原发肿瘤（T）	T_{2a} 肿瘤限于单叶的 1/2（≤1/2）	
	T_{2b} 肿瘤超过单叶的 1/2 但限于该单叶	
	T_{2c} 肿瘤侵犯两叶	
	T_3 肿瘤突破前列腺包膜②	
	T_{3a} 肿瘤侵犯包膜外（单侧或双侧）	
	T_{3b} 肿瘤侵犯精囊	
	T_4 肿瘤固定或侵犯除精囊外的其他邻近组织结构，如膀胱颈、尿道外括约肌、直肠、肛提肌和/或盆壁区域淋巴结（N）	
区域淋巴结（N）	N_x 区域淋巴结不能评价	pN_x 无区域淋巴结取材标本
	N_0 无区域淋巴结转移	pN_0 无区域淋巴结转移
	N_1 区域淋巴结转移	pN_1 区域淋巴结转移③
远处转移（M）④	M_x 远处转移无法评估	
	M_0 无远处转移	
	M_1	
	M_{1a} 有区域淋巴结以外的淋巴结转移	
	M_{1b} 骨转移	
	M_{1c} 其他器官组织转移	

注：①穿刺活检发现的单叶或两叶肿瘤，但临床无法扪及或影像不能发现的定为 T_{1c}；②侵犯前列腺尖部或前列腺包膜但未突破包膜的定为 T_3，非 T_2；③不超过 0.2cm 的转移定为 pN_{1mi}；④当转移多于 1 处，为最晚的分期。

（二）Gleason 分级标准

前列腺癌的病理分级推荐使用 Gleason 评分系统。Gleason 分级法将腺体分化的程度以及肿瘤在间质中的生长方式作为分级的标准，以此来评价肿瘤的恶性程度。其重复性强，形态操作简单，不费时，目前在国内外被广泛应用于临床。Gleason 分级主要在低、中倍显微镜下观察组织结构改变，不对个别癌细胞形态进行判断。Gleason 评分系统兼顾了肿瘤不同区域组织的结构变异，前列腺肿瘤中可能同时存在 5 个不同级别的癌腺泡区域。我们把同一级别区域最大的癌腺泡定为主要分级区，其次为次要分级区。每区的 Gleason 分值为 1~5 分，在 Gleason 分级基础上建立了 Gleason 评分系统，Gleason 评分即主要分级区和次要分级区的 Gleason 分值之和。如果癌肿只有一种均匀一致的组织学生长形式，那么主要分级区和次要分级区分数相同。

Gleason 评分还需遵守以下原则：①Gleason 评分 2~5 分不适用于穿刺活检标本诊断中，且在其他方式切除标本中也应慎用；②筛状结构腺体归为 Gleason 4 级；③肾小球样结构的腺体应为 Gleason 4 级；④黏液腺癌的分级应根据其生长方式进行判断，而不是均归为 Gleason 4 级；⑤Gleason 4 级除包括筛状结构和肾小球样结构外，一些分化较差的腺体和融合的腺体也应归为 Gleason 4 级；⑥出现粉刺样坏死即可归为 Gleason 5 级；⑦导管腺癌中的筛状和乳头状为 Gleason 4 级，PIN 样导管腺癌则归入 Gleason 3 级，伴有坏死者为 Gleason 5 级；⑧在高级别腺癌中，如果低级别成分<5% 可以被忽视，相反，在穿刺活检标本中，若有高级别成分存在，无论其比例多少，均应计入评分；⑨在根治

标本中，如按之前标准在 Gleason 评分为 7 分（4+3）的组织中发现>5%的 Gleason 5 级的成分，最终评分应为 Gleason 9 分（4+5），仅出现少量 5 级成分时，按第三位评分为 5 级；⑩经治后的肿瘤形态改变明显，可以不评分。Gleason 分级标准，见图 38-1 及表 38-7。

WHO/ISUP 分级分组系统：前列腺癌分级分组是基于 2014 年国际泌尿病理协会（ISUP）共识会议上提出的一种新的分级系统，并称之为前列腺癌分级分组（Grading Groups）系统。该系统根据 Gleason 总评分和疾病危险度的不同，将前列腺癌分为 5 个不同的组别：分级分组 1 组/Gleason 评分≤6；分级分组 2 组/Gleason 评分 3+4=7；分级分组 3 组/Gleason 评分 4+3=7；分级分组 4 组/Gleason 评分 8（包括 Gleason 3+5、Gleason 5+3 及 Gleason 4+4）；分级分组 5 组/Gleason 评分 9 和 10（包括 Gleason 4+5、Gleason 5+4 及 Gleason 5+5）。

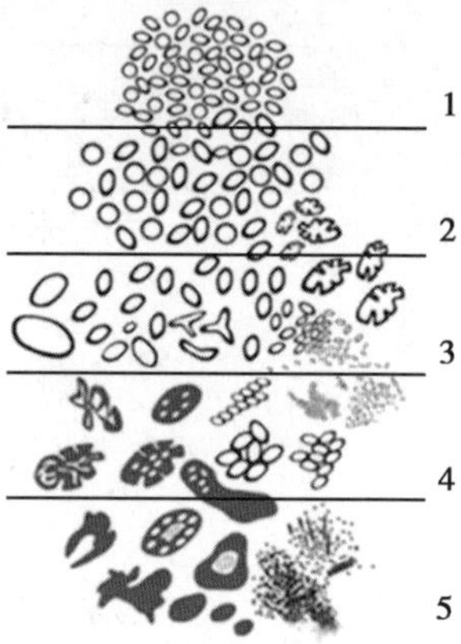

图 38-1　Gleason 分级标准

表 38-7　前列腺癌 Gleason 分级

Gleason 分级	病理形态
Gleason 1 级	密集排列但相互分离的腺体构成境界清楚的肿瘤结节
Gleason 2 级	肿瘤结节有向周围正常组织的微浸润，且腺体排列疏松，异型性大于 1 级
Gleason 3 级	肿瘤性腺体大小不等，形态不规则，明显地浸润性生长，但每个腺体均独立不融合，有清楚的管腔
Gleason 4 级	肿瘤性腺体相互融合，形成筛孔状，或细胞环形排列，中间无腺腔形成
Gleason 5 级	呈低分化癌表现，不形成明显的腺管，排列成实性细胞巢或单排及双排的细胞条索

（三）分子病理与分型

前列腺腺泡是从尿道向四周放射状排列的结构，癌变时组织学差异很大，破坏了腺体排列的正常结构，分化差的前列腺癌组织与正常前列腺组织差异极大，主要表现为导管和腺泡结构紊乱、癌细胞核的间变和浸润现象。2016 年 WHO 出版的《泌尿系统及男性生殖器官肿瘤病理学和遗传学》中，前列腺癌病理类型包括腺癌（腺泡腺癌）、导管内癌、导管腺癌、尿路上皮癌、鳞状细胞癌、基底细胞癌以及神经内分泌肿瘤等。前列腺癌的好发部位依次为外周带 75%、移行带 20% 和中央带 5%。前列腺癌是由前列腺分泌性细胞构成的一种侵袭性恶性上皮性肿瘤。预后因素主要包括 PSA 水平、分级、TNM 分期及手术切缘情况。早期前列腺癌在 4 年内进展的可能为 2%，但 8~10 年随访患者中有 16%~25% 发展为有临床进展的前列腺癌。超过 50% 中晚期前列腺癌患者 5 年内发生转移，75% 的患者 10 年内死于前列腺癌。前列腺移行细胞癌占成人前列腺肿瘤的 0.7%~2.8%。最重要的预后因素是肿瘤是否侵犯前列腺间质。研究表明，无侵犯间质的移行细胞癌患者经根治性膀胱前列腺切除后存活率为 100%，有间质侵犯的 5 年生存率只有 45%。前列腺鳞状细胞癌占所有前列腺癌的 0.6%。预后等方面还有待更多病例的研究。

前列腺癌分子病理学诊断基于两个标准：低倍显微镜下组织结构的改变和高倍显微镜下细胞的改变。其特征如下：①腺体结构改变，腺泡双层结构消失，只见一层分泌型肿瘤性上皮细胞；腺腔内乳头或锯齿状结构消失，代之为排列紧密的小腺泡，有的腺泡周围间质很少，呈“背靠背”；腺泡共壁或筛状，分化低时可呈实性巢状、梁状、条索状结构；基底细胞层缺如，消失范围一般认为必须多于 3 个连续腺泡，因正常前列腺中少数腺泡也可以没有基底细胞，因而基底细胞的存在与否是鉴别癌与其他良性病变的重要特征之一。②细胞间变，核增大，染色质靠边、凝集，核膜清晰；核仁明显增大，尤其是出现直径大于 1.2μm 的核仁，或出现 2~3 个偏位的大核仁，更有诊断价值。③浸润，腺泡旁有单个或成簇细胞向腺泡外伸出，并脱离腺泡散落在间质中，前列腺周围组织的浸润表现为神经组织和纤维脂肪组织中出现肿瘤性腺泡或细胞团，提示为晚期癌，可作为一个重要的预后指标。前列腺癌病理学分型，见表 38-8。

表 38-8　前列腺癌病理学分型

上皮源性肿瘤	非上皮源性肿瘤
腺癌	横纹肌肉瘤
小腺泡型	平滑肌肉瘤
大腺泡型	其他（纤维肉瘤、恶性纤维组织细胞瘤等）
实性/小梁型	
其他（内膜样癌、乳头状癌、乳头状囊腺癌、黏液癌、腺样囊性癌等）	
移行细胞癌	
鳞状细胞癌	
未分化癌	
多源性肿瘤	
类癌	
肉瘤样癌	
恶性黑色素瘤	
筛状型	

八、初始前列腺癌复发及进展风险性分类

根据前列腺癌临床 TNM 分期、PSA 水平、Gleason 评分和组织病理学检查，将前列腺癌的危险因素分为不同的等级，有助于鉴别前列腺癌发生发展的风险，协助治疗和评估预后。前列腺癌风险因素等级，见表 38-9。

表 38-9　前列腺癌风险因素等级

风险组	判定指标
极低风险	T_{1c} 和 PSA<10ng/ml 和 Gleason 评分≤6 分和前列腺活检阳性少于 3 针，每针中癌组织≤50% 和 PSAD<0.15ng/(ml·g)
低风险	T_1~T_{2a} 和 PSA<10ng/ml 和 Gleason 评分≤6 分
中风险	T_{2b}~T_{2c} 和 PSA 10~20ng/ml 和 Gleason 评分 3+4=7/Gleason 2 级，Gleason 评分 4+3=7/Gleason 3 级
高风险	T_{3a} 或 PSA>20ng/ml 和 Gleason 评分≥8 分，Gleason 4 级或 5 级
极高风险	T_{3b}~T_4 或主要 Gleason 5 级或前列腺活检阳性≥4 针，Gleason 评分≥8 分，Gleason 4 级或 5 级

九、前列腺癌基因检测和液体活检

随着二代测序（next-generation sequencing，NGS）技术在肿瘤诊疗中的普及和应用，前列腺癌的治疗也走向了更加精准化和个体化的方向。前列腺癌患者的病情和治疗阶段的不同致使前列腺癌患者的基因突变特征各异。基于前列腺癌的临床实践及治疗方案选择，推荐"提供遗传咨询"和"制定

治疗决策”为目的的 NGS 基因突变检测。在提供遗传咨询方面需要结合前列腺癌患者的家族史、临床及病理学特征；在制定治疗决策方面，可以依据患者的基因组特征精准化治疗。在检测时机方面，对于所有转移性前列腺癌患者不论激素是否敏感均应尽早考虑行同源重组修复基因、错配修复基因、其他 DNA 修复相关基因及其他与前列腺癌治疗及预后相关基因的检测，尽早筛出携带致病性基因突变患者，改善患者的预期生存。

同源重组修复基因包括 *BRCA1*、*BRCA2*、*ATM*、*BARD1*、*BRIP1* 等基因。三期 PRO found 研究证明，在转移性去势抵抗性前列腺癌（metastatic castration-resistant prostate cancer，mCRPC）患者中同源重组修复基因突变比例为 27.9%，其中胚系和体系突变各占 50% 左右。携带同源重组修复基因突变的患者疾病侵袭程度高，疾病进程快，预后较差。错配修复基因包括 *MSH2*、*MSH6*、*PMS2*、*MHL1* 等基因，前列腺癌患者中 *dMMR* 及 *MSI-H* 患者比例为 2%~5%，携带错配修复基因突变的患者临床和病理学特征更具侵袭性。其他 DNA 修复相关基因包括 *ATR*、*NBN*、*RAD51*、*FAM175A*、*EPCAM* 等基因。其他与前列腺癌治疗及预后相关基因包含 *AR*、*TP-53*、*RB1*、*PTEN* 等。对于既往接受过新型内分泌药物治疗的患者，在接受二线治疗时行 *AR* 基因检测能够指导后续治疗方案的选择。*AR* 发生突变的患者继续接受新型内分泌治疗获益不佳。研究表明中国前列腺癌基因图谱与西方人群基因图谱具有显著差异，初治转移性去势抵抗性前列腺癌患者 *AR* 突变率为 21.5%，接受二线治疗的转移性去势抵抗性前列腺癌患者 *AR* 突变率可高达 46.9%。*TP53* 是前列腺癌中较为常见的突变类型，常合并其他基因的突变，发生 *TP53* 突变时提示患者对阿比特龙或恩扎卢胺的治疗不敏感。*TP53* 是重要的预后相关标志物。*RB1* 也是前列腺癌患者的重要预后生物标志物，*RB1* 的缺少提示与去势抵抗及神经内分泌化相关。

检测目的分为胚系和体系变异检测：胚系是指来源于父母生殖细胞的变异，可通过生殖细胞继续遗传给子代；体系是指机体细胞后天产生的基因变异。检测样本的选择广泛，包括肿瘤组织样本（新鲜肿瘤组织、石蜡包埋组织切片）及液体样本（受试者的血液、唾液、口腔拭子等），在肿瘤组织标本不可获取时，液体样本可以成为有效的替代方式。Ⅲ期临床研究 PROpel 证实，对于转移性去势抵抗性前列腺癌患者同源重组修复基因的肿瘤组织检测与 ctDNA 检测结果的总体一致性很高，总体一致率为 85%。Ⅲ期临床研究 PRO found 研究也证实同源重组修复基因的肿瘤组织和 ctDNA 观察到的基因突变结果相似，肿瘤组织检测 *BRCA/ATM* 突变阳性的样本中，ctDNA 阳性一致率为 81%，阴性一致率为 92%。两项针对中国转移性去势抵抗性前列腺癌患者的研究也表明组织和血浆配对样本的阳性一致性为 90% 左右。

第五节　非手术治疗

一、内分泌治疗

（一）雄激素剥夺疗法

1. 概述　前列腺癌内分泌治疗又称雄激素剥夺治疗（ADT），是临床治疗前列腺癌的重要手段之一，主要包括去势治疗（抑制睾丸分泌雄激素）和抗雄治疗（阻断雄激素与受体结合），可以联合使用两种方法实现最大限度雄激素阻断。ADT 治疗的中位敏感期一般为 18~24 个月，约 8% 的患者保持对 ADT 长期敏感。ADT 治疗期间，患者的睾酮水平越低，疾病进展至去势抵抗的时间越长。目前认为更佳的去势水平应该低于 0.2μg/L。

2. ADT 治疗方法

（1）手术去势：手术去势是指通过双侧睾丸切除或白膜下睾丸实质剜除的方式降低患者雄激素水平，可使血清睾酮水平在 12 小时内快速降低并持续维持在去势水平。手术去势对患者生理、心理的影响以及其不可逆性等问题影响了其应用，但操作简单、花费较低，仍有部分晚期前列腺癌患者选择该治疗方式。

（2）药物去势：药物去势可降低睾酮至去势水平而无需切除睾丸，其疗效与双侧睾丸切除术相当。在早期研究中发现服用大剂量雌激素可以降低睾酮水平，但因其生存获益不显著且可引起心血管方面的严重并发症，已不用于一线治疗。目前常用药物包括黄体生成素释放激素类似物（luteinizing hormone-releasing hormone agonist，LHRH-A）和黄体生成素释放激素拮抗剂（luteinizing hormone-releasing hormone antagonist），可作用于人体性腺轴，抑制促黄体素（LH）和促卵泡激素（FSH）的释放而降低睾酮水平。

1）黄体生成素释放激素类似物：临床常用的 LHRH-A 包括亮丙瑞林、戈舍瑞林和曲普瑞林等，3 周左右可达到去势水平。初次注射 LHRH-A 时可导致睾酮一过性升高，出现"闪耀"现象（flare-up），出现潮热、骨痛、认知障碍等并发症，严重者可发生脊髓压迫。因此，应在注射 LHRH-A 前 2 周或当日开始，加用抗雄激素治疗 2 周预防睾酮一过性升高而导致的病情加剧。

2）黄体生成素释放激素拮抗剂：代表药物地加瑞克，可与 LHRH 受体结合，使 LH、FSH 和睾酮水平迅速下降，大多数患者可在治疗第 3 天达到去势水平。地加瑞克与亮丙瑞林疗效相近，但地加瑞克可以更快地降低睾酮和 PSA 水平，进展生存期较优，且可以避免睾酮一过性升高而导致的不良反应。

（3）抗雄激素治疗：抗雄激素治疗是指应用抗雄激素药物竞争性阻断雄激素与前列腺细胞中的雄激素受体（androgen receptor，AR）结合，达到阻断或减少雄激素发挥作用的目的。常用的抗雄激素药物分为类固醇类药物和非类固醇类药物两类。

1）类固醇类药物：代表药物为醋酸甲地孕酮和醋酸环丙孕酮，此类药物除具有抗雄激素作用外，还有孕激素和糖皮质激素活性，其勃起功能障碍、乳房发育、心血管并发症等副作用显著，目前在临床中应用较少。

2）非类固醇类药物：代表药物为比卡鲁胺和氟他胺，既可单药治疗也可联合去势治疗。对于 M_1 期患者比卡鲁胺单药治疗的有效率低于去势治疗，但对于无转移的局部进展期前列腺癌患者，两者的总生存期无显著差异。推荐比卡鲁胺单药治疗剂量为每日 150mg，联合去势治疗为每日 50mg。比卡鲁胺联合去势治疗实现最大限度雄激素阻断较单药治疗在疗效方面的优势仍存在争议。

（4）前列腺癌新型内分泌治疗药物：大部分前列腺癌患者初期内分泌治疗效果较好，但多数将转变为去势抵抗性前列腺癌（castrate-resistant prostate cancer，CRPC），常规的内分泌治疗药物将无法完全控制疾病的进展。CRPC 成为前列腺癌新型内分泌治疗药物研发的重点，目前已成功开发并应用于临床的靶向雄激素轴的新型药物，如阿比特龙、恩扎卢胺、阿帕他胺及达罗他胺，均取得了显著疗效。

1）醋酸阿比特龙：醋酸阿比特龙通过抑制雄激素合成的关键限速酶 CYP17 羟化酶的活性，抑制睾丸、肾上腺及前列腺癌细胞中雄激素的合成，起到全面阻断机体雄激素合成的作用。为防止醋酸阿比特龙使用过程中继发性盐皮质激素过高导致的不良反应，需要联合低剂量泼尼松或泼尼松龙使用。对于高肿瘤负荷的转移性激素敏感性前列腺癌（metastatic hormone sensitive prostate cancer，mHSPC）患者，去势治疗联合醋酸阿比特龙可降低约 38% 的死亡风险，总生存期超过 65 个月。对于多西他赛化疗后进展以及无症状或轻度症状的转移性去势抵抗性前列腺癌（mCRPC）患者，醋酸阿比特龙联合泼尼松组较对照组能显著延长患者生存期，降低死亡风险。

2）恩扎卢胺：恩扎卢胺是AR拮抗剂，对AR的亲和力比比卡鲁胺高5~8倍，是第二代抗雄激素药。恩扎卢胺还能抑制受体核转位以及受体与DNA的结合，诱导肿瘤细胞凋亡。Ⅲ期临床试验证明mCRPC患者一线化疗后接受恩扎卢胺治疗，中位生存期较对照组延长了4.8个月，降低死亡风险37%。对于未经化疗的mCRPC患者，恩扎卢胺也可显著延长无影像学进展生存期。

3）阿帕他胺：阿帕他胺与恩扎卢胺作用机制相同，阿帕他胺能显著提高非转移性CRPC患者无转移生存期，目前对于其在mCRPC患者中的应用尚在进一步研究中。

（二）ADT治疗适应证与共识方案

1. ADT治疗低风险患者与方案　低危局限性前列腺癌患者仅需接受单纯放疗即可获得良好的长期生存，无须行内分泌治疗。

2. ADT治疗中度风险患者与方案　中危患者根治性放疗时推荐同期联合短疗程（4~6个月）ADT。不推荐为无法接受任何局部治疗的中危无症状患者提供ADT单一疗法。

3. ADT治疗高风险患者与方案　高危患者根治性放疗时推荐同期联合长疗程（2~3年）ADT。无症状患者不推荐提供ADT单一疗法。

4. 根治性前列腺切除术前新辅助ADT治疗　新辅助内分泌治疗是指在根治性前列腺切除术前，对患者进行一定时间（3~6个月）的ADT治疗，以期达到缩小肿瘤体积、降低临床分期、降低切缘阳性率，从而改善预后的方法。因该治疗方式未见明显生存获益，目前不推荐对所有接受根治性前列腺切除术的患者行新辅助ADT治疗。

5. 根治性前列腺切除术后辅助ADT治疗　辅助内分泌治疗是指前列腺癌根治性切除术后或根治性放疗后辅以内分泌治疗。目的是消灭术后瘤床残余病灶、残余阳性淋巴结以及微小转移灶，提高长期存活率。对前列腺癌根治术后病理淋巴结阳性（pN+）的患者，长疗程ADT可以延长患者的总生存期，推荐长疗程ADT。对无淋巴转移的患者，原则上不推荐辅助ADT。

6. ADT治疗生化复发与方案　对于根治性治疗后生化复发的患者，不应将ADT作为常规单独治疗方案。主动监测、补救性放疗结合ADT与单纯补救性放疗相比可以使患者有更好的生存获益，推荐同期联合短疗程单纯去势治疗或长疗程非甾体抗雄激素药物治疗，以增加补救性放疗的疗效。但目前对于生化复发患者ADT的最优方案及时程尚无确定性结论。

7. ADT治疗转移性前列腺癌与方案　对于转移性前列腺癌患者，无论是mHSPC还是mCRPC，持续的ADT始终是最基础的治疗。去势治疗联合新型抗雄药物治疗或化疗能延长转移性前列腺癌患者总生存期。NCCN和EAU均推荐上述两种新的联合治疗可以作为转移性前列腺癌患者的标准选择。对于mHSPC和mCRPC患者，ADT联合多西他赛、阿比特龙和泼尼松、恩扎鲁胺或阿帕他胺均推荐作为一线治疗方案。根据个体情况决定mCRPC患者选择阿比特龙或恩扎鲁胺。对于既往中枢神经系统病变、严重体虚乏力的患者，优先考虑阿比特龙；而对于存在泼尼松禁忌、肝功能异常、不可控制的糖尿病、心功能不全的患者，则优先选用恩扎鲁胺。对不适合或不接受“去势治疗+多西他赛”或“阿比特龙+泼尼松”或放疗的患者，也可选择去势治疗，联合或不联合抗雄治疗。

二、去势抵抗性前列腺癌激素治疗

（一）CRPC的定义

目前国际各大临床指南对CRPC的定义稍有不同，主要是指前列腺癌患者经药物或手术去势治疗后，PSA仍持续升高和/或影像学发现前列腺癌进展。患者应满足两个条件：①血清睾酮达到去势水平（<50ng/dL）；②PSA持续升高。前列腺癌临床试验工作组3（PCWG 3）将PSA持续升高定义为：

当前 PSA 值比最低值升高 2ng/ml 以上，间隔 1 周，连续 3 次较基础值升高>50%。

（二）CRPC 的评估

为了方便临床医生针对不同的 CRPC 患者制订相应的治疗方案，将 CRPC 患者分为 6 类：①无症状的非转移性 CRPC 患者；②未经多西他赛化疗的无症状或症状轻微的 mCRPC 患者；③未经多西他赛化疗的有症状但全身体能状况好的 mCRPC 患者；④未经多西他赛化疗的有症状但全身体能状况差的 mCRPC 患者；⑤曾经接受过多西他赛化疗的有症状但全身体能状况好的 mCRPC 患者；⑥曾经接受过多西他赛化疗的，有症状但全身体能状况差的 mCRPC 患者。

（三）CRPC 的分子机制

CRPC 的发生及进展机制仍不完全清楚，可能与以下分子机制有关。

1. *AR* 基因突变 CRPC 的发生发展主要依赖于雄激素-雄激素受体（androgen-AR）信号通路，主要表现为 *AR* 转录增多、*AR* 突变、AR 信号系统交叉活化、AR 共调节因子表达增加、AR-V7 剪接变异体形成等。据统计，一半以上的 mCRPC 患者存在 *AR* 基因的扩增或突变。理论上，*AR* 扩增可能会增强癌细胞对低水平内源性雄激素的应答。这类出现在类固醇结合域的突变可能会改变配体特异性，使其他非雄激素类固醇和抗雄激素物质能够结合并激活突变的 *AR*，甚至在全身雄激素被完全抑制时也可出现这种情况。研究者在 CRPC 男性患者的一小部分骨髓样本中检测到 AR 激素结合结构域的突变。CRPC 依赖的 AR 信号通路改变还包括其他特异性 *AR* 突变和删除了配体结合结构域的剪接变异体，多种 AR 剪接异构体可导致 AR 信号通路的持续激活。其中主要的 AR-V7 剪接变异体与去势抵抗性和患者总体生存不佳的关联非常强。此外，越来越多的研究证实 *FKBP51* 在前列腺癌的发生发展及激素抵抗过程中的作用。AR 通过结合于 *FKBP51* 基因 DNA 转录区下游的增强子位点上，招募 cAMP 反应原件来促进其蛋白表达。也有研究证实 *FKBP51* 不但受 AR 调控表达，而且通过与 HSP9 的相互作用而结合于 AR 蛋白上，调控 AR 的入核，进而影响 AR 的生物学功能。

2. DNA 错配修复基因 Robinson 等研究发现 40%~60% 的 mCRPC 患者存在 AR DNA 错配修复，PI3K、Wnt 信号通路等基因突变。Pritchard 等研究发现 82 例 CRPC 患者中存在 16 个 DNA 修复基因、共 84 个突变位点的胚系突变，占总人数的 11.8%，其中最常见的突变位点是 *BRCA2*（37 例，占 5.3%），此外，还有 *ATM*、细胞周期检查点激酶 2 基因、*BRCA1*、重组酶 *RAD51D* 和 *PALB2* 等相关基因的突变。此外，Boysen 等研究发现调节 DNA 双链断裂修复的 *SPOP*（Speck1e-type POZ）基因突变可导致 CRPC 患者基因的不稳定，*SPOP* 基因的突变可以增加 CRPC 患者对多腺苷二磷酸核糖聚合酶（poly ADP-ribose polymerase，PARP）抑制剂的敏感性。

3. 其他通路 细胞周期通路中的代表基因 *TP53* 在 mCRPC 中的突变率高达 53%。CRPC 患者中 Wnt 信号通路异常的发生率约为 17%，且越来越多的证据显示 Wnt 信号通路参与前列腺癌神经内分泌转化。MAPK 通路在 CRPC 中的突变率为 2%~3%，且该通路中最重要的 BRAF 突变也与其他肿瘤不同。有研究发现 CRPC 涉及部分调节基因的分子改变，这些分子改变可能妨碍雄激素阻断后凋亡信号基因的转录或表达，或通过位于凋亡级联反应下游的基因组成性表达（如，Bcl-2 上调）阻止癌细胞对凋亡影响做出应答。

（四）CRPC 治疗药物与选择

1. 醋酸阿比特龙与治疗适应证 阿比特龙是一种口服小分子药物，能不可逆地抑制 *CYP17* 基因产物，包括 17，20-裂解酶和 17α-羟化酶。通过这种方式，阿比特龙可阻断肿瘤、睾丸和肾上腺内的雄激素合成。适应证为转移的 CRPC（M_1 CRPC）。两项针对 mCRPC 患者的Ⅲ期试验证实阿比特龙有效性：第一项试验纳入的患者接受过多西他赛；另一项试验纳入的患者未接受过化疗。

（1）既往接受过多西他赛化疗：第一项Ⅲ期试验有 1 195 例既往接受过含多西他赛化疗方案治疗

的患者。中期分析结果超过预先设定的标准，因此试验提前终止。其随访期至20个月时进行了总生存期的最终分析。阿比特龙组的总生存期（试验的主要终点）显著长于安慰剂组（中位生存期15.8个月 vs 11.2个月，*HR*=0.74，95% *CI*：0.64~0.86）。预先计划的分析显示，所有亚组的获益均相似。在PSA进展时间（8.5个月 vs 6.6个月）、放射影像学无进展生存期（5.6个月 vs 3.6个月）和PSA缓解率（29.5% vs 6.5%）方面也观察到了有统计学意义的改善。虽然肝或肺转移患者比病变局限于骨骼和淋巴结的患者预后更差，但在这个有内脏病变的亚组中，阿比特龙治疗组与安慰剂组总生存期也有相似的改善（中位生存期12.9个月 vs 8.3个月）。阿比特龙加泼尼松组与安慰剂加泼尼松组相比，骨转移所致疼痛程度有所减轻的患者比例更高且差异有统计学意义（45% vs 29%），而且达到疼痛程度减轻所需的时间也更短（5.6个月 vs 13.7个月）。

（2）未接受过化疗：对于尚未接受化疗的CRPC患者，阿比特龙也可延缓疾病进展并延长总体生存期。一项Ⅲ期试验纳入了1 088例无症状或仅有轻微症状的mCRPC患者，所有患者既往均未接受过化疗。试验的主要复合终点包括基于独立评价的放射影像学无进展生存期以及总生存期。平均随访49个月，阿比特龙加泼尼松组的总生存期长于安慰剂加泼尼松组（中位总生存期34.7个月 vs 30.3个月，*HR*=0.81，95% *CI*：0.70~0.93）。阿比特龙加泼尼松组的放射影像学无进展生存期显著长于安慰剂加泼尼松组（中位无进展生存期16.5个月 vs 8.2个月，*HR*=0.52，95% *CI*：0.45~0.61）。次要终点也表明阿比特龙加泼尼松相比安慰剂加泼尼松的优势有统计学意义，包括开始细胞毒化疗的时间、针对癌症相关疼痛的阿片类药物使用、PSA进展，以及体能状态下降。阿比特龙还显著延缓了疼痛进展及健康相关生存质量的恶化。

（3）既往接受过恩扎鲁胺治疗：如果患者接受恩扎鲁胺后发生进展，则使用阿比特龙+泼尼松仅有轻微作用。一项Ⅳ期PLATO试验给出了最佳证据。该试验纳入了251例之前接受恩扎鲁胺有效但随后发生进展的患者，阿比特龙+恩扎鲁胺组的无进展生存期为5.7个月，阿比特龙+安慰剂组为5.6个月。两组总共仅有4例患者的PSA下降超过50%。恩扎鲁胺联合治疗组中高血压和肝酶升高的发生率更高。

2. 恩扎卢胺与治疗适应证　恩扎卢胺为雄激素受体抑制剂，能够竞争性地抑制雄激素与受体的结合，并且能抑制雄激素受体的核转运以及该受体与DNA的相互作用。Ⅰ/Ⅱ期研究表明，恩扎卢胺对CRPC患者有显著疗效。此后多个大型的临床随机试验评估了恩扎卢胺的疗效和安全性。适应证为转移或转移的CRPC（M_0或M_1 CRPC）。

（1）既往接受过多西他赛化疗的患者：AFFIRM试验纳入了1 199例既往接受过多西他赛化疗的CRPC患者。按2∶1的比例随机将1 199位患者分为恩扎卢胺组和安慰剂组，并且主要终点是总体生存期。恩扎卢胺治疗后，中位生存期从13.6个月增加至18.4个月（*HR*=0.63，*P*<0.001）。生存期在所有被分析的亚组中均得到改善。次要终点也显著改善，包括PSA降低>50%的患者比例（54% vs 2%）、影像学缓解（29% vs 4%）、影像学无进展生存期（8.3个月 vs 2.9个月）和至首次SRE时间（16.7个月 vs 13.3个月）。生活质量使用验证过的调查进行评估，恩扎卢胺组与安慰剂组相比在生活质量上出现改善。不良事件为轻度，包括疲劳（34% vs 29%）、腹泻（21% vs 18%）、潮热（20% vs 10%）、头痛（12% vs 6%）和癫痫（0.6% vs 0%）。两组间的心脏疾病发生率没有差异。与安慰剂组相比，恩扎卢胺组在健康相关生存质量的所有方面均有显著改善。此外，在老年患者（≥75岁）中，与恩扎卢胺相关的总生存期和延缓疾病进展的获益与较年轻患者相似。

（2）未接受过化疗的患者：对未接受过化疗的CRPC患者的PREVAIL试验和未检出远处转移的CRPC患者的PROSPER试验的结果如下。①PREVAIL试验将1 717例先前未接受过多西他赛化疗的患者随机分至恩扎卢胺组或安慰剂组。该试验的主要复合终点为总生存期和放射影像学无进展生存期。恩扎卢胺表现出了良好的利益-风险比(benefit-risk ratio)。与安慰剂组相比，恩扎卢胺治疗组总生存期(OS)表现出了统计学意义的显著优势(P=0.000 2)，死亡风险降低23%(HR=0.77，95% CI:0.67~0.88)。恩扎卢胺治疗组影像学无进展生存期表现出了统计学意义的显著优势(P<0.000 1)，影像学进展或死亡风险降低81%(HR=0.19，95% CI:0.15~0.23)。②PROSPER试验纳入了1 401例高危CRPC患者，这些患者的PSA倍增时间≤10个月且血清PSA≥2ng/ml，但并无转移性病变(M_0)。试验的主要终点为无转移生存期，恩扎卢胺组的无转移生存期长于安慰剂组(36.6个月 vs 14.7个月，HR=0.29，95% CI:0.24~0.35)。一个次要终点为首次使用新抗肿瘤药的时间，恩扎卢胺组的这一时间得到推迟(39.6个月 vs 17.7个月，HR=0.21，95% CI:0.17~0.26)。恩扎卢胺组与安慰剂组PSA进展时间(37.2个月 vs 3.9个月，HR=0.07，P<0.001)。恩扎卢胺组相对安慰剂组维持更低的疼痛水平和前列腺负担症状，有更高的生活质量。另外两项随机临床试验(TERRAIN研究和STRIVE研究)的结果如下。①TERRAIN研究中与比卡鲁胺组相比，恩扎卢胺组的无进展生存期(定义为PSA进展、软组织进展或发生另外的骨转移)显著优于比卡鲁胺组(至进展中位时间15.7个月 vs 5.8个月，HR=0.44，95% CI:0.34~0.57)。②STRIVE研究中，与比卡鲁胺相比，恩扎卢胺使进展或死亡风险降低了76%(HR=0.24；95% CI:0.18~0.32)。所以在CRPC二线激素中，恩扎卢胺延长无进展生存期的作用优于比卡鲁胺。考虑到副作用和恩扎卢胺的成本更高，一些患者仍可考虑比卡鲁胺。恩扎卢胺成为多西他赛治疗前和治疗后mCRPC患者的一种治疗选择，并且是不适合进行化疗患者的一个合理的选择。

(3) 既往接受过阿比特龙治疗：对于既往接受过阿比特龙治疗的患者，恩扎卢胺可能仍有一些效果，不过这类患者的临床获益低于既往未接受过阿比特龙治疗的患者。一项多中心无对照Ⅳ期研究，该研究对214例患者使用了恩扎卢胺，其中145例未接受过化疗。所有患者均已接受过至少24周的阿比特龙治疗，且所有患者均存在转移性病变。该研究的主要终点是放射影像学无进展生存期，中位值为8.1个月，既往接受过化疗的患者与未接受过化疗的患者该结果相近。PSA降低≥50%的总发生率为27%，中位PSA进展时间为5.7个月。

3. 奥拉帕利与适应证 奥拉帕利是多腺苷二磷酸核糖聚合酶抑制剂，具有独特的作用机制，能够靶向抑制和捕获DNA损伤修复酶PARP，与同源重组基因修复缺陷起到“合成致死”的作用，选择性杀伤肿瘤细胞。奥拉帕利与阿比特龙联合应用后可以在mCRPC一线全人群发挥抗肿瘤作用，这是由于PARP抑制剂通过调控AR依赖的转录活性，增强NHA的活性；NHA下调DDR通路基因的表达，诱导HRR缺陷表型，增加对PARP抑制剂的敏感性，奥拉帕利与阿比特龙具有协同致死效应。适应证为携带胚系或体细胞*BRCA*突变(*gBRCAm*或*sBRCAm*)且既往治疗(包括一种新型内分泌药物)失败的mCRPC成人患者。

两项大型Ⅲ期临床研究证实奥拉帕利对mCRPC患者疗效：

(1) Ⅲ期PROpel研究纳入796例既往未使用过阿比特龙的一线mCRPC患者，研究结果表明，奥拉帕利联合阿比特龙对比阿比特龙单药可显著延长一线mCRPC患者的影像学无进展生存期(25.0个月 vs 16.4个月，HR=0.67，P<0.000 1)。联合治疗还可以改善包括至首次后续治疗或死亡时间，至二次进展时间或死亡时间。奥拉帕利联合阿比特龙治疗组较阿比特龙单药治疗组也延长了患者的OS(42.1个月 vs 34.7个月，HR=0.81)，为当前OS最长的在mCRPC患者一线的全人群治疗研究。在安全性方面，奥拉帕利联合阿比特龙和阿比特龙单药治疗的总体不良事件发生率分别为97.7%和96.0%，并且两组间的健康相关生活质量相当。

(2) Ⅲ期PROfound研究纳入既往接受过新型激素类药物治疗失败且携带同源重组修复的mCRPC患者，研究分为两个队列，队列A为携带*BRCA1/2*或*ATM*突变的患者，队列B为携带其他*HRR*突变患者(n=142)。研究结果显示，在携带*BRCA1/2*和*ATM*基因突变(队列A)的患者中，奥拉帕利对比医生选择的治疗方案(阿比特龙或恩扎卢胺)显著延长了患者的中位影像学无进展生存期(7.4 个月 vs 3.6 个月,*HR*=0.34,*P*<0.001);在携带 *HRR* 相关基因突变(队列 A+B)的总人群中,奥拉帕利对比医生选择的治疗方案(阿比特龙或恩扎卢胺)显著延长了患者的中位影像学无进展生存期(5.8 个月 vs 3.5 个月,*HR*=0.49,*P*<0.001)。对于 *BRCAm* 人群奥拉帕利较医生选择的治疗方案中位影像学无进展生存期为 9.8 个月 vs 3.0 个月(*HR*=0.22,95% *CI*:0.15~0.32),总生存期为 20.1 个月 vs 14.4 个月(*HR*=0.63,95% *CI*:0.42~0.95),并且安全性良好。

4. 瑞维鲁胺与治疗适应证 瑞维鲁胺为双羟基结构,可增加水溶性,药物暴露量更高,血脑屏障透过率和组织中浓度更低。一项纳入中国人群超 90%、对比阳性药物比卡鲁胺的二代 AR 拮抗剂治疗 mHSPC 的国际多中心Ⅲ期临床研究显示:瑞维鲁胺显著延缓疾病进展、延长患者生存期(rPFS *HR*=0.46,OS *HR*=0.58),同时更快更深降低 PSA 水平(3 个月末 PSA90 94.4%,PSA 未检出率 68.7%),显著降低乏力、皮疹发生率,癫痫发生率为 0。瑞维鲁胺联合 ADT 治疗高瘤负荷 mHSPC 获得 2022 版 CSCO 前列腺癌诊疗指南Ⅰ级推荐。

(五) 激素联合治疗药物方案与疗效评价

对于去势敏感性、高风险或高负荷转移性前列腺癌患者,推荐 ADT+阿比特龙、多西他赛或阿帕他胺,而非单用 ADT。对于特定患者,ADT 联合这些药物具有显著优势,故 ASCO 指南也纳入了该方法。联合方案如下。

1. 雄激素剥夺治疗+阿比特龙 ADT 失去对前列腺癌的控制作用可能是由类固醇激素前体在前列腺癌细胞内转化为雄激素类固醇所介导的。ADT 联合阿比特龙治疗的依据是阿比特龙能够阻断这种转化。两项大型随机临床试验已证实,阿比特龙联合 ADT 能够显著延长去势敏感性前列腺癌患者的总生存期和次要终点。①LATITUDE 试验纳入了 1 199 例新近诊断的转移性去势敏感性前列腺癌患者,将其随机分配至接受 ADT+阿比特龙+泼尼松治疗组,或 ADT+相匹配的安慰剂组。在中位随访 30 个月时有 406 例患者死亡,此时进行了计划中的期中分析,然后终止了该试验,ADT 联合安慰剂组的患者转为接受 ADT 联合阿比特龙治疗。最终分析结果如下:中位随访 52 个月时,ADT+阿比特龙+泼尼松组的总生存期(主要终点)显著延长(中位生存期为 53.3 个月 vs 36.5 个月,*HR*=0.66,95% *CI*:0.56~0.78)。次要终点包括距离疼痛进展的时间、距离 PSA 进展的时间、距离有症状骨骼事件的时间、距离化疗的时间以及距离随后前列腺癌治疗的时间,各组间所有次要终点的获益程度相似,在患者报告的结局中反映为在症状和健康相关生存质量方面的临床获益。②STAMPEDE 试验中 1 917 例男性被随机分配至 ADT 联合阿比特龙和泼尼松龙治疗组,或仅 ADT 组。中位随访 14 个月时的结果:加用阿比特龙显著增加了总生存率(与仅用 ADT 相比,3 年生存率为 83% vs 76%,*HR*=0.63,95% *CI*:0.52~0.76)。非转移性疾病和转移性疾病患者的结果相似(*HR* 分别为 0.75 和 0.61)。该试验的 ADT 联合阿比特龙组中无治疗失败生存率也显著增加(3 年无治疗失败生存率为 75% vs 45%,*HR*=0.29,95% *CI*:0.25~0.34)。有转移性疾病患者和无转移性疾病患者中均出现了无治疗失败生存率的改善。

2. 雄激素剥夺治疗+多西他赛 3 项随机试验表明,与单用 ADT 相比,ADT+多西他赛可延长总生存期。对于 CHAARTED 试验中的高转移负荷患者(存在内脏转移和/或 4 处骨转移,包括至少 1 处椎体外和骨盆外骨转移),其益处最为明确,随后针对 CHAARTED 试验和 GETUG-AFU 15 试验的合并分析证实了这点。①CHAARTED 试验纳入了 790 例有骨转移影像学证据的去势敏感性前列腺癌初治患者,将其随机分配接受 ADT+18 周多西他赛治疗或仅接受 ADT。在中位随访 29 个月时开展的一项初始分析中,化学激素治疗组发生生化进展、症状进展或放射影像学进展前的中位时间更长(20 个月 vs 12 个月,*HR*=0.61,95% *CI*:0.52~0.72)。随后在中位随访 54 个月时进行的一项报道中，化学激素治疗组的总生存期显著增加（中位总生存期为 58 个月 vs 47 个月，*HR*=0.72，95% *CI*：0.59~0.89）。高转移负荷患者的获益最为显著。对于 513 例高转移负荷患者，总生存期显著增加（中位数 51 个月 vs 34 个月，*HR*=0.63，95% *CI*：0.50~0.79）。而对于 277 例低转移负荷患者，总生存期的差异无统计学意义（中位数 64 个月 vs 未达到，*HR*=1.04，95% *CI*：0.70~1.55）。以多西他赛为基础的化疗联合 ADT 可使严重（3~5 级）毒性作用的发生率显著增加。关于 CHAARTED 试验中患者的初步报告发现，多西他赛与 ADT 联用会对 3 个月时的生存质量造成暂时性的不利影响，但接受 ADT 与化疗联合治疗的患者在随后的随访中有同等或更好的生存质量。②STAMPEDE 试验将去势敏感性前列腺癌男性随机分配接受多种治疗方案之一，以期改善结局。据该试验的一份初步报告，2 962 例男性被随机分配接受以下 4 种治疗方案之一：仅使用标准治疗（长期 ADT）、标准治疗+多西他赛（75mg/m^2，每 3 周 1 次，持续 6 次）、标准治疗+多西他赛+唑来膦酸（持续最长 2 年），或者标准治疗+唑来膦酸。中位随访时间 43 个月时，总生存期（OS）与单用 ADT 相比，多西他赛+ADT 治疗显著延长了总生存期（中位数 81 个月 vs 71 个月，*HR*=0.78，95% *CI*：0.66~0.93）。在多西他赛+ADT 治疗的基础上加用唑来膦酸，与单用 ADT 相比，总生存期没有进一步改善（中位数 76 个月 vs 71 个月，*HR*=0.82，95% *CI*：0.69~0.97）。无治疗失败生存期与单用 ADT 相比，多西他赛+ADT 治疗显著增加了无治疗失败生存期（中位数 37 个月 vs 20 个月，5 年无治疗失败生存率为 38% vs 31%，*HR*=0.61，95% *CI*：0.53~0.70）。多西他赛+唑来膦酸+ADT 联合治疗组得到了相似的结果（中位数 36 个月 vs 20 个月，5 年无治疗失败生存率为 34% vs 31%，*HR*=0.62，95% *CI*：0.54~0.70）。与仅用 ADT 治疗的患者相比，接受多西他赛治疗的患者严重（3~5 级）毒性显著增加（52% vs 32%）。③GETUG-AFU 15 试验中，385 例转移性前列腺癌患者被随机分配至 ADT（GnRH 激动剂或睾丸切除术）联合多西他赛（75mg/m^2，每 3 周 1 次，最多 9 次）组或单独 ADT 治疗组。在中位随访时间 84 个月时，化学激素治疗组与单独 ADT 治疗组相比总生存期增加，但差异无统计学意义（中位总生存期 62 个月 vs 49 个月，*HR*=0.88，95% *CI*：0.68~1.14）。ADT 加用化疗后，无生化进展生存期的增加有统计学意义（中位时间 22.9 个月 vs 12.9 个月，*HR*=0.67，95% *CI*：0.54~0.84）。在一项计划外的亚组分析中，在低转移负荷和高转移负荷前列腺癌患者中均观察到无进展生存期存在差异。我们需要持续评估化学激素治疗的作用，需要从这些试验中获取更多的信息，包括获取更长时间的随访数据以评估与该方法相关的潜在延迟毒性。

3. 雄激素剥夺治疗+第一代抗雄激素药物 第一代抗雄激素药物（如氟他胺、比卡鲁胺和尼鲁米特）与雄激素受体结合，并竞争性地抑制其与睾酮和双氢睾酮的相互作用。单独应用抗雄激素药物不能阻断下丘脑-垂体轴，睾酮水平正常或升高。ADT 与第一代抗雄激素药物联用（即“联合雄激素阻断治疗”）已得到广泛研究，但尚未证实其对晚期去势敏感性前列腺癌有确切治疗作用。联合治疗可以预防 ADT 治疗初期睾酮水平暂时性增加而导致的疾病加重。一项安慰剂对照试验显示，转移性前列腺癌患者在开始使用 GnRH 激动剂时接受抗雄激素药物可减轻骨痛。在联合雄激素阻断疗法中，可长期给予抗雄激素联合药物或手术去势治疗以阻断肾上腺睾酮的作用。然而，这种方法的毒性和成本均较高，限制了潜在获益。许多随机试验比较了 ADT 联合第一代抗雄激素药物与其他治疗。一项研究分析了来自 27 项随机试验的 8 275 例男性患者，结果显示，联合雄激素阻断疗法具有使 5 年死亡率降低的趋势（70.4% vs 72.4%，*HR*=0.96，95% *CI*：0.91~1.01）。当排除了 7 项使用类固醇类抗雄激素药物醋酸环丙孕酮的研究后，联合雄激素阻断疗法的死亡率降低有统计学意义（72.4% vs 75.3%，*HR*=0.92）。

4. 雄激素剥夺治疗+第二代抗雄激素药物 恩扎卢胺和阿帕他胺可与雄激素受体结合，并阻断雄激素的胞内效应。随机试验证实了这两种药物在去势抵抗性疾病患者中的有效性。以下研究探讨了恩扎卢胺和阿帕他胺作为早期去势敏感性前列腺癌初始治疗的作用。①TITAN 试验探讨了阿帕他胺+ADT 的疗效，其纳入了 1 052 例转移性去势敏感性前列腺癌患者，并将其随机分配至 ADT+阿帕他胺（240mg，一日 1 次）组或 ADT+安慰剂组。中位随访 23 个月时，阿帕他胺组的总生存率（2 年总生存率 82% vs 74%，*HR*=0.67，95% *CI*：0.51~0.89）和无影像学进展生存率（68% vs 48%；未达到中位生存期）均更高。高转移负荷（定义为内脏转移和至少 1 处骨转移，或至少 4 处骨转移且其中至少 1 处为椎体外和骨盆外骨转移）和低转移负荷的患者均有获益。两组的副作用情况无显著差异，尽管有联合雄激素阻断作用，阿帕他胺组的患者仍能维持健康相关生活质量。主要基于 TITAN 试验结果，美国 FDA 在 2019 年 9 月批准了阿帕他胺作为转移性去势敏感性前列腺癌的治疗药物。②ENZAMET（ANZUP 1304）试验纳入了 1 125 例转移性激素敏感性前列腺癌患者，并将其随机分配至睾酮抑制+恩扎卢胺（160mg/d）组或睾酮抑制+标准非甾体抗雄激素药物（比卡鲁胺、尼鲁米特或氟他胺）组，直至临床疾病进展或出现无法耐受的毒性作用。两组接受早期多西他赛的患者比例均较小且相近（恩扎卢胺组为 45%，标准组为 44%）。中位随访 34 个月时，恩扎卢胺组有显著更好的总生存率（3 年总生存率 80% vs 72%），以及更长的无生化和临床进展生存期。当分析仅限于有计划早期多西他赛治疗者时，总生存获益消失（3 年总生存率 73% vs 74%）。多西他赛与恩扎卢胺同时使用时的毒性作用更大，且完成计划的 6 个周期多西他赛治疗的患者人数更少（恩扎卢胺组为 65%，标准组为 76%）。与标准组相比，恩扎卢胺组的癫痫发作［7 例（1%）vs 0 例］和其他毒性反应率更高，尤其是接受早期多西他赛者。③ARCHES 试验也证实恩扎卢胺+ADT 的益处，该试验纳入了 1 150 例转移性激素敏感性前列腺癌患者，并将其随机分配至接受 ADT+恩扎卢胺（160mg/d）治疗组或 ADT+安慰剂组。中位随访 14.4 个月时，联合治疗组在以下方面显著改善：无影像学进展生存期（即主要终点，*HR*=0.39，95% *CI*：0.30~0.50）、PSA 进展时间（*HR*=0.19，95% *CI*：0.13~0.26），以及开始新抗肿瘤治疗的时间（*HR*=0.28，95% *CI*：0.20~0.40）。治疗组间的 3 级或 4 级不良事件发生率无显著差异。目前推荐使用 ADT+阿比特龙或 ADT+多西他赛治疗这些患者。

（六）CRPC 化疗和免疫治疗

1. 多西他赛与联合药物治疗　对于未经化疗的去势抵抗性前列腺癌患者，多西他赛每 3 周 1 次联合泼尼松使用仍然是优选的全身性化疗方案。对于不太可能耐受每 3 周 1 次多西他赛方案的患者，更高的多西他赛给药频率可能是一个更好的耐受方法。在一项Ⅲ期试验中患者被随机分配到每 2 周 1 次，一次 50mg/m^2 多西他赛组，或是每 3 周 1 次，一次 75mg/m^2 多西他赛组，均联合泼尼松。每 2 周 1 次组的至治疗失败时间和总生存期比每 3 周 1 次组更长，且前者严重中性粒细胞减少的发生率（36% vs 53%）和发热性中性粒细胞减少的发生率（4% vs 14%）更低。其他方案：多项大型Ⅲ期试验未能证实在多西他赛联合泼尼松方案中加用其他药物能改善总体生存；一些Ⅱ期研究评估了联合一些较早期细胞毒药物的以多西他赛为基础的治疗方案，但是都没有确定这些方案的作用。

2. 卡巴他赛与联合药物治疗　卡巴他赛是一种半合成的紫衫烷衍生物，2010 年 6 月 FDA 批准用于以前曾使用含多西他赛方案治疗的 mCRPC 患者，这是优选化疗药物。FIRSTANA-Ⅲ期临床研究表明，卡巴他赛对化疗初治的 mCRPC 患者具有临床活性。卡巴他赛 20mg/m^2、卡巴他赛 25mg/m^2、多西他赛 75mg/m^2 的平均总生存期相似，分别为 24.5 个月、25.2 个月和 24.3 个月。卡巴他赛与多西他赛相比，周围神经病变率较低，所以不适合多西他赛、不耐受多西他赛或已存在轻度周围神经病变的患者，可用卡巴他赛。Oudard 等研究显示，与米托蒽醌相比，在使用多西他赛期间病情有进展的患者中，卡巴他赛可延长生存期，对于先前使用过含多西他赛方案治疗的患者，需要使用卡巴他赛联合泼尼松治疗。在Ⅲ期 TROPIC 试验中，均在应用多西他赛期间病情进展的 755 例患者被随机分入卡巴他赛组（每 3 周 1 次，一次 25mg/m^2，静脉输注）或米托蒽醌组（每 3 周 1 次，一次 12mg/m^2），两组均联合口服泼尼松(10mg/d)。卡巴他赛联合泼尼松组治疗的患者与米托蒽醌联合泼尼松治疗组相比总生存期更长(*HR*=0.70,95% *CI*:0.59~0.83,中位生存期 15.1 个月 vs 12.7 个月)。无进展生存期也显著延长(2.8 个月 vs 1.4 个月,*HR*=0.74,95% *CI*:0.64~0.86)。亚组分析显示,既往多西他赛暴露剂量最高的患者生存获益比暴露剂量最低的患者更大(>900mg/m^2 患者组,*HR*=0.51;<255mg/m^2 患者组,*HR*=0.96)。随着进一步随访发现,2 年预计生存期在 27% 的卡巴他赛组患者和 16% 的米托蒽醌组患者中超过 2 年。

3. Sipuleucel-T 免疫治疗　Sipuleucel-T 是一种基于自身树突状细胞的治疗性疫苗,可增强免疫 T 细胞对 PAP 的免疫反应。2010 年 4 月 FDA 批准 Sipuleucel-T 作为首个新一类癌症免疫治疗药物。Sipuleucel-T 由经白细胞提取术获得的外周血单个核细胞制成。这些细胞在体外暴露于新的重组蛋白免疫原(PA2024),而 PA2024 由 PAP 与人类粒细胞-巨噬细胞集落刺激因子(granulocyte-macrophage colony stimulating factor,GM-CSF)融合构建而成。有 3 项随机试验对 Sipuleucel-T 进行了研究。各项试验的患者均由 mCRPC 男性患者构成。前 2 项试验的主要终点为无进展生存期。一项联合分析纳入了这些试验中的 225 例患者,与对照组相比,试验组的疾病进展有推迟的趋势,但差异不具有统计学意义(11.1 个月 vs 9.7 个月,*P*=0.11)。尽管无进展生存期的增长不具有统计学意义,但作为次要终点的总生存期在试验组中显著长于安慰剂组(中位 23.2 个月 vs 18.9 个月,*HR*=0.67,95% *CI*:0.49~0.91)。Ⅲ期临床试验 IMPACT 纳入了 512 例男性患者,其主要终点为总生存期。疫苗组的中位生存期为 25.8 个月,与之相比,对照组为 21.7 个月。Sipuleucel-T 治疗使得死亡风险降低了 22%(*HR*=0.78,95% *CI*:0.61~0.98,*P*=0.03)。与Ⅱ期临床试验一样,试验组的无进展生存期没有显著延长(14.6 周 vs 14.4 周),且两组的血清 PSA 变化的差异无统计学意义。常见并发症包括轻度到中度畏寒(54.1%)、发热(29.3%)和头疼(16.0%),这些并发症通常都是暂时性的。对于 mCRPC 男性患者,若无临床症状或临床症状轻微(体能状态评分为 0 或 1),治疗性前列腺癌疫苗是一种适合的治疗选择。虽然 Sipuleucel-T 能显著延长总生存期,但它很少能诱发疾病消退,也没有发现影像学上的无进展生存期方面的获益,该治疗导致的血清 PSA 水平变化也不一致。由于机制尚不完全清楚,目前也缺乏客观指标来判断个体患者是否正受益于这种疫苗治疗,无法判断疗法无效并改用其他治疗。

(七) CRPC 化疗和免疫治疗专家的观点

对适合细胞毒化疗、无神经内分泌(小细胞)特征的去势抵抗性前列腺癌初次化疗患者,临床上推荐多西他赛(一次 75mg/m^2,每 3 周 1 次)联合口服泼尼松(一次 5mg,一日 2 次),而非米托蒽醌。我们建议这一相同的多西他赛方案,而非卡巴他赛。在化疗过程中应当继续 ADT 治疗,但抗雄激素除外。对于应用多西他赛联合泼尼松期间病情已发生进展的去势抵抗性前列腺癌患者,有许多已显示能延长总生存期的治疗选择。对于那些适合二线细胞毒化疗的患者,我们推荐卡巴他赛。与米托蒽醌联合泼尼松相比,卡巴他赛联合泼尼松显著提高了总生存率。对于那些使用卡巴他赛治疗的患者,我们建议剂量为 20mg/m^2,而非 25mg/m^2。对于不适合用卡巴他赛的患者,米托蒽醌或以铂类为基础的方案可能有效。血清 PSA 水平低的去势抵抗性前列腺癌患者更可能有侵袭性病变,包括出现内脏转移而非骨转移。尚无可在这种情况下指导治疗的随机试验。对于无神经内分泌特征的低分化腺癌患者,我们建议使用多西他赛联合泼尼松方案治疗。紫杉醇、雌莫司汀和卡铂的联合用药方案可作为一种选择。与小细胞肺癌患者化疗方案相似的化疗方案可能有益于肿瘤具有神经内分泌特征实质成分的患者。对于 mCRPC 男性患者,若无临床症状或临床症状轻微(体能状态评分为 0 或 1),治疗性前列腺癌疫苗是一种适合的治疗选择。

第六节　辨证论治

按照不同的临床表现及疾病发展阶段,前列腺癌常见的中医病症包括“癥瘕”“癃闭”“淋证”“血尿”“溺毒”“脏躁”“遗尿”“虚劳”等。由于疾病的复杂性,具体发病证候可呈现多种兼证表现,需结合具体病情辨证分析。

1. 癥瘕　无临床症状,可以在局部辨证和微观辨证的基础上,再结合体质辨证,综合分析。一般来说,既然局部已成结块,中医多责之痰瘀内结。如体质尚实,则以消法为主,处方以活血祛瘀、化痰散结为基本治则;如体质已虚,则在此基础上,佐以温阳、益气及滋阴等法。

2. 癃闭　以排尿困难为主要临床表现,常见辨证分型如下。

(1) 肺热失宣证

证候:小便不畅或点滴不通,伴咽干口燥,胸闷,呼吸不利,咳嗽咳痰,舌红,苔薄黄,脉滑数。治法:清热宣肺,通调水道。选方:黄芩清肺饮加减。中药:当归、川芎、防风、生地黄、葛根、赤芍、天花粉、连翘、红花、黄芩、薄荷、杏仁、桔梗、桑白皮。若小便不畅或点滴不通,可加芦根、车前子;痰多者,加橘红、贝母以行气化痰。

(2) 湿热下注证

证候:尿少色黄赤,尿频涩痛,点滴不畅,甚至尿闭,小腹胀满,口渴不欲饮,发热,或大便秘结,舌红,苔黄腻,脉数。治法:清热化湿,通利膀胱。选方:八正散加减。中药:车前子、瞿麦、萹蓄、滑石、栀子、炙甘草、木通、大黄。若尿涩痛明显,可加入琥珀行气止痛;若见血尿,加小蓟、白茅根以凉血止血。推荐中成药:尿感宁冲剂等。

(3) 中气下陷证

证候:排尿无力,小便点滴而出,小腹坠胀,小便欲解不爽,精神倦怠,少气懒言,舌淡,苔薄白,脉濡细。治法:补中益气。选方:补中益气汤加减。中药:黄芪、白术、陈皮、升麻、柴胡、人参、甘草、当归。若见腰酸膝软,夜尿频多,为肾气亦虚,宜加巴戟天、山茱萸、金樱子以补肾固涩。推荐中成药:补中益气丸等。

(4) 瘀毒内阻证

证候:小便难解,滴沥不尽,尿线变细,下腹胀满,甚或癃闭不通,间或血尿,可伴周身骨痛,舌紫暗或有瘀斑,苔微腻,脉细涩。治法:活血化瘀,通气利水。选方:抵当丸加减。中药:水蛭、虻虫、桃仁、大黄、瞿麦。若会阴、小腹胀痛明显者,加川楝子、延胡索以行气止痛。推荐中成药:桂枝茯苓丸等。

3. 淋证　以尿频为主要临床表现,可分虚实辨证论治。虚证以肾虚为主,实证以湿热瘀毒为要。

(1) 湿热瘀毒证

证候:尿频涩痛,尿少色黄,口渴不欲饮,发热,或大便秘结,舌红,苔黄腻,脉数。治法:清热化湿,通利膀胱。选方:八正散加减。中药:车前子、瞿麦、萹蓄、滑石、栀子、炙甘草、木通、大黄。若尿涩痛明显,可加入琥珀行气止痛;若见血尿,加小蓟、白茅根以凉血止血。推荐中成药:尿感宁冲剂等。

(2) 肾阴不足证

证候:小便频数不爽,淋漓不尽,伴有头晕目眩,腰酸膝软,失眠多梦,咽干,舌红,苔黄,脉细数。治法:滋肾养阴。选方:知柏地黄丸加减。中药:山药、牡丹皮、茯苓、山茱萸、泽泻、黄柏、熟地黄、知母。舌红口干明显者，以生地黄代熟地黄，加强滋阴清热之力；若见尿黄涩痛者，加栀子、竹叶以清热泻火。推荐中成药：六味地黄丸等。

(3) 肾阳不足证

证候：尿频，排尿无力，失禁或遗尿，点滴不尽，面色㿠白，神倦畏寒，腰膝酸软无力，手足不温，舌淡，苔白，脉沉细。治法：补肾温阳，化气行水。选方：济生肾气丸加减。中药：车前子、茯苓、附子、牡丹皮、牛膝、肉桂、山药、山茱萸、熟地黄、泽泻。若尿失禁或遗尿者，加桑螵蛸丸以固肾缩尿；阳虚症状明显，加二仙汤以加强温肾之力。推荐中成药：金匮肾气丸等。

4. 血尿　以尿中带血为主要表现，常见辨证分型如下。

(1) 湿热下注证

证候：血尿，伴尿频涩痛，尿少色黄，口渴不欲饮，发热，或大便秘结，舌红，苔黄腻，脉数。治法：清热化湿，通利膀胱。选方：八正散加减。中药：车前子、瞿麦、萹蓄、滑石、栀子、炙甘草、木通、大黄。若尿涩痛明显，可加入琥珀行气止痛；若见血尿，加小蓟、白茅根以凉血止血。推荐中成药：尿感宁冲剂等。

(2) 气滞血瘀证

证候：血尿，色暗红，时有血块，会阴、小腹胀痛，舌紫暗或有瘀斑，苔白或黄，脉沉弦或细涩。治法：活血化瘀，行气止痛。选方：抵当丸加减。中药：水蛭、虻虫、桃仁、大黄、瞿麦。若会阴、小腹胀痛明显者，加川楝子、延胡索以行气止痛。推荐中成药：桂枝茯苓丸。

(3) 中气不足证

证候：血尿，色淡红，排尿无力，小腹坠胀，精神倦怠，少气懒言，舌淡，苔薄白，脉濡细。治法：补中益气。选方：补中益气汤加减。中药：黄芪、白术、陈皮、升麻、柴胡、人参、甘草、当归。若见腰酸膝软，夜尿频多，为肾气亦虚，宜加巴戟天、山茱萸、金樱子以补肾固涩。推荐中成药：补中益气丸等。

(4) 肾阴亏虚证

证候：血尿，色鲜红，短赤，伴小便频数不爽，淋漓不尽，伴有头晕目眩，腰酸膝软，失眠多梦，咽干，舌红，苔黄，脉细数。治法：滋肾养阴。选方：知柏地黄丸加减。中药：山药、牡丹皮、茯苓、山茱萸、泽泻、黄柏、熟地黄、知母。舌红口干明显者，以生地黄代熟地黄，以加强滋阴清热之力；并见尿黄涩痛者，加栀子、竹叶以清热泻火。推荐中成药：六味地黄丸。

5. 溺毒　前列腺癌导致水道不通，湿浊毒邪无法由尿液排出，滞留于体内，发为溺毒。急可致水气凌心，慢则致脾肾衰败。其辨证分析如下。

(1) 水气凌心证

证候：尿少，气促而喘，不能平卧。治疗以解除梗阻为主要方法，可综合运用血液透析、液体治疗。

(2) 肾阳虚衰证

证候：面色㿠白，形寒肢冷，神疲乏力，全身浮肿，不思饮食，小便清长或夜尿频多，大便稀溏，舌淡苔白，脉沉虚无力。治法：温肾祛寒，缩尿止遗。选方：金匮肾气丸加减。中药：熟地黄、山药、山茱萸、茯苓、牡丹皮、泽泻、桂枝、炙附子、牛膝、车前子。如心神失养，恍惚健忘者，加茯神木、远志、石菖蒲；气血不足者，加人参、当归；气阴不足者，加姜西洋参、龟甲等。

6. 脏躁　主要见于前列腺癌内分泌治疗后雄激素剥夺的患者，常表现为乏力、自汗、潮热、急躁易怒、心悸、失眠、记忆力下降、性欲下降、勃起困难、乳房发育、贫血、骨质疏松等。肾气虚衰，或阴损及阳，或阳损及阴，导致肾阴精及阳气均不足，从而发为本病。

(1)(肺脾)气阴两虚证

证候：神疲，乏力，畏寒，气短，潮热，汗出，纳差等。治法：补肺益脾，益气养阴。选方：扶正抑瘤方加减。中药：黄芪、人参、枸杞子、淫羊藿、姜黄、丹参、重楼、全蝎、灵芝。咳喘痰血、骨蒸潮热者，加用姜西洋参。

(2) 肝肾不足证

证候：腰膝酸软，骨蒸潮热，头晕，目眩，耳鸣，耳聋，胸满胁痛，自汗盗汗，五心烦热，口苦咽干，舌燥喉痛等，舌红苔少，脉细数。治法：滋补肝肾，清解虚热。选方：加味滋水清肝饮加减。中药：熟地黄、山药、山茱萸、牡丹皮、茯苓、泽泻、白芍、栀子、酸枣仁、当归、柴胡。

(3) 肝肾不足，营卫失调证

证候：面红潮热，烘热汗出，急躁易怒，失眠易惊，头晕目眩，舌红苔少，脉弦。治法：补益肝肾，调和营卫。选方：柴胡桂枝汤加减。中药：桂枝、黄芩、人参、炙甘草、半夏、芍药、大枣、生姜、柴胡。

7. 遗尿　可见小便困难、点滴而出，甚至不自主遗溺，可参照癃闭辨证论治；或前列腺癌根治术后，小便无法控制，辨证分型如下。

(1) 中气不足证

证候：小便失禁，下腹坠胀，精神倦怠，少气懒言，舌淡，苔薄白，脉濡细。治法：补中益气。选方：补中益气汤加减。中药：黄芪、白术、陈皮、升麻、柴胡、人参、甘草、当归。若见腰酸膝软，夜尿频多，为肾气亦虚，宜加巴戟天、山茱萸、金樱子以补肾固涩。推荐中成药：补中益气丸等。

(2) 肾阳虚衰证

证候：小便失禁或遗尿，尿频，排尿无力，点滴不尽，面色㿠白，神倦畏寒，腰膝酸软无力，手足不温，舌淡，苔白，脉沉细。治法：补肾温阳，化气行水。选方：缩泉丸加减。中药：山药、益智仁、乌药。若尿失禁或遗尿者，加桑螵蛸丸；阳虚症状明显者，可加肉桂以加强温肾之力。推荐中成药：金匮肾气丸等。

8. 虚劳　多见于去势抵抗期前列腺癌，患者久病，五脏阴阳俱虚，治宜扶正为主，辨证分型如下。

(1) 气阴两虚证

证候：小便不畅，排尿无力，淋漓不尽，夜尿多，神疲乏力，气短懒言，间断潮热汗出，虚烦口干，舌红，苔少，脉细数。治法：益气养阴。选方：生脉散加减。中药：人参、麦冬、五味子。内热消渴、倦怠乏力者，加姜西洋参，以补气养阴、生津止渴。

(2) 脾肾两虚证

证候：小便难解，尿频、尿急，排尿无力，夜尿多，甚至血尿，纳差，少气乏力，面白，消瘦，腰膝酸软，或周身骨痛，舌淡胖，苔白，脉沉细无力。治法：补肾健脾。选方：补中益气汤合桂附地黄丸加减。中药：黄芪、白术、陈皮、升麻、柴胡、人参、甘草、当归、肉桂、附子、熟地黄、山药、山茱萸、茯苓、牡丹皮、泽泻。

(3) 阴阳两虚证

证候：小便不畅，排尿无力，尿线变细，大便难解，腰膝酸软，神疲，纳差，乏力，少气，懒言，行动缓慢，周身骨痛，舌淡红或嫩红，苔少，脉沉细或涩。治法：温阳补阴，解毒通络。选方：四君子汤合大补阴丸加减。中药：人参、白术、茯苓、甘草、熟地黄、知母、黄柏、制龟甲。

第七节　手 术 治 疗

一、主动监测与观察等待

许多低危局限性前列腺癌患者不能从局部治疗中获益，大约 45% 通过 PSA 检测出前列腺癌的患者可能适合接受延迟治疗。对于临床低危和少部分预后良好的中危前列腺癌患者，为避免治疗的不良反应及影响生活质量，主动选择不即刻实施局部治疗而选择严密随访方法，即主动监测。对于预期寿命有限的前列腺癌患者，非前列腺癌相关疾病致死风险明显增大，为维持生活质量，选择以局部或系统症状为导向的治疗方法，即观察等待。但考虑到国内各地区前列腺穿刺活检及前列腺肿瘤病理的诊断水平参差不齐，对于局限性前列腺癌患者的评估可能存在病情低估，进而延误治疗。因此尽管主动监测与观察等待能够一定程度规避局部治疗引发的并发症及生活质量下降，但应在充分告知患者存在疾病进展风险的基础上慎重选择。

1. 适应证选择与依据

(1) 主动监测(active surveillance，AS)：主动监测的目的在于避免低危前列腺癌不必要的治疗，这些患者不需要立即治疗，同时也为那些最终需要治疗的患者提供正确的治疗时机。肿瘤进展达到预先设定的疾病进展阈值时再给予治疗。在荟萃分析 8 项前瞻性研究样本量超过 4 000 例的低风险前列腺癌中，选择主动监测队列患者的 10 年 OS 和癌症特异性生存率(cancer specific survival，CSS)结果均非常良好。但仍有约 1/3 的患者在主动监测过程中因疾病进展而选择了治愈性治疗，小于 3% 的患者可能因延误治疗而死亡。因此，选择主动监测的患者应严格遵循标准的监测和严密的随访方案，必须充分知情，了解并接受肿瘤局部进展和转移的危险性。

主动监测的适应证如下：①低危前列腺癌，预期寿命大于10年者，临床分期≤T_{2a}，且ISUP分组1，且 PSA<10ng/ml。②部分预后良好的中危前列腺癌(Gleason 分级 4 级小于 10%)，预期寿命大于 10 年者。③患者充分知情，主动选择并可以配合主动检测及随访。④病理学共识组建议，当存在以下任何特征时，将患者排除在主动监测之外：主要导管癌(包括纯导管内癌)，肉瘤样癌，小细胞癌，穿刺活检中发现前列腺外侵犯、淋巴血管侵犯或会阴部侵犯。

(2) 观察等待(watchful waiting，WW)：对于认定为不适合接受局部治疗的前列腺癌患者，通过密切观察、随诊，直到出现局部或系统症状(下尿路梗阻、疼痛、骨相关事件等)，才对其采取一些姑息性治疗，如下尿路梗阻的微创手术、内分泌治疗、放疗等来缓解转移病灶症状，维持其生活质量的一种保守治疗前列腺癌的方法。适用于预期寿命较短、不愿意，或体弱无法耐受手术治疗的前列腺癌患者。观察等待的适应证如下：①预期寿命较短、不愿意或体弱无法耐受积极主动治疗的无症状前列腺癌患者。②经充分告知，但患者无法接受治疗相关的不良反应及其对生活质量的影响，仍拒绝主动治疗。

2. 主动监测与随访评价

(1) 主动监测的随访内容：基于前列腺特异性抗原(PSA)、直肠指检(DRE)、前列腺多参数磁共振成像(mpMRI)和重复活检。相对年轻的患者随访方案应更为严格。①PSA(第 1 年每 3 个月 1 次，此后每 6 个月 1 次)、DRE(每 12 个月 1 次)、mpMRI(每 12 个月 1 次)。②建议主动监测的患者诊断性穿刺后 12 个月行重复穿刺活检，如果穿刺针数小于 10 针或阳性位置与 DRE 及 mpMRI 不一致时，建议 6 个月内完善重复穿刺活检；当 PSA、DRE、mpMRI 提示肿瘤进展时应实施重复穿刺；建议在重复穿刺过程中应用靶向穿刺以提高对更高分级前列腺癌的检出率；当施行主动监测的患者预期寿命小于 10 年时，不建议进行重复穿刺。

(2) 主动监测转积极治疗的指征：基于穿刺活检病理变化和临床分期进展。①前列腺穿刺活检的病理是最客观的证据，若重复穿刺病理结果中出现 Gleason 评分 4~5 分或其他不良病理类型(如神经内分泌分化、导管内癌等)，需要积极治疗。②重复穿刺后临床分期≥T_{2b}。③患者在主动监测期间主动要求行积极治疗。值得注意的是，主动监测患者中约 10% 对持续监测产生焦虑，应探讨积极治疗。

3. 主动监测和观察等待推荐建议　Bill-Axelson 等进行 SPCG-4 研究，将局限性前列腺癌患者随机分为观察等待组或前列腺癌根治组，在中位随访期，手术组具有更好的 CSS、OS 和 PFS。与 SPCG-4 相比，PIVOT 研究在中位随访期 12.7 年内未发现前列腺癌根治手术的益处，仅血清 PSA>10ng/ml 或高危前列腺癌患者可从 RP 中获得显著的 OS 获益，手术可使中高危患者死亡率降低 31%，接受手术的患者的骨转移也明显减少，见表 38-10。

表 38-10　主动监测与观察等待推荐建议

项目	推荐建议	强度等级
主动监测	为预期寿命>10 年的低危前列腺癌患者提供主动监测	强
	如果患者先进行了前列腺多参数磁共振成像（mpMRI），然后进行了系统和靶向活检，则无须进行确认性活检	弱
	具有活检组织含有导管内和唇状组织的患者应排除主动监测	强
	在进行确诊活检之前执行 mpMRI	强
	如果进行确认性活检，则同时进行靶向活检（任何 PI-RADS>3 分病变）和系统活检	强
	每 6 个月进行血清前列腺特异性抗原（PSA）评估	强
	每 12 个月进行一次直肠指检（DRE）	强
	如果有 PSA 进展、DRE 的临床进展或 mpMRI 的影像学进展的证据，应进行重复活检	强
	在随访期间，如果 mpMRI 阴性（即 PI-RADS≤2 分），并且临床怀疑前列腺癌进展低（例如 PSA 速率低，PSA 倍增时间长），则应根据与患者的共同决策而省略活检	弱
	告知患者将来可能需要进一步治疗的可能性	强
	为部分高度选择的中危前列腺癌患者（Gleason 分级 4 级<10%）提供主动监测，接受主动监测进一步转移的潜在风险增加	弱
观察等待	为无法接受局部治疗且预期寿命短的无症状局限性前列腺癌患者提供观察等待	强
	对 PSA 倍增时间>12 个月、PSA<50ng/ml、分化良好的肿瘤、不愿意或无法接受任何形式的局部治疗的无症状局部进展期前列腺癌患者，提供使用雄激素剥夺单一疗法的延迟治疗	弱

二、根治性前列腺切除术与术前评估

根治性前列腺切除术（RP）是治疗局限性及局部进展期前列腺癌的最有效的方法之一。手术包括完整切除前列腺及精囊，可以通过开放、腹腔镜或机器人辅助方法进行。手术在尽可能避免切缘阳性的基础上最大程度保留患者的尿控及勃起功能。在与患者共同决定实施根治术前，应告知患者除手术外，根治性放疗、主动监测及观察等待等其他措施的优缺点。

1. 适应证与评估　手术适应证要考虑肿瘤的风险分级、临床分期、PSA 值、Gleason 评分、患者预期寿命和总体健康状况。术前应充分告知患者手术可能存在的并发症，特别是手术对尿控及勃起功能造成的潜在风险。

（1）肿瘤的风险分级：①低危及中危患者，推荐行根治术。研究表明根治术可显著降低低中危前列腺癌患者的肿瘤特异性死亡率及远处转移的风险。②局限性高危前列腺癌，对于肿瘤负荷相对较低的局限性高危前列腺癌患者，根治术是可选择的治疗方式，但建议对该类患者选择施行标准或扩大淋巴结清扫。③局部进展期前列腺癌，部分研究显示局部进展期前列腺癌接受以根治性手术为基础的综合治疗能获得良好的生存获益。但需要对该类患者进行严格选择后实施根治术，新辅助内分泌治疗或化疗可有效地提高肿瘤切除率和降低切缘阳性率。

（2）临床分期：①T_1~T_{2a}期，根治术对患者有益，也可选主动监测。是否实施根治术要综合考虑肿瘤进展的可能、合并症、年龄、获益和风险、患者意愿等。不建议行淋巴结清扫术。②T_{2b}~T_{2c}期，推荐行根治术。③T_{3a}期，目前认为根治术在T_{3a}期前列腺癌治疗中占据重要地位。部分患者术后证实为pT_2期而获得治愈机会。对于术后证实为pT_{3a}期的患者可根据情况行辅助内分泌治疗或辅助性放疗，亦可取得良好的治疗效果。④T_{3b}~T_4期，严格筛选后（如肿瘤未侵犯尿道括约肌或未与盆壁固定，肿瘤体积相对较小）可行根治术并辅以综合治疗，建议行标准或扩大淋巴结清扫术。⑤N_1期，建议根据风险因素行个体化治疗。有学者主张对淋巴结阳性患者行根治术，术后给予辅助治疗，可使患者生存获益。

（3）PSA测定值：①PSA<10ng/ml，低危前列腺癌，同临床分期T_1~T_{2a}期治疗。②PSA 10~20ng/ml，中危前列腺癌，推荐行根治术。③PSA≥20ng/ml，高危前列腺癌，同临床分期T_3期以上治疗原则。

（4）Gleason评分：①Gleason评分≤6分，低危前列腺癌，同临床分期T_1~T_{2a}期治疗。②Gleason评分≤7分，中危前列腺癌，推荐行根治术。③Gleason评分≥8分，高危前列腺癌，同临床分期T_3期以上治疗原则。

（5）预期寿命：低危前列腺癌患者预期寿命应>10年，局限性高危、局部进展期患者预期寿命应>5年。

（6）健康状况：前列腺癌患者多为高龄男性，手术并发症的发生率与身体状况密切相关。因此，只有身体状况良好，没有严重的心肺疾病的患者适合根治术。

2. 手术禁忌证

（1）患有显著增加手术或麻醉风险的疾病，如严重的心血管疾病、呼吸系统疾病及凝血功能障碍等。

（2）广泛的骨转移或伴其他脏器转移。

3. 前列腺癌根治术的推荐建议　见表38-11。

表38-11　前列腺癌根治术的推荐建议

分类	推荐建议	强度等级
一般	告知患者没有任何手术方法（开放、腹腔镜或机器人根治性前列腺切除术）在功能或肿瘤学方面均显示出优越性	弱
	如果需要进行淋巴结清扫，建议扩大盆腔淋巴结清扫以获得最佳分期	强
	当存在同侧精囊外侵犯风险时（根据cT分期，ISUP分级，列线图，前列腺多参数磁共振成像），不建议进行保留神经的手术	弱
	不建议手术前行新辅助雄激素剥夺疗法	强
低危前列腺癌	为低危前列腺癌患者（应权衡并发症与疾病进展）提供根治性手术和放射疗法，以替代主动监测	弱
中危前列腺癌	为预期寿命>10年的中危前列腺癌患者提供根治性手术	强
	为精囊侵犯风险低的中危前列腺癌患者提供保留神经的手术	强
	如估计的阳性淋巴结风险超过5%，则在中危前列腺癌患者中进行扩大盆腔淋巴结清扫	强
高危局限性前列腺癌	为高度选择的高危局限性前列腺癌患者提供根治术，作为综合疗法的一部分	强
	对高危局限性前列腺癌患者进行扩大盆腔淋巴结清扫	强
局部进展期前列腺癌	为高度选择的cT_{3b}~T_4 N_0或任何从N_1的前列腺癌患者提供根治术，作为综合疗法的一部分	强
	对高危前列腺癌患者进行扩大盆腔淋巴结清扫	强

三、根治性前列腺切除术方法与标准

1. 开放性耻骨后根治性前列腺切除术 开放性前列腺癌根治术的方式主要包括经会阴和经耻骨后两种途径，经耻骨后的根治性前列腺切除术（retropubic radical prostatectomy，RRP）克服了经会阴术式不能准确评估淋巴转移情况、无法进行淋巴结清扫术，术后病理分期不准确的局限性，为国内外多数泌尿外科医生所采用的术式。手术方法：多采用仰卧位，取下腹部正中切口，起自耻骨联合，止于肚脐下 2~3cm 处，切开进入腹膜外耻骨后间隙，使用拉钩拉开两侧腹直肌，注意避免损伤腹壁下血管。根据患者情况，对于高危患者和淋巴转移概率大于 5% 的中危患者可以实施扩大盆腔淋巴结清扫术，低危患者不建议进行淋巴结清扫术，清扫范围包括髂外淋巴结、闭孔窝、髂内淋巴结、骶前淋巴结和髂总动脉，直至输尿管交叉处。清除盆内筋膜表面的脂肪组织，电凝背侧静脉复合体（dorsal vein complex，DVC）的浅支后，切开盆内筋膜，显露出耻骨前列腺韧带和其下方的背侧静脉复合体，切断耻骨前列腺韧带，缝扎并切断其下方的背侧静脉复合体，分离出尿道膜部，切开尿道前壁、切断尿道后壁，切断时需注意避免损伤其后侧方的神经血管束（neurovascular bundle，NVB）的分支。钝性分离前列腺后方，切断两侧后方进入前列腺内的血管束分支，此操作可以将 NVB 完整地保留下来。切除精囊并切开膀胱颈部，若肿瘤侵犯膀胱颈部，则需联合部分膀胱颈部组织一并切除，以确保切缘阴性。重建膀胱颈部并行膀胱尿道吻合，在盆腔两侧各留置引流管 1 根，逐层关闭手术切口。

2. 腹腔镜根治性前列腺切除术 近年来，腹腔镜根治性前列腺切除术（laparoscopic radical prostatectomy，LRP）逐步开展，与 RRP 相比，两者治疗效果类似，但腹腔镜根治性前列腺切除术具有损伤小、术中视野及解剖比较清晰、出血量少、住院时间短、患者恢复快等优势，可有效减少手术并发症。手术方式：多采用头低脚高的截石位，且将手臂包裹固定并垫在一侧，建立 15mmHg 的气腹，放置套管，包括左腹直肌旁 5mm 套管、右腹直肌旁 12mm 套管和左右腹直肌旁套管至髂前上棘连线中点的 2 个 5mm 套管，根据手术区的解剖标志可分离出输精管和精囊。若采取 Montsouris 的方法，则先在膀胱后解剖精囊和输精管，输精管上被覆折腹膜应被仔细切开分离，随后小心切断输精管，再向远处分离至精囊处后一并切之。增大耻骨后间隙，充分暴露视野，在膀胱上方切断脐尿管，用电钩贴近脐旁韧带内侧仔细切开左右两侧腹膜，后将前腹壁与膀胱分离，向后牵拉脐尿管，分辨出膀胱前脂肪后做钝性分离，以显露耻骨后间隙。将输精管和精囊向前部提起，在精囊底部下方约 0.5cm 处横行切开 Denonvilliers 筋膜 2~3cm，在直肠和 Denonvilliers 筋膜之间钝性分离前列腺背侧。用 2-0 羟乙酸乳酸聚酯缝线“8”字缝扎背深静脉。游离出外侧筋膜间的血管神经束，分离时应尽可能避免使用超声刀或电凝来止血。随后结扎前列腺血管蒂和横断膀胱颈，可用尿道探子的头端帮助显示前列腺和膀胱准确分离层面。采用顺行方法保护血管神经束，即切断前列腺血管蒂后可采用“顺行”或“向下”方法分离 NVB 切断 DVC，部位应在其结扎处的近端，需防止切入前列腺尖部，造成医源性前列腺尖部切缘阳性。分离前列腺尖部和切断尿道可用细直角钳，操作应谨慎轻柔，并离断前列腺和 NVB 之间的残留部分，之后将尿道探子退回至前列腺尿道，探子头端有助于显示前列腺尖部和尿道结合的准确部位，保留理想尿道长度，切开尿道前壁、注意保护走行在尿道后外侧的 NVB。待前列腺完整切除后，仔细检查手术切口，将前列腺放入标本袋暂存于右下腹，手术结束后取出。采用间断缝合法吻合膀胱尿道。扩大脐下切口取出标本袋后仔细关腹。若是经腹膜外径路手术则需要在脐下做一个 1.5cm 切口并分离至腹膜。即用手指在腹膜前钝性分离出一个间隙，在腹膜前间隙放入带扩张气囊的套管，注入 500~700ml 气体扩大耻骨后间隙，其余手术步骤与经腹腔 LRP 基本相同。

盆腔淋巴结清扫术：最近的系统评价证实，在 RP 期间进行盆腔淋巴结清扫术（pelvic lymph node dissection，PLND）无法改善肿瘤学结果及其生存率。普遍认为，扩大的盆腔淋巴结清扫术（extended pelvic lymph node dissection，ePLND）可为分期和预后提供重要依据，而当前其他可用的方法都无法与之相比。ePLND 包括切除覆盖在髂外动静脉上的淋巴结，位于闭孔神经头侧和尾侧的闭孔窝内的淋巴结，以及位于髂内动脉内侧和外侧的淋巴结。应用此方案，94% 的患者可得到正确的分期。然而，由于组织采集和处理技术缺乏标准化，目前尚未就应切除最低淋巴结数量达成共识。

3. 机器人辅助腹腔镜根治性前列腺切除术 2000 年引入机器人辅助腹腔镜根治性前列腺切除术（robot-assisted laparoscopic radical prostatectomy，RALP），迅速受到外科医生和患者的欢迎，RALP 已经成为国内外根治性前列腺切除术的主导手术方法，国内也陆续开展。Da Vinci 机器人系统由 1 个 3 条工作臂的机器人和 1 台远程手术控制器组成。手术医生坐在远程手术控制器旁，拇指和示指插入控制器以操控机械臂。另需 1 名床旁助手负责移动机械臂、冲洗吸液、传递缝线和更换器械等。大多数外科医生认为机器人辅助相较于 LRP，更有利于缝合及切开。除了手术室布局和手术区域的差别，RALP 和 LRP 手术技巧基本相同。

四、手术时机与并发症

1. 手术时机 一旦确诊为前列腺癌并符合根治术条件者即可采取根治术。为保留 NVB 和避免直肠损伤，接受经直肠穿刺活检者应等待 6~8 周，接受经尿道前列腺切除术者应等待 12 周再行手术。有利于前列腺周围的血肿和炎症消退，还原正常的解剖关系。

2. 手术并发症

(1) 术中出血：术中发生明显出血，多数都与阴茎背深静脉处理不当、髂血管主要分支损伤或封闭不全等有关。行盆腔淋巴结清扫有发生髂内、外静脉甚至动脉损伤的可能性，进而发生术中大出血。

(2) 直肠损伤：直肠损伤主要发生于进展期病例、经直肠穿刺活检后短时间内接受手术、前列腺后壁与直肠壁存在较严重粘连等情况下，分离显露直肠与前列腺/精囊之间的界面时，如处理不当可造成肠瘘、尿道直肠瘘、腹腔感染等并发症。较小的破口可以一期缝合，术后给予静脉高价营养支持，直肠损伤严重患者可以请相关专科医师帮助进行结肠造口，直肠损伤处愈合后，再行结肠造口还纳术。

(3) 输尿管损伤：较少见，主要在分离膀胱颈后壁时损伤输尿管口、壁内段或近膀胱段。因此，分离膀胱颈后壁时，必须清晰辨识输尿管开口位置，切开后壁黏膜层和肌层纤维时，注意保护输尿管。

(4) 闭孔神经损伤：在切除闭孔淋巴结的过程中，在没有辨识清楚闭孔血管和神经的情况下，对组织进行粗暴、盲目地撕扯和离断，就可能发生闭孔神经的损伤，甚至使其完全离断。

(5) 切缘阳性：有两种情况，一种是肿瘤侵犯至前列腺的包膜外，手术已无法彻底清除肿瘤，即真阳性；另一种是肿瘤仍局限在包膜内，由于各种原因前列腺包膜被切开，墨染切缘上留有前列腺内癌组织，而实质上肿瘤被完整切除，即假阳性。切缘阳性是 ORP 后复发的重要危险因素。ORP 术后切缘阳性，可以根据患者情况，采取辅助性放疗、内分泌治疗、联合治疗或者密切随访观察等措施。

(6) 膀胱颈狭窄和尿失禁：膀胱颈狭窄一般认为是由于膀胱颈部重建时缝合过紧或尿道与膀胱颈吻合时黏膜对合不良。尿失禁主要由膜部尿道外括约肌受损，膀胱颈处尿道内括约肌受损导致。绝大部分患者术后尿失禁时间较短，通过规范的盆底肌训练或者联合骶神经刺激，多数在术后 6 个月内好转，大部分在 1 年内可恢复或部分恢复。对于术后出现严重尿失禁，传统的治疗无效后应当考虑再次手术干预的措施。

(7) 勃起功能障碍：前列腺癌根治术后勃起功能障碍是由多种因素造成的，如年龄、术前性功能情况、肿瘤侵袭范围、术中对影响勃起功能因素的保留以及术后患者的心理等。与手术有关的原因可能是手术造成的神经血管损伤导致海绵体平滑肌氧合作用下降，从而引起勃起功能障碍。术后患者在等待性功能恢复的很长时间内，海绵体缺乏经常性的勃起可使海绵体缺氧、坏死，不利于性功能恢复。性神经的损伤程度与术后性功能的恢复直接相关，保留神经的前列腺癌根治术可以使术后勃起功能障碍发生率明显降低。因此，对部分术前性功能正常、术后有性要求且肿瘤局限性的前列腺癌患者，术中应行保留性神经的RP。目前保留性神经的RP多采用筋膜间切除。近年来又提出了针对临床局限性低危的前列腺癌患者采用筋膜内RP或者保留盆底结构的前列腺切除，可以保留尽量多的神经纤维和肌肉组织，有助于勃起功能和尿控能力的恢复。

3. 术后处理与随访计划　耻骨后根治性前列腺切除术后第一天即可下床活动。卧床时，患者应使用下肢连续压迫器防止血栓形成。手术当晚使用镇痛泵静脉注射吗啡控制疼痛。术后第一天将镇痛药物更换为酮咯酸氨丁三醇。这种镇痛药物的联合使用可减少术后肠梗阻的发生。手术当晚进清流质，术后第一天可进普食。行闭式吸引的引流管无液体引流出时可予拔除。过去数年，各种入路的前列腺癌根治术住院时间大幅缩短。限制尽早出院的因素主要是肠梗阻或无法进普食。术后1~2天可带着导尿管出院，术后9~14天到医院拔除导尿管。

前列腺癌根治术后随访的意义在于及时评估疗效和预后，从而帮助患者更好地应对病情的变化。应根据肿瘤风险分层、术后病理特征和辅助治疗制订个体化随访策略。理想情况下，在RP后4~8周，PSA应降至不可检测的水平，大多数研究仍以0.1ng/ml为阈值。如果PSA不能降低到0.1ng/ml以下，可能的原因是局部残留肿瘤、术前肿瘤转移、良性前列腺组织残留等，应重新评估患者并选择相应的治疗方案。PSA和DRE是常规随访项目，术后3个月内建议每月做1次PSA检查。如果PSA降至0.1ng/ml以下，建议1年内每3个月做1次，如无进展，1年后每6个月做1次。DRE应每年检查1次，但如果术后PSA水平仍低于0.2ng/ml，可暂停。同时建议对根治性前列腺切除术后的功能预后和生活质量进行随访。

五、术式选择与评价

开放性前列腺癌根治手术是现代微创技术的基础，经过数代泌尿外科先贤的技术改良已是较成熟的技术，但存在手术视野暴露较局限、解剖结构分辨不清晰、手术创面较大、恢复较慢等缺陷。

腹腔镜根治性前列腺切除术是近年来发展较快的技术，由于网络技术的进步，学习渠道丰富，所以掌握该技术的医生越来越多。年轻医生在掌握了腹腔镜下基本操作技术后经过一段时间的学习，可以较快地实施手术。该技术在腔镜下解剖结构清晰，操作精细，可以更彻底地切除肿瘤、保护功能、减少并发症。随着技术的发展，腹腔镜下前列腺癌手术又有不同的入路及单孔技术，最大程度地体现了微创的快速康复优势。但存在腔镜下操作及缝合技术的学习曲线较长等问题。

机器人辅助腹腔镜根治性前列腺切除术是目前国际上最先进的技术，利用高清晰度的手术视野显示、精准的解剖层次的暴露、灵活的操作器械、手术医生劳动保护等优势，具有腹腔镜技术的所有优势并更进一步。缺点就是价格昂贵，医院及患者需要一定的经济实力。

由于盆腔解剖结构复杂、手术视野较难暴露、血供丰富且血管变异较多、手术要求肿瘤切除彻底与控尿、性功能保护皆需完美，前列腺癌根治术是泌尿外科风险及技术要求较高的手术之一，学习曲线较长。总的原则是各种术式都有优缺点，手术医生要选择自己最熟悉的手术方式进行操作，新技术的学习要循序渐进，不可盲目冒进。一切医疗行为都要把患者的安全及获益放在首位。

第八节　根治性前列腺切除术后辅助或补救治疗

一、概述

前列腺癌根治术后若病理结果提示肿瘤分期较晚（pT_{3a}及以上）、淋巴转移、中高危组、切缘阳性，以及生化、局部复发的患者，需要行术后内分泌治疗、化疗或者放疗等辅助治疗。前列腺癌根治术后辅助内分泌治疗详见前面章节内容。前列腺癌的放射治疗主要包括辅助性放疗和补救性放疗。辅助性放疗是指前列腺癌根治术后具有pT_3~T_4、淋巴结阳性、切缘阳性等病理特征者，术后有较高的生化复发、肿瘤进展风险，推荐控尿恢复后接受辅助性放疗，淋巴结阳性者需同时即刻辅助内分泌治疗。补救性放疗（或挽救性放疗、SRP）是指前列腺癌根治术后出现生化复发或局部进展后的补救性治疗。

前列腺癌根治术后放射治疗方式多样，具体治疗方式和放射剂量需根据患者的具体病情行个性化治疗选择，肿瘤危险度分层是主要参考指标之一。放射治疗主要包括外放射治疗（external beam radiation therapy，EBRT）、近距离放射治疗和质子放疗。前列腺癌近距离放射治疗包括暂时性粒子插植治疗和永久性粒子植入放疗，后者较为常用，是晚期前列腺癌姑息性治疗方法之一。前列腺癌质子放疗研究相对缺乏，暂不作为局限性前列腺癌的常规推荐。临床上常用的前列腺癌放疗为外放射治疗，主要包括调强放射治疗（intensity modulated radiation therapy，IMRT）、立体定向放射治疗（stereotactic radiotherapy，SRT）和三维适形放射治疗（three-dimensional conformal radiation therapy，3D-CRT），其中调强放射治疗最常应用。

二、常规外放射辅助治疗

1. 适应证及禁忌证　前列腺癌根治术后辅助放射治疗的适应证：术后病理结果切缘阳性、肿瘤侵犯精囊、侵破前列腺包膜（pT_3~T_4）、Gleason 评分>7 分等不良病理特征的患者。术后 PSA 持续增高（PSA persistence）患者也应给予辅助性放疗。术后切缘阳性或者前列腺包膜广泛受到侵犯的患者，术后 5 年内复发率超过 50%，应给予术后即刻辅助性放疗。肿瘤高分级与局部复发率也相关，分级越高复发率越高，Gleason 评分 8~10 分的患者建议给予辅助性放疗。局限性前列腺癌患者术后 PSA 持续增高，表明局部肿瘤残余，也建议给予辅助性放疗。

辅助性放疗的最佳时间应在根治术后 6 个月内，尿控功能恢复后即刻执行。Adam M 等研究发现根治术后的自适应放疗（adaptive radiation therapy，ART）时间对排尿功能恢复没有影响。

绝对禁忌证包括：直肠活动性炎症、既往有盆腔根治性放疗史等患者。相对禁忌证：膀胱容量小、慢性中重度腹泻、耻骨上膀胱造瘘后、非溃疡性结肠炎等。

2. 照射范围界定　仰卧位或者俯卧位均可选择，俯卧位患者依从性更强，重复性好，常规体模固定。排空直肠充盈膀胱，体表标记前列腺窝中心点，为协助定位和确定计划靶区（planning target volume，PTV），通常在膀胱和直肠内插入导管注入造影剂。拍摄正侧位模拟定位片，范围包括从L_5~S_1至坐骨结节下 1cm，在定位片上勾画靶区和正常组织器官，也可以根据 CT 扫描重建勾画照射范围。常规放疗是二维放疗，照射范围包括前列腺窝、盆腔淋巴引流区等，应尽量避开膀胱和直肠等周围正常组织器官，以减少并发症。但是由于前列腺解剖位置难以完全避开膀胱、直肠，因此容易出现放疗后相关并发症。常规外照射通常采用前后野和两侧四野对穿等照射，称为四野盒式技术（four-field box）。

3. 照射剂量 四野常规等中心外照射技术放疗建议剂量：每日照射剂量 1.8~2.0Gy，每周 5 次，连续 5~8 周，总剂量 60~66Gy。如果行全盆腔照射，可先行 45~50Gy 剂量照射，再缩野至前列腺窝区域补充剂量，使总剂量为 60~66Gy。若存在临床局部复发，放疗剂量需要提高到 70Gy 或者更高。

辅助性放疗的最佳剂量目前尚无明确定论，有临床研究数据显示，剂量递增（范围 74~80Gy）可以显著降低前列腺癌患者 5 年生化复发率。这些临床试验同时使用新辅助或辅助内分泌治疗，通常包括不同风险层次的患者，这些均对研究结果有一定影响。在临床实践中，随着剂量递增，不良反应发生率也逐渐增加，因此不推荐所有患者给予大剂量放疗，可根据患者的风险组别适当调整剂量。

三、三维适形放射治疗

1. 概述 三维适形放射治疗（3D-CRT）相对于传统放疗是一种高精度的放射治疗，利用 CT 图像模拟三维重建，在不同方向设置不同的照射野，并采用与病灶形状一致的适形挡铅，使高剂量区的分布形状在三维方向（前后、左右、上下方向）上与靶区形状一致，同时使得病灶周围正常组织的受量降低。3D-CRT 提供的放射剂量更加局限在肿瘤范围，显著增加了靶区照射剂量，同时减少了周围正常组织的放射暴露。

2. 适应证 3D-CRT 在前列腺癌根治术后的辅助或挽救放疗适应证同常规外放射治疗，即术后病理结果切缘阳性、肿瘤侵犯精囊、侵破前列腺包膜（pT_3~T_4）、Gleason 评分>7 分以及术后 PSA 持续增高等患者。虽然目前尚无证据表明 3D-CRT 在疗效方面优于常规放疗，但是其副作用明显减少，推荐采用 3D-CRT。

3. 照射范围 3D-CRT，多采用仰卧位，体模固定。CT 扫描模拟下决定患者的位置、放射野中心、皮肤参考点标记等。在 CT 上勾画靶区和正常组织器官。CT 增强显像要显示盆腔组织器官以及淋巴引流区，有助于靶区勾画，扫描范围自第四腰椎上缘至坐骨结节下 3cm，层厚 2~3mm，扫描后图像传至计划系统进行靶区及周围器官勾画。

在三维重建靶区和正常器官勾画临床靶区（clinical target volume，CTV）、计划靶区（PTV）。如果病理提示精囊受侵，应将精囊残端包全，如果精囊没有受侵则不必包全精囊残端。在耻骨联合以上前界包膀胱后 1~2cm，后界达直肠系膜，侧界至邻近盆筋膜。耻骨联合以下前界在耻骨联合后方，后界至直肠前壁前，侧界至肛提肌。

中低危患者不需要盆腔淋巴结引流区，对于高危患者 CTV 可以考虑盆腔淋巴结引流区。盆腔淋巴结外放疗靶区 CTV 的勾画建议如下：①在 L_5 和 S_1 的分界处开始勾画靶区，这一区域包括了远端的髂总淋巴结和骶前淋巴结。②向下延伸勾画髂内和髂外血管，外扩避开小肠、膀胱和骨结构。③在 S_1~S_3 处勾画骶前淋巴结区，后界至骶骨前，前界距离后界 10mm，避开小肠、膀胱和骨结构。④在股骨头层面停止对髂外淋巴结区的勾画（股骨头层面下为腹股沟淋巴结引流区）。⑤CTV 下界勾画至耻骨联合下缘层面。

4. 照射剂量 3D-CRT 由于精准度高，可以适当提高剂量。采用常规分割照射，即每日照射剂量 1.8~2.0Gy，每周 5 次，连续 5~8 周，总剂量 66~70Gy。如果行全盆腔照射，可先行 45~50Gy 剂量照射，再缩野至前列腺窝区域补充剂量，使总剂量为 66~70Gy。若存在临床局部复发，放疗剂量需要提高到 76Gy 或者更高。

5. 并发症 放疗的并发症与放疗单次剂量、总剂量、放疗方案以及照射体积有关。3D-CRT 并发症发生率明显低于常规外放射。

常见并发症：①泌尿生殖系统，如下尿路刺激症状（尿频、尿急、尿痛）、血尿、尿失禁、尿道狭窄、放射性膀胱炎、勃起功能障碍等。②胃肠道毒性，如腹痛、里急后重、血便、放射性直肠炎、肠粘连、肠梗阻、直肠瘘等。③骨髓抑制，如贫血、白细胞降低、血小板减少、造血功能障碍等。④皮肤反应，如红斑、色素沉着、皮下纤维化、毛细血管扩张及溃疡形成等。研究发现 3D-CRT 的胃肠道毒性发生率较低，但与常规外放射治疗相比，3D-CRT 没有减少泌尿生殖系统并发症的发生率。

6. **辅助性放疗效果** 术后辅助性放疗可以使患者获得再次治愈的机会，有效降低患者局部复发和远处转移的风险。多项临床试验证实辅助性放疗可以减少患者的生化复发，可延长 PSA 无进展生存期，显著增加患者 10 年 OS。一项随机、开放、平行试验，旨在研究前列腺癌手术边缘阳性或侵穿包膜患者是否受益于术后辅助性放疗。共有 250 名患者在 8 家医院接受了治疗，入选标准 pT_2 阳性边缘或 pT_{3a}，N_0，M_0，无精囊浸润。126 例患者给予 66.6Gy 放疗。主要终点为无生化复发生存，采用 Kaplan-Meier 法和 Cox 比例危险度回归分析。总的生存率、癌症特异性生存率、局部复发和不良事件是次要的终点。治疗组随访结束时存活患者的中位随访时间为 9.3 年，观察组为 8.6 年。辅助性放疗组生化复发 10 年生存率 82%，观察组 61%（HR=0.26，95% CI：0.14~0.48，P<0.001），总生存率分别为 92% 和 87%（HR=0.69，95% CI：0.29~1.60，P=0.4）。转移癌分别发生 2 例和 4 例。观察组 43 例生化复发患者中，37 例接受了抢救性放疗。辅助性放疗组 56% 发生 3 级不良事件，观察组为 40%（P=0.016）。辅助性放疗组仅发生 1 例 4 级不良事件。结果显示与单纯根治性前列腺切除术相比，切缘阳性或者侵破包膜的患者，根治术后辅助性放疗可延长无生化复发生存期，并且耐受性好；前列腺癌手术后立即放疗可延长 PSA 无进展生存期，但与单纯手术相比，会引起更多不良事件。

第九节 围手术期护理

一、中西医护理原则

扶正祛邪，减少并发症，提高生命质量，快速康复。

二、辨证施护

1. 护理评估

（1）术前评估：①健康史及相关因素，包括患者的年龄、心理、生活习惯、有无癌症诱发因素等；②身体状况，分为局部、全身和辅助检查；③辨证评估疾病的证治分类，湿热蕴结、瘀血阻滞、瘀毒互结、脾肾亏虚；④心理和社会支持。

（2）术后评估：①康复状况，如引流情况、尿失禁程度及持续时间等；②心理认知状态评估，如患者及家属的心理状态，及对康复、化疗等知识的掌握情况等。

2. **饮食护理** 避免进食高脂食物，特别是动物脂肪、红色肉类。豆类、谷物、蔬菜、水果等富含纤维素的食物以及维生素 E、雌激素等有预防前列腺癌的作用，可增加摄入。湿热蕴结证宜食偏凉、渗湿之物，忌食辛辣、肥甘助火之物；瘀血阻滞证宜选用有行气活血作用的饮食，少吃盐和味精，忌食生冷、油腻、易致胀气等食物；瘀毒互结证宜食解毒化瘀的食品，如苦瓜、丝瓜、海带、海蜇、马蹄等；脾肾亏虚证多食温补之品，如牛羊肉、瘦猪肉、动物肾脏、牛奶、山药、大枣、莲子、龙眼肉，以及芡实茯苓粥、当归羊肉汤等药膳，可扶阳益精、通利小便。

3. **用药护理** 中西药同用者，两者需间隔 1 小时服用，观察用药后疗效。应用雌激素、雌二醇氮芥、缓退瘤或拮抗剂去势、放射等治疗前列腺癌者，应严密观察心血管、肝、肾、肺等的副作用。

4. 管道护理

(1) 盆腔引流管:保持引流管通畅,避免管道脱出、折叠、压迫、扭曲。密切观察引流液颜色、性状、量,并准确记录;保持手术切口敷料清洁干燥。如在短时间内引流出大量血性液体,应警惕发生继发性大出血的可能。术后 3~5 天,引流液减少至 10ml 后可考虑拔管。

(2) 导尿管:除常规护理外,还应密切观察尿液颜色、性状、量。行前列腺癌根治术后初期尿液为淡红色,若颜色突然转为鲜红色,应警惕出血;如果腹痛,尿量明显减少,盆腔引流液明显增多,需要注意是否出现尿瘘。术后不可过早拔除导尿管,便于新尿道的建立。

(3) 胃管:持续胃肠减压期间保持胃管通畅,每日记录胃液量、性状。

5. 并发症护理

(1) 出血:一般在术后 48 小时内,表现为冲洗液为深红色,伴有小血块,易造成导尿管阻塞。处理:①加快膀胱冲洗速度,防止膀胱内血块形成;②将有气囊的导尿管加压牵引,压迫前列腺窝口;③静脉应用止血药;④用 50ml 膀胱灌洗器抽吸,直至血块被吸出。

(2) 尿失禁:术后尿失禁的发生与尿道括约肌功能受损、膀胱逼尿肌不稳定和膀胱出口梗阻等因素有关。多为暂时性,一般无需药物治疗。处理:①膀胱区及会阴部热敷;②艾灸关元、中极、委中、八髎穴;③肛提肌训练。

(3) 勃起功能障碍:遵医嘱使用西地那非治疗,应注意观察有无心血管并发症。

三、快速康复护理进展

快速康复理念在前列腺癌患者围手术期的应用包括:①肠道准备,减少或取消术前传统灌肠。②术前饮食,缩短禁食、禁水时间,术前 6 小时禁食、2 小时禁水,术前 2 小时口服碳水化合物或温水。③术中保温,措施包括减少身体暴露时间、保温毯的应用及预热静脉输液液体等。④术后早期进食与活动,术后 2~6 小时进温水,8 小时进流质饮食,指导患者咀嚼口香糖以促进胃肠道蠕动。术后第 1 天早期床上活动,如屈膝、坐起;第 2 天围绕床旁活动;第 3 天可在病区活动,循序渐进增加活动时间。⑤严格控制术后补液量。⑥术后减少引流管放置并尽早拔除,导尿管拔除时间尚无统一标准,大多为 10~21 天,但由于术后尿道吻合口愈合需要一段时间,导尿管拔除须谨慎。

四、外治法

1. 术前应用　包括艾灸温灸、穴位敷贴、耳穴埋豆、中药熏药等。选择肾俞、关元、膀胱俞等穴位,可改善前列腺癌中晚期患者尿频、排尿障碍、尿流变细、尿分叉、尿潴留等症状;耳部神门、皮质下、心等穴位可改善术前焦虑、失眠的症状。

2. 术后应用　包括艾灸温灸、小茴香热熨、穴位敷贴、中药外敷、中药保留灌肠、中药熏洗等。

第十节　专家共识与建议

经过专家讨论,认为应在客观分析中西医学诊疗前列腺癌的各自优劣所在的基础上,发挥中医整体辨证论治的理念优势,包括坚持“治病求本,扶正祛邪,调整阴阳”的总体诊疗原则,采取病证结合、因人因时因地制宜的中西医结合分期论治策略。包括对早期前列腺癌采取“祛邪扶正”的论治策略,针对病邪局限,采取根治性手术或放疗“祛邪”;针对手术打击、损伤人体正气,围手术期或围放疗期中医治疗“扶正”,促进术后快速康复,补益气血或健脾补肾为主要治法。对晚期前列腺癌采取

“扶正祛邪”的论治策略，雄激素依赖型主要采取内分泌治疗与中医药增效减毒的综合治疗，提高生活质量，延长转化为去势抵抗性前列腺癌的时间，部分患者可达到临床治愈。前列腺癌患者以脾肾两虚、阴阳两亏多见，治疗以补肾益精、健脾益气为主。激素难治性前列腺癌，则以肾阳大亏、阴精耗竭为主要病机，治疗以温壮元阳、大补元气为法。治疗过程时时注意顾护胃气，鼓励饮食调理，同时针对骨痛等并发症及时对症处理。

前列腺癌的分期论治策略与实践研究表明，中西医结合具有很好的临床疗效优势，尤其是在延长晚期前列腺癌患者生存期、延缓病情进展等方面疗效较优。而且实验研究证明了中医药扶正抑瘤法的科学性，显示出中西医结合治疗前列腺癌的良好前景。同时，前列腺癌的分期论治策略与实践可为如何实现“病证结合”提供有益的思考和启迪。

参考文献

1. 陈志强，王树声，白遵光，等. 前列腺癌分期论治策略与实践[J]. 中国中西医结合杂志，2016，36(6)：749-752.
2. 古炽明，陈艳芬，陈志强，等. 补肾抑瘤汤含药血清对 PC-3 细胞 Notch1/Jagged1 信号通路的影响[J]. 中国实验方剂学杂志，2018，24(17)：162-166.
3. 李星，曾晓勇. 中国前列腺癌流行病学研究进展[J]. 肿瘤防治研究，2021，48(1)：98-102.
4. 顾秀瑛，郑荣寿，张思维，等. 2000—2014 年中国肿瘤登记地区前列腺癌发病趋势及年龄变化分析[J]. 中华预防医学杂志，2018，52(6)：586-592.
5. 潘剑，朱耀，戴波，等. 2022 年度前列腺癌基础研究及临床诊疗新进展[J]. 中国癌症杂志，2023，33(3)：210-217.
6. 董柏君，贺大林，李名钊，等. 前列腺癌经典内分泌治疗安全共识[J]. 现代泌尿外科杂志，2018，23(04)：248-258.
7. 张扬，吴朝蒙，雷博涵，等. PI3K/AKT/FOXO1 信号通路参与复方中药 CFF-1 诱导的前列腺癌细胞凋亡和周期阻滞[J]. 中华男科学杂志，2017，23(9)：828-837.
8. AGARWAL N，MCQUARRIE K，BJARTELL A，et al. Health-related quality of life after apalutamide treatment in patients with metastatic castration-sensitive prostate cancer (TITAN)：a randomised，placebo-controlled，phase 3 study[J]. Lancet Oncol，2019，20(11)：1518-1530.
9. DE BONO J S，CHOWDHURY S，FEYERABEND S. Antitumour activity and safety of enzalutamide in patients with metastatic castration-resistant prostate cancer previously treated with abiraterone acetate plus prednisone for≥24 weeks in Europe[J]. Eur Urol，2018，74(1)：37-45.
10. ARMSTRONG A J，SZMULEWITZ R Z，PETRYLAK D P，et al. ARCHES：a randomized，phase Ⅲ study of androgen deprivation therapy with enzalutamide or placebo in men with metastatic hormone-sensitive prostate cancer[J]. J Clin Oncol，2019，37(32)：2974-2986.
11. BRAY F，FERLAY J，SOERJOMATARAM I，et al. Global cancer statistics 2018：GLOBOCAN estimates of incidence and mortality worldwide for 36 cancers in 185 countries[J]. CA Cancer J Clin，2018，68(6)：394-424.
12. CHI K N，AGARWAL N，BJARTELL A，et al. Apalutamide for metastatic，castration-sensitive prostate cancer[J]. N Engl J Med，2019，381(1)：13-24.
13. DAVIS I D，MARTIN A J，STOCKLER M R，et al. Enzalutamide with standard first-line therapy in metastatic prostate cancer[J]. N Engl J Med，2019，381(2)：121-131.
14. DE VRIES K C，WORTEL R C，OOMEN-DE HOOP E，et al. Hyprofractionated versus conventionally fractionated radiation therapy for patients with intermediate- or high-risk，localized，prostate cancer：7-year outcomes from the randomized，multicenter，open-label，phase 3 HYPRO trial[J]. Int J Radiat Oncol Biol Phys，2020，106(1)：108-115.
15. FERLAY J，COLOMBET M，SOERJOMATARAM I，et al. Cancer incidence and mortality patterns in Europe：estimates for 40 countries and 25 major cancers in 2018[J]. Eur J Cancer，2018，103：356-387.
16. FIZAZI K，TRAN N，FEIN L，et al. Abiraterone acetate plus prednisone in patients with newly diagnosed high-risk

metastatic castration- sensitive prostate cancer (LATITUDE): final overall survival analysis of a randomised, double-blind, phase 3 trial[J]. Lancet Oncol, 2019, 20(5): 686-700.

17. GANSLER T, SHAH R, WANG Y, et al. Smoking and prostate cancer-specific mortality after diagnosis in a large prospective cohort[J]. Cancer Epidemiol Biomarkers Prev, 2018, 27(6): 665-672.
18. GRAVIS G, BOHER J M, CHEN Y H, et al. Burden of metastatic castrate naive prostate cancer patients, to identify men more likely to benefit from early docetaxel: further analyses of CHAARTED and GETUG-AFU 15 studies[J]. Eur Urol, 2018, 73(6): 847-855.
19. HAMDY F C, DONOVAN J L, LANE J A, et al. Fifteen-year outcomes after monitoring, surgery, or radiotherapy for prostate cancer[J]. N Engl J Med, 2023, 27, 388(17): 1547-1558.
20. KISHAN A U, COOK R R, CIEZKI J P, et al. Radical prostatectomy, external beam radiotherapy, or external beam radiotherapy with brachytherapy boost and disease progression and mortality in patients with Gleason score 9-10 prostate cancer[J]. JAMA, 2018, 319(9): 896-905.
21. MORRIS M J, RUMBLE R B, BASCH E, et al. Optimizing anticancer therapy in metastatic non-castrate prostate cancer: American society of clinical oncology clinical practice guideline[J]. J Clin Oncol, 2018, 36(15): 1521-1539.
22. OBEK C, DOGANCA T, DEMIRCI E, et al. The accuracy of ^{68}Ga-PSMA PET/CT in primary lymph node staging in high-risk prostate cancer[J]. Eur J Nucl Med Mol Imaging, 2017, 44(11): 1806-1812.
23. PEJCIC T, TODOROVIC Z, DURASEVIC S, et al. Mechanisms of prostate cancer cells survival and their therapeutic targeting[J]. Int J Mol Sci, 2023, 24(3): 2939.
24. PREISSER F, VAN DEN BERGH R C N, GANDAGLIA G, et al. Effect of extended pelvic lymph node dissection on oncologic outcomes in patients with D'Amico intermediate and high risk prostate cancer treated with radical prostatectomy: a multi-institutional study[J]. J Urol, 2020, 203(2): 338-343.
25. SADRI NAHAND J, ESGHAEI M, HAMIDREZA MONAVARI S. The assessment of a possible link between HPV-mediated inflammation, apoptosis, and angiogenesis in Prostate cancer[J]. Int Immunopharmacol, 2020, 88: 106913.
26. SARTOR O. Localized prostate cancer-then and now[J]. N Engl J Med, 2023, 27, 388(17): 1617-1618.
27. SATHIANATHEN N J, PHILIPPOU Y A, KUNTZ G M, et al. Taxane-based chemohormonal therapy for metastatic hormone-sensitive prostate cancer: a cochrane review[J]. BJU Int, 2019, 124(3): 370-372.
28. SCHUMACHER F R, AL OLAMA A A, BERNDT S I, et al. Association analyses of more than 140 000 men identify 63 new prostate cancer susceptibility loci[J]. Nat Genet, 2018, 50(7): 928-936.
29. TANEJA S S. Urologic oncology: prostate cancer[J]. J Urol, 2023, 210(2): 381-382.
30. CHONG J T, OH W K, LIAW B C. Profile of apalutamide in the treatment of metastaticcastration-resistant prostate cancer: evidence to date[J]. Onco Targets and Ther, 2018, 11: 2141-2147.
31. VILLANI S, GAGLIANO N, PROCACCI P, et al. Characterization of an in vitro model to study the possible role of polyomavirus BK in prostate cancer[J]. J Cell Physiol, 2019, 234(7): 11912-11922.

附录

英汉关键词对照表

英文	中文
A	
acute bacterial prostatitis	急性细菌性前列腺炎
acute cystitis symptom score, ACSS	急性膀胱炎症状评分
acute cystitis, AC	急性膀胱炎
acute epididymo-orchitis	急性附睾睾丸炎
acute pyelonephritis	急性肾盂肾炎
acute simple pyelonephritis	急性单纯性肾盂肾炎
acute urinary retention, AUR	急性尿潴留
American Society of Clinical Oncology, ASCO	美国临床肿瘤学会
androgen-deprivation therapy, ADT	雄激素剥夺治疗
androgen receptor, AR	雄激素受体
antibiotics treatment	抗生素治疗
anti-microbial therapy	抗微生物治疗
antiproliferative factor, APF	抗增殖因子
antituberculosis drug	抗结核药物
ascending infection	上行感染
assisted reproductive technology, ART	辅助生殖技术
audiovisual sexual stimulation, AVSS	视听性刺激勃起功能检测
B	
bacillus calmette guerin, BCG	卡介苗
bacterial culture	细菌培养
bacterial pyelonephritis	细菌性肾盂肾炎
BCG infusion	BCG 灌注

续表

英文	中文
benign prostatic enlargement, BPE	前列腺增大
benign prostatic hyperplasia, BPH	良性前列腺增生
benign prostatic obstruction, BPO	良性前列腺梗阻
biofeedback therapy	生物反馈疗法
bioavailable testosterone, Bio-T	生物可利用睾酮
bipolar transurethral plasma kinetic prostatectomy, TUPKP	经尿道前列腺等离子双极电切术
bladder outlet obstruction, BOO	膀胱出口梗阻
bladder pain syndrome, BPS	膀胱疼痛综合征
bladder training, BT	膀胱训练
blood-borne infection	血源性感染
body mass index, BMI	体质量指数
Bovine Kobu virus, BKV	BK 病毒
Brunn nest	Brunn 巢
BTX-A	A 型肉毒毒素
C	
calcium oxalate, CaOx	草酸钙
calcium phosphate, CaP	磷酸钙
carboxylate collagenase	羧酸胶原酶
castrate-resistant prostate cancer, CRPC	去势抵抗性前列腺癌
cavernoglandular shunt	阴茎海绵体去顶分流术
cavernosography, CG	阴茎海绵体造影
cavernosomertry, CM	动态海绵体灌注测压
ceftriaxone	头孢曲松
chemical cystitis	化学性膀胱炎
chronic bacterial prostatitis	慢性细菌性前列腺炎
chronic epididymitis	慢性附睾炎
chronic epididymitis-like symptoms	慢性附睾炎样症状
chronic pyelonephritis	慢性肾盂肾炎
clearing heat and removing toxicity	清热解毒
cognitive behavioral therapy, CBT	认知行为疗法
collaborative treatment of Chinese and western medicine	中西药物协同治疗
colony forming unit, CFU	菌落形成单位

续表

英文	中文
color Doppler duplex ultrasonography, CDDU	阴茎海绵体彩色多普勒超声检查
color Doppler flow imaging, CDFI	彩色多普勒血流成像
complex cystitis	复杂性膀胱炎
complicated urinary tract infection	复杂性尿路感染
computed tomography urography, CTU	CT 尿路成像
computed tomography, CT	计算机体层扫描
continuous irrigation of cystoscopy electrocoagulation	膀胱镜电凝持续冲洗
controlling infection	控制感染
CP/CPPS	慢性前列腺炎/慢性骨盆疼痛综合征
C-reactive protein, CRP	C 反应蛋白
CXC-chemokine receptor 1, CXCR1	细胞表面趋化因子受体 1 抗原
cystine stone	胱氨酸结石
cystitis	膀胱炎
cystitis glandularis, CG	腺性膀胱炎
cyst of ejaculatory duct	射精管囊肿
D	
damp-heat accumulation	湿热蕴结
deficiency of qi, blood, yin and yang	气血阴阳虚损
dehydroepiandrosterone, DHEA	脱氢表雄酮
detrusor underactivity, DUA	逼尿肌活动低下
digital rectal examination, DRE	直肠指检
dihydrotestosterone, DHT	双氢睾酮
distal nutcracker phenomenon	远端胡桃夹现象
diverticulitis	憩室炎
dorsal nerve somatosensory evoked potential, DNSEP	阴茎背神经躯体感觉诱发电位
dorsal vein complex, DVC	背侧静脉复合体
double kidney enhanced CT scan	双肾增强 CT 扫描
doxycycline	多西环素

续表

英文	中文
E	
epididymal tuberculosis	附睾结核
epididymo-orchitis	附睾睾丸炎
erectile dysfunction, ED	勃起功能障碍
escherichia coli	大肠埃希菌
estimated glomerular filtration rate, eGFR	估计肾小球滤过率
estradiol, E2	雌二醇
evidence-based medicine, EBM	循证医学
extended pelvic lymph node dissection, ePLND	扩大的盆腔淋巴结清扫术
extended spectrum β lactamases, ESBLs	超广谱 β-内酰胺酶
external beam radiation therapy, EBRT	外放射治疗
extracorporeal shock wave lithotripsy, ESWL	体外冲击波碎石术
F	
female genital cosmetic surgery, FGCS	女性生殖器整形手术
female sexual dysfunction, FSD	女性性功能障碍
Female Sexual Function Index, FSFI	女性性功能指数
fibro-epithelial polyp	原发性纤维上皮息肉
flexible ureteroscopy, FURS	输尿管软镜
follicle stimulating hormone, FSH	促卵泡激素
Food and Drug Administration, FDA	美国食品药品监督管理局
fornix of calyceal kidney	肾盏穹窿部
free testosterone, FT	游离睾酮
floating kidney	游走肾
G	
gastrointestinal decompression	胃肠减压
genome wide association study, GWAS	全基因组关联分析
gestational urinary calculus	妊娠期尿路结石
glans penis somatosensory evoked potential, GPSEP	阴茎头躯体感觉诱发电位
gonadotropin-releasing hormone, GnRH	促性腺激素释放激素
gonococcal urethritis	淋菌性尿道炎

续表

英文	中文
granulocyte-macrophage colony stimulating factor, GM-CSF	粒细胞-巨噬细胞集落刺激因子
gross hematuria	肉眼血尿
glycosaminoglycans, GAGs	糖胺聚糖
H	
hemospermia	血精
heat-toxicity	热毒
hematuria	血尿
HoLEP	经尿道钬激光前列腺剜除术
human chorionic gonadotropin, HCG	人绒毛膜促性腺激素
human papilloma virus, HPV	人乳头状瘤病毒
hyperbaric oxygen treatment	高压氧疗法
hyperparathyroidism	甲状旁腺功能亢进症
hyperprolactinemia, HPRL	高催乳素血症
hypoxia-inducible factor, HIF	低氧诱导因子
I	
idiopathic segmental ureteritis, ISU	特发性节段性输尿管炎
image-guided radiation therapy, IGRT	图像引导放疗
immunoglobulin	免疫球蛋白
immunoinflammatory diseases	免疫炎性疾病
incomplete bladder emptying	膀胱排空障碍
indinavir crystalluria	茚地那韦结晶尿
inflammatory polyp	继发性炎性息肉
irrigation of bladder	膀胱灌注
intensity modulated radiation therapy, IMRT	调强放射治疗
interferon, IFN	干扰素
International Consultation on Incontinence, ICI	国际尿失禁咨询委员会
International Index of Erectile Function-5, IIEF-5	国际勃起功能指数-5
interstitial cystitis, IC	间质性膀胱炎
interstitial glomerulonephritis	间质性肾小球肾炎

续表

英文	中文
intestinal obstruction	肠梗阻
intestinal peristalsis	肠蠕动
intracavernous vasoactive drug injection test	阴茎海绵体血管活性药物注射试验
intravaginal ejaculation latency time, IELT	阴道内射精潜伏时间
intravenous pyelography, IVP	静脉肾盂造影
intravenous urography, IVU	静脉尿路造影
intravesical prostatic protrusion, IPP	膀胱内前列腺突出
invigorating therapy	补法
irritation sign of bladder	膀胱刺激征
ischemia reperfusion injury	缺血再灌注损伤
ischaemic priapism	缺血性阴茎异常勃起
internal abscess	内痈
K	
Kallmann syndrome	卡尔曼综合征
kidney deficiency	肾虚
kidney deficiency and bladder heat	肾虚膀胱热
kidney qi deficiency	肾气虚损
kidney, ureter, bladder, KUB	肾、输尿管及膀胱平片
Klinefelter syndrome	克兰费尔特综合征
kidney consumption	肾痨
L	
laparoscopic radical prostatectomy, LRP	腹腔镜根治性前列腺切除术
late-onset hypogonadism, LOH	迟发性性腺功能减退症
lower abdominal suprapubic tenderness	下腹耻骨上区触痛
lower urinary tract symptom, LUTS	下尿路症状
low-intensity extracorporeal shockwave therapy, LI-ESWT	低强度体外冲击波治疗
low-intensity pulsed ultrasound shockwave therapy, LI-PUS	低强度脉冲式超声波治疗
lumbago	腰痛
lumbar gangrene	腰疽
luteinizing hormone-releasing hormone agonist, LHRH-A	黄体生成素释放激素类似物

续表

英文	中文
luteinizing hormone, LH	促黄体素
M	
macrophage	巨噬细胞
magnetic resonance imaging, MRI	磁共振成像
magnetic resonance urography, MRU	磁共振尿路造影
Malek stage	Malek 分期
mean arterial pressure, MAP	平均动脉压
medical three oxygen therapy	医用三氧疗法
medullary sponge kidney	海绵肾
megalophallus	巨大阴茎
megaureter	巨输尿管
metabolic syndrome	代谢综合征
metastatic hormone sensitive prostate cancer, mHSPC	转移性激素敏感性前列腺癌
metastatic prostate cancer, mPCa	转移性前列腺癌
mindfulness-based intervention, MBI	正念干预
mucosal suppurative inflammation	黏膜化脓性炎症
multi-leave collimators, MLC	多叶光栅
multi-parametric prostate magnetic resonance imaging, mpMRI	前列腺多参数磁共振成像
Mycobacterium tuberculosis	结核分枝杆菌
N	
nephroptosis	肾下垂
nerve growth factor, NGF	神经生长因子
nerve vascular bundle, NVB	神经血管束
neurogenic bladder	神经源性膀胱
NIH-CPSI	慢性前列腺炎症状指数
nocturnal penile tumescence and rigidity test, NPTR	夜间阴茎胀大及硬度试验
non-contrast CT, NCCT	非造影剂增强 CT 检查
non-gonococcal urethritis	非淋菌性尿道炎
nonischemic priapism	非缺血性阴茎异常勃起

续表

英文	中文
non-obstructive azoospermia, NOA	非梗阻性无精子症
nonspecific bacterial cystitis	非特异性细菌性膀胱炎
non-specific urinary tract infection	非特异性尿路感染
O	
obstructive azoospermia, OA	梗阻性无精子症
organ transplantation	器官移植
overactive bladder, OAB	膀胱过度活动症
overall survival, OS	总生存期
overstrain strangury	劳淋
P	
pelvic floor muscle training, PFMT	盆底肌训练
pelvic lymph node dissection, PLND	盆腔淋巴结清扫术
percutaneous nephrolithotomy, PCNL	经皮肾镜取石术
percutaneous nephrostomy	经皮肾造瘘术
perinephritis	肾周炎
perioperative period	围手术期
perirenal abscess	肾周脓肿
Peyronie disease, PD	阴茎硬结症
phlegm turbid and coagulated syndrome	痰浊凝结证
phosphodiesterase type 5 inhibitor, PDE5i	5 型磷酸二酯酶抑制剂
phosphodiesterasea, PDE	磷酸二酯酶
photoselective vaporization of prostate, PVP	经尿道选择性绿激光前列腺汽化术
poly ADP-ribose polymerase, PARP	多腺苷二磷酸核糖聚合酶
positive predictive value, PPV	阳性预测值
postoperative nausea and vomiting, PONV	术后恶心呕吐
postvoid residual urine, PVR	残余尿量
potassiumion sensitivity test, PST	钾离子敏感试验
PPD	结核菌素试验
Premature Ejaculation Diagnostic Tool, PEDT	早泄诊断工具
premature ejaculation, PE	早泄

续表

英文	中文
pressure flow studies, PFS	压力-流量检测
priapism	阴茎异常勃起
progression free survival, PFS	无进展生存期
prolactin, PRL	催乳素
promoting blood circulation to remove blood stasis	活血化瘀
prostaglandin E1, PGE1	前列腺素 E1
prostate carcinoma, PCa	前列腺癌
prostate imaging reporting and data system, PI-RADS	前列腺影像报告与数据系统
prostate-specific antigen density, PSAD	前列腺特异性抗原密度
prostate-specific antigen doubling time, PSA-DT	前列腺特异性抗原倍增时间
prostate-specific antigen velocity, PSAV	前列腺特异性抗原速率
prostate-specific antigen, PSA	前列腺特异性抗原
prostatitis	前列腺炎
proximal nutcracker phenomenon	近端胡桃夹现象
Pund degeneration theory	Pund 退化学说
pyonephrosis	肾积脓
penile prosthesis implantation	阴茎假体植入术
polyp of ureter	输尿管息肉
Q	
Q_{max}	最大尿流率
quality of life, QOL	生存质量
quercetin	槲皮素
Questionnaire for Androgen Deficiency in Aging Male, ADAM	中老年男性雄激素缺乏调查表
R	
radiation cystitis	放射性膀胱炎
radiotherapy	放疗
radical prostatectomy, RP	根治性前列腺切除术
randomized controlled trial, RCT	随机对照试验
real world evidence, RWE	真实世界证据

续表

英文	中文
relative risk, RR	相对危险度
relieve obstruction	解除梗阻
relieve fever and alleviate water	解热利水
renal carbuncle	肾痈
renal cortical pyogenic infection	肾皮质化脓性感染
renal CT plain scan and enhanced scan	肾 CT 平扫加增强扫描
renal injury	肾损伤
renal papillary ischemic necrosis	肾乳头缺血性坏死
renal papillary necrosis, RPN	肾乳头坏死
renal tuberculosis	肾结核
resistive index, RI	阻力指数
resolving method	消法
restoring vital energy and strengthening body resistance	补虚扶正
retrograde pyelography, RPG	逆行肾盂造影
retropubic radical prostatectomy, RRP	经耻骨后根治性前列腺切除术
robot-assisted laparoscopic radical prostatectomy, RALP	机器人辅助腹腔镜根治性前列腺切除术
S	
segmental ureteritis, SU	节段性输尿管炎
selective dorsal nerve neurotomy	选择性阴茎背神经切断术
selective serotonin reuptake inhibitor, SSRI	选择性 5-羟色胺再摄取抑制药
seminal vesicle examination	精囊镜检查
seminal vesicle puncture drainage flushing	精囊穿刺引流冲洗
seminal vesiculitis, SV	精囊炎
sepsis	脓毒症
sequential organ failure assessment	序贯器官衰竭评分
sex hormone binding globulin, SHBG	性激素结合球蛋白
simple cystitis	单纯性膀胱炎
skin-to-stone distance, SSD	皮肤-结石距离
solitary kidney	孤立肾
spleen and kidney deficiency	脾肾亏虚
Staphylococcus aureus	金黄色葡萄球菌

续表

英文	中文
stereotactic radiotherapy, SRT	立体定向放射治疗
steinstrasse	石街
stone-free rate, SFR	无石率
stone granuloma	结石肉芽肿
stranguria	淋证
strengthening vital qi to eliminate pathogenic factor	扶正祛邪
surgical drainage decompression treatment	手术引流减压治疗
sympathetic skin response, SSR	皮肤交感反应
syndrome of mutual obstruction of phlegm and blood stasis	痰瘀互阻证
syndrome of qi deficiency and blood stasis	气虚血瘀证
syndrome of yin deficiency and phlegm fire	阴虚痰火证
systemic infection	全身性感染
systemic inflammatory response syndrome, SIRS	全身炎症反应综合征
T	
terminal ureteral obstruction	末端输尿管梗阻
testosterone supplement therapy, TST	睾酮补充治疗
testosterone, T	睾酮
the Aging Male Symptoms-Questionaire, AMS	老年男性症状问卷
the European male ageing study, EMAS	欧洲男性老龄化研究
the International Prostate Symptom Score, IPSS	国际前列腺症状评分
the Massachusetts male ageing study, MMAS	马萨诸塞州男性增龄研究
three-dimensional conformal radiation therapy, 3D-CRT	三维适形放射治疗
total testosterone, TT	总睾酮
transrectal ultrasonography, TRUS	经直肠超声检查
transurethral holmium laser enucleation of prostate, HoLEP	经尿道钬激光前列腺剜除术
transurethral incision of prostate, TUIP	经尿道前列腺切开术
transurethral resection of prostate syndrome, TURP syndrome	经尿道前列腺电切术综合征
transurethral resection of prostate, TURP	经尿道前列腺切除术
transurethral vaporization of prostate, TUVP	经尿道前列腺汽化术
tuberculosis of male genito-urinary system	男性泌尿生殖系结核
tuberculosis of bladder	膀胱结核

续表

英文	中文
transurethral resection of ejaculatory duct, TURED	经尿道射精管切开术
TUR-Hunner ulcer and erythema resection	经尿道洪纳病变与红斑切除术
treatment based on syndrome differentiation	辨证论治
testicular abscess	子痈
U	
uncomplicated urinary tract infection	单纯性尿路感染
urease inhibitor	脲酶抑制剂
ureteral access sheath, UAS	输尿管通道鞘
ureteral dyskinesia	输尿管运动障碍
ureteroscope	输尿管镜
ureteroscopic lithotripsy, URS(L)	经输尿管镜碎石术
urethritis	尿道炎
urinary retention	尿潴留
urinary calculus	泌尿系结石
urinary tract infection, UTI	尿路感染
urinary tuberculosis	泌尿系统结核
urine bacterial culture	尿细菌培养
urodynamics study	尿动力学检查
urolithiasis	尿石症
V	
vacuum erection device, VED	真空勃起装置
varicocele, VC	精索静脉曲张
vascular endothelial cell, VEC	血管内皮细胞
vasoactive intestinal polypeptide, VIP	血管活性肠肽
vesicoureteric reflux, VUR	膀胱输尿管反流
Y	
Y chromosome microdeletion, YCMD	Y 染色体微缺失